療養費の支給基準　令和6年度版

追補 2024 年 10 月

JN115902

以下の通り、事務連絡が発出されていますので、ここに追〔補〕

1．「はり、きゅう及びあん摩・マッサージの施術に係る療〔養費の取扱い〕に関する疑義解釈
　　資料の送付について」の一部改正について（令和6年9月30日保険局医療課事務連絡）

　　※本書568頁から掲載している疑義解釈資料（平成30年12月27日保険局医療課事務連絡）
　　　の一部改正。本追補1頁から掲載。

2．「はり、きゅう及びあん摩・マッサージの施術に係る療養費の取扱いに関する疑義解釈
　　資料の送付について」の一部訂正について（令和6年10月1日保険局医療課事務連絡）

　　※令和6年9月11日保険局医療課事務連絡〔「**追補2024年9月**」に掲載済〕の一部訂正。
　　　本追補6頁から掲載。

事　務　連　絡
令和6年9月30日

地 方 厚 生 （ 支 ） 局 医 療 課 ╲
都道府県民生主管部（局）　　　｜
　国 民 健 康 保 険 主 管 課 （ 部 ）　╲　御中
都道府県後期高齢者医療主管部（局）｜
　後 期 高 齢 者 医 療 主 管 課 （ 部 ）╱

厚生労働省保険局医療課

「はり、きゅう及びあん摩・マッサージの施術に係る療養費の取扱いに
関する疑義解釈資料の送付について」の一部改正について

　「はり、きゅう及びあん摩・マッサージの施術に係る療養費の取扱いに関する疑義
解釈資料の送付について」（平成30年12月27日事務連絡）の一部を別紙のとおり改
正しますので、関係者に周知を図るとともに、窓口での相談対応等にご活用いただき、
個々の事案の状況により判断する際の参考とされますようお願いいたします。

○「はり、きゅう及びあん摩・マッサージの施術に係る療養費の取扱いに関する疑義解釈資料の送付について」（平成30年12月27日事務連絡）

（傍線部分は改正部分）

改正後	改正前
（削除）	（問６６）　往療内訳表について、往療を行ったものの同一日・同一建物への往療などにより往療料を全く請求しない療養費支給申請書に往療内訳表の添付は必要ないか。 （答）　必要ない。なお、例えば、同一月に複数回の往療を行い、そのうち１回でも往療料を請求する場合、申請書に往療内訳表の添付が必要であり、添付がない場合、保険者等又は国保連合会は、返戻のうえ添付を求めることとなる。（取扱規程第４章の２４(7)、第４章の２６）
（削除）	（問６７）　従来、はり、きゅうの施術について、往療料を支給する療養費支給申請書には、施術者が「摘要」欄等に往療日及び往療を必要とした理由を記入する取扱いであるが、受領委任の取扱いでは、往療内訳表を添付するので、当該「摘要」欄等へのさらなる記入は不要であるか。 （答）　そのとおり。（取扱規程第４章の２４(7)、様式第７号）
（削除）	（問６８）　往療内訳表の「往療の起点」から「施術した場所」までの直線距離（４km超の請求がある場合）や施術所の所在地又は出張専門施術者の自宅の住所と患家の直線距離（片道１６kmを超える往療）について、施術者が往療内訳表や療養費支給申請書に当該距離を記載しない取扱いであるが、保険者等は、当該距離をどのように確認するか。
	（答）　それらの直線距離については、療養費支給申請者や往療内訳表に記入された住所に基づき、地図上で縮尺率を基に計測する方法やインターネットのウェブサイトを活用して計測する方法が考えられる。（取扱規程第４章の２４(7)、様式７号）
（問１０９）　療養費支給申請書の「被保険者欄」の「傷病名、発症又は負傷の原因及びその経過」欄は、何を記入するか。	（問１０９）　療養費支給申請書の「被保険者欄」の「傷病名」欄は、何を記入するか。
（答）　療養を受けた者（患者）の傷病名、発症又は負傷の原因及びその経過（以下「傷病名等」という。）を記入する欄であり、同意書（又は診断書）、医師、患者への聴き取り等により施術の同意を受けた傷病名等を記入する。なお、特に患者から申出があり他の傷病名等が確認できた場合、当該傷病名等（多数の場合は主なもの）を併せて記入する。（取扱規程第４章の２４(1)、様式第６号、様式第６号の２）	（答）　療養を受けた者（患者）の傷病を記入する欄であり、施術の同意を受けた傷病を記入する。なお、特に患者から申出があり他の傷病が確認できた場合、当該傷病名（多数の場合は主なもの）を併せて記入する。（取扱規程第４章の２４(1)、様式第６号、様式第６号の２）
（問１１０の２）　療養費支給申請書について「業務上・外、第三者行為の有無」の欄の３．その他（　）の箇所について、その他を選択した場合（　）の記入は必要か。 （答）　そのとおり。例えば、不詳、原因不明などを記入することが考えられる。	（新設）
（問１１４）　療養費支給申請書の「施術内容欄」の「傷病名（及び症状）」欄は、何を記入するか。	（問１１４）　療養費支給申請書の「施術内容欄」の「傷病名（又は症状）」欄は、何を記入するか。
（答）　療養を受けた者（患者）が保険医から施術の同意を受けた傷病名	（答）　療養を受けた者（患者）が保険医から施術の同意を受けた傷病名

（及び症状）を記入する。なお、記入欄に傷病名（及び症状）をすべて記入できない場合には、「摘要」欄を活用する。（取扱規程第４章の２４（１）、様式第６号、様式第６号の２）

（又は症状）を記入する。（取扱規程第４章の２４（１）、様式第６号、様式第６号の２）

（問１１５の２）　同一日・同一建物において訪問施術を受ける複数の患者について、当該複数の患者が加入する保険者等が異なる場合も複数の患者に該当するか。

（新設）

（答）　該当する。

（問１１７）　療養費支給申請書の「施術内容欄」の「訪問施術料」、「往療料」欄の記入について、どのようなことに留意するか。

（問１１７）　療養費支給申請書の「施術内容欄」の「往療料」欄の記入について、どのようなことに留意するか。

（答）　地方厚生（支）局に申し出た施術所の所在地（又は出張専門施術者の自宅の住所）と患家の直線距離が片道１６kmを超える訪問施術ないし往療は、絶対的な理由がなければ、訪問施術料ないし往療料も施術料も算定できないことから、当該患家との直線距離が片道１６km以下であることを確認する（片道１６kmを超える場合、「摘要」欄等に絶対的な理由を記入する。）。（取扱規程第４章の２４（１）（７）、様式第６号、様式第６号の２）

（答）　地方厚生（支）局に申し出た施術所の所在地（又は出張専門施術者の自宅の住所）と患家の直線距離が片道１６kmを超える往療は、絶対的な理由がなければ、往療料も施術料も算定できないことから、当該患家との直線距離が片道１６km以下であることを確認する（片道１６kmを超える場合、「摘要」欄等に絶対的な理由を記入する。）。また、往療料の支給は、当該患家との直線距離が上限であるため、当該距離が４km以下の場合であって、往療料を請求（算定）する場合、往療内訳表の「往療の起点」から「施術した場所」までの距離（原則直線距離で計測）にかかわらず、「往療料　４kmまで」（2,300円）の欄に記入する。（取扱規程第４章の２４（１）（７）、様式第６号、様式第６号の２、様式第７号）

（削除）

（問１３２）　往療内訳表の様式について、様式に独自の記入欄を設ける

等、適宜変更してよいか。

（答）　変更できない。往療内訳表の様式について、記入方法（手書き、パソコン等）や様式の作成方法（複写機、ワード、エクセル等）の定めはないが、様式に独自の記入欄を設ける等、保険者等又は施術者ごとに様式が異なり取扱いに差異が生じることは適当でないので、（厚生労働省のウェブページに掲載されている様式を使用するなど）原則として、定められた様式を使用する。ただし、往療の日数が月に１５日以上であり、記入欄が不足する場合は、記入欄を追加して１枚にまとめて記入又は別紙に記入して差し支えない。（取扱規程第４章の２４（７）、様式７号）

（削除）

（問１３３）　往療内訳表について、往療料を請求しない場合は申請書に添付する必要はないが、往療料を請求し添付する場合、往療を行い、往療料を算定しない日の記入は必要か。

（答）　記入する必要がある。施術した場所が同一日・同一建物に該当する場合は、「同一日・同一建物記入欄」に「〇」を記入する。（取扱規程第４章の２４（７）、様式７号）

（削除）

（問１３４）　往療内訳表の「同一日・同一建物記入欄」について、往療が同一日の同一建物への往療に該当しない場合、「◎」又は「〇」等の記入は必要ないか。

（答）　必要ない。（取扱規程第４章の２４（７）、様式７号）

（削除）	（問１３５）　往療内訳表の「同一日・同一建物記入欄」について、同一日・同一建物の複数の患者に対し往療料はそれぞれ請求（算定）できず（１名のみ支給）、往療料を請求（算定）しない患者は「〇」を記入することとなるが、当該複数の患者について、患者が加入する保険者等が異なる場合も複数の患者に該当するか。 （答）　該当する。（取扱規程第４章の２４（７）、様式７号）
（削除）	（問１３６）　往療内訳表の「往療の起点」欄について、起点が施術所の場合や出張専門施術者の自宅の住所の場合、どのように記入するか。 （答）　起点が施術所の場合、療養費支給申請書に記入した施術所の所在地と同じであれば「施術所」等と記入する。また、起点が出張専門施術者の自宅の住所の場合、療養費支給申請書に記入した施術管理者の住所と同じであれば「施術者宅」等と記入する。（取扱規程第４章の２４（７）、様式７号）
（削除）	（問１３７）　往療内訳表の「往療の起点」欄について、「個人宅は丁目までの記載で可」とされているが、個人宅でない場合（施設や集合住宅など）、どのように記入するか。 （答）　施設や集合住宅など、不特定多数が居住する建物については、「〇丁目〇番〇号」等（個人宅と同様に個人情報に配慮し、建物名の記入は不要）と記入する。（取扱規程第４章の２４（７）、様式７号）
（削除）	（問１３８）　往療内訳表の「往療の起点」欄について、例えば、出張専

	門施術者が法人等に雇用（又は業務委託）されており、当該法人等が施術所を開設していない場合であって、出張専門施術者が自宅から当該法人等の所在地に移動し、当該法人等を拠点として各患家に赴いた場合、往療内訳表の「往療の起点」欄に記入する住所は、出張専門施術者の自宅の住所でなく、実際に患家あてに出発した当該法人等の所在地となるか。 （答）　そのとおり。往療内訳表の「往療の起点」欄に記入する住所は、往療料の金額（４km以下・４km超）の算定の基準となる実際に患家あてに出発した住所を記入する。ただし、出張専門施術者は、それぞれが施術管理者であり、当該法人等の所在地にかかわらず、各出張専門施術者の自宅の住所をそれぞれ施術所の所在地とみなして取り扱うため、出張専門施術者の自宅の住所から患家の直線距離が片道１６kmを超える場合、原則、施術料及び往療料の支給は認められない。また、往療料の支給は、往療内訳表に記入した「往療の起点」から「施術した場所」までの距離（原則直線距離で計測）にかかわらず、出張専門施術者の自宅の住所と患家との直線距離が上限であることに留意する。（取扱規程第４章の２４（７）、様式７号）
（削除）	（問１３９）　往療内訳表の「往療の起点」欄について、例えば、Ａ施術所とＢ施術所のそれぞれから勤務する施術者として申出されている（施術管理者として勤務形態確認票を提出していない）施術者が、Ａ施術所の患者の自宅で施術を行ったあと、Ｂ施術所の患者の自宅に直接赴き施術を行った場合、Ｂ施術所の申請書に添付する往療内訳表の「往療の起点」は、Ｂ施術所の所在地でなく、Ａ施術所の患者の自宅となるか。

	（答）　そのとおり。往療内訳表の「往療の起点」欄に記入する住所は、往療料の金額（4km以下・4km超）の算定の基準となる実際に患家あてに出発した住所を記入する。なお、往療料の支給は、往療内訳表に記入した「往療の起点」から「施術した場所」までの距離（原則直線距離で計測）にかかわらず、B施術所の住所と患家との直線距離が上限であることに留意する。（取扱規程第4章の24（7）、様式7号）
（削除）	（問140）　往療内訳表の「施術した場所」欄について、療養費支給申請書に記入した申請者（被保険者）の住所と同じ場合、どのように記入するか。
	（答）　当該申請書に記入した申請者（被保険者）の住所が患者の自宅である場合、「自宅」等と記入し、患者の自宅でない場合、患者の住所（「○丁目○番○号」等）を記入する。（取扱規程第4章の24（7）、様式7号）
（削除）	（問141）　往療内訳表の「施術した場所」欄について、患者が施設に入所している場合、どのように記入するか。
	（答）　当該施設の所在地及び施設名（欄内に記入できない場合、枠を広げる、欄外に記入するなどして差し支えない。）を記入する。（取扱規程第4章の24（7）、様式7号）
（削除）	（問142）　同一日・同一建物の患者について、往療内訳表は、どのように記入するか。

	（答）　同一建物の患者の施術の順番にかかわらず、「往療の起点」欄には当該同一建物への往療の起点を記入する。例えば、施術者が、施術所から同一建物の患者A、患者B、患者Cの順に訪問し施術を行った場合、患者A、患者B、患者Cのいずれの往療内訳表にも「往療の起点」欄には「施術所」等と記入し、「施術した場所」欄には、当該同一建物（施設の場合は当該施設の所在地及び施設名、集合住宅の場合は申請書の住所が患者の自宅の場合は「自宅」等、自宅でない場合は患者の住所）を記入する。なお、「同一日・同一建物記入欄」については、往療料を請求（算定）する1名の患者については「◎」を記入し、往療料を請求（算定）しない2名の患者については「○」を記入する。（取扱規程第4章の24（7）、様式7号）

事　務　連　絡

令和６年１０月１日

地方厚生（支）局医療課

都道府県民生主管部（局）

　国民健康保険主管課（部）　　　　　　　御中

都道府県後期高齢者医療主管部（局）

　後期高齢者医療主管課（部）

厚生労働省保険局医療課

「はり、きゅう及びあん摩・マッサージの施術に係る療養費の取扱いに

関する疑義解釈資料の送付について」の一部訂正について

　令和６年９月１１日付け事務連絡「はり、きゅう及びあん摩・マッサージの施術に係る療養費の取扱いに関する疑義解釈資料の送付について」について、別紙のとおり訂正しますので、その取扱いについて周知徹底を図られますよう、お願いいたします。

別　紙

〈別添１〉

鍼灸に係る療養費関係

（問９）　「歩行困難等、真に安静を必要とするやむを得ない理由等が突発的に発生した」とは、どのような場合を指すのか。

（答）　通所により施術を受けていた患者が、突発的な事由により、独歩による公共交通機関を使用した施術所への通所が困難な状況が生じた場合である。

　　　この場合の療養費支給申請書には、施術者に施術内容と併せて突発的に発生した往療を行った日（往療として◎を記入）及び当該往療を必要とした理由の記入を受ける他、「摘要」欄に連携した医師の氏名、保険医療機関名及び連携した日等の記入を受ける取扱いとすること。なお、「摘要」欄への必要事項の記載がない場合には返戻の対象となり、保険者の審査により返戻となることがあるので留意すること。（留意事項通知別添１第７章の１、第７章の６）

マッサージに係る療養費関係

（問９）　「歩行困難等、真に安静を必要とするやむを得ない理由等が突発的に発生した」
とは、どのような場合を指すのか。

（答）　通所により施術を受けていた患者が、突発的な事由により、独歩による公共交通機
関を使用した施術所への通所が困難な状況が生じた場合である。

　　この場合の療養費支給申請書には、施術者に施術内容と併せて突発的に発生した往
療を行った日（往療として◎を記入）及び当該往療を必要とした理由の記入を受ける
他、「摘要」欄に連携した医師の氏名、保険医療機関名及び連携した日等の記入を受け
る取扱いとすること。なお、「摘要」欄への必要事項の記載がない場合には返戻の対象
となり、保険者の審査により返戻となることがあるので留意すること。（留意事項通知
別添２第６章の１、第６章の７）

（問２０）　令和６年10月１日から変更される療養費支給申請書の様式において、「傷病名、
発症又は負傷の原因及びその経過」の欄は、どのように記入するのか。

（答）　同意書（又は診断書）に記載されたもの以外で、医師、患者への聴き取り等により
傷病名、発症又は負傷の原因及びその経過を分かる範囲で記載されたい。なお、記入
欄に傷病名及び症状をすべて記載できない場合には、「摘要」欄を活用すること。（留
意事項通知別添２第９章の１、別紙４）

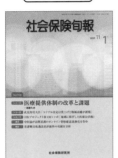

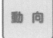

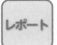
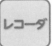

療養費の支給基準 令和6年度版

追補 2024年9月

1．「「はり師，きゅう師及びあん摩・マッサージ・指圧師の施術に係る療養費の支給の留意事項等について」の一部改正について」等の一部訂正について（令和6年9月11日保険局医療課事務連絡）により，本書の内容に変更が生じましたので，ここに追補します。

頁	変更箇所
372	療養費支給申請書（あんま・マッサージ用）の様式を本追補3頁のとおり差し替える。
507	療養費支給申請書（あんま・マッサージ用）の様式を本追補4頁のとおり差し替える。

　※施術内容欄の項目中，「温罨法・電機光線器具（加　算）」が「温罨法・電気光線器具（加算）」に訂正されています。

2．はり，きゅう及びあん摩・マッサージの施術に係る療養費の取扱いに関する疑義解釈資料の送付について（令和6年9月11日保険局医療課事務連絡）が発出されていますので，ここに追補します。

　※はり，きゅう及びあん摩・マッサージの施術に係る療養費の取扱いについて，「「はり師，きゅう師及びあん摩・マッサージ・指圧師の施術に係る療養費の支給の留意事項等について」の一部改正について」（令和6年5月31日保医発0531第7号）【本書356頁〜，417頁〜】により，令和6年10月1日からその取扱いが変更されますが，今般，その取扱い等に係る疑義解釈資料が別添1（鍼灸に係る療養費関係）及び別添2（マッサージに係る療養費関係）のとおり取りまとめられています。詳細は本追補5頁以降をご覧ください。

地 方 厚 生 （ 支 ） 局 医 療 課
都道府県民生主管部（局）
　 国 民 健 康 保 険 主 管 課 （ 部 ） ⎫
⎬ 御中
都道府県後期高齢者医療主管部（局）
　 後 期 高 齢 者 医 療 主 管 課 （ 部 ） ⎭

厚生労働省保険局医療課

　　　「「はり師、きゅう師及びあん摩・マッサージ・指圧師の施術に係る療養費の
　　　　支給の留意事項等について」の一部改正について」等の一部訂正について

　下記の通知について、別紙１及び別紙２のとおり訂正しますので、その取扱いについて周知徹底を図られますよう、お願いいたします。

記

・「「はり師、きゅう師及びあん摩・マッサージ・指圧師の施術に係る療養費の支給の留意事項等について」の一部改正について」（令和６年５月31日保医発0531第7号）（別紙１）

・「「はり師、きゅう師及びあん摩マッサージ指圧師の施術に係る療養費に関する受領委任の取扱いについて」の一部改正について」（令和６年５月31日保発0531第2号）（別紙２）

療 養 費 支 給 申 請 書 （　　年　　月分）（あんま・マッサージ用）

被保険者欄	○被保険者証等の記号番号		○発病又は負傷年月日	○傷病名、発症又は負傷の原因及びその経過	
			年　　月　　日		
	療養を受けた者の氏名	(フリガナ)	続柄	○業務上・外、第三者行為の有無	
			男・女	（ 1. 業務上　2. 第三者行為　3. その他（　　　　　　） ）	
		明・大・昭・平・令　　年　　月　　日生		○施術した場所（入居施設や住所地特例等、保険証住所地と異なる場合に記載）	

初 療 年 月 日	施 術 期 間	実日数	請 求 区 分
（　　）　年　　月　　日	自・令和　年　　月　　日～至・令和　年　　月　　日	日	新 規 ・ 継 続
傷病名及び症状			転　　帰 継続・治癒・中止・転医

施術内容欄		マッサージ（施術料）		同意部位	（躯幹）	（右上肢）	（左上肢）	（右下肢）	（左下肢）	摘　　要
	施術料			施術回数	回	回	回	回	回	
			通所		円×		回＝		円	
			訪問施術料　1		円×		回＝		円	
			訪問施術料　2		円×		回＝		円	
			訪問施術料　3 （3人～9人）		円×		回＝		円	
			訪問施術料　3 （10人以上）		円×		回＝		円	
		温 罨 法 （加 算）			円×		回＝		円	
		温罨法・電気光線器具 （加 算）			円×		回＝		円	
		変形徒手矯正術 （加 算） ※温罨法との併施は不可		同意部位	（右上肢）	（左上肢）	（右下肢）	（左下肢）		
				施術回数	回	回	回	回		
					円×		回＝		円	
		特 別 地 域 （加 算）			円×		回＝		円	
		往 療 料			円×		回＝		円	
		施術報告書交付料　（前回支給：　年　　月分）			円×		回＝		円	
		合　　　　　計							円	

施術日　訪問1① 通所○　訪問2② 往療◎　訪問3③	月	1	2	3	4	5	6	7	8	9	10	11	12	13	14	15	16	17	18	19	20	21	22	23	24	25	26	27	28	29	30	31

○往療は訪問の理由（ 1. 独歩による公共交通機関を使っての外出困難　2. 認知症や視覚、内部、精神障害などにより独歩による外出困難　3. その他（　　　　　　　　） ）

施術証明欄	上記のとおり施術を行い、その費用を領収しました。		保険所登録区分	1.施術所所在地　2.出張専門施術者住所地
	令和　　年　　月　　日		〒　　－	
	免許登録番号	あん摩マッサージ指圧師	住　所	
			氏　名	電話

申請欄	上記の療養に要した費用に関して、療養費の支給を申請します。		〒　　－
	令和　　年　　月　　日	申請者（被保険者）	住所
	殿		氏　名　　　　　　　　　　電話

支払機関欄	支払区分	預金の種類	金融機関名	銀行	本店
	1. 振　　　込　　2. 銀 行 送 金	1. 普通　　　　2. 当座		金庫	支店
	3. 郵 便 局 送 金　　4. 当 地 払	3. 通知　　　　4. 別段		農協	出張所
	口 座 名 義 カタカナで記入	口座番号			郵便局

同意記録	同意医師の氏名	住　　　所	同意年月日	傷　病　名	要加療期間
			令和　　年　　月　　日		

本申請書に基づく給付金に関する受領を代理人に委任します。		令和　　年　　月　　日
申請者（被保険者）	住所	
	氏名	
代理人	住所	
	氏名	

※　給付金に関する受領を代理人に委任する（申請者名義以外の口座に振込を希望される）場合に記入してください。

（別紙２）　　　　　　　療養費支給申請書（　　年　　月分）（あんま・マッサージ用）

機関コード

公費負担者番号								
公費受給者番号								
区市町村番号							
受給者番号								

特記事項		1 社国	3 後高	2 本外	8 高外一	給付割合		
		2 公費	4 退職	4 六外	0 高外7			
				6 家外		8	9	10

種類　04 マ

保険者番号

被保険者欄

○被保険者証等の記号番号	○発病又は負傷年月日	○傷病名、発症又は負傷の原因及びその経過
	年　月　日	

療養を受けた者の氏名　（フリガナ）　男・女　明・大・昭・平・令　年　月　日生

続柄

○業務上・外、第三者行為の有無
（ 1. 業務上　2. 第三者行為　3. その他（　　　　　） ）

○施術した場所（入居施設や住所地特例等、保険証住所地と異なる場合に記載）

施術内容欄

初療年月日	施術期間	実日数	請求区分
（　）　年　月　日	自・令和　年　月　日〜至・令和　年　月　日	日	新規・継続

傷病名及び症状

請求区分：転帰　継続・治癒・中止・転医

マッサージ（施術料）	同意部位	（躯幹）	（右上肢）	（左上肢）	（右下肢）	（左下肢）	摘要
	施術回数		回	回	回	回	

施術料				
	通所	円×	回＝	円
	訪問施術料 1	円×	回＝	円
	訪問施術料 2	円×	回＝	円
	訪問施術料 3（3人〜9人）	円×	回＝	円
	訪問施術料 3（10人以上）	円×	回＝	円
温罨法（加算）		円×	回＝	円
温罨法・電気光線器具（加算）		円×	回＝	円

変形徒手矯正術（加算）※温罨法との併施は不可	同意部位	（右上肢）	（左上肢）	（右下肢）	（左下肢）
	施術回数	回	回	回	回
		円×		回＝	円

特別地域（加算）	円×	回＝	円
往療料	円×	回＝	円
施術報告書交付料　（前回支給：　　年　月分）	円×	回＝	円
合　計			円
一部負担金（1割・2割・3割）			円
請求額			円

施術日	訪問1① 通所○ 訪問2② 往療◎ 訪問3③	月	1	2	3	4	5	6	7	8	9	10	11	12	13	14	15	16	17	18	19	20	21	22	23	24	25	26	27	28	29	30	31

○往療又は訪問の理由（ 1. 独歩による公共交通機関を使っての外出困難　2. 認知症や視覚、内部、精神障害などにより独歩による外出困難　3. その他（　　　　　　） ）

施術証明欄

上記のとおり施術を行い、その費用を領収しました。

令和　年　月　日
登録記号番号

施術所　所在地　〒　−
　　　名称
施術管理者　氏名　　　　　電話

保健所登録区分	1.施術所所在地　2.出張専門施術者住所地

申請欄

上記の療養に要した費用に関して、療養費の支給を申請します。

令和　年　月　日

　　　　　殿

申請者（被保険者）　住所　〒　−
　　　　　氏名　　　　　電話

支払機関欄

支払区分	預金の種類	金融機関名	
1. 振込　2. 銀行送金	1. 普通　2. 当座		銀行　本店
3. 郵便局送金　4. 当地払	3. 通知　4. 別段		金庫　支店
口座名義　カタカナで記入			農協　出張所
	口座番号		郵便局

同意記録

同意医師の氏名	住所	同意年月日	傷病名	要加療期間
		令和　年　月　日		

本申請書に基づく給付金に関する受領を代理人に委任します。　　　　　令和　年　月　日

申請者（被保険者）　住所　　　氏名

代理人　住所　　　氏名

※　この給付金の受領の代理人への委任は、受領委任の取扱規程（平成30年6月12日保発0612第2号通知）に従い行われるものです。
※　給付金に関する受領を代理人に委任する（申請者名義以外の口座に振込を希望される）場合に署名してください。
※　ただし、当該患者より依頼を受けた場合や当該患者が記入することができないやむを得ない理由がある場合には、施術管理者等が代理記入をし当該患者から押印を受けてください。

地 方 厚 生 （ 支 ） 局 医 療 課
都道府県民生主管部（局）
　国 民 健 康 保 険 主 管 課 （部）
都道府県後期高齢者医療主管部（局）
　後 期 高 齢 者 医 療 主 管 課 （部）
}　御中

厚生労働省保険局医療課

はり、きゅう及びあん摩・マッサージの施術に係る療養費の取扱いに
関する疑義解釈資料の送付について

　はり、きゅう及びあん摩・マッサージの施術に係る療養費の取扱いについては、
「はり師、きゅう師及びあん摩・マッサージ・指圧師の施術に係る療養費の支給の
留意事項等について」（平成16年10月1日保医発第1001002号）等により実施して
いるところであり、「「はり師、きゅう師及びあん摩・マッサージ・指圧師の施術に
係る療養費の支給の留意事項等について」の一部改正について」（令和6年5月31日
保医発0531第7号）により、令和6年10月1日からその取扱いが変更されますが、
今般、その取扱い等に係る疑義解釈資料を別添1（鍼灸に係る療養費関係）及び別
添2（マッサージに係る療養費関係）のとおり取りまとめたので、関係者に周知を
図るとともに窓口での相談対応等にご活用いただき、個々の事案の状況により判断
する際の参考とされますようお願いいたします。

鍼灸に係る療養費関係

【訪問施術料関連】

（問１）　訪問施術料について、創設の趣旨は何か。

（答）　往療料を見直し、これまで往療料として算定していた、「定期的ないし計画的」な往療により施術を行う場合については、患家への訪問として区分整理したうえで、施術料と訪問に係る往療料を包括した訪問施術料として算定することとし、「突発的な事由」によって往療し施術した場合には、往療料と施術料として算定を行うよう整理したものである。したがって、鍼灸に係る療養費の支給対象範囲に変更があるわけではない。（「はり師、きゅう師及びあん摩・マッサージ・指圧師の施術に係る療養費の支給の留意事項等について」（平成16年10月1日保医発第1001002号。以下「留意事項通知」という。）別添1第6章の6）

（問２）　「定期的ないし計画的」とは、どのようなものを指すのか。

（答）　「定期的ないし計画的」とは、歩行困難等、真に安静を必要とするやむを得ない理由等により通所して治療を受けることが困難な場合に、患家の求めに応じて、施術の頻度や日時等を予め決めた上で、患家に赴いて施術を行った場合をいう。（留意事項通知別添1第6章の6）

（問３）　同一建物の複数の患者に同一日に複数回に分けて赴き施術した場合、それぞれの訪問施術に対する人数の訪問施術料の区分で訪問施術料を算定できるのか。

（答）　施術管理者単位の支給申請において、同一日・同一建物に居住する複数の患者を定期的ないし計画的な訪問施術を行った場合、当該、同一日・同一建物で訪問施術を行った患者総数に応じて、訪問施術料を算定することになる。例えば、同一日・同一建物に午前と午後に分けて赴き、午前2人、午後8人施術をした場合は、1日の合計施術患者数は10人であるため、訪問施術料3（10人以上）の算定となる。（留意事項通知別添1第6章の8）

（問４）　同一建物に複数の施術者が同一日に訪問した場合の訪問施術については、それぞれ施術者ごとに訪問施術料の区分により算定できるのか。

（答）　同一建物に複数の施術者が訪問し複数の患者に施術を行った場合であっても、受領委任による療養費の支給申請は施術管理者単位のため、療養費の支給に関する受領の代理人である施術管理者単位で同一日に同一建物で施術を行った患者の総数に応じた

訪問施術料の区分により算定する。（留意事項通知別添１第６章の８）

（問５）　同一日に同一の患者に対してはり、きゅう及びマッサージ両方の訪問施術を行った場合に、同一の施術管理者（施術所に、はり、きゅう、マッサージの複数の施術管理者が配置されている施術所においては、当該施術所）の支給申請においてそれぞれ訪問施術料で算定可能か。

（答）　同一日に同一の患者に対してはり、きゅう及びマッサージに係る訪問施術を行った場合、同一の施術管理者（施術所に、はり、きゅう、マッサージの複数の施術管理者が配置されている施術所においては、当該施術所）の支給申請において、訪問施術料は別々に算定できない。

　　　この場合、訪問施術料が算定できないはり、きゅう又はマッサージに係る施術については、施術料のみ算定することから、療養費支給申請書において「施術料」の「通所」に記載し、施術日に◎を記入する。また、はり、きゅう、マッサージの療養費支給申請書それぞれの「摘要」欄にはり、きゅう、マッサージ両方の訪問施術をおこなった旨とその日付を記入する。なお、「摘要」欄への必要事項の記載がない場合には返戻の対象となり、保険者の審査により返戻となることがあるので留意すること。
　　　（留意事項通知別添１第６章の８）

（問６）　同一日・同一建物において複数の患者に対し訪問施術を行った場合、当該訪問施術の都度該当する訪問施術料の区分で、一部負担金を徴収しないといけないか。

（答）　同一日・同一建物において複数の患者に対し定期的ないし計画的な訪問施術を行った日単位で、訪問施術料の区分により、一部負担金を徴収されたい。

　　　なお、一部負担金明細書は１ヶ月分を纏めて患者へ交付することも可能だが、本来、療養費の請求は１日単位で行われるものであることから、１ヶ月分を纏めて一部負担金明細書を患者へ交付する場合であっても、一部負担金の計算は１日単位で行う。
　　　（留意事項通知別添１第６章の８）

（問７）　同一日・同一建物において複数の患者に対し定期的ないし計画的な訪問施術を行った場合の施術人数は施術録に記載する必要はあるか。

（答）　施術録への記載が必要。なお、別紙３施術録の「往療km」の欄に記載することとされたい。（留意事項通知別添１第６章の８、第９章、別紙３）

【往療料関連】

（問８）　初療日に往療料の算定は可能か。

（答）　医師の同意を受けている、独歩により公共交通機関を使っての通所が可能であった患者が、第7章に規定する往療料の支給要件を満たしていれば可能。（留意事項通知別添1第7章の1）

（問9）　「歩行困難等、真に安静を必要とするやむを得ない理由等が突発的に発生した」とは、どのような場合を指すのか。

（答）　通所により施術を受けていた患者が、突発的な事由により、独歩による公共交通機関を使用した施術所への通所が困難な状況が生じた場合である。

　　　　この場合の療養費支給申請書には、施術者に施術内容と併せて突発的に発生した往療を行った日（往療として◎を記入）及び当該往療を必要とした理由の記入を受ける他、「摘要」欄に連携した医師の氏名、保険医療機関名及び連携した日の記入を受ける取扱いとすること。なお、「摘要」欄への必要事項の記載がない場合には返戻の対象となり、保険者の審査により返戻となることがあるので留意すること。（留意事項通知別添1第7章の1、第7章の6）

（問10）　「突発的な事由」とは、具体的にどのようなことか。

（答）　例えば、既に施術の必要性の同意を受けている傷病又は症状の悪化や、自宅等における転倒による骨折・捻挫により歩行困難となった場合が考えられる。（留意事項通知別添1第7章の1）

（問11）　突発的に発生した往療にて施術を行った後、歩行困難などにより訪問施術に切り替わった患者は14日以内であっても訪問施術を行うことは可能か。

（答）　可能である。（留意事項通知別添1第7章の3）

（問12）　往療料については、「突発的に発生した往療を行った日の翌日から起算して14日以内については、往療料は支給できないこと」とされている。療養費の支給申請は月単位で行われることから、月が変われば、前回の往療料支給を行った日の翌日から14日以内であっても、突発的に発生した往療について算定できるか。

（答）　「往療を行った日の翌日から起算して14日以内」は、暦日により取り扱うことから、月が変わった場合も往療料は算定できない。（留意事項通知別添1第7章の3）

（問13）　往療料については、「突発的に発生した往療を行った日の翌日から起算して14日以内については、往療料は支給できないこと」とされているが、施術料等は算定できるか。

（答）　突発的に発生した往療を行った日の翌日から起算して14日以内に、新たに突発的

に発生した往療については、往療料は算定できないが、施術料や特別地域加算などは要件を満たせば算定可能である。なお、その場合には、当該施術日は往療「◎」を記入するほか、「摘要」欄に、１４日以内のため往療料算定不可である旨を記入すること。（留意事項通知別添１第７章の３、第７章の６）

（問１４）　定期的ないし計画的な訪問施術を行っている期間において突発的に発生した往療とは、どのような場合か。

（答）　医師による同意書を基に定期的ないし計画的な訪問施術を受けている患者が、痛みや症状が増したため、定期的ないし計画的な訪問とは別に突発的に発生した往療によりはり、きゅうの施術が必要となる場合である。この場合、訪問施術料は算定せず、施術料及び往療料を算定する。なお、この突発的に発生した往療の場合であっても往療の必要性について医師による同意は必要とされていないところである。

また、歩行困難等の理由により通所して治療を受けることが困難であるため訪問施術を受けている患者について、更に骨折等の通所困難である突発的に発生した事由が生じても、定期的ないし計画的な訪問に変更がない場合には、突発的に発生した往療とはならないため、訪問施術料を算定する。（留意事項通知別添１第７章の４）

（問１５）　突発的に往療を行う場合に連携する医師は同意書を交付した医師でなくてもよいか。

（答）　原則として同意書を交付した医師と連携を行うこと。ただし、既に施術の必要性の同意を受けている傷病又は症状について、一定の緊急性が伴う予定外の施術が必要な場合には、同意書を交付した医師以外の医師でも差し支えないが、その場合には「摘要」欄に同意書を交付した医師以外の医師と連携した理由等を記入すること。（留意事項通知別添１第７章の６）

【特別地域加算関係】

（問１６）　特別地域加算の対象となる地域の確認は、どのような方法で行えばよいか。

（答）　特別地域加算の対象となる地域は、「特掲診療料の施設基準等」（平成 20 年厚生労働省告示第 63 号）第四の四の三の三に規定する地域（以下「特別地域」という。）である。特別地域の確認にあたっては、療養費支給申請書に記入された郵便番号及び住所と併せて、以下の情報を参考に確認されたい。（留意事項通知別添１第５章の６、第６章の９）

(1)離島振興法（昭和 28 年法律第 72 号）第二条第一項の規定により離島振興対策実施地域として指定された離島の地域

（国土交通省 HP）https://www.mlit.go.jp/kokudoseisaku/chirit/index.html
※離島振興対策実施地域一覧参照

(2)奄美群島振興開発特別措置法（昭和 29 年法律第 189 号）第一条に規定する奄美群島の地域
（国土交通省 HP）https://www.mlit.go.jp/kokudoseisaku/chitok/crd_amaoga_tk_000008.html

(3)山村振興法（昭和 40 年法律第 64 号）第七条第一項の規定により振興山村として指定された
山村の地域
（農水省 HP）https://www.maff.go.jp/j/nousin/tiiki/sanson/s_about/

(4)小笠原諸島振興開発特別措置法（昭和 44 年法律第 79 号）第四条第一項に規定する小笠原諸
島の地域
（国土交通省 HP）
https://www.mlit.go.jp/kokudoseisaku/chitok/crd_amaoga_tk_000009.html

(5)過疎地域の持続的発展の支援に関する特別措置法（令和 3 年法律第 19 号）第二条第一項に規
定する過疎地域
（総務省 HP）
https://www.soumu.go.jp/main_sosiki/jichi_gyousei/c-gyousei/2001/kaso/kasomain0.htm

(6)沖縄振興特別措置法（平成 14 年法律第 14 号）第三条第三号に規定する離島
（沖縄県 HP）https://www.pref.okinawa.lg.jp/kensei/tokei/1016451/index.html

（参考）「特掲診療料の施設基準等」（平成 20 年厚生労働省告示第 63 号）
https://www.mhlw.go.jp/content/12404000/001251500.pdf

（問１７）　患者が特別地域加算の対象となる地域に居住しているかの確認は、申請書に
記載された住所で確認を行うのか。

（答）　そのとおり。なお、施術した場所が入居施設など、申請欄と異なる場合には、実際
に施術した場所について特別地域であるかどうか確認を行うこと。（留意事項通知別
添１第５章の６、第６章の９）

【支給申請書関係】

（問１８）　令和６年 10 月１日以降、療養費支給申請書の様式が変更となるが、印刷済
みの従来の療養費支給申請書がなくなるまでの間、従来の様式を使用して差し
支えないか。

（答）　令和6年 10 月1日以降、療養費支給申請書の様式は支給基準による料金体系の変更を受けて、従来の様式では対応ができない大幅な修正がされている。円滑な療養費支給のための請求、審査の観点から、令和6年 10 月1日以降は、新しい様式を使用されたい。なお、令和6年 10 月施術分以降について、旧様式で請求があった場合は、申請書が返戻となるため留意されたい。

　　　また、令和6年9月施術分までは現行の様式で請求を行う必要があり、新様式で請求があった場合は、申請書が返戻となるためあわせて留意されたい。（留意事項通知別添1第 10 章の1、別紙4）

（問19）　令和6年 10 月1日から変更される療養費支給申請書の様式において、「傷病名、発症又は負傷の原因及びその経過」の欄は、どのように記入するのか。

（答）　同意書（又は診断書）、医師、患者への聴き取り等により傷病名、発症又は負傷の原因及びその経過を分かる範囲で記載されたい。なお、記入欄に傷病名及び症状をすべて記載できない場合には、「摘要」欄を活用すること。（留意事項通知別添1第 10 章の1、別紙4）

（問20）　令和6年 10 月1日から変更される療養費支給申請書の様式において、「施術した場所」の欄は、どのように記入するのか。

（答）　施術した場所が入居施設や住所地特例等、保険証の住所と異なる場合には、施設名及び施設の住所を記載すること。記入欄に施設名及び施設の住所をすべて記載できない場合には、「摘要」欄を活用すること。（留意事項通知別添1第 10 章の1、別紙4）

（問21）　令和6年 10 月1日から変更される療養費支給申請書の様式において、「施術内容欄」の施術日等は、どのように記入するのか。

（答）　下記記載例を参考に記載されたい。（留意事項通知別添1第 10 章の1、別紙4）

（記載例）

施術日 訪問1① / 通所○ 訪問2② / 往療◎ 訪問3③	10月	1	2	3	4	5	6	7	8	9	10	11	12	13	14	15	16	17	18	19	20	21	22	23	24	25	26	27	28	29	30	31
		○		○		◎						①				①				①				②					③			

通所：○、往療：◎、訪問施術料1：①、訪問施術料2：②、訪問施術料3：③

（問22）　療養費支給申請書の「施術内容欄」の「往療又は訪問の理由」欄は、どのように記入するのか。

（答）　往療又は訪問が必要となった理由に応じて、該当する理由を〇で囲むこと（該当す

る理由が複数ある場合にはそれぞれ〇で囲む。）。「3その他」の場合には、具体的な理由を記載するが、記入欄に理由をすべて記載できない場合には、「摘要」欄を活用すること。下記記載例を参考に記載されたい。なお、あくまで参考例であり、保険者において、記載要領等によりこの場合における記載方法等を独自に定めている場合は、保険者が定める記載方法等により取り扱うこととして差し支えない。（留意事項通知別添1第10章の1、別紙4）

（記載例）
　　摘要
　　〇年〇月〇日頃に、〇〇が原因で通所が困難となった。

（問23）　「通所」、「訪問施術料1」、「訪問施術料2」及び「訪問施術料3」のそれぞれの施術料欄（計算式記入欄）において、月の途中で施術の種類（はり、きゅう、はり・きゅう併用）の変更がされた場合にどのように記載するのか。

（答）　月の途中で施術の種類（はり、きゅう、はり・きゅう併用）が変更された場合には、施術料欄に2行で記載する。下記記載例を参考に記載されたい。（留意事項通知別添1第10章の1、別紙4）

（記載例）通所において、1術（はり）を2回、2術（はり、きゅう併用）を3回施術した場合

はり・きゅう		施術の種類	1術	2	回	2術	3	回
	通所	1,610 1,770	円×	2 3	回=	3,220 5,310		円

マッサージに係る療養費関係

【保険医の同意関係】

（問１）　令和６年 10 月１日以降、同意書の様式が変更となり、「往療」が「訪問又は往療」となるが、従来の様式で同意を受けた場合、訪問施術の同意書として差し支えないか。

（答）　従来の様式で同意を受けた場合、当面の間、訪問施術の同意として差し支えない。
　　　　この場合、「往療」、「往療を必要とする理由」を「訪問又は往療」、「訪問又は往療を必要とする理由」とみなす。（「はり師、きゅう師及びあん摩・マッサージ・指圧師の施術に係る療養費の支給の留意事項等について」（平成 16 年 10 月１日保医発第1001002 号。以下「留意事項通知」という。）別添２第３章の７、別紙１）

【訪問施術料関連】

（問２）　訪問施術料について、創設の趣旨は何か。

（答）　往療料を見直し、これまで往療料として算定していた、「定期的ないし計画的」な往療により施術を行う場合については、患家への訪問として区分整理したうえで、施術料と訪問に係る往療料を包括した訪問施術料として算定することとし、「突発的な事由」によって往療し施術した場合には、往療料と施術料として算定を行うよう整理したものである。したがって、マッサージに係る療養費の支給対象範囲に変更があるわけではない。（留意事項通知別添２第５章の７）

（問３）　「定期的ないし計画的」とは、どのようなものを指すのか。

（答）　「定期的ないし計画的」とは、歩行困難等、真に安静を必要とするやむを得ない理由等により通所して治療を受けることが困難な場合に、患家の求めに応じて、施術の頻度や日時等を予め決めた上で、患家に赴いて施術を行った場合をいう。（留意事項通知別添２第５章の７）

（問４）　同一建物の複数の患者に同一日に複数回に分けて赴き施術した場合、それぞれの訪問施術に対する人数の訪問施術料の区分で訪問施術料を算定できるのか。

（答）　施術管理者単位の支給申請において、同一日・同一建物に居住する複数の患者を定期的ないし計画的な訪問施術を行った場合、当該、同一日・同一建物で訪問施術を行った患者総数に応じて、訪問施術料を算定することになる。例えば、同一日・同一建

物に午前と午後に分けて赴き、午前２人、午後８人施術をした場合は、１日の合計施術患者数は10人であるため、訪問施術料３（10人以上）の算定となる。（留意事項通知別添２第５章の９）

（問５）　同一建物に複数の施術者が同一日に訪問した場合の訪問施術については、それぞれ施術者ごとに訪問施術料の区分により算定できるのか。

（答）　同一建物に複数の施術者が訪問し複数の患者に施術を行った場合であっても、受領委任による療養費の支給申請は施術管理者単位のため、療養費の支給に関する受領の代理人である施術管理者単位で同一日に同一建物で施術を行った患者の総数に応じた訪問施術料の区分により算定する。（留意事項通知別添２第５章の９）

（問６）　同一日に同一の患者に対してはり、きゅう及びマッサージ両方の訪問施術を行った場合に、同一の施術管理者（施術所に、はり、きゅう、マッサージの複数の施術管理者が配置されている施術所においては、当該施術所）の支給申請においてそれぞれ訪問施術料で算定可能か。

（答）　同一日に同一の患者に対してはり、きゅう及びマッサージに係る訪問施術を行った場合、同一の施術管理者（施術所に、はり、きゅう、マッサージの複数の施術管理者が配置されている施術所においては、当該施術所）の支給申請において、訪問施術料は別々に算定できない。

　　　この場合、訪問施術料が算定できないはり、きゅう又はマッサージに係る施術については、施術料のみ算定することから、療養費支給申請書において「施術料」の「通所」に記載し、施術日に◎を記入する。また、はり、きゅう、マッサージの療養費支給申請書それぞれの「摘要」欄にはり、きゅう、マッサージ両方の訪問施術をおこなった旨とその日付を記入する。なお、「摘要」欄への必要事項の記載がない場合には返戻の対象となり、保険者の審査により返戻となることがあるので留意すること。（留意事項通知別添２第５章の９）

（問７）　同一日・同一建物において複数の患者に対し訪問施術を行った場合、当該訪問施術の都度該当する訪問施術料の区分で、一部負担金を徴収しないといけないか。

（答）　同一日・同一建物において複数の患者に対し定期的ないし計画的な訪問施術を行った日単位で、訪問施術料の区分により、一部負担金を徴収されたい。

　　　なお、一部負担金明細書は１ヶ月分を纏めて患者へ交付することも可能だが、本来、療養費の請求は１日単位で行われるものであることから、１ヶ月分を纏めて一部負担金明細書を患者へ交付する場合であっても、一部負担金の計算は１日単位で行う。（留意事項通知別添２第５章の９）

（問8）　同一日・同一建物において複数の患者に対し定期的ないし計画的な訪問施術を
　　　　行った場合の施術人数は施術録に記載する必要はあるか。

（答）　施術録への記載が必要。なお、別紙3施術録の「往療km」の欄に記載することとさ
　　　れたい。（留意事項通知別添2第5章の9、第8章、別紙3）

【往療料関連】

（問9）　「歩行困難等、真に安静を必要とするやむを得ない理由等が突発的に発生し
　　　　た」とは、どのような場合を指すのか。

（答）　通所により施術を受けていた患者が、突発的な事由により、独歩による公共交通機
　　　関を使用した施術所への通所が困難な状況が生じた場合である。
　　　　この場合の療養費支給申請書には、施術者に施術内容と併せて突発的に発生した往
　　　療を行った日（往療として◎を記入）及び当該往療を必要とした理由の記入を受ける
　　　他、「摘要」欄に連携した医師の氏名、保険医療機関名及び連携した日の記入を受け
　　　る取扱いとすること。なお、「摘要」欄への必要事項の記載がない場合には返戻の対
　　　象となり、保険者の審査により返戻となることがあるので留意すること。（留意事項
　　　通知別添2第6章の1、第6章の7）

（問10）　「突発的な事由」とは、具体的にどのようなことか。

（答）　例えば、自宅等における転倒による骨折・捻挫により歩行困難となった場合が考え
　　　られる。（留意事項通知別添2第6章の1）

（問11）　マッサージの同意書で訪問又は往療が必要とされていない患者について、突
　　　　発的に発生した往療が必要となる状況が生じた場合に、新たな同意書が必要と
　　　　なるか。

（答）　往療を必要とする、新たな同意書が必要となる。（留意事項通知別添2第6章の3）

（問12）　突発的に発生した往療にて施術を行った後、歩行困難などにより訪問施術に
　　　　切り替わった患者は14日以内であっても訪問施術を行うことは可能か。

（答）　可能である。（留意事項通知別添2第6章の4）

（問13）　往療料については、「突発的に発生した往療を行った日の翌日から起算して
　　　　14日以内については、往療料は支給できないこと」とされている。療養費の
　　　　支給申請は月単位で行われることから、月が変われば、前回の往療料支給を行
　　　　った日の翌日から14日以内であっても、突発的に発生した往療について算定
　　　　できるか。

（答）　「往療を行った日の翌日から起算して１４日以内」は、暦日により取り扱うことから、月が変わった場合も往療料は算定できない。（留意事項通知別添２第６章の４）

（問１４）　往療料については、「突発的に発生した往療を行った日の翌日から起算して１４日以内については、往療料は支給できないこと」とされているが、施術料等は算定できるか。

（答）　突発的に発生した往療を行った日の翌日から起算して１４日以内に、新たに突発的に発生した往療については、往療料は算定できないが、施術料や特別地域加算などは要件を満たせば算定可能である。なお、その場合には、当該施術日は往療「◎」を記入するほか、「摘要」欄に、１４日以内のため往療料算定不可である旨を記入すること。（留意事項通知別添２第６章の４）

（問１５）　定期的ないし計画的な訪問施術を行っている期間において突発的に発生した往療とは、どのような場合か。

（答）　マッサージは、医師の同意に基づき通所、訪問により施術を実施することが原則であり、同意対象の疾病で突発的に往療が必要となるケースは想定していないが、同意とは別の事情で通所困難となった場合には、往療の対象とすることが考えられる。（留意事項通知別添２第６章の５）

（問１６）　突発的に往療を行う場合に連携する医師は同意書を交付した医師でなくてもよいか。

（答）　原則として同意書を交付した医師との連携を行うこと。ただし、既に施術の必要性の同意を受けている傷病又は症状について、一定の緊急性が伴う予定外の施術が必要な場合には、同意書を交付した医師以外の医師でも差し支えないが、その場合には「摘要」欄に同意書を交付した医師以外の医師と連携した理由等を記入すること。（留意事項通知別添２第６章の７）

【特別地域加算関係】

（問１７）　特別地域加算の対象となる地域の確認は、どのような方法で行えばよいか。

（答）　特別地域加算の対象となる地域は、「特掲診療料の施設基準等」（平成 20 年厚生労働省告示第 63 号）第四の四の三の三に規定する地域（以下「特別地域」という。）である。特別地域の確認にあたっては、療養費支給申請書に記入された郵便番号及び住所と併せて、以下の情報を参考に確認されたい。（留意事項通知別添２第４章の６、第５章の 10）

(1) 離島振興法 (昭和 28 年法律第 72 号) 第二条第一項の規定により離島振興対策実施地域として指定された離島の地域

　(国土交通省HP) https://www.mlit.go.jp/kokudoseisaku/chirit/index.html
　　　　　　　　　※離島振興対策実施地域一覧参照

(2) 奄美群島振興開発特別措置法 (昭和 29 年法律第 189 号) 第一条に規定する奄美群島の地域

　(国土交通省HP) https://www.mlit.go.jp/kokudoseisaku/chitok/crd_amaoga_tk_000008.html

(3) 山村振興法 (昭和 40 年法律第 64 号) 第七条第一項の規定により振興山村として指定された山村の地域

　(農水省HP) https://www.maff.go.jp/j/nousin/tiiki/sanson/s_about/

(4) 小笠原諸島振興開発特別措置法 (昭和 44 年法律第 79 号) 第四条第一項に規定する小笠原諸島の地域

　(国土交通省HP)

https://www.mlit.go.jp/kokudoseisaku/chitok/crd_amaoga_tk_000009.html

(5) 過疎地域の持続的発展の支援に関する特別措置法 (令和 3 年法律第 19 号) 第二条第一項に規定する過疎地域

　(総務省HP)

https://www.soumu.go.jp/main_sosiki/jichi_gyousei/c-gyousei/2001/kaso/kasomain0.htm

(6) 沖縄振興特別措置法 (平成 14 年法律第 14 号) 第三条第三号に規定する離島

　(沖縄県HP) https://www.pref.okinawa.lg.jp/kensei/tokei/1016451/index.html

(参考)「特掲診療料の施設基準等」(平成 20 年厚生労働省告示第 63 号)
　　　　https://www.mhlw.go.jp/content/12404000/001251500.pdf

（問１８）　患者が特別地域加算の対象となる地域に居住しているかの確認は、申請書に記載された住所で確認を行うのか。

（答）　そのとおり。なお、施術した場所が入居施設など、申請欄と異なる場合には、実際に施術した場所について特別地域であるかどうか確認を行うこと。（留意事項通知別添２第４章の６、第５章の10）

【支給申請書関係】

（問１９）　令和６年 10 月１日以降、療養費支給申請書の様式が変更となるが、印刷済

> みの従来の療養費支給申請書がなくなるまでの間、従来の様式を使用して差し支えないか。

（答）　令和6年10月1日以降、療養費支給申請書の様式は支給基準による料金体系の変更を受けて、従来の様式では対応ができない大幅な修正がされている。円滑な療養費支給のための請求、審査の観点から、令和6年10月1日以降は、新しい様式を使用されたい。なお、令和6年10月施術分以降について、旧様式で請求があった場合は、申請書が返戻となるため留意されたい。

　　　　また、令和6年9月施術分までは現行の様式で請求を行う必要があり、新様式で請求があった場合は、申請書が返戻となるためあわせて留意されたい。（留意事項通知別添2第9章の1、別紙4）

> （問20）　令和6年10月1日から変更される療養費支給申請書の様式において、「傷病名、発症又は負傷の原因及びその経過」の欄は、どのように記入するのか。

（答）　同意書（又は診断書）に記載されたもの以外で、医師、患者への聴き取り等により傷病名、発症又は負傷の原因及びその経過を分かる範囲で記載されたい。なお、記入欄に傷病名及び症状をすべて記載できない場合には、「摘要」欄を活用すること。（留意事項通知別添2第9章の1、別紙4）

> （問21）　令和6年10月1日から変更される療養費支給申請書の様式において、「施術した場所」の欄は、どのように記入するのか。

（答）　施術した場所が入居施設や住所地特例等、保険証の住所と異なる場合には、施設名及び施設の住所を記載すること。記入欄に施設名及び施設の住所をすべて記載できない場合には、「摘要」欄を活用すること。（留意事項通知別添2第9章の1、別紙4）

> （問22）　令和6年10月1日から変更される療養費支給申請書の傷病名を記入する欄について、「傷病名及び症状」に変更されているが、どのように記載すればよいか。

（答）　同意書（又は診断書）の傷病名欄に記入された傷病名及び症状欄に記入された症状・部位を記載されたい。なお、記入欄に傷病名及び症状をすべて記載できない場合には、「摘要」欄を活用すること。（留意事項通知別添2第9章の1、別紙4）

> （問23）　令和6年10月1日から変更される療養費支給申請書の様式において、「施術内容欄」の施術日等は、どのように記入するのか。

（答）　下記記載例を参考に記載されたい。（留意事項通知別添2第9章の1、別紙4）

（記載例）

施術日	訪問1①	10月	1	2	3	4	5	6	7	8	9	10	11	12	13	14	15	16	17	18	19	20	21	22	23	24	25	26	27	28	29	30	31
通所○	訪問2②				①							①								①							①							①
往療◎	訪問3③																																	

通所：○、往療：◎、訪問施術料１：①、訪問施術料２：②、訪問施術料３：③

（問２４）　療養費支給申請書の「施術内容欄」の「往療又は訪問の理由」欄は、どのように記入するのか。

（答）　主治の医師より交付された同意書の「訪問又は往療」欄に記載された内容を転記する。（留意事項通知別添２第９章の１、別紙４）

（問２５）　「通所」、「訪問施術料１」、「訪問施術料２」及び「訪問施術料３」のそれぞれの施術料欄（計算式記入欄）において、月の途中で同意部位数が変更された場合にどのように記載するのか。

（答）　月の途中で医師の診察を経た後、同意部位数の変更がされた場合には、施術料欄に２行で記載する。下記記載例を参考に記載されたい。（留意事項通知別添２第９章の１、別紙４）

（記載例）通所において、２局所を２回、３局所を３回施術した場合

マッサージ（施術料）	同意部位	（躯幹）	（右上肢）	（左上肢）	（右下肢）	（左下肢）
	施術回数	5回	5回	回	3回	回
通所	900	円×	2	回=	1,800	円
	1,350		3		4,050	

（問２６）　令和６年10月１日から変更される療養費支給申請書の様式において、「変形徒手矯正術（加算）」欄は、どのように記入するのか。

（答）　下記記載例を参考に記載されたい。（留意事項通知別添２第９章の１、別紙４）

（記載例）４局所を８回施術した場合

変形徒手矯正術（加算） ※温電法との併施は不可	同意部位	（右上肢）	（左上肢）	（右下肢）	（左下肢）
	施術回数	8回	8回	8回	8回
	470円×		32回＝		15,040円

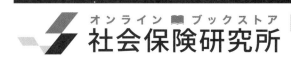

療養費の支給基準

社会保険研究所

改 版 に 際 して

　健康保険においては，医療を現物で給付する療養の給付が原則となっているが，やむを得ない事情で保険者がその必要を認めた場合は，療養の給付に代えて療養費の支給（償還払い）をすることができることとされている。

　本書は，これらの取扱通知を整理して解説を加え，かつ，各種基準料金を載せたものである。

　令和6年4月から補装具の価格改定が行われた他，各種の施術料金も改定されている。

　柔道整復においては，施術料金が引き上げられて令和6年6月から適用されている他，長期・頻回受療に係る一部料金の逓減制の導入，患者ごとに償還払いに変更できる事例の追加，明細書交付義務化対象の範囲拡大などの規定が同年10月から適用となる。

　あん摩・マッサージ・指圧，はり，きゅうにおいては，施術料金が引き上げられて令和6年6月から適用されている他，往療料の距離加算の廃止，特別地域加算や訪問施術料などの規定が同年10月から適用となる。

　さらに，柔道整復，あん摩・マッサージ・指圧，はり，きゅうの共通事項として，令和6年4月から受領委任における資格確認の方法にオンライン資格確認が位置付けられており，同年12月2日より受領委任を行っている施術所については義務化される。

　その他所要の改正により本書を改訂したが，社会保険の実務にたずさわっておられる方々に広く活用していただければ幸いである。

　令和6年7月

　　　　　　　　　　　　　　　　　　　　　編　　者

まえがき（初版の辞）

　健康保険では，保険者が療養の給付をすることが困難な場合または保険医療機関以外の医
療機関等で治療をうけたような場合で保険者がやむを得ないと認めたときは，療養の給付に
代えて療養費を支給することができることになっている。

　このいわゆる現金給付としての療養費の中には，柔道整復師の施術をうけた場合の料金，
付添看護の料金及び保存血の料金等も含まれるが，その支給額は保険者としての都道府県知
事が定めたものによることとされ，健康保険組合や国民健康保険の保険者についてはこれに
準じたもので支払われている。

　ところが，この都道府県ごとの定めが必ずしも一定でないために，第一線での実務の処理
に当ってとかくの不便があったので，今回，都道府県ごとの支給額，支給方法等をとりまと
めて必要に応じ一覧してわかるようにし，あわせて関係の通知や簡単な解説も加えて小冊子
とした。社会保険の実務にたずさわっている方々の便に供することができれば幸いである。

　　昭和39年７月１日

編　　　者

目　　次

第1　療養費について ……………………………………………………………………………… 11

　1　療養費の意義 ……………………………………………………………………………… 11
　2　療養費の支給要件 ………………………………………………………………………… 11
　3　療養費の額 ………………………………………………………………………………… 11
　4　療養費支給手続 …………………………………………………………………………… 12
　【関係法令・通知】 ………………………………………………………………………… 12
　◎健康保険法（抜すい） …………………………………………………………………… 12
　○健康保険法施行規則（抜すい） ………………………………………………………… 13
　○被保険者等が売薬を服用した場合（昭13．8.20　社庶　1,629） …………………… 15
　○「現に療養に要した費用」の場合の「療養」の意味について（昭24．4.25　保険発 167） …… 15
　○療養費の請求権の消滅時効について（昭31．3.13　保文発　1,903） ……………… 15
　○療養費の支給要件（昭24．6.6　保文発　1,017） …………………………………… 15
　○歯科診療以外の診療に係る療養費の支給基準について（昭42.8.25　保発　29） … 16
　◎国民健康保険法（抜すい） ……………………………………………………………… 17
　○国民健康保険法施行事務の取扱について（抄）（昭34.1.27　保発　4） ………… 18
　◎高齢者の医療の確保に関する法律（抜すい） ………………………………………… 19

第2　治療用装具の支給 …………………………………………………………………………… 21

　1　支給対象 …………………………………………………………………………………… 21
　2　療養費の額 ………………………………………………………………………………… 21
　【関係通知】 ………………………………………………………………………………… 22
　○治療用装具の療養費支給基準について（昭36．7.24　保発　54） ………………… 22
　○治療用装具の療養費支給基準について（昭62．2.25　保険発　6） ………………… 23
　○治療用装具の療養費支給申請に係る手続き等について（平30．2．9　保医発0209　1） … 23
　○治療用装具に係る療養費の支給の留意事項等について（令 5．3.17　保医発0317 1） …… 25
　○療養費の支給対象となる既製品の治療用装具について（平28．9.23　保発0923　3） …… 38
　○歩行補助器について（昭24．6．7　保険発　204） …………………………………… 47
　○くる病に対する補助器の使用について（昭26.11．9　保　医　251） ……………… 47
　○資格取得前に装着した義手義足の修理費について（昭26．5．6　保文発　1,443） … 47
　○松葉杖の取扱いについて（昭33．4.21　保文発　2,559） …………………………… 47
　○副子の取扱いについて（昭34.12.23　保険発　195） ………………………………… 47
　○サポーターに対する療養費の支給について（昭36．6.21　保文発　4,846） ……… 47
　○サポーターの支給について（昭37.10.10　保文発　5,351） ………………………… 48
　○先天性内翻足矯正具の取扱いについて（昭30．2.10　保険発　28） ……………… 48
　○コルセットの価格について　(1)（昭18．8.23　保険発　277） …………………… 48
　○コルセットの取扱いについて　(2)（昭24．4.13　保険発　167） ………………… 48
　○コルセットの修理費について（昭26．6．8　保険発　142） ………………………… 48
　○コルセットの再製について（昭28．7.30　保険発　170） …………………………… 48
　○先天性股関節脱臼にかかるコルセットの支給について（昭41．2.24　保文発　171） … 49
　○義眼と治療材料の支給について（昭25．2．8　保発　9） …………………………… 49
　○眼球摘出後のプロテーゼの保険給付について（昭57．6.22　保文発　344） ……… 49
　○義眼の取扱いについて（昭25．5.11　保険発　87） ………………………………… 49
　○補聴器の取扱いについて（昭25.11．7　保険発　235） ……………………………… 49
　○人工肛門受便器の取扱いについて（昭30．3.18　保険発　62） …………………… 49
　○胃下垂帯の取扱いについて（昭37．2．5　保文発　655） …………………………… 50
　○保護帽子（頭蓋骨欠損部分保護）の支給について（昭40.10.19　保文発　453） … 50
　○練習用仮義足に係る療養費の支給について（平12．8．3　保険発　142） ………… 50

○小児弱視等の治療用眼鏡等に係る療養費の支給について（平18．3.15　保発0315001）……………51

○小児弱視等の治療用眼鏡等に係る療養費の支給における留意事項について（平18．3.15　保医発0315001）…………………………………………………………………………………………………52

○四肢のリンパ浮腫治療のための弾性着衣等に係る療養費の支給について（平20．3.21　保発0321002）…………………………………………………………………………………………………53

○四肢のリンパ浮腫治療のための弾性着衣等に係る療養費の支給における留意事項について（平20．3.21　保医発0321001）……………………………………………………………………………53

○輪部支持型角膜形状異常眼用コンタクトレンズに係る療養費の支給について（平30．3.23　保発0323　1）……………………………………………………………………………………………………57

○輪部支持型角膜形状異常眼用コンタクトレンズに係る療養費の支給における留意事項について（平30．3.23　保医発0323　1）………………………………………………………………………57

○慢性静脈不全による難治性潰瘍治療のための弾性着衣等に係る療養費の支給について（令2．3.27　保発0327　5）……………………………………………………………………………………58

○慢性静脈不全による難治性潰瘍治療のための弾性着衣等に係る療養費の支給における留意事項について（令2．3.27　保医発0327　8）………………………………………………………………58

【疑義解釈】………………………………………………………………………………………………61

○療養費の支給対象となる既製品の治療用装具の取扱いに関する疑義解釈資料の送付について（令4.10.21　医療課事務連絡）…………………………………………………………………………61

○治療用装具に係る療養費の取扱いに関する疑義解釈資料の送付について（令5．3.17　医療課事務連絡）……………………………………………………………………………………………………62

補装具の価格基準例……………………………………………………………………………………**75**

第3　柔道整復師の施術…………………………………………………………………………**117**

1　沿革………………………………………………………………………………………………117

2　支給対象…………………………………………………………………………………………121

3　療養費の額………………………………………………………………………………………122

○柔道整復師の施術料金の算定方法（昭33．9.30　保発　64）………………………………123

【関係通知】………………………………………………………………………………………127

○柔道整復師の施術に係る療養費の算定基準の実施上の留意事項等について（通知）（平9．4.17　保険発　57）…………………………………………………………………………………127

○平成20年10月以降の健康保険及び船員保険に係る柔道整復の受領委任払いに関する業務の取扱いについて（平20．9.22　保発0922001）……………………………………………………………153

○柔道整復師の施術に係る療養費について（平22．5.24　保発0524　2）………………………155

○柔道整復師の施術に係る療養費に関する審査委員会の設置及び指導監査について（通知）（平11.10.20　保発　145・老発　683）…………………………………………………………………230

○柔道整復師の施術に係る療養費の取り扱いについて（平20．9.22　保発0922004）…………238

○柔道整復師の施術に係る療養費に関する審査委員会の設置及び指導監査について（通知）（平11.10.20　保険発　139）……………………………………………………………………………242

○柔道整復師の施術に係る療養費について（平11.10.20　保険発138）…………………………244

○柔道整復師の施術に係る療養費について（通知）（平22．5.24　保医発0524　3）……………258

○柔道整復師の施術に係る療養費の受領委任を取扱う施術管理者の要件について（平30．1.16　保発0116　2）………………………………………………………………………………………………269

○柔道整復師の施術に係る療養費の算定基準の改定について（昭40．3.10　保発　11の2）…………294

○「受領委任の取扱いとすることが認められている柔道整復の施術所における老人保健法に定める一部負担金に相当する金額の取扱いについて」の廃止について（通知）（平14．9.27　保総発0927001・保医発0927001）……………………………………………………………………………………294

○柔道整復に係る療養費支給申請書の「負傷の原因」欄の記載について（通知）（平16．5.28　保医発0528001）……………………………………………………………………………………………294

○柔道整復師の施術に係る療養費の取扱いについて（平16．6.29　保医発0629001）……………295

【疑義解釈】………………………………………………………………………………………296

○柔道整復施術療養費に係る疑義解釈資料の送付について（その1）（平22.6.30　医療課事務連絡）296
（その2）（平23.3.3　医療課事務連絡）300
（平25.4.24　医療課事務連絡）………307
（その2）（平25.6.11　医療課事務連絡）311
（平29.11.2　医療課事務連絡）………312
（平30.5.24　医療課事務連絡）………314
（平30.8.9　医療課事務連絡）………322
（令2.6.19　医療課事務連絡）………328
（令4.3.22　医療課事務連絡）………329
（令4.5.27　医療課事務連絡）………332
（その2）（令4.8.30　医療課事務連絡）334
（令6.2.21　医療課事務連絡）………334
（令6.5.31　医療課事務連絡）………335

【業務に関する関係法令・通知】……………………………………………………………………344
○柔道整復師法（抄）（昭45.4.14　法律第19号）………………………………………………344
○あん摩，はり，きゅう，柔道整復等営業法の疑義に関する件（昭23.6.17　医発　123）……344
○あん摩，はり，きゅう，柔道整復等営業法運営に関しての疑義について（昭24.6.8　医収　662）…345
○脱臼骨折等に対する手当について（昭25.2.16　医収　97）……………………………………345
○柔道整復師のレントゲン撮影に対する取扱いについて（昭26.7.20　医発　90）………………346
○柔道整復師の業務範囲及び医業類似行為について（昭32.9.18　医発　799）………………346
○柔道整復師等が電気光線器具を使用することの可否について（昭39.7.8　医事　53）………347
○あん摩師，はり師，きゅう師又は柔道整復師の静電器使用について（昭33.3.14　医発　198）…347

第4　あん摩・マッサージ・指圧師の施術……………………………………………………………**349**

1　支給対象…………………………………………………………………………………………349
2　療養費の額………………………………………………………………………………………350
【関係通知】…………………………………………………………………………………………352
○按摩，鍼灸術にかかる健康保険の療養費について（昭25.1.19　保発　4）…………………352
○あんま・はり灸，マッサージの施術にかかる健康保険の療養費について（昭26.3.9　保発　14）…352
○はり・きゅう及びあんま・マッサージに係る療養費の支給について（昭56.6.26　保発　49）…353
○はり師，きゅう師及びあん摩・マッサージ・指圧師の施術に係る療養費の支給について（令6.5.31　保発0531　1）………………………………………………………………………………353
○柔道整復及びあんま・マッサージに係る療養費の支給について（昭58.6.28　保険発　66）……355
○はり・きゅう及びあんま・マッサージの施術に係る診断書について（平5.10.29　医事　93，保険発　116）…………………………………………………………………………………………355
○はり師，きゅう師及びあん摩・マッサージ・指圧師の施術に係る療養費の支給の留意事項等について（平16.10.1　保医発1001002）……………………………………………………………356
【疑義解釈】…………………………………………………………………………………………376
○はり，きゅう及びあん摩・マッサージの施術に係る療養費の取扱いに関する疑義解釈資料の送付について（平24.2.13　医療課事務連絡）………………………………………………………376
（平28.10.19　医療課事務連絡）………………………………380
（平29.2.28　医療課事務連絡）………………………………383
（平29.6.26　医療課事務連絡）………………………………385
（平30.5.24　医療課事務連絡）………………………………390
（平30.10.1　医療課事務連絡）………………………………391
【業務に関する関係法令・通知】……………………………………………………………………410
○あん摩マッサージ指圧師，はり師，きゅう師等に関する法律（抄）（昭22.12.20　法律第217号）…410
○脱臼骨折等に対する手当について（昭25.2.16　医収　97）……………………………………410

第5　はり師，きゅう師の施術…………………………………………………………………………**411**

1　支給対象…………………………………………………………………………………………411

2 療養費の額··412

【関係通知】··414

○按摩，鍼灸術にかかる健康保険の療養費について（昭25．1.19　保発　4）·············414

○あんま・はり灸，マッサージの施術にかかる健康保険の療養費について(昭26．3.9　保発14)····414

○はり師，きゅう師及びあん摩・マッサージ・指圧師の施術に係る療養費の支給について（令6．
　5.31　保発0531　1）···414

○はり・きゅう及びあんま・マッサージの施術に係る診断書について（平5.10.29　医事　93，保険
　発　116）···416

○はり師，きゅう師及びあん摩・マッサージ・指圧師の施術に係る療養費の支給の留意事項等について
　（平16.10．1　保医発1001002）··417

【疑義解釈】··436

○はり，きゅう及びあん摩・マッサージの施術に係る療養費の取扱いに関する疑義解釈資料の送付に
　ついて（平24．2.13　医療課事務連絡）···436

　　　　　　　　（平28.10.19　医療課事務連絡）···440

　　　　　　　　（平29．2.28　医療課事務連絡）···443

　　　　　　　　（平29．6.26　医療課事務連絡）···446

　　　　　　　　（平30．5.24　医療課事務連絡）···451

　　　　　　　　（平30.10．1　医療課事務連絡）···452

【業務に関する関係法令・通知】··468

○あん摩マッサージ指圧師，はり師，きゅう師等に関する法律（抄）（昭22.12.20　法律第217号）··468

○はり師等の業務に関する件（昭24.11.24　医発　931）······································468

○はり師，きゅう師が電気，光線器具を使用することの可否について（昭39．8.14　医事　59）·····468

あん摩・マッサージ・指圧師，はり師，きゅう師の施術に係る療養費に関する受領委任の取扱い··· 471

【関係通知】··471

○はり師，きゅう師及びあん摩マッサージ指圧師の施術に係る療養費に関する受領委任の取扱いにつ
　いて（平30．6.12　保発0612　2）··471

○はり師，きゅう師及びあん摩マッサージ指圧師の施術に係る療養費の審査委員会の設置基準につい
　て（平30．6.12　保発0612　3）··526

○はり師，きゅう師及びあん摩マッサージ指圧師の施術に係る療養費に関する指導及び監査について
　（平30．6.12　保発0612　4）···529

○はり師，きゅう師及びあん摩マッサージ指圧師の施術に係る療養費の審査委員会の審査要領につい
　て（平31．1.24　保医発0124　1）··533

○はり師，きゅう師及びあん摩マッサージ指圧師の施術に係る療養費の受領委任を取り扱う施術管理
　者の要件について（令2．3．4　保発0304　1）··535

○はり師，きゅう師及びあん摩マッサージ指圧師の施術に係る療養費の受領委任を取り扱う施術管理
　者の要件の特例について（令2．3．4　保発0304　2）··································554

○はり師，きゅう師及びあん摩マッサージ指圧師の施術に係る療養費の受領委任を取り扱う施術管理
　者の要件に係る令和3年度から令和7年度までの特例について（令3．2.10　保発0210　1）····558

【疑義解釈】··568

○はり，きゅう及びあん摩・マッサージの施術に係る療養費の取扱いに関する疑義解釈資料の送付に
　ついて（平30.12.27　医療課事務連絡）···568

　　　〈参考〉受領委任の取扱規程関係（問の一覧）······································603

第6　生血代·· **615**

【関係通知】··615

○療養費の支給について（昭24．5.24　保文発　924）······································615

○生血液代の基準について（昭25．3.15　保険発　39）······································615

○血液の移送に要した費用について（昭30．2.10　保険発　28）······························615

第7　移送費·· **617**

○移送費の明文化……………………………………………………………………………617
1 制度の概要…………………………………………………………………………617
2 移送費の支給要件…………………………………………………………………617
【関係通知】……………………………………………………………………………618
○移送費の支給要件（平 6 . 9 . 9 保険発119・庁保険発 9 ）……………………618
3 移送費の支給額……………………………………………………………………618
【関係通知】……………………………………………………………………………618
○移送費の支給額（平 6 . 9 . 9 保険発119・庁保険発 9 ）………………………618
【関係法令】……………………………………………………………………………619
○健康保険法……………………………………………………………………………619
○健康保険法施行規則…………………………………………………………………619
【これまでの移送に係る通知】………………………………………………………620
○移送費について（昭28. 7.20 保文発 4,845）……………………………………620
○同種死体腎移植術について（令 6 . 3 . 5 保医発0305 4 ）………………………621
○造血幹細胞移植について（令 6 . 3 . 5 保医発0305 4 ）…………………………621
○臓器移植に係る海外療養費の取扱いについて（平29.12.22 保保発1222 2 ・保国発1222 1 ・保高発1222 1 ）……………………………………………………………………………622
【疑義解釈】……………………………………………………………………………623
○臓器移植に係る療養費及び移送費の取扱いに係るＱ＆Ａの送付について（平29.12.22 保険課・国民健康保険課・高齢者医療課事務連絡）………………………………………623

第1　療養費について

1　療養費の意義

　現在の社会保険医療においては，厳正な現物給付方式を建前としている。すなわち，健康保険法による場合は，保険医療機関または保険薬局等同法第63条第3項各号に定める医療機関等において一連の医療サービスの給付で行うこととしている。

　従って，現金給付である療養費はあくまで療養の給付で果たすことのできない役割を補完するものである。

2　療養費の支給要件

　療養費の趣旨は，上述のとおり現物給付方式の補完的・特例的なものであるから，法はその支給要件について，（1）療養の給付，入院時食事療養費・入院時生活療養費の支給または保険外併用療養費の支給をなすことが困難であると認めたとき，（2）保険医療機関及び保険薬局以外の医療機関，薬局およびその他の者について診療や薬剤の支給および手当をうけたことを保険者がやむを得ないと認めたときの二つとなっている。

　つまり，（ア）無医村等で保険医療機関がないかまたは利用できない場合，すなわち，無医村あるいは医師がいても相当の距離があって応急措置として売薬を服用した場合とか，その地区に保険医がいない場合あるいは保険医がいても，その者が傷病のために診療に従事することができない場合で，やむを得ず保険医以外の医師の診療をうけた場合，（イ）治療用装具（詳細は後記第2），（ウ）柔道整復師による施術（詳細は後記第3），（エ）あん摩・マッサージ・指圧師，はり師，きゅう師による施術（詳細は後記第4，第5），（オ）生血（詳細は後記第6），（カ）移送費（詳細は後記第7），（キ）その他がある。

　さらに，事業主が資格取得届を懈怠していたため被保険者証の交付をうけていなかった場合，その他保険医療機関に受診して治療をうけるに際し被保険者証を提出しえなかったと認められる場合とか，病状が緊迫した状態で保険診療を担当する医療機関をさがす余裕がなかったとか，重傷でとりあえずかつぎこまれた医療機関が保険診療を担当する機関でなかったとかの場合も該当する。

　いずれの場合についても療養費の支給の可否を決定するのは保険者であり，療養に要した費用を事後において現金をもって被保険者に支払うのが原則となっている。

3　療養費の額

　療養費の額は，診療報酬の算定方法（平成20年厚生労働省告示第59号）で定められた診療報酬点数表に基づき算定することとなっている。

第1　療養費について

　すなわち，前記診療報酬点数表に基づき算定した額から，一部負担金の割合を乗じて得た額を差し引いた額を標準とする。

　現実に被保険者等が医療機関等に支払った額が，標準とする額より低いときは，被保険者等が実際に支払った額にとどめ，標準とする額を上回った場合においても標準とする額に相当する額を支給することとしている。

　なお，これ以外に，柔道整復師，はり師，きゅう師及びあん摩・マッサージ・指圧師の施術料金は，一定の基準により取り扱われており，保険者側との協定による又は契約により定められたところにより算定することができるようになっている。（なお，前述のとおり療養費支給の可否は保険者が決めるのであり，療養費の額の決定についても具体的には保険者の定めるところによる。）

4　療養費支給手続

　療養費の支給をうける手続は，健康保険法施行規則第66条（移送費は第82条）に規定する所要の記載事項について記載した療養費支給申請書に，療養に要した費用に関する（領収書）を添付して保険者に申請することになっている。

【関係法令・通知】

◎健康保険法（抜すい）

（療養費）

第87条　保険者は，療養の給付若しくは入院時食事療養費，入院時生活療養費若しくは保険外併用療養費の支給（以下この項において「療養の給付等」という。）を行うことが困難であると認めるとき，又は被保険者が保険医療機関等以外の病院，診療所，薬局その他の者から診療，薬剤の支給若しくは手当を受けた場合において，保険者がやむを得ないものと認めるときは，療養の給付等に代えて，療養費を支給することができる。

2　療養費の額は，当該療養（食事療養及び生活療養を除く。）について算定した費用の額から，その額に第74条第1項各号に掲げる場合の区分に応じ，同項各号に定める割合を乗じて得た額を控除した額及び当該食事療養又は生活療養について算定した費用の額から食事療養標準負担額又は生活療養標準負担額を控除した額を基準として，保険者が定める。

3　前項の費用の額の算定については，療養の給付を受けるべき場合においては第76条第2項の費用の額の算定，入院時食事療養費の支給を受けるべき場合においては第85条第2項の費用の額の算定，入院時生活療養費の支給を受けるべき場合においては第85条の2第2項の費用の額の算定，保険外併用療養費の支給を受けるべき場合においては前条第2項の費用の額の算定の例による。ただし，その額は，現に療養に要した費用の額を超えることができない。

（第3款　移送費の支給）

第97条　被保険者が療養の給付（保険外併用療養費に係る療養を含む。）を受けるため，病院又は診療所に移送されたときは，移送費として，厚生労働省令で定めるところにより算定した金額を支給する。

2　前項の移送費は，厚生労働省令で定めるところにより，保険者が必要であると認める場合に限り，支給するものとする。

（家族療養費）

第110条

7　第63条，第64条，第70条第1項，第72条第1項，第73条，第76条第3項から第6項まで，第78条，第84条第1項，第85条第8項，第87条及び第98条の規定は，家族療養費の支給及び被扶養者の療養について準用する。

○健康保険法施行規則（抜すい）

（療養費の支給の申請）

第66条　法第87条第1項の規定により療養費の支給を受けようとするときは，被保険者は，次に掲げる事項を記載した申請書を保険者に提出しなければならない。

一　被保険者等記号・番号又は個人番号

二　診療，薬剤の支給又は手当を受けた者の氏名及び生年月日

三　傷病名及びその原因，発病又は負傷の年月日並びに傷病の経過

四　診療，薬剤の支給又は手当を受けた病院，診療所，薬局その他の者の名称及び所在地又は氏名及び住所

五　診療又は調剤に従事した医師若しくは歯科医師又は薬剤師の氏名

六　診療，薬剤の支給又は手当の内容及び期間並びにその診療，薬剤の支給又は手当が食事療養，生活療養，評価療養，患者申出療養又は選定療養を含むものであるときは，その旨

七　療養に要した費用の額

八　療養の給付又は入院時食事療養費，入院時生活療養費若しくは保険外併用療養費の支給を受けることができなかった理由

九　疾病又は負傷が第三者の行為によるものであるときは，その事実並びに第三者の氏名及び住所又は居所（氏名又は住所若しくは居所が明らかでないときは，その旨）

十　次のイ及びロに掲げる者の区分に応じ，当該イ及びロに定める事項

　　イ　払渡しを受けようとする預貯金口座として，公金受取口座を利用しようとする者　払渡しを受けようとする預貯金口座として，公金受取口座を利用する旨

　　ロ　イに掲げる者以外の者　払渡しを受けようとする金融機関等の名称

2　前項の申請書には，同項第七号に掲げる費用の額を証する書類を添付しなければならない。

第1 療養費について

3 前項の書類が外国語で作成されたものであるときは，その書類に日本語の翻訳文を添付しなければならない。

4 海外において受けた診療，薬剤の支給又は手当（第二号において「海外療養」という。）について療養費の支給を受けようとするときは，第1項の申請書に次に掲げる書類を添付しなければならない。

一 旅券，航空券その他の海外に渡航した事実が確認できる書類の写し

二 保険者が海外療養の内容について当該海外療養を担当した者に照会することに関する当該海外療養を受けた者の同意書

（移送費の額）

第80条 法第97条第1項の厚生労働省令で定めるところにより算定した金額は，最も経済的な通常の経路及び方法により移送された場合の費用により算定した金額とする。ただし，現に移送に要した費用の金額を超えることができない。

（移送費の支給が必要と認める場合）

第81条 保険者は，被保険者が次の各号のいずれにも該当すると認める場合に移送費を支給する。

一 移送により法に基づく適切な療養を受けたこと。

二 移送の原因である疾病又は負傷により移動をすることが著しく困難であったこと。

三 緊急その他やむを得なかったこと。

（移送費の支給の申請）

第82条 法第97条第1項の移送費の支給を受けようとする者は，次に掲げる事項を記載した申請書を保険者に提出しなければならない。

一 被保険者等記号・番号又は個人番号

二 移送を受けた者の氏名及び生年月日

三 傷病名及びその原因並びに発病又は負傷の年月日

四 移送経路，移送方法及び移送年月日

五 付添いがあったときは，その付添人の氏名及び住所

六 移送に要した費用の額

七 疾病又は負傷の原因が第三者の行為によるものであるときは，その事実並びに第三者の氏名及び住所又は居所（氏名又は住所若しくは居所が明らかでないときは，その旨）

八 次のイ及びロに掲げる者の区分に応じ，当該イ及びロに定める事項

イ 払渡しを受けようとする預貯金口座として，公金受取口座を利用しようとする者 払渡しを受けようとする預貯金口座として，公金受取口座を利用する旨

ロ イに掲げる者以外の者 払渡しを受けようとする金融機関等の名称

2 前項の申請書には，次に掲げる事項を記載した医師又は歯科医師の意見書及び同項第六号の事実を証する書類を添付しなければならない。

一　移送を必要と認めた理由（付添いがあったときは，併せてその付添いを必要と認めた理由）

二　移送経路，移送方法及び移送年月日

3　前項の意見書には，これを証する医師又は歯科医師において診断年月日及び氏名を記載しなければならない。

4　第66条第3項の規定は，第2項の意見書について準用する。

○被保険者等が売薬を服用した場合

（昭13.8.20　社庶　1,629）

　無医村に居住する被保険者が，療養の給付を受けることができず売薬治療した場合又は緊急の場合に売薬を服用した場合等諸般の状況からみて療養の給付をなすこと困難なりと認められる場合は療養費を支給して差し支えない。

○「現に療養に要した費用」の場合の「療養」の意味について

（昭24.4.25　保険発 167）

　療養費の額は，療養に要する費用を標準として定めるのであって，その療養の観念は一つの傷病に対する初診とか，投薬とかの個々の診療行為を指すものでなく，これらを包括した行為を総称するものである。

○療養費の請求権の消滅時効について

（昭31.3.13　保文発　1,903）

　健康保険法第44条（編注：現在は第87条）の規定に基づき支給される療養費の請求権の消滅時効については，療養費の請求権が発生し，かつ，これを行使し得るにいたった日の翌日から起算されるものである。例えばコルセットを装着した場合，その代金を支払った日の翌日から消滅時効は起算されるものである。

○療養費の支給要件

（昭24.6.6　保文発　1,017）

1　郡部等の地域において，その地方に保険医がいない場合又は保険医がいても，その者が傷病のために，診療に従事することができない場合等には，勿論療養費の支給は認められるが，単に保険診療が不評の理由によって保険診療を回避した場合には，療養費の支給は認められない。

2　緊急疾病で他に適当な保険医がいるにもかかわらず，好んで保険医以外の医師について診療又は手当を受けたときには，療養費は支給しないこと。

3　療養途中で，主治医が保険医の指定を受けたが被保険者が知らなかったとき，最初に療養を受けるとき法第44条（編注：現在は第87条）の規定に該当する理由があるか否かにより，療養費の支給，

第1　療養費について

不支給を決定する。

○歯科診療以外の診療に係る療養費の支給基準について

（昭42.8.25　保発　29）

　健康保険法第44条（編注：現在は第87条）等に基づく療養費に関する標記については，昭和33年9月30日保発第63号により，保険医療機関以外の医療機関における診療にあっては，健康保険法の規定による療養に要する費用の額の算定方法（昭和33年6月厚生省告示第177号。以下「算定方法」という。）別表第1（診療報酬点数表（甲）。以下「甲表」という。）によることとし，さらに保険医療機関における診療に係る療養費の算定についても，当該保険医療機関が療養に要する費用の算定に際し，甲表によっている場合のほか，算定方法別表第4（診療報酬点数表（乙）。以下「乙表」という。）により算定している場合にあっても，甲表により算定した額を標準とすることとしてきた。このため後者の場合の療養費の支給に際し種々不便を来たしているところを考慮して，本年9月1日以降の診療分より下記のとおり取り扱うこととし，あわせて伝染病予防法施行規則に基づき徴収される食費，薬価の取扱いを改める等療養費の支給基準を明確化したので，その運用に遺憾のなきよう配慮されたい。

　なお，前記昭和33年9月30日保発第63号及び昭和35年4月18日保発第30号通知は廃止する。（編注：平成6年4月に診療報酬点数表が全部改定され，甲表・乙表は一本化された。）

記

第1　健康保険法及び船員保険法の規定による療養費について

1　療養費の支給額の算定に関しては，健康保険法第44条ノ3第2項（編注：現在は第87条2項）等の規定に基づき，算定方法の例によることとなっているが，歯科診療以外の診療については，後記2以降によるものを除き，算定方法第1号本文，第2号，第5号及び第6号に基づき算定した額につき，被保険者にあってはその額から一部負担金に相当する金額を控除した額を，被扶養者にあってはその額の100分の50に相当する額を標準として決定すること。

2　算定方法第1号ただし書により療養に要する費用を算定している保険医療機関の診療に係る療養費については，算定方法第1号ただし書，第2号，第5号及び第6号に基づき算定した額につき，被保険者にあっては，その額から一部負担金に相当する金額を控除した額を，被扶養者にあっては，その額の100分の50に相当する額を標準として決定すること。

3(1)　伝染病予防法第7条の規定により隔離収容された場合において，同法施行規則第30条の規定により食費，薬価を徴収されたときは，現に徴収された額につき，被保険者にあっては，その額から一部負担金に相当する金額を控除した額を，被扶養者にあってはその額の100分の50に相当する額を標準として決定すること。

(2)　結核予防法第29条の規定により入所命令を受けた場合において同法第35条第2項の規定により当該入所に要した費用の一部につき自己負担額があるときは，被保険者にあっては，現に医療機関に対して支払った額から一部負担金に相当する金額を控除した額を，被扶養者にあっては当該

入所に要した費用の100分の50に相当する額（医療機関に対して現に支払った額が入所に要した費用の100分の50）を標準として決定すること。

(3) 精神衛生法（編注：現在は精神保健及び精神障害者福祉に関する法律）第29条の規定により入院措置を受けた場合において，同法第31条の規定により当該入院に要した費用の全部又は一部を徴収されたときは，現に徴収された額につき，被保険者にあっては，その額から一部負担金に相当する金額を控除した額を，被扶養者にあってはその額の100分の50に相当する額を標準として決定すること。

第2　国民健康保険法の規定による療養費について

1　国民健康保険法の規定による歯科診療以外の診療に係る療養費の支給額の算定に関しては，昭和34年1月27日保発第4号通知の記の第7によるほか，次によるものとすること。

2(1)　伝染病予防法第7条の規定により隔離収容された場合において，同法施行規則第30条の規定により食費，薬価を徴収されたときは，現に徴収された額から，当該入院に要した費用に一部負担金の割合を乗じて得た額を控除した額を標準として決定すること。

(2)　結核予防法第29条の規定により入所命令を受けた場合において，同法第35条第2項の規定により当該入所に要した費用の一部につき自己負担があったときは，現に医療機関に対して支払った額から当該支払った額に一部負担金の割合を乗じて得た額を控除した額を標準として決定すること。

(3)　精神衛生法（編注：現在は精神保健及び精神障害者福祉に関する法律）第29条の規定により入院措置を受けた場合において，同法第31条の規定により当該入院に要した費用の全部又は一部を徴収されたときは，現に徴収された額から，当該入院に要した費用に一部負担金の割合を乗じて得た額を控除した額を標準として決定すること。

◎国民健康保険法（抜すい）

第54条　市町村及び組合は，療養の給付若しくは入院時食事療養費，入院時生活療養費若しくは保険外併用療養費の支給（以下この項及び次項において「療養の給付等」という。）を行うことが困難であると認めるとき，又は被保険者が保険医療機関等以外の病院，診療所若しくは薬局その他の者について診療，薬剤の支給若しくは手当を受けた場合において，市町村又は組合がやむを得ないものと認めるときは，療養の給付等に代えて，療養費を支給することができる。ただし，当該被保険者の属する世帯の世帯主又は組合員が当該被保険者に係る被保険者資格証明書の交付を受けている間は，この限りでない。

2　市町村及び組合は，被保険者が電子資格確認等により被保険者であることの確認を受けないで保険医療機関等について診療又は薬剤の支給を受けた場合において，当該確認を受けなかったことが，

第1　療養費について

緊急その他やむを得ない理由によるものと認めるときは，療養の給付等に代えて，療養費を支給するものとする。ただし，当該被保険者の属する世帯の世帯主又は組合員が当該被保険者に係る被保険者資格証明書の交付を受けている間は，この限りでない。

3　療養費の額は，当該療養（食事療養及び生活療養を除く。）について算定した費用の額から，その額に第42条第1項各号の区分に応じ，同項各号に掲げる割合を乗じて得た額を控除した額及び当該食事療養又は生活療養について算定した費用の額から食事療養標準負担額又は生活療養標準負担額を控除した額を基準として，市町村又は組合が定める。

4　前項の費用の額の算定については，療養の給付を受けるべき場合においては第45条第2項の規定を，入院時食事療養費の支給を受けるべき場合においては第52条第2項の規定を，入院時生活療養費の支給を受けるべき場合においては第52条の2第2項の規定を，保険外併用療養費の支給を受けるべき場合においては前条第2項の規定を準用する。ただし，その額は，現に療養に要した費用の額を超えることができない。

○国民健康保険法施行事務の取扱について（抄）

（昭34.1.27　保発　4）

第7　療養費に関する事項

（療養費を支給すべき場合）

1　新法において療養費を支給すべき場合は，法第54条第1項及び第2項並びに施行法第14条第3項に規定されているが，療養費支給に関する事務取扱は，かりそめにも放慢に流れることなく，健康保険における取扱に準じて適正に運用されるよう特に留意すること。

（緊急その他やむを得ない理由）

2　法第54条第2項中被保険者証を提出しなかった「緊急その他やむを得ない理由」とは，旅行中の急患の際に被保険者証を提出できなかった場合，法第117条の規定に基き，被保険者証の交付につき条例で特例を定めている特別区及び市の被保険者となった者が被保険者資格取得後，被保険者証の交付を受けるまでの間に疾病にかかった場合等をいうものであること。

（療養費の額）

3　療養費の額は，療養に要する費用の額から，その額に一部負担金の割合を乗じて得た額を控除した額を基準として，保険者が決定するものとし，療養に要する費用の額の算定については，健康保険法の規定による療養の給付に要する費用の額の算定の例によることとされているが（法第54条第3項，第4項及び第5項），歯科診療以外の診療に係る法第54条第1項の規定による療養費の額は，健康保険法の規定による療養に要する費用の額の算定方法別表第1（甲表）により算定するものとし，歯科診療以外の診療に係る法第54条第2項又は施行法第14条第3項の規定による療養費の額は，当該療養取扱機関の診療報酬が厚生省告示別表第1（甲表）により算定されるものであるときは，当該別表第1により，当該療養取扱機関の診療報酬が厚生省告示別表第4（乙表）により算定され

るものであるときは，当該別表第4により，それぞれ算定するものとすること。

（支給）

4　療養費は，当該療養を受けた者が世帯主又は組合員以外の被保険者であるときは，当該世帯主又は組合員に対して支給されること（法第57条）。

〔編注：平成6年4月に診療報酬点数表が全部改定され，甲表，乙表は一本化された。〕

〔編注：平成14年に健康保険法等の改正が行われ，一部負担金の負担率が改正されている。〕

◎高齢者の医療の確保に関する法律（抜すい）

（療養費）

第77条　後期高齢者医療広域連合は，療養の給付若しくは入院時食事療養費，入院時生活療養費若しくは保険外併用療養費の支給（以下この項及び次項において「療養の給付等」という。）を行うことが困難であると認めるとき，又は被保険者が保険医療機関等以外の病院，診療所若しくは薬局その他の者について診療，薬剤の支給若しくは手当を受けた場合において，後期高齢者医療広域連合がやむを得ないものと認めるときは，療養の給付等に代えて，療養費を支給することができる。ただし，当該被保険者が被保険者資格証明書の交付を受けている間は，この限りでない。

2　後期高齢者医療広域連合は，被保険者が電子資格確認等により被保険者であることの確認を受けないで保険医療機関等について診療又は薬剤の支給を受けた場合において，当該確認を受けなかったことが，緊急その他やむを得ない理由によるものと認めるときは，療養の給付等に代えて，療養費を支給するものとする。ただし，当該被保険者が被保険者資格証明書の交付を受けている間は，この限りでない。

3　療養費の額は，当該療養（食事療養及び生活療養を除く。）について算定した費用の額から，その額に第67条第1項各号に掲げる場合の区分に応じ，同項各号に定める割合を乗じて得た額を控除した額及び当該食事療養又は生活療養について算定した費用の額から食事療養標準負担額又は生活療養標準負担額を控除した額を基準として，後期高齢者医療広域連合が定める。

4　前項の費用の額の算定については，療養の給付を受けるべき場合においては第71条第1項の規定を，入院時食事療養費の支給を受けるべき場合においては第74条第2項の規定を，入院時生活療養費の支給を受けるべき場合においては第75条第2項の規定を，保険外併用療養費の支給を受けるべき場合においては前条第2項の規定を準用する。ただし，その額は，現に療養に要した費用の額を超えることができない。

（第4目　移送費の支給）

第83条　後期高齢者医療広域連合は，被保険者が療養の給付（保険外併用療養費に係る療養及び特別療養費に係る療養を含む。）を受けるため病院又は診療所に移送されたときは，当該被保険者に対し，

第1 療養費について

移送費として，厚生労働省令で定めるところにより算定した額を支給する。

2 　前項の移送費は，厚生労働省令で定めるところにより，後期高齢者医療広域連合が必要であると認める場合に限り，支給するものとする。

第2　治療用装具の支給

1　支　給　対　象

　保険診療において，保険医が治療上必要があると認めて，関節用装具，コルセット等の治療用装具を事業者に作らせて患者に装着させた場合には，患者が事業者に対して支払った装具購入に要した費用について，その費用の限度内で療養費の支給を行うことになっている。

　このような療養費支給の対象となるものは，疾病または負傷の治療遂行上必要な範囲のもの——いわゆる治療用装具——に限られ，日常生活や職業上の必要性によるもの，あるいは美容の目的で使用されるものは対象とならない。

　このようなわけで，眼鏡（小児弱視等の治療用眼鏡等は除く。），補聴器，人工肛門用ペロッテ（人工肛門受便器）等は支給対象とされておらず，松葉杖も一般的には必要があれば保険医療機関が貸与すべきものであるという考えから対象とはしていない。ただし，小児弱視等の治療用眼鏡等は平成18年度から支給対象となっている。

　義肢（義手，義足）も治療上の必要性から使用される場合は認められるが，症状固定後義肢を装着した場合の費用およびその修理の費用は認められない。また，義眼は美容を目的とする場合は認められないが，眼球摘出後眼窩保護のため装用した場合は認められる。

　なお，四肢のリンパ浮腫治療のために使用される弾性着衣等が平成20年度から，輪部支持型角膜形状異常眼用コンタクトレンズが平成30年度から，慢性静脈不全による難治性潰瘍治療のための弾性着衣等が令和2年度から療養費の支給対象となっている。

2　療養費の額

　支給額の基準は，昭和36年7月24日保発54号通知に示されているとおり，「補装具の種目，購入等に要する費用の額の算定等に関する基準」（平成18年厚生労働省告示528号）別表1「購入基準」中に定められた装具の価格を基準として算定することになっている。

　健康保険においてはこの「購入基準」は，療養費の支給額を算定する場合の基準とするものであって，支給対象装具の範囲までも示したものではない。したがって，この「購入基準」に掲載されていない装具でも，健康保険の支給対象となる場合があり，一方掲載されている装具でも支給対象とならない場合もあるが，疾病または負傷の治療遂行上必要な範囲のものについては，現に療養に要した費用の範囲内で支給することが認められている。

　この「購入基準」の中から，健康保険において療養費の支給の対象と認められている主な治療用装具の種目等を別表のとおり抜すいして掲載*しているが，その細目については同告示をみられたい。

治療用装具

第2　治療用装具の支給

　治療用装具については，採寸により製作する場合はもとより，採型によって製作する場合であっても，採型→製作→装着→適合という一連のプロセスのうち，医療機関で行われる採型，装着等については診療報酬点数として評価していることを勘案すれば，療養費支給額については，原則として採寸の場合の価格により算定することが適当であるとされている。

　しかし，治療用装具の実際の製作過程についてみると，義肢装具士が医師の指示のもとに採型，装着等に関与している例が通常である。したがって，義肢装具士が陰性モデルの作製等採型の大部分を行い，その事実が確認できる場合にあっては，とくに採型による場合の価格により算定しても差し支えないものとされている。

　なお，既製品の治療用装具に対する支給申請の増加をうけて，療養費の支給対象となる既製品の治療用装具がリスト化され（平28．9.23　保発0923　3），令和4年4月からはリストに収載された既製品の基準価格が設定された。対象品目の追加や見直しは随時行われる予定とされており，リスト収載されていない製品は，個別の製品及び事例に応じて，保険者において，療養費としての支給の可否を判断するが，療養費として支給する額は，既製品の治療用装具に係る基準価格の算出方法により算出された額を基準価格（上限）とし，当該基準価格の100分の106を基準として算定することとされ，令和4年11月から適用されている。

　また，令和5年4月からは，治療用装具に係る療養費の支給について別途取扱いが通知されているものを除き，留意事項等が整理されている（令5．3.17　保医発0317　1）。
＊本書は購入基準の「装具」のみを掲載しています（75頁〜）。

【関係通知】

○治療用装具の療養費支給基準について

（昭36．7.24　保発　54）

（平1．3.29　保発　26）

（平9．4.17　保発　58）

（平12．8.3　保発　140）

（平18．9.29　保発0929009）

（平26．3.31　保発0331　9）

（令元．9.18　保発0918　7）

1.　療養費として支給する額については，障害者の日常生活及び社会生活を総合的に支援するための法律（平成17年法律第123号）第5条第25項及び第76条第2項の規定に基づく「補装具の種目，購入等に要する費用の額の算定等に関する基準」（平成18年厚生労働省告示第528号）別表1購入基準中に定められた装具の価格の100分の106に相当する額を基準として算定する。

2.　骨関節結核の装具療法に対する結核予防法と健康保険法等との調整については，昭27年9月29日保険発第239号通知により実施しているところであるが，今回骨関節結核の装具療法に関する公費

負担について，別紙のとおり公衆衛生局長から都道府県知事及び政令市の市長あて通知されたので，これが調整にともなう療養費の支給にあたっては，装具購入に要した費用の額を証する書類の外に，結核予防法第34条の規定に該当した事実及び装具購入に際し公費で負担された額に関する証拠書類を添付させるよう処置されたいこと。

なお，前記昭27年９月29日保険発第239号は廃止する。

別紙　略

○治療用装具の療養費支給基準について

（昭62．2．25　保険発　6）

身体障害者福祉法及び児童福祉法の規定に基づく補装具の種目，受託報酬の額等に関する基準（昭和48年６月厚生省告示第171号及び同年同月厚生省告示第187号）の別表の１交付基準中(3)装具のウ基本価格においては，採寸による場合の価格により療養費の額を算定すること。

なお，療養費支給申請書には，療養担当に当たる保険医の処方 ｛ア基本工作法，イ製作要素，ウ完成要素の区分，名称，型式（療養担当者が特に必要と認めた場合は，使用部品番号の記入）｝ に必要な処方明細を添付させるとともに，これに基づく料金明細を添付させるなどして療養費の支給に当たっての適正に努められたいこと。

○治療用装具の療養費支給申請に係る手続き等について

（平30．2．9　保医発0209　1）
（令 4.10.21　保医1021　1）

治療用装具の療養費支給基準については，「治療用装具の療養費支給基準について」（昭和36年７月24日保発第54号）及び「治療用装具の療養費支給基準について」（昭和62年２月25日保険発第６号）により取り扱われているところであるが，治療用装具の療養費（以下，単に「療養費」という。）の支給申請に係る手続きの明確化に資するため，「四肢のリンパ浮腫治療のための弾性着衣等に係る療養費の支給について」（平成20年３月21日保発第0321002号）による「弾性着衣等」に係る取扱い等別途取扱いが通知されているものを除き，下記のとおり取り扱うべきものであるので，関係者に対し，周知を図られたい。

記

1　療養費支給申請に係る手続きについて

療養費支給申請に係る手続きは，次のとおり取り扱うことが適当であること。

(1)　保険医が患者を診察し，疾病又は負傷の治療上，治療用装具が必要であると認める。

(2)　保険医の指示（処方）により治療用装具が製作（又は購入）される。

(3)　保険医が治療用装具の装着（適合）を確認する。

— 23 —

第2　治療用装具の支給

(4)　患者等が治療用装具に係る代金を補装具製作事業者等（治療用装具を取り扱った義肢装具士が所属。以下「事業者」という。）に支払う。

(5)　事業者が患者等に対して(4)の支払に係る領収書（以下「領収書」という。）を発行する。

(6)　保険者（後期高齢者医療広域連合を含む。以下同じ。）に対して，被保険者等が療養費の支給申請書（以下「支給申請書」という。）を提出する。なお，支給申請書には，(1)及び(3)について確認できる証明書並びに領収書を添付する。

　　このため，保険医の診察や義肢装具士への指示を経ずに患者への採型・採寸，装着又は販売等がされた治療用装具について，保険者が療養費を支給することは適当でないこと。

2　証明書について

　　支給申請書に添付するために患者が保険医療機関に交付を求め，保険医療機関が交付する証明書には，保険者における審査に資するため，次の事項が記載されていることが適当であること。

(1)　患者の氏名，生年月日及び傷病名

(2)　保険医療機関の名称及び所在地並びに診察した保険医の氏名

(3)　保険医が疾病又は負傷の治療上，治療用装具が必要であると認めた年月日

(4)　保険医が義肢装具士に製作等を指示した治療用装具の名称

(5)　保険医が治療用装具の装着（適合）を確認した年月日

3　領収書について

　　事業者が発行し支給申請書に添付する領収書については，保険者における審査に資するため，次の内容が記載（又は添付）されていることが適当であること。

(1)　料金明細（内訳別に機能による名称分類，製品名，メーカー名，価格等を記載）

(2)　オーダーメイド又は既製品の別

(3)　治療用装具を取り扱った義肢装具士の氏名

(4)　リスト収載されていない既製品の場合は，領収書の欄外（備考欄）又は下部の余白等に「リスト外」と記載し，加えて，基準価格の算出方法による基準価格（上限）等（「Ａ算定式による金額」及び採寸・採型区分，「Ｂ算定式による金額」の各金額，加えて，基準価格が下限額を適用する場合は「下限額」）を記載する。

4　支給申請書への写真の添付について

　　保険者は，平成30年4月1日より，靴型装具に係る支給申請書の提出に際し，原則，当該装具の写真（患者が実際に装着する現物であることが確認できるもの）の添付を求め，療養費の支給に当たっての適正に努められたいこと。

○治療用装具に係る療養費の支給の留意事項等について

（令 5 . 3.17　保医発0317　1）

　治療用装具に係る療養費（以下「療養費」という。）の支給基準については，「治療用装具の療養費支給基準について」（昭和36年7月24日付保発第54号），「治療用装具の療養費支給基準について」（昭和62年2月25日付保険発第6号），「療養費の支給対象となる既製品の治療用装具について」（平成28年9月23日付保発0923第3号）及び「治療用装具の療養費支給申請に係る手続き等について」（平成30年2月9日付保医発0209第1号）により取り扱われているところであるが，今般，療養費の取扱いの適正を図るため，「小児弱視等の治療用眼鏡等に係る療養費の支給について」（平成18年3月15日付保発第0315001号），「四肢のリンパ浮腫治療のための弾性着衣等に係る療養費の支給について」（平成20年3月21日付保発第0321002号），「輪部支持型角膜形状異常眼用コンタクトレンズに係る療養費の支給について」（平成30年3月23日付保発0323第1号）及び「慢性静脈不全による難治性潰瘍治療のための弾性着衣等に係る療養費の支給について」（令和2年3月27日付保発0327第5号）により別途取扱いが通知されているものを除き，留意事項等を整理し，別添のとおり令和5年4月1日から適用することとしたので，貴管下の関係者に周知徹底を図るとともに，円滑に取り扱われるよう御配慮願いたい。

記

（別添）

第1章　通則

1　当該療養費の対象となる治療用装具は，「義肢装具士法」（昭和62年法律第61号）に反するものであってはならないこと。

2　患者等が補装具製作事業者等（治療用装具を取り扱った義肢装具士が所属。以下「事業者」という。）から健康保険事業の健全な運営を損なうおそれがある経済上の利益の提供を受けて，当該事業者を選択し，治療用装具の提供を受けた場合は，療養費の支給の対象外とすること。

3　保険者が行う療養費の適正な支給を確保するためには，治療用装具が必要であると認める医師の指示（処方）や，治療用装具の提供を行う義肢装具士の協力が不可欠であることから，治療用装具に係る療養費の関係者である保険者，医師，義肢装具士は，本留意事項の周知を図り，連携して円滑な運用と患者への適切な説明に努めるものであること。

4　保険者において，支給申請のあった療養費は，適正な審査を確保しつつ速やかに支給決定するように努めること。

5　医師，義肢装具士は，健康保険事業の健全な運営を損なう行為を行うことのないように努めること。

第2章　療養費の支給対象

1　療養費の支給対象となる治療用装具（症状が固定する前に，医師の指示のもと装具療法として用いられる疾病又は負傷の治療遂行上必要な範囲のもので，オーダーメイド装具か既製品装具に限る。）については，保険診療において，保険医が患者を診察し，疾病又は負傷の治療遂行上必要であると認め，保険医の指示（処方）により治療用装具の製作（又は購入）もしくは修理が行われ，義肢装具士が患者に治療用装具の採型・採寸及び適合調整を行い，保険医が装着（適合）の確認を行った場合に，患者等が治療用装具に係る代金を事業者に支払った治療用装具購入に要した費用について，保険者は別に定める支給基準又は現に要した費用の限度内で療養費の支給を行うこと。

2　保険医の診察や治療用装具の装着（適合）確認，保険医の義肢装具士への指示を経ずに患者への採型・採寸，装着又は販売等がされた治療用装具については，療養費の支給対象としないこと。

3　眼鏡（小児弱視等の治療用眼鏡は除く。）や補聴器，人工肛門受便器等の日常生活や職業上の必要性によるもの，美容の目的で使用されるもの，スポーツなどの一時的使用を目的としたものは当該療養費の支給対象とならないこと。

4　療養費支給の対象となる治療用装具は，患者へ採型・採寸を行い固有の数値を用い製作（又は購入）されたいわゆるオーダーメイドが基本であるが，オーダーメイドと同等の機能を有した既製品装具の場合においても，疾病又は負傷の治療遂行上必要な範囲のものであれば，療養費を支給することが可能であること。

5　既製品の治療用装具に対する療養費の支給決定の円滑化に資するため，以下の条件をすべて満たす既製品については「療養費の支給対象となる既製品の治療用装具について」（平成28年9月23日付保発0923第3号）の別添によりリスト化し，療養費の支給対象とすることが適当と認められる既製品装具としていること。

　ただし，リスト収載された製品であっても，療養費としての最終的な支給の可否は，個々の患者の状況に応じて正当な利用目的，必要性の有無及び療養の給付による支給の可否等を鑑みて，保険者において判断すること。

＜リスト化の対象となる既製品装具＞

①　完成品であること

②　疾病又は負傷の治療遂行上必要なものであること

③　オーダーメイドで製作した場合のものと同等もしくはそれに準ずる機能が得られるものと認められること

6　リスト収載されていない製品は，個別の製品及び事例に応じて，保険者において，療養費としての支給の可否を判断すること。

7　療養の給付による費用として評価された，疾病又は負傷の処置で用いられる腰部，胸部又は頸部固定帯（J 119-2，J 200）及び保険医療材料に該当する装具は，当該療養費の支給対象となら

ないこと。

8 手術や骨折・捻挫などの処置に際して使用する固定帯やサポーターなどについては，「療養の給付と直接関係ないサービス等の取扱いについて」（平成17年9月1日付保医発第0901002号）に留意し，療養費の支給にあたっては適宜保険医に確認等を行うこと。

9 保険医の診察に基づき治療遂行上必要な装具の処方が行われるが，療養費の支給対象となる治療用装具は，1回の処方で1部位に対して1装具とすること。

10 「障害者総合支援法の規定に基づく補装具の種目，購入又は修理に要する費用の額の算定等に関する基準」（平成18年厚生労働省告示第528号）別表「1購入基準」中に定められた耐用年数は，オーダーメイドにより製作（又は購入）された治療用装具が通常の装着等が行われた状態において，当該治療用装具が修理不能となるまでの予想年数が示されたものであり，治療用装具の支給を受けた患者の病態や治療経過等によって実耐用年数が異なるものである。このため，再支給や修理の際には当該告示に掲げる耐用年数を一律に適用することなく，個々の実情に沿った対応が行われるよう配慮すること。

　なお，オーダーメイドと同等の機能を有した既製品装具の耐用年数は，再支給や修理の際を含め，当該既製品装具の製作メーカーの保証期間を参考に個々の実情に沿った対応が行われるよう十分に配慮すること。

11 治療遂行上必要となる治療用装具の装着期間内の破損等（災害等による毀損，本人の過失による破損，生理的又は病理的変化により生じた不具合，目的外使用もしくは取扱不良等のために生じた破損又は不具合を除く。）による修理が必要となった場合においても，保険医の診察や保険医の義肢装具士への指示を経ずに患者への採型・採寸，装着又は販売等がされた治療用装具については，保険者が療養費を支給することは適当ではないこと。

12 装着（適合）により患者へ治療用装具を引き渡し後，災害等による毀損，本人の過失による破損，生理的又は病理的変化により生じた不具合，目的外使用もしくは取扱不良等のために生じた破損又は不具合を除き，装着確認後9ヶ月以内に生じた破損又は不具合は，事業者の責任において改善すること。

　また，修理のうち軽微なものについて，事業者の責任において改善することとするものは，修理した部位について修理後3ヶ月以内に生じた不具合等（上記災害等により免責となる事由を除く。）であること。

第3章　療養費の支給基準

1 オーダーメイドで製作された治療用装具に係る療養費は，「治療用装具の療養費支給基準について」（昭和36年7月24日付保発第54号）において「障害者総合支援法の規定に基づく補装具の種目，購入又は修理に要する費用の額の算定等に関する基準」（平成18年厚生労働省告示第528号）別表「1購入基準」中に定められた装具の区分に応じた価格を基準として算定すること（但し，

第2 治療用装具の支給

「1購入基準」は，支給額を算定する場合の基準であって，支給対象となる治療用装具の範囲までも示したものではない。最終的には，保険者判断により支給する）。

2 オーダーメイドではない既製品の治療用装具に係る基準価格の算定において，「1購入基準」中に定められた「ウの基本価格」は，採寸の額を基本価格として算定することを基本とすること。

なお，保険者においては，採型の額を基本価格として支給申請書が提出された場合，保険者の審査において，採型の額を基本価格とした理由や内容等を事業者に確認したうえで，支給の可否や支給の適正な水準の支給額を判断，決定すること。

3 1による治療用装具の基準価格は，「1購入基準」中に定められた「イの採型区分」による，「ウの基本価格」に「エの製作要素価格」及び「オの完成用部品」の価格を合算した額の100分の106に相当する額を上限とすること。

なお，保険者は患者の傷病又は負傷の治療遂行上の必要性について，当該治療用装具に求められる装具療法の有効性を判断し支給決定している。そのため，療養費支給の必要性を認める治療用装具は装具療法を遂行する目的を果たすために製作（又は購入）もしくは修理が行われ，部位による区分，機能による名称分類，基本構造等において保険医の指示（処方）を満たすものとなっていることが必要であり，治療目的とは関係のない患者本人の希望によるデザイン，素材，機能等の選択をしていると認められる場合，当該療養費の支給対象としないこと。

4 「障害者総合支援法の規定に基づく補装具の種目，購入又は修理に要する費用の額の算定等に関する基準」（平成18年厚生労働省告示第528号）の別表に定める価格は，別表の基本構造，使用材料，使用部品を用いた工作法における上限の価格として定められているものであり，支給決定にあたっては，各種目における型式等の機能の相違及び特性等を勘案のうえ，画一的な額の決定を行うことのないよう留意する必要があること。

なお，「100分の106に相当」の趣旨について，治療用装具は身体障害者用物品として消費税が非課税であるが，事業者が治療用装具を製作（又は購入）するにあたり必要な材料及び部品の購入には消費税が課税されるため当該仕入れに係る消費税相当分を考慮したものであること。

5 既製品の治療用装具について，療養費として支給する額は，「療養費の支給対象となる既製品の治療用装具について」（平成28年9月23日付保発0923第3号）の別紙にリスト収載された製品は当該リストの基準価格，また，リスト収載されていない製品は，同通知中に定められた，既製品の治療用装具に係る基準価格の算出方法により算出された基準価格（1円単位を四捨五入）を上限とし，当該基準価格（上限）の100分の106に相当する額（円未満切り捨て）を基準として算定すること。

（既製品の治療用装具に係る基準価格の算出方法）

基準価格は，「A算定式：オーダーメイドで製作された場合における採寸・採型の基本価格（※1）の0.52倍の額（技術料）と仕入価格（※2）の1.3倍の額（製品価格）を合算した額」と「B算定式：仕入価格（※2）の2倍の額」を比較し，低い額（ただし，下限額を5,000円とする。（※

3）) とする。

　また，基準価格に5円未満の端数があるときは，これを切り捨て，5円以上10円未満の端数が
あるときは，これを切り上げるものとする。

　　※1　「補装具の種目，購入等に要する費用の額の算定等に関する基準」（平成18年厚生労働
　　　　省告示第528号）の別表1の購入基準中の「ウ　基本価格」

　　※2　厚生労働省が装具業者を対象として行う仕入価格の調査により算出した仕入価格を用い
　　　　ることとしている。

　　　　リスト収載されていない製品の場合は，当該製品の仕入価格（税抜）を用いること。

　　※3　リスト収載されていない製品で，仕入価格（税抜）が1,500円未満の場合は，「（ただし，
　　　　下限額を5,000円とする。）」は適用しないこと。

6　オーダーメイドで製作された治療用装具の修理に要する費用の額の算定については，「障害者
　総合支援法の規定に基づく補装具の種目，購入又は修理に要する費用の額の算定等に関する基準」
　（平成18年厚生労働省告示第528号）別表「3 修理基準」中に定められた価格を基準として算定す
　ること。

7　既製品の治療用装具の部品等を購入し，修理を行った場合に要する費用の額の算定については，
　別表「1 購入基準」中に定められた部位による区分ごとに設けられた「その他の加算要素」（靴
　型装具については「付属品等の加算要素」）又は別表「3 修理基準」中に定められた価格を基準
　として算定すること。

8　治療用装具の修理に要する費用の額が，オーダーメイドで再製作される場合や当該既製品を再
　購入する場合の費用の額を超える場合，保険者が療養費を支給することは適当ではないこと。

第4章　保険医による証明書，領収書の取扱い

1　義肢装具士は，保険医が患者を診察し，疾病又は負傷の治療遂行上，治療用装具の製作又は既
　製品装具の購入，もしくは患者へ装着された治療用装具の修理による装具療法が必要であると認
　めたうえで，治療用装具の目的や必要な機能について，保険医の指示（処方）を受けること。

　　その際，義肢装具士は専門性を活かし，保険医へ妥当適切な装具を推奨することも必要である
　こと。

　　また，義肢装具士は，保険医と連携し患者の病態や治療経過等の個々の実情に沿った適切な対
　応を行うため，当該治療用装具に係る機能や耐用年数等について専門性を活かし，保険医へ当該
　治療用装具の修理を推奨することも必要であること。

2　保険医の指示（処方）により製作（又は購入）もしくは修理された治療用装具の，患者への装
　着（適合）確認は，当該患者，保険医，義肢装具士の立ち合いのもと実施し，保険医は治療用装
　具製作指示装着証明書（以下「証明書」という。）に治療遂行上の必要性や装着確認等を記載す
　ること。

第2　治療用装具の支給

　　　なお，治療用装具の製作（又は購入）にあたり，保険医から義肢装具士に特別な指示等を行った場合にはその指示事項を証明書の備考に記載すること。

　　　また，患者を診察のうえ治療遂行上，治療用装具の製作（又は購入）もしくは修理を行う必要となった状況や理由等を，証明書の症状等に記載すること。

3　保険医が記載する証明書の基準様式を別紙1のとおりとすること。

4　義肢装具士は，保険医の指示（処方）に基づいて治療用装具を製作又は購入もしくは修理し，患者への装着（適合）確認をした場合は，領収書に製作又は購入もしくは修理に必要な事項（名称及び基本構造等，メーカー名及び製品名等）を明確に記載すること。

　　　なお，保険医が製作又は購入もしくは修理を指示した義肢装具士と，装着確認した義肢装具士が異なる場合は，装着確認した義肢装具士の氏名を証明書の備考に記載すること。

5　保険者は，治療用装具療養費の支給申請書に添付された，担当保険医が記載した証明書及び義肢装具士が交付した領収書を含め総合的に判断し，療養費としての支給の可否を判断すること。

　　　なお，保険者が担当保険医に対して行う照会等は，必要に応じて行われるべきであること。

6　治療用装具の指示（処方）を行う保険医は，緊急その他やむを得ない場合を除き，当該疾病について現に診療を行う主治の保険医であること。

7　保険医の指示（処方）は，保険医の診察を受けたものでなければならないこと。また，当該患者への治療用装具の装着（適合）確認は，保険医の診察を受けたうえ行われるものであること。

　　　保険医が診察を行わず指示（処方）や装着（適合）確認が行われないよう，保険者は必要に応じて患者の診療報酬明細書等による確認，照会等による事実確認を行い適正な取り扱いを徹底すること。

8　保険医と義肢装具士の連携が図られるよう，治療用装具の提供に当たって注意すべき事項等がある場合は，保険医から義肢装具士に連絡すること。

9　領収書の書き方については，別添の参考例に準じて，必要事項を漏れなく記載すること。

第5章　製作記録

1　療養費の円滑な運用をするためには，義肢装具士が提供した治療用装具の内容について確認する必要が生じる場合が考えられるが，一般社団法人日本義肢協会，公益社団法人日本義肢装具士協会の会員である義肢装具士には，当該法人より次の2から5の事項が周知指導されているので参考にされたい。

2　別紙2の製作記録を患者及び製作（処方）毎に整備すること。

3　別紙2の製作記録は，保険者等からの提示及び閲覧等が求められた場合には速やかにこれに応じること。

4　別紙2の製作記録は，当該治療用装具の製作又は購入もしくは修理をした事業者において，当該治療用装具の装着日から5年間保管すること。

5　製作記録の記載事項は，以下に例を示したので参考とすること。

製作記録の記載事項（例）

(1)　受給資格の確認

ア　治療用装具の提供を受ける者

①患者氏名　②性別　③住所　④入院・外来　⑤電話番号　⑥被保険者氏名　⑦生年月日
⑧年齢　⑨被保険者との続柄

イ　保険等の種類

①健康保険（協・組・日）　②船員保険　③国民健康保険（退）　④共済組合　⑤後期高齢
者医療　⑥その他（任意加入の保険等）

(2)　治療用装具の指示（処方）をした保険医の氏名，保険医療機関名，医療機関所在地，装着年
月日

(3)　疾病名，治療用装具名（オーダーメイド・既製品の別），保険医の指示（処方）年月日，区
分（採寸・採型），採寸・採型年月日，領収日，領収額

(4)　指示（処方）の内容，経過等

保険医の指示（処方）年月日，保険医の指示（処方）の内容，治療用装具の製作工程及び料
金明細（内訳別に名称，採型区分・種類，価格を記載），オーダーメイド又は既製品の別（既
製品の場合は製品名及び仕入価格），治療用装具を取り扱った義肢装具士の氏名，修理や医師
の指示により特別な加工調整等を行った場合は修理・加工が必要となった状況や理由等，修理
の内容及び価格，製作経過，治療用装具の価格等を具体的に順序よく記載すること。

第６章　療養費の支給事務手続き

1　療養費の支給事務手続きについては，従前のとおりであること。（「治療用装具の療養費支給申
請に係る手続き等について」（平成30年２月９日付保医発0209第１号）を参照のこと。）

2　治療用装具の提供を行う義肢装具士は，患者等と共に「治療用装具の療養費支給申請に係る手
続き等について」（平成30年２月９日付保医発0209第１号）による適正な支給申請手続きの確保
に努めること。

治療用装具

治療用装具製作指示装着証明書

住　　所（患者様の住所）＿＿＿＿＿＿＿＿＿＿＿＿＿＿＿＿＿＿＿

氏　　名（患者様の氏名）＿＿＿＿＿＿＿＿＿＿＿＿＿＿＿＿＿＿＿

生年月日　　大正・昭和・平成・令和　　　年　　　月　　　日

疾病名及び症状等

疾病名＿＿＿＿＿＿＿＿＿＿＿症状等＿＿＿＿＿＿＿＿＿＿＿＿＿＿＿＿

（治療遂行上の必要（症状や装着目的）、修理が必要となった状況や理由等）

上記の疾病により（オーダーメイド・既製品装具／新規・修理）

＿＿＿＿＿＿＿＿＿＿＿＿＿＿＿＿＿＿＿＿＿＿＿＿＿＿＿＿＿＿＿＿＿＿

（オーダーメイドの場合は名称及び基本構造等、既製品の場合はメーカー名・製品名、修理の場合は交換箇所、等）

の装着を

令和＿＿＿＿＿年＿＿＿月＿＿＿日＿＿＿　診察のうえ、治療遂行上の必要を認め

＿＿＿＿＿＿＿＿＿＿＿＿＿（義肢装具士の氏名）　　へ（製作・購入・修理）を指示し、

令和＿＿＿＿＿年＿＿＿月＿＿＿日＿＿＿　に患者へ装着確認をしました。

以上、証明いたします。

備　　考

※ 1　特別な製作指示等を行った場合は、指示事項を記載。

※ 2　製作を指示した義肢装具士と、適合調整した義肢装具士が違う場合は、適合調整した義肢装具士の氏名を記載。

※ 3　患者等へ直接購入を指示した場合は、義肢装具士への指示ではない理由や状況、患者への指示内容を記載。

令和　　　年　　　月　　　日

医 療 機 関 所 在 地

医 療 機 関 名

医 療 機 関 電 話 番 号

医 師 氏 名

（様式参考例）治療用装具用

製 作 記 録

患者情報	（フリガナ）			作成日　　　　年　　月　　日	
	患者氏名			（性別）　　　　　　男　・　女	
	住所			（入院・外来）　入院　・　外来	
	電話番号			（被保険者氏名）	
	生年月日	年　　月　　日	年齢	（被保険者との続柄）	
	保険種別				

※ 保険種別には、① 健康保険（協・組・日）、②船員保険、③国民健康保険（退）、④共済組合、⑤後期高齢者医療、
　⑥その他（※任意加入の保険等）の確認情報を記載する。

疾病名	治療用装具名		
	（オーダーメイド ・ 既製品）		
医師の処方日（指示）	区分	採寸・採型日	領収日	領収額（装具の価格）
年　　月　　日	採寸・採型	年　　月　　日	年　　月　　日	円

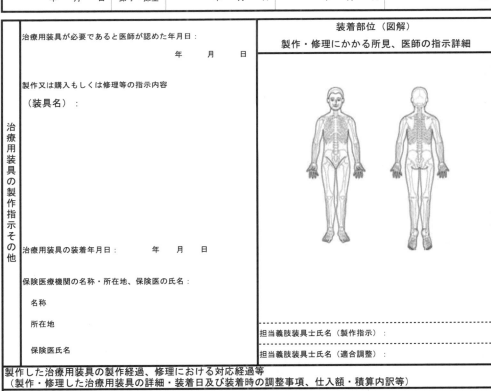

治療用装具の製作指示その他

治療用装具が必要であると医師が認めた年月日：
　　　　　　　　　　　　　年　　月　　日

製作又は購入もしくは修理等の指示内容

（装具名）：

治療用装具の装着年月日：　　年　　月　　日

保険医療機関の名称・所在地、保険医の氏名：

　名称

　所在地

　保険医氏名

装着部位（図解）
製作・修理にかかる所見、医師の指示詳細

担当義肢装具士氏名（製作指示）：

担当義肢装具士氏名（適合調整）：

製作した治療用装具の製作経過、修理における対応経過等
（製作・修理した治療用装具の詳細・装着日及び装着時の調整事項、仕入額・積算内訳等）

※この製作記録は、「治療用装具の製作指示その他」欄の治療用装具の装着年月日から５年間保管すること

治療用装具

既製品装具に係る領収書の例（リスト収載品）

リスト収載品（手書き）・例

No. A 1000001

領　収　証

令和　　年　　月　　日

　　　　　　　　　　　　　　様

金額	千 百 十 万 千 百 十 円
	¥ 7 5 7 9 也

□ オーダーメイド
☑ 既 製 品

但し　短下肢装具　アルケア　アンクルサポート

小計	7,150	
6%	429	
合計	7,579	

上記金額正に領収致しました

担当　○○　○○　☑義肢装具士

身体障害者福祉法	義手・義足	車	い	す
補	装	具	松	葉 杖
指定装装製作工場	骨格コルセット	各種ステッカー		

株式会社　○○○○
代表取締役：○○　○○
〒　　-
住所　東京都○○○○○-○-○
TEL:03(XXXX)XXXX
FAX:03(XXXX)XXXX

印紙

リスト収載品・例

領　収　書

　　　　　　　　　　　様

¥ 7,579

令和　　年　　月　　日

株式会社　○○○○
代表取締役：○○　○○
〒　　-　　住所
TEL:03(XXXX)XXXX
FAX:03(XXXX)XXXX

担当義肢装具士　○○　○○

品　目	名称・採型・型式	材料部品	数量	単価	金額
短下肢装具	アルケア				
	アンクルサポート		1	7,150	7,150

オーダーメイド・既製品の別

修理価格

その他の加算要素

				小計	7,150
				6％額	429
				合計	7,579

※保険医から指示（処方）を受けた義肢装具士と、患者へ装着（適合調整）をした義肢装具士が違う場合は、装着（適合調整）をした義肢装具士の氏名を記載する。

既製品装具に係る領収書の例 （リスト収載以外の品）①

参考例

リスト収載以外の品（手書き）・例

リスト収載以外の品・例

領収証（手書き）及び領収書の例

領収書（印刷・例）

¥15,126

様

令和　年　月　日

株式会社 ○○○○
代表取締役：○○　○○
〒　－
住所 東京都○○○○○○-○-○
TEL:03(XXXX)XXXX
FAX:03(XXXX)XXXX

担当義肢装具士　○○　○○

オーダーメイド・**既製品**				
品　目	名称・基型・型式	材料部品	数量　単価	金額
膝装具	中村ブレイス ラックニーリガ 811N		1　14,270	14,270
修理価格				
その他の加算要素				
			小計	14,270
			6％額	856
			合計	15,126

（備考）リスト外　A14,270（採寸A-4）、B15,800 の低い金額を適用

※保険診療医から指示（処方）を受けた義肢装具士と、患者へ装着（適合調整）をした義肢装具士が違う場合は、装着（適合調整）をした義肢装具士の氏名を記載する。

既製品装具に係る領収書の例（リスト収載以外の品）②

参考例

リスト収載以外の品・例（下限額5,000円を適用する場合）

領収書

様

¥5,300

令和　年　月　日

株式会社 ○○○○
代表取締役：○○ ○○
〒 -　住所 東京都○○○○○○-○-○
TEL：03(×××××) ××××
FAX：03(××××) ××××

担当義肢装具士 ○○ ○○

オーダーメイド・**既製品**

品目	名称・採型・型式	材料部品	数量	単価	金額
手関節背屈保持装具	日本シグマックス 手関節固定装具ロング		1	5,000	5,000
修理価格					
				小計	5,000
				6%額	300
				合計	5,300

（備考）リスト外　A 6,500円（採寸D-4）、B 4,400円、下限額5,000円

※手書きの領収書においても同様の記載とする。

リスト収載以外の品・例（仕入価格が1,500円未満の場合）

領収書

様

¥2,544

令和　年　月　日

株式会社 ○○○○
代表取締役：○○ ○○
〒 -　住所 東京都○○○○○○-○-○
TEL：03(×××××) ××××
FAX：03(××××) ××××

担当義肢装具士 ○○ ○○

オーダーメイド・**既製品**

品目	名称・採型・型式	材料部品	数量	単価	金額
指装具	フクイ	メタルガード	1	2,400	2,400
修理価格					
				小計	2,400
				6%額	144
				合計	2,544

（備考）リスト外　A 3,930円（採寸D-6）、B 2,400円 の低い金額を適用

※保険医から指示（処方）を受けた義肢装具士と、患者へ装着（適合調整）をした義肢装具士が違う場合は、装着（適合調整）をした義肢装具士の氏名を記載する。

治療用装具

既製品装具に係る領収書の例

参考例

部品購入による修理（部品購入による修理）

部品購入による修理（手書き）・例

領 収 証

No. A1000001

＿＿＿＿＿ 様

年　月　日

紙　印

| 金額 | ￥ | 5 | 3 | 5 | 3 | 也 |

☐ オーダーメイド
☑ 既 製 品

但し　オルトップ AFO（パシフィックサプライ社製）の修理

短下肢装具（硬性）Yストラップの交換

Yストラップ	1本	5050	
	6%額	303	
	合計	5,353 円	

上記金額正に領収致しました

担当　○○　○○　　☑義肢装具士

身体障害者福祉法	義手・義足	車 い す
補 装 具	補 装 具	松 葉 杖
指定義肢製作工場	特殊コルセット	各種ステッキ

株式会社　○ ○ ○ ○
代表取締役　○○　○○
〒　－
住所　東京都○○○○○○○○
TEL 03−0000−0000
FAX 03−0000−0000

部品購入による修理・例

領 収 書

＿＿＿＿＿＿ 様

￥5,353

令和　年　月　日

株式会社　○○○○
代表取締役：○○○○
〒　－　住所　東京都○○○○○○−○−○
TEL:03(XXXX)XXXX
FAX:03(XXXX)XXXX

担当義肢装具士　○○　○○

オーダーメイド・既製品の別

パシフィックサプライ(株)
オルトップ AFO の修理

品 目	名称・採型・型式	材料部品	数量	単価	金額
短下肢装具（硬性）					
Yストラップの交換	Yストラップ		1	5,050	5,050

修理価格

その他の加算要素		
	小計	5,050
	6％額	303
	合計	5,353

※保険医から指示（処方）を受けた義肢装具士と、患者へ装着（適合調整）をした義肢装具士と、装着（適合調整）をした義肢装具士が違う場合は、装着（適合調整）をした義肢装具士の氏名を記載する。

第2　治療用装具の支給

○療養費の支給対象となる既製品の治療用装具について

（平28．9.23　保発0923　3）

（平30．2．9　保発0209　1）

（令4．3.17　保発0317　1）

（令4．10.21　保発1021　1）

（令5．3.17　保発0317　1）

　治療用装具の療養費支給基準については，「治療用装具の療養費支給基準について」（昭和36年7月24日保発第54号）により取り扱われているところであるが，いわゆる既製品の装具であっても，疾病又は負傷の治療遂行上必要な範囲のものであれば，療養費の支給対象として取り扱っているところである。

　既製品の治療用装具に対する療養費の支給に当たっては，装具そのものの妥当性を含め，個別に保険者において支給の可否を判断しているが，近年では，既製品に係る支給申請も増加しており，これら既製品の治療用装具に対する療養費の支給決定の円滑化に資するため，今般，療養費の支給対象とすることが適当と認められる既製品について，別紙のとおりリスト化し，周知することとしたので，関係者に対し周知を図られたい。

　また，療養費の支給に係る取扱いについては，下記のとおりであるので，その取扱いに遺漏のないよう関係者に対し周知徹底を図られたい。

　なお，本リストについては，今後も対象品目の追加や見直しを随時行っていく予定である旨申し添える。

記

1　リスト収載された製品は，次の要件を全て満たす，療養費の支給対象とすることが適当と認められる既製品であること。

　(1)　完成品であること。

　(2)　疾病又は負傷の治療遂行上必要なものであること。

　(3)　オーダーメイドで製作した場合のものと同等もしくはそれに準ずる機能が得られるものと認められるものであること。

2　リスト収載された製品であっても，療養費としての最終的な支給の可否は，個々の患者の状況に応じて，正当な利用目的，必要性の有無及び代替品の可否等に鑑みて，保険者において判断する。

3　リスト収載されていない製品は，個別の製品及び事例に応じて，保険者において，療養費としての支給の可否を判断する。

4　既製品の治療用装具について，療養費として支給する額は，次の方法により算出された額を基準価格（上限）とし，当該基準価格（上限）の100分の106に相当する額（円未満切り捨て）を基準として算定する。

（既製品の治療用装具に係る基準価格の算出方法）

基準価格は，「Ａ算定式：オーダーメイドで製作された場合における採寸・採型の基本価格（※１）の0.52倍の額（技術料）と仕入価格（※２）の1.3倍の額（製品価格）を合算した額」と「Ｂ算定式：仕入価格（※２）の２倍の額」を比較し，低い額（ただし，下限額を5,000円とする。（※３））とする。

また，基準価格に５円未満の端数があるときは，これを切り捨て，５円以上10円未満の端数があるときは，これを切り上げるものとする。

※１　「補装具の種目，購入等に要する費用の額の算定等に関する基準」（平成18年厚生労働省告示第528号）の別表１の購入基準中の「ウ　基本価格」

※２　厚生労働省が装具業者を対象として行う仕入価格の調査により算出した仕入価格を用いることとしている。

　　　リスト収載されていない製品の場合は，当該製品の仕入価格（税抜）を用いること。

※３　リスト収載されていない製品で，仕入価格（税抜）が1,500円未満の場合は，「（ただし，下限額を5,000円とする。）」は適用しないこと。

（別紙）

療養費の支給対象となる既製品の治療用装具

部位による区分	機能による名称分類	型式（基本構造）	製品名	メーカー名	製造品・輸入品の別	適応例（対象疾患・症状）	装具の機能・目的	基準価格（円）	備考
下肢装具	股装具	軟性	ヒッププロテクターⅡ	株式会社トクダオルソテック	製造品	変形性股関節症，大腿骨頭壊死による股関節の疼痛，脱臼	可動域制限が可能なダイヤルロック式股継手による股関節の良肢位の保持	44,230	
	膝装具	軟性	膝サポーターACL（POゲルテックスACL）	日本シグマックス株式会社	製造品	（疾患）膝前十字靭帯損傷　等（症状）脛骨前方引出現象，膝関節動揺，疼痛	（機能）膝関節側方動揺制限，脛骨前方引出の抑制（目的）膝の屈伸を妨げずに脛骨の前方引出を抑制する	14,730	
	膝装具	軟性	膝装具軟性（KFLG）	I-Ming Sanitary Materials Co., Ltd	輸入品	膝関節靭帯損傷，変形性膝関節症等	遊動継手付側方支柱及び保持ストラップによる膝関節の前方・後方・側方動揺制限	14,140	
	膝装具	軟性	(NS)P.O.スポーツPCL	株式会社仁徳商会	製造品	膝関節後十字靭帯損傷等	遊動継手付側方支柱及び矯正ストラップによる膝関節の側方動揺制限，脛骨後方引出の制限	16,480	

部位による区分	機能による名称分類	型式（基本構造）	製品名	メーカー名	製造品・輸入品の別	適応例（対象疾患・症状）	装具の機能・目的	基準価格（円）	備考
下肢装具	膝装具	軟性	ニーグリップ・OA3	アルケア株式会社	製造品	変形性膝関節症, 膝関節副靭帯陳旧性損傷	遊動継手付側方支柱及び保持ストラップによる膝関節の側方動揺抑制	8,800	
	膝装具	軟性	ニーグリップ・クロスベルト	アルケア株式会社	製造品	変形性膝関節症, 膝側副靭帯陳旧性損傷, 膝蓋大腿関節症	遊動継手付側方支柱及び保持ストラップによる膝関節の側方動揺抑制, 大腿部の圧迫	8,800	
	膝装具	軟性	ニーグリップ・MCL	アルケア株式会社	製造品	内・外側側副靭帯損傷による慢性的な膝関節側方動揺	遊動継手付側方支柱及び保持ストラップによる膝関節の側方動揺抑制	14,730	
	膝装具	軟性	膝サポーターMCL&LCL（POゲルテックスMCL&LCL）	日本シグマックス株式会社	製造品	内・外側側副靭帯損傷による慢性的な膝関節側方動揺	遊動継手付側方支柱及び保持ストラップによる膝関節の側方動揺抑制	14,730	
	膝装具	軟性	膝サポーターOAGX（POゲルテックスOAGX）	日本シグマックス株式会社	製造品	変形性膝関節症, 膝側副靭帯陳旧性損傷	遊動継手付側方支柱及び保持ストラップによる膝関節の側方動揺抑制	14,400	
	膝装具	軟性	膝サポーターOASX3（POゲルテックスOASX3）	日本シグマックス株式会社	製造品	変形性膝関節症, 膝側副靭帯陳旧性損傷	遊動継手付側方支柱及び保持ストラップによる膝関節の側方動揺抑制	8,800	
	膝装具	軟性	膝サポーターOAEX（POゲルテックスOAEX）	日本シグマックス株式会社	製造品	変形性膝関節症, 膝側副靭帯陳旧性損傷	遊動継手付側方支柱及び保持ストラップによる膝関節の側方動揺抑制	9,000	
	膝装具	軟性	膝サポーターPCL（POゲルテックスPCL）	日本シグマックス株式会社	製造品	膝関節後十字靭帯損傷による慢性的な膝関節前後動揺	遊動継手付側方支柱及び保持ストラップによる膝関節の側方・後方動揺抑制	14,730	
	膝装具	軟性	(NS)P.O.スポーツMCL	株式会社仁徳商会	製造品	内・外側側副靭帯損傷による慢性的な膝関節側方動揺	遊動継手付側方支柱及び保持ストラップによる膝関節の側方動揺抑制	16,480	

部位による区分	機能による名称分類	型式（基本構造）	製品名	メーカー名	製造品・輸入品の別	適応例（対象疾患・症状）	装具の機能・目的	基準価格（円）	備考
下肢装具	膝装具	軟性	ニーグリップ・ACL	アルケア株式会社	製造品	前十字靭帯損傷による慢性的な膝関節動揺，半月板損傷	遊動膝継手付側方支柱及び保持ストラップによる膝関節の良肢位の保持	14,730	
	膝装具	軟性	(NS)P.O.スポーツACL	株式会社仁徳商会	製造品	前十字靭帯損傷による慢性的な膝関節動揺	遊動膝継手付側方支柱及び保持ストラップによる膝関節の良肢位保持	16,480	
	膝装具	軟性	ニーグリップ・OA1	アルケア株式会社	製造品	(疾患)変形性膝関節症 等 (症状)膝関節の動揺，疼痛，変形	(機能)膝関節の軽度側方動揺制限 (目的)膝関節の安定性を保つ	7,150	
	膝装具	軟性	ガードマスターA3B	株式会社勉強堂	製造品	膝関節靭帯損傷，変形性膝関節症等	遊動継手付側方支柱及び保持ストラップによる膝関節の側方動揺制限	7,700	
	膝装具	軟性	ニーグリップ・サポート	アルケア株式会社	製造品	変形性膝関節症，膝蓋大腿関節症	遊動継手付側方支柱による膝関節の側方動揺抑制	11,000	
	膝装具	軟性	膝サポーターショート3（POゲルテックスショート3）	日本シグマックス株式会社	製造品	変形性膝関節症，膝蓋大腿関節症	遊動継手付側方支柱による膝関節の側方動揺抑制	10,200	
	膝装具	軟性	膝サポーターライトスポーツ3（POゲルテックスライトスポーツ3）	日本シグマックス株式会社	製造品	変形性膝関節症，膝蓋大腿関節症	遊動継手付側方支柱による膝関節の側方動揺抑制	13,300	
	膝装具	軟性	(NS)P.O.スポーツショート3	株式会社仁徳商会	製造品	変形性膝関節症，膝蓋大腿関節症	遊動継手付側方支柱による膝関節の側方動揺抑制	10,700	
	膝装具	軟性	(NS)P.O.スポーツライト3	株式会社仁徳商会	製造品	変形性膝関節症，膝蓋大腿関節症	遊動継手付側方支柱による膝関節の側方動揺抑制	14,400	

第2　治療用装具の支給

部位による区分	機能による名称分類	型式（基本構造）	製品名	メーカー名	製造品・輸入品の別	適応例（対象疾患・症状）	装具の機能・目的	基準価格（円）	備考
下肢装具	膝装具	軟性	ニーブレース	アルケア株式会社	製造品	（疾患）膝関節外傷，骨折，靭帯損傷，半月板等の障害（症状）膝関節の動揺，疼痛，変形	（機能）膝関節の動揺，疼痛を防ぐ（目的）膝関節を伸展位に保持し，安静を保つ	7,700	
	短下肢装具	硬性	オルトップAFO	パシフィックサプライ株式会社	製造品	（疾患）腓骨神経麻痺，脳血管疾患等（症状）下垂足	（機能）足関節中間位保持（目的）足関節を中間位に保持し，歩行訓練を行う	21,760	
	短下肢装具	硬性	アンクルアジャスト・SP	アルケア株式会社	製造品	陳旧性足関節靭帯損傷，変形性足関節症	側方硬性支持部及び保持ストラップによる足関節の側方動揺，距骨の前方動揺制動	7,150	
	短下肢装具	硬性	足関節サポーターFO（POエバーステップFO）	日本シグマックス株式会社	製造品	陳旧性足関節靭帯損傷，変形性足関節症	側方硬性支持部及び保持ストラップによる足関節の側方動揺，距骨の前方動揺制動	7,800	
	短下肢装具	硬性	アンクルサポート	アルケア株式会社	製造品	（疾患）足関節内・外側側副靭帯損傷，足関節捻挫（症状）足関節の動揺，疼痛	（機能）足関節の側方動揺，距骨の前方動揺を防ぐ（目的）足関節の安定性を保つ，足関節内外反抑制	7,150	
	短下肢装具	硬性	アンクルフィット	アルケア株式会社	製造品	陳旧性足関節靭帯損傷，変形性足関節症	側方硬性支持部及び保持ストラップによる足関節の側方動揺，距骨の前方動揺制動	7,150	
	短下肢装具	硬性	足関節サポーター6	日本シグマックス株式会社	製造品	陳旧性足関節靭帯損傷，変形性足関節症　等	内外側のオリジナルガードにより足関節をサポートしフィギュアエイトストラップを取り付け固定力を調整する後ろ開きであり患部に負担をかけず装着が可能	8,160	

治療用装具

部位による区分	機能による名称分類	型式（基本構造）	製品名	メーカー名	製造品・輸入品の別	適応例（対象疾患・症状）	装具の機能・目的	基準価格（円）	備考
体幹装具	頸椎装具	カラーあご受けのあるもの	フィラデルフィアカラー	オズール	輸入品	（対象）頸椎・頸髄損傷，頸椎捻挫等（症状）疼痛，四肢の麻痺　等	（機能）頸椎の固定（目的）頸椎を固定し安静位に保持する	7,400	
	頸椎装具	硬性	オルソカラー	株式会社有薗製作所	製造品	頸椎症，頸椎ヘルニア，頸椎捻挫	前後のターンバックルによる頸椎の任意の角度（肢位）での固定	14,200	
	頸椎装具	硬性	アドフィットUDカラー	アドバンフィット株式会社	製造品	頸椎腫瘍，環軸椎亜脱臼，後縦靱帯骨化症，変形性頸椎症　等※保存治療での使用に限る	下顎部及び後頭部を安静固定，前後屈，回旋，側屈を制限する	20,960	
	頸椎装具	硬性	アジャスタブルTXカラー	Aspen Medical Products	輸入品	頸椎椎間板ヘルニア，環軸椎亜脱臼，頸髄腫瘍　等※保存治療での使用に限る	6段階の調整が出来る高さ調整機構により厳密な固定肢位の確保が可能であり，回旋，屈曲，伸展の運動を制限し頸部を免荷する	19,660	
	胸椎装具腰椎装具	金属枠	ジュエットプレイバック	中村ブレイス株式会社	製造品	（疾患）脊椎圧迫骨折　等（症状）疼痛，痺れ	（機能）体幹の前屈制限（目的）骨折した椎体前方にかかる負荷を軽減	43,000	
	頸椎装具胸椎装具	硬性	アドフィットUDブレイス	アドバンフィット株式会社	製造品	頸椎症性脊髄症，頸椎腫瘍，環軸椎亜脱臼，後縦靱帯骨化症　等※保存治療での使用に限る	後頭骨，下顎骨，体幹支持部のそれぞれの高さ，周径の調整が可能であり頸部，胸椎部の安静，固定，除圧，運動制限に有効	30,390	
上肢装具	肩装具	硬性皮革	ショルダーブレースER	アルケア株式会社	製造品	（疾患）肩関節脱臼（症状）疼痛，肩の運動制限	（機能）肩関節外旋位保持（目的）肩関節の脱臼を整復	9,680	
	肩装具	硬性皮革	スリングショット3	Breg, Inc.	輸入品	（疾患）肩腱板断裂術後，上腕骨大結節術後　等（症状）肩の疼痛，可動域制限	（機能）肩関節の外転位保持（目的）術後の肩の安静位保持でメカニカルストレスを軽減	20,050	

第2　治療用装具の支給

部位による区分	機能による名称分類	型式（基本構造）	製品名	メーカー名	製造品・輸入品の別	適応例（対象疾患・症状）	装具の機能・目的	基準価格（円）	備考
上肢装具	肩装具	硬性皮革	5065N オモニューレクサプラス	オットーボック・ジャパン株式会社	輸入品	肩関節亜脱臼	肩甲帯支持部および上腕・前腕支持部による上肢の懸垂，肩関節・前腕部の良肢位保持	25,900	
	肩装具	硬性皮革	エアーバッグス950N	中村ブレイス株式会社	製造品	肩関節腱板損傷，肩関節部の骨折・脱臼，急性期の肩関節周囲炎	腋下のエアーバッグおよび体幹固定ベルトによる肩関節の外転位保持・固定	29,800	
	肩装具	硬性皮革	肩鎖関節固定帯	パシフィックサプライ株式会社	製造品	肩鎖関節脱臼，亜脱臼	前腕支持部に連結された矯正ベルトによる肩鎖関節固定，整復位保持	13,550	
	肩装具	硬性皮革	ウルトラスリングⅢ	DJO	輸入品	肩関節腱板損傷，肩関節部の骨折，脱臼	腰部の外転パッドおよび体幹固定ベルトによる肩関節屈曲・外転位に保持・固定	17,450	
	肩装具	硬性皮革	ウルトラスリングⅢAB	DJO	輸入品	肩関節腱板損傷等 ※保存治療での使用に限る	腰部の外転枕および体幹固定ベルトによる肩関節屈曲・外転位に安静保持・固定	27,850	
	肩装具	硬性皮革	ショルダーブレース・エアーフィット	アルケア株式会社	製造品	肩関節腱板損傷，肩関節部の骨折，脱臼	腰部の外転パッドおよび体幹固定ベルトによる肩関節屈曲・外転位に保持・固定	20,050	
	肘装具	軟性	肘関節用サポーター3	日本シグマックス株式会社	製造品	肘関節側副靱帯損傷，肘関節周囲骨折	遊動継手付き側方支柱による肘関節の側方動揺制限	11,540	
	手関節背屈保持装具	硬性	手関節固定装具ショート（POリストサポート2）	日本シグマックス株式会社	製造品	（疾患）腱鞘炎，手根管症候群，橈骨遠位端骨折 等（症状）疼痛，痺れ	（機能）軽度な手関節の固定（目的）手関節を安静位に保持すること	5,000	
	手関節背屈保持装具	硬性	リストケア・プロ	アルケア株式会社	製造品	TFCC損傷，手関節炎による動作時の疼痛	支持部による手関節尺屈制動に加え尺骨頭周囲を圧迫することによる患部の安静位保持	5,000	

部位による区分	機能による名称分類	型式（基本構造）	製品名	メーカー名	製造品・輸入品の別	適応例（対象疾患・症状）	装具の機能・目的	基準価格（円）	備考
上肢装具	手関節背屈保持装具	硬性	コックアップリストDP2	Bioskin	輸入品	手根管症候群　等	掌側と甲側に内蔵されているステーが良肢位に保持し関節の動きを制限する	6,200	
	手関節背屈保持装具	硬性	コックアップリストDP3	Bioskin	輸入品	手根管症候群　等	掌側と甲側に内蔵されているステーが良肢位に保持し関節の動きを制限する	6,600	
	長対立装具	—	母指手関節固定装具	日本シグマックス株式会社	製造品	母指CM関節症,ドゥケルバン病等	母指部分に内蔵された樹脂製のステーと掌側,背側に内蔵されたアルミステーにより母指および手関節の安静を保持	5,600	
	短対立装具	—	サムフォーム	オットーボック・ジャパン株式会社	輸入品	母指ＣＭ関節症,拇指陳旧性靭帯損傷	個々に合わせて成型加工する硬性支持部により拇指のＣＭ関節固定,良肢位固定	5,600	
	指装具	—	CMバンド	中村ブレイス株式会社	製造品	（疾患）母指CM関節症（症状）母指の疼痛	（機能）母指の運動制限,長母指外転筋腱の圧迫（目的）母指の疼痛軽減	7,800	
	指装具	—	CMシリコーン	中村ブレイス株式会社	製造品	母指CM関節症等	シリコーンゴム製ソケットを簡易なベルトで母指に装着しCM関節の可動域を制限することで疼痛の軽減を目的とする	9,700	
	指装具	—	CMシリコーンハード	中村ブレイス株式会社	製造品	母指CM関節症等	シリコーンゴム製ソケットを簡易なベルトで母指に装着しCM関節の可動域を制限することで疼痛の軽減を目的とする	9,700	
	指装具（指用逆ナックルベンダー）	—	マレットフィンガースプリント	株式会社松本義肢製作所	製造品	（疾患）腱性・骨性マレットフィンガー（症状）槌指変形	（機能）IP関節の伸展位保持（目的）IP関節の槌指変形の防止	5,000	

治療用装具

第2　治療用装具の支給

部位による区分	機能による名称分類	型式（基本構造）	製品名	メーカー名	製造品・輸入品の別	適応例（対象疾患・症状）	装具の機能・目的	基準価格（円）	備考
上肢装具	指装具（指用ナックルベンダー）	―	オーバルエイトフィンガースプリント	3 Point Products	輸入品	スワンネック変形，ボタンホール変形，指節間関節の側方動揺，バネ指	指節間関節の良肢位保持，異常可動性の制動	5,600	
	指装具（指用逆ナックルベンダー）	―	マレットフィンガースプリント	株式会社田沢製作所	製造品	腱性あるいは骨性槌指変形	DIP関節を過伸展位に保持し患部の治癒を促す	8,350	
	指装具（指用逆ナックルベンダー）	―	カペナスプリント	株式会社松本義肢製作所	製造品	指屈筋腱等の軟部組織損傷等によるPIP関節屈曲拘縮	コイルスプリングにより持続的な矯正力を加えることによる屈曲位拘縮の改善	6,790	

※　「部位による区分」，「機能による名称分類」及び「型式（基本構造）」の欄は，障害者の日常生活及び社会生活を総合的に支援するための法律（平成17年法律第123号）に基づく補装具の種目，購入又は修理に要する費用の額の算定等に関する基準（平成18年厚生労働省告示第528号）別表1⑶装具の表の「区分」，「名称」及び「基本構造」に準拠。「適応例」の欄は，その他の類症疾患を含む（なお，該当する疾患・症状であっても療養の給付で対応可能な場合は対象外）。

○歩行補助器について

(昭24．6．7　保険発　204)

　歩行補助器は医師がこれを本人に貸与すべきであるが，本人が既に代価を支払った場合はやむを得ないものとしてこれに対し療養費としてその代価に相当する額を給付すべきである。しかしながら，当該補助器の装着はあくまで療養のため必要なものであり，かつ健康保険法第44条（編注：現在は第87条）に該当するものでなければならない。

○くる病に対する補助器の使用について

(昭26.11．9　保　医　251)
(昭27．4.15　保険発　　99)

　くる病に対し治療上必要と認め，補助器の使用を指示した場合，コルセットに準じ支給する。

○資格取得前に装着した義手義足の修理費について

(昭26．5．6　保文発　1,443)

　義手義足は，療養の過程において，その傷病の治療のため必要と認められる場合に療養費として支給する取扱いがなされているが，被保険者が資格取得前に装着し，症状固定後にそれらを単に修理した場合の費用は認められない。この場合の支給額は実費によるべきである。

○松葉杖の取扱いについて

(昭33．4.21　保文発　2,559)

　松葉杖は原則として医療機関がこれを貸与すべきであるが，備付のない機関に受診し，療養目的をもって自己が購入した場合は療養費として支給して差し支えない。しかし，備付のない医療機関に対しては，必要な場合貸与しうる態勢にあるよう指導することが望ましい。

○副子の取扱いについて

(昭34.12.23　保険発　195)

　四股を病状に応じ，それぞれの関節で適当な屈伸状態に固定しうるよう複雑な加工をした金属製副子を使用した場合の取扱いについては，便宜上当該副子作製に要した費用については療養費払とする。

○サポーターに対する療養費の支給について

(昭36．6.21　保文発　4,846)

　変形性膝関節症，外傷性膝関節炎等に膝サポーターを着用することによって治療目的が達せられ，かつ，その治療が妥当適切と認められる場合には，療養費支給の対象として取り扱って差し支えない。

第2　治療用装具の支給

○サポーターの支給について

（昭37.10.10　保文発　5,351）

【問】　変形性又は単独性，膝関節炎で水は溜っていないが，Ｘ線で骨の変形又は萎縮を認めた場合，患部の運動抑制，安静保護又は変形矯正の目的でサポーター（膝関節保持用軟性）を装着した場合，その支給の可否。なお装着の結果，症状の軽快は認められたものであるが，装着必要期間については不明。

【答】　サポーターについては療養上のその必要が認められる場合は，療養費を支給して差し支えない。ただし，支給額については当該装具の材料，規格等に応じた適正なものであるように検討されたい。

○先天性内翻足矯正具の取扱いについて

（昭30．2.10　保険発　28）

　医師が療養上必要ありと認め，先天性内翻足矯正具を装置せる場合は，療養費支給を認めて差し支えない。

○コルセットの価格について　(1)

（昭18．8.23　保険発　277）

　コルセットの価格に製作者の出張旅費が含まれる場合もあるが，コルセットの価格に含まれぬ場合はコルセット製作に必要不可欠な経費に限り別個に認めて差し支えない。

○コルセットの取扱いについて　(2)

（昭24．4.13　保険発　167）

　療養上必要あるコルセットは療養の給付として支給すべき治療材料の範囲に属するものとして療養費によって支給する。

○コルセットの修理費について

（昭26．6.8　保険発　142）

　小児先天性股関節脱臼に対し「軟性コルセット」又は「関節補助器」を支給した場合に，3〜4か月にて破損した場合は，その修理費は療養の給付期間以内である場合に於ては給付し，又使用に耐え得なくなった場合には新たに給付してよい。なお，汚染交換の場合は支給すべきではない。

○コルセットの再製について

（昭28．7.30　保険発　170）

　一側股関節同側大腿骨結核のためコルセット装用中，破損せる場合の再製については，療養給付の

法定期間内で，破損等のため使用不可能，かつ，治療上必要がある症例については，給付するも差し支えない。

○先天性股関節脱臼にかかるコルセットの支給について

（昭41．2.24　保文発　171）

　第1肢位の先天性股関節脱臼用装具を装着した時に治療上の必要があって第2肢位の装具を装着した場合（亜脱臼位矯正のために当該装具を装着した場合等）には，保険給付して差し支えない。

○義眼と治療材料の支給について

（昭25．2.8　保発　9）

　義眼については従来給付は行われていなかったが，眼球摘出後眼窩保護のため装用を必要とする場合は，給付の範囲とすべきものと認められるに至ったので，爾今治療材料の範囲とし，コルセットに準じて支給して差し支えない。

○眼球摘出後のプロテーゼの保険給付について

（昭57．6.22　保文発　344）

　眼球摘出後のプロテーゼについては，昭和25年2月8日付保発第9号の趣旨に鑑み，「眼球摘出後，眼窩保護のため義眼の装用を必要とする場合であって，かつ，プロテーゼを用いる必要がある場合」に限って特に認められるものである。

　なお，プロテーゼに係る療養費の額は，その購入価格によるものである。

○義眼の取扱いについて

（昭25．5.11　保険発　87）

　義眼破損の場合は，本人の故意による破損，紛失等の場合を除いて再度給付して差し支えない。

○補聴器の取扱いについて

（昭25.11.7　保険発　235）

　補聴器は，眼鏡に準じて給付外とする。

○人工肛門受便器の取扱いについて

（昭30．3.18　保険発　62）

　人工肛門受便器（ペロッテ）は療養費としても認められない。

第2　治療用装具の支給

○胃下垂帯の取扱いについて

（昭37．2．5　保文発　655）

胃下垂帯は，療養費の支給の対象として認められない。

○保護帽子（頭蓋骨欠損部分保護）の支給について

（昭40.10.19　保文発　453）

　人工骨を挿入するまでの間，頭蓋骨欠損部分を保護するために使用したものであり，療養上必要にして不可欠なものと認められるので，療養費支給の対象として差し支えないこと。

　なお，支給すべき療養費の額は，被保険者等が当該装具を購入するために現に要した費用の額の範囲内で決定されたいこと。

○練習用仮義足に係る療養費の支給について

（平12．8．3　保険発　142）

　標記について，昭和62年2月25日保険発第7号により取り扱っているところであるが，今般この取扱いを下記のとおりとするので，関係者に対し周知徹底を図るとともに，その実施に遺憾のないよう御配慮願いたい。

　なお，練習用仮義足の処方，採型，装着，調整等については，従前どおり仮義足を支給する1回に限り，区分「K936」（編注：平成14年度からは「J129」）治療装具の採型ギプスにより算定するものであることを念のため申し添える。

記

1　病状固定前の練習用仮義足は，1回に限り治療用装具として療養費の支給対象とすることとし，この取扱いについては，昭和36年7月24日保発第54号保険局長通知「治療用装具の療養費支給基準について」によるものとする。

　　この場合，療養費として支給する額は，身体障害者福祉法の規定に基づく補装具の種目，受託報酬の額等に関する基準（昭和48年6月16日厚生省告示第171号）の別表の1交付基準に定める殻構造義肢及び骨格構造義肢の股義足，大腿義足，膝義足，下腿義足及び果義足（ただし，いずれも作業用は除く。）の型式別の基本価格及び製作要素価格に，義足を製作する際に実際に使用した一連の完成用部品の交付基準等に定める部品相当額を加えた合計額を基準として算定する。ただし，18歳未満の者にあっては，児童福祉法の規定に基づく補装具の種目，受託報酬の額等に関する基準（昭和48年6月28日厚生省告示第187号）の別表の1交付基準に定める額により算出した基本価格及び製作要素価格に，義足を製作する際に実際に使用した一連の完成用部品の交付基準等に定める部品相当額を加えた合計額を基準として算定する。

2　本通知は，平成12年9月1日から適用し，これに伴い昭和62年2月25日付保険発第7号通知を廃止する。

○小児弱視等の治療用眼鏡等に係る療養費の支給について

（平18．3.15　保発0315001）

（平26．3.31　保発0331 10）

（令元．9.18　保発0918　8）

　標記については，今般，中央社会保険医療協議会において，新たな技術として保険適用することが承認されたことから，小児の弱視，斜視及び先天白内障術後の屈折矯正（以下「小児弱視等」という。）の治療用として用いる眼鏡及びコンタクトレンズ（以下「治療用眼鏡等」という。）に係る取扱いを下記のとおりとするので，関係者に対し周知徹底を図るとともに，その実施に遺憾のないよう御配慮願いたい。

記

1　小児弱視等の治療用眼鏡等による治療を行う対象は，9歳未満の小児とすること。

2　小児弱視等の治療用眼鏡等について療養費として支給する額は，障害者の日常生活及び社会生活を総合的に支援するための法律（平成17年法律第123号）第5条第25項及び第76条第2項の規定に基づく「補装具の種目，購入等に要する費用の額の算定等に関する基準」（平成18年厚生労働省告示第528号）別表1購入基準中に定められた装具の価格の100分の106に相当する額を上限とし，治療用眼鏡等の作成又は購入に要した費用の範囲内とすること。

3　本通知による取扱いは，平成18年4月1日から適用すること。

（編注；参考）「補装具の種目，購入等に要する費用の額の算定等に関する基準」（令和6年4月1日適用）

種目	名称	定義		付属品	上限価格 円	耐用年数 年	備考
眼鏡	矯正用	屈折異常を矯正する目的で，眼球に接触せずに，レンズ等を眼の前方に掛ける構造を有するもの	6D未満		16,900	4	上限価格はレンズ2枚1組のものとし，枠を含むものであること。乱視を含む場合は片眼又は両眼にかかわらず，4,350円増しとすること。遮光用としての機能が必要な場合は，31,200円とすること。
			6D以上10D未満		20,200		
			10D以上20D未満		24,000		
			20D以上		24,000		
	遮光用	羞明を軽減する目的で，可視光のうちの一部の透過を抑制するものであって，分光透過率曲線が公表されているもの	前掛式		22,400		上限価格はレンズ2枚1組のものとし，枠を含むものであること。
			掛けめがね式		31,200		
	コンタクトレンズ	屈折異常を矯正し，又は羞明を軽減する目的で，角膜の表面に装着して使用するもの			13,000	2	上限価格はレンズ1枚のものであること。多段階レンズについては，7,150円，虹彩付レンズについては，5,150円増しとすること。
	弱視用	対象物の眼への入射角を拡大（又は縮小）して見る器械で，通常，焦点非結像系の光学系を持つもの。眼鏡フレームに固定された「掛けめがね式」と手に持って使用する「焦点調整式」の2種類がある。A　掛けめがね式 B　焦点調整式		A B	38,200 18,600	4	高倍率（3倍率以上）の主鏡を必要とする場合は，焦点調整式の上限価格の範囲内で必要な額を加算すること。

第2 治療用装具の支給

○小児弱視等の治療用眼鏡等に係る療養費の支給における留意事項について

(平18．3.15　保医発0315001)

(平26．3.31　保医発0331　1)

(令元．9.18　保医発0918　2)

　小児の弱視，斜視及び先天白内障術後の屈折矯正（以下「小児弱視等」という。）の治療用として用いる眼鏡及びコンタクトレンズ（以下「治療用眼鏡等」という。）に係る療養費の支給については，「小児弱視等の治療用眼鏡等に係る療養費の支給について」（平成18年3月15日保発第0315001号）により通知されたところであるが，支給に当たっての留意事項は以下のとおりであるので，周知を図られたい。

1　対象年齢

　　小児弱視等の治療用眼鏡等による治療を行う小児弱視等の対象は，9歳未満の小児とすること。

　　なお，申請に当たっては，健康保険法施行規則（大正15年内務省令第36号）第47条第1項に規定する様式第9号による被保険者証，国民健康保険法施行規則（昭和33年厚生省令第53号）第6条第1項に規定する様式第1号及び様式第1号の2の2による被保険者証等により，被扶養者であること及び申請時に9歳未満であることを確認すること。

2　治療用眼鏡等の療養費の支給申請費用

(1)　治療用眼鏡等を療養費として支給する額は，障害者の日常生活及び社会生活を総合的に支援するための法律（平成17年法律第123号）第5条第25項及び第76条第2項の規定に基づく「補装具の種目，購入等に要する費用の額の算定等に関する基準」（平成18年厚生労働省告示第528号）別表1購入基準中に定められた装具の価格の100分の106に相当する額を上限とし，治療用眼鏡等の作成又は購入に要した費用の範囲内とすること。

(2)　療養費の支給の申請書には，次の書類を添付させ治療用として必要である旨を確認した上で，適正な療養費の支給に努められたいこと。

　　①　治療用眼鏡等を作成し，又は購入した際の領収書又は費用の額を証する書類

　　②　療養担当に当たる保険医の治療用眼鏡等の作成指示等の写し

　　③　患者の検査結果

(3)　治療用眼鏡等を作成する製作所については，薬事法（昭和35年法律第145号）第12条第1項に規定する高度管理医療機器又は一般医療機器の製造又は販売について，厚生労働大臣の許可を受けていること。

3　治療用眼鏡等の更新

(1)　5歳未満の小児に係る治療用眼鏡等の更新については，更新前の治療用眼鏡等の装着期間が1年以上ある場合のみ，療養費の支給対象とすること。

(2)　5歳以上の小児に係る治療用眼鏡等の更新については，更新前の治療用眼鏡等の装着期間が2年以上ある場合のみ，療養費の支給対象とすること。

(3)　療養費の支給決定に際しては，更新前の治療用眼鏡等の療養費の支給日を確認し，支給の決定を行うこと。

4　その他

斜視の矯正等に用いるアイパッチ及びフレネル膜プリズムについては，保険適用の対象とはされていないこと。

○**四肢のリンパ浮腫治療のための弾性着衣等に係る療養費の支給について**

(平20．3．21　保発0321002)

(令 2．3．27　保発0327　4)

標記については，今般，中央社会保険医療協議会において，新たな技術として保険適用（療養費として支給）することが承認されたことから，四肢のリンパ浮腫治療のための弾性ストッキング，弾性スリーブ，弾性グローブ及び弾性包帯（以下「弾性着衣等」と言う。）に係る療養費の取扱いを下記のとおりとするので，関係者に対し周知を図るとともに，その実施に遺憾のないようご配慮いただきたい。

記

1　目的

鼠径部，骨盤部若しくは腋窩部のリンパ節郭清を伴う悪性腫瘍の術後に発生する四肢のリンパ浮腫又は原発性の四肢のリンパ浮腫の重篤化予防を目的とした弾性着衣等の購入費用について，療養費として支給する。

2　支給対象

上記の四肢のリンパ浮腫の治療のために，医師の指示に基づき購入する弾性着衣等について，療養費の支給対象とする。

なお，弾性包帯については，弾性ストッキング，弾性スリーブ及び弾性グローブを使用できないと認められる場合に限り療養費の支給対象とする。

3　適用年月日

本通知による取扱いは，平成20年 4 月 1 日から適用する。

○**四肢のリンパ浮腫治療のための弾性着衣等に係る療養費の支給における留意事項について**

(平20．3．21　保医発0321001)

(令 2．3．27　保医発0327　7)

(令 3．3．24　保医発0324　3)

四肢のリンパ浮腫治療のために使用される弾性ストッキング，弾性スリーブ，弾性グローブ及び弾性包帯（以下「弾性着衣等」と言う。）にかかる療養費の支給については，「四肢のリンパ浮腫治療のための弾性着衣等に係る療養費の支給について」（平成20年 3 月21日保発第0321002号）により通知さ

れたところであるが，支給に当たっての留意事項は以下のとおりであるので，周知を図られたい。

記

1　支給対象となる疾病

　　鼠径部，骨盤部若しくは腋窩部のリンパ節郭清を伴う悪性腫瘍の術後に発生する四肢のリンパ浮腫又は原発性の四肢のリンパ浮腫

2　弾性着衣（弾性ストッキング，弾性スリーブ及び弾性グローブ）の支給

　(1)　製品の着圧

　　　30mmHg以上の弾性着衣を支給の対象とする。ただし，関節炎や腱鞘炎により強い着圧では明らかに装着に支障をきたす場合など，医師の判断により特別の指示がある場合は20mmHg以上の着圧であっても支給して差し支えない。

　(2)　支給回数

　　　1度に購入する弾性着衣は，洗い替えを考慮し，装着部位毎に2着を限度とする。（パンティストッキングタイプの弾性ストッキングについては，両下肢で1着となることから，両下肢に必要な場合であっても2着を限度とする。また，例えば①乳がん，子宮がん等複数部位の手術を受けた者で，上肢及び下肢に必要な場合，②左右の乳がんの手術を受けた者で，左右の上肢に必要な場合及び③右上肢で弾性スリーブと弾性グローブの両方が必要な場合などは，医師による指示があればそれぞれ2着を限度として支給して差し支えない。）

　　　また，弾性着衣の着圧は経年劣化することから，前回の購入後6ヶ月経過後において再度購入された場合は，療養費として支給して差し支えない。

　(3)　支給申請費用

　　　療養費として支給する額は，1着あたり弾性ストッキングについては28,000円（片足用の場合は25,000円），弾性スリーブについては16,000円，弾性グローブについては15,000円を上限とし，弾性着衣の購入に要した費用の範囲内とすること。

3　弾性包帯の支給

　(1)　支給対象

　　　弾性包帯については，医師の判断により弾性着衣を使用できないとの指示がある場合に限り療養費の支給対象とする。

　(2)　支給回数

　　　1度に購入する弾性包帯は，洗い替えを考慮し，装着部位毎に2組を限度とする。

　　　また，弾性包帯は経年劣化することから，前回の購入後6ヶ月経過後において再度購入された場合は，療養費として支給して差し支えない。

　(3)　支給申請費用

　　　療養費として支給する額は，弾性包帯については装着に必要な製品（筒状包帯，パッティング包帯，ガーゼ指包帯，粘着テープ等を含む）1組がそれぞれ上肢7,000円，下肢14,000円を上限

とし，弾性包帯の購入に要した費用の範囲内とすること。

4　　療養費の支給申請書には，次の書類を添付させ，治療用として必要がある旨を確認した上で，適正な療養費の支給に努められたいこと。

　(1)　療養担当に当たる医師の弾性着衣等の装着指示書（装着部位，手術日等が明記されていること。別紙様式を参照のこと。）

　(2)　弾性着衣等を購入した際の領収書又は費用の額を証する書類。

治療用装具

（別紙様式）

（ 悪性腫瘍の術後 ・ 原発性 ） 弾性着衣等　装着指示書

住　　　所	
氏　　　名	性別　男・女
生 年 月 日	明・大・昭・平・令　　　年　　　月　　　日
診　断　名	
手術等年月日	昭・平・令　　　年　　　月　　　日
手術の区分	（ 鼠径部 ・ 骨盤部 ・ 腋窩部 ） のリンパ節郭清を伴う 悪性腫瘍（種類　　　　　　　　　　　　　　　　　　）
装着指示日	令和　　　年　　　月　　　日
患　　　肢	右上肢 ・ 左上肢 ・ 右下肢 ・ 左下肢
弾性着衣等 の　種　類	ストッキング ・ スリーブ ・ グローブ ・ 包帯（※5） （　　着）　　（　　着）　　（　　着）　　（　　着）
着 圧 指 示	mmHg
特 記 事 項	

※記載上の注意
1　各欄に記載又は該当項目に〇を付すこと。
2　「手術等年月日」欄について、悪性腫瘍の術後の場合、手術年月日を記載する。なお、他院で
術を行った等の理由により詳細な日付は判らない場合は、「何年何月頃」との記載でも良い。
また、原発性の場合、診療開始日を記載すること。
3　「手術の区分」欄の「（種類　　　）」について、悪性腫瘍の具体的な種類を記載すること。
4　「患肢」及び「弾性着衣等の種類」が複数ある場合は、その内訳を「特記事項」欄に記載する
こと。
5　「弾性着衣等の種類」が包帯の場合は、包帯の装着を指示する理由を「特記事項」欄に記載
すること。
6　「着圧指示」が30mmHg未満の場合は、装着が必要な理由を「特記事項」欄に記載すること。

　本患者は、上記疾患のため、患肢を常時圧迫する必要があり、弾性着衣等の
装着を指示しました。

　令和　　　年　　　月　　　日

　　　　　医療機関名
　　　　　所　在　地
　　　　　電　話　番　号
　　　　　医　師　名

○輪部支持型角膜形状異常眼用コンタクトレンズに係る療養費の支給について

(平30．3．23　保発0323　1)

　標記については，今般，中央社会保険医療協議会において，新たな技術として保険適用（療養費として支給）することが承認されたことから，輪部支持型角膜形状異常眼用コンタクトレンズに係る療養費の取扱いを下記のとおりとするので，関係者に対し周知を図るとともに，その実施に遺憾のないよう御配慮願いたい。

記

1　支給対象

　スティーヴンス・ジョンソン症候群及び中毒性表皮壊死症の眼後遺症において既存の眼鏡，コンタクトレンズを用いても十分な視力が得られない患者に対する視力補正及び自覚症状の緩和を使用目的又は効果として医薬品，医療機器等の品質，有効性及び安全性の確保等に関する法律（昭和35年法律第145号）に基づき承認され，保険医の指示に基づき作成された輪部支持型角膜形状異常眼用コンタクトレンズについて，療養費の支給対象とすること。

2　適用年月日

　本通知による取扱いは，平成30年4月1日から適用すること。

○輪部支持型角膜形状異常眼用コンタクトレンズに係る療養費の支給における留意事項について

(平30．3．23　保医発0323　1)

　輪部支持型角膜形状異常眼用コンタクトレンズ（以下「治療用コンタクトレンズ」という。）に係る療養費の支給については，「輪部支持型角膜形状異常眼用コンタクトレンズに係る療養費の支給について」（平成30年3月23日保発0323第1号）により通知されたところであるが，支給に当たっての留意事項は下記のとおりであるので，周知を図られたい。

記

1　支給対象となる疾病

　スティーヴンス・ジョンソン症候群及び中毒性表皮壊死症の眼後遺症

2　耐用年数

　治療用コンタクトレンズは，5年程度の使用は可能であることから，前回の購入後5年経過後に再度購入された場合は，療養費として支給して差し支えない。

　なお，耐用年数は，通常の装着等状態における予想年数であり，療養費の支給を受けた者の状況等によっては，その実耐用年数には長短が予想されるものであること。また，災害等本人の責任に拠らない事情で亡失・毀損し再度購入された場合は，療養費として支給して差し支えない。

3　支給申請費用

治療用装具

第2　治療用装具の支給

治療用コンタクトレンズについて療養費として支給する額は，1枚あたり158,000円を上限とし，治療用コンタクトレンズの購入に要した費用の範囲内とすること。

4　支給申請手続

療養費の支給申請書には，次の書類を添付させ，治療用として必要がある旨を確認した上で，適正な療養費の支給に努められたいこと。

(1)　治療用コンタクトレンズを購入した際の領収書又は費用の額を証する書類

(2)　療養担当に当たる保険医の治療用コンタクトレンズの作成指示書等の写し（備考として疾病名が記載された処方箋の写し等支給対象となる疾病のため指示したことが確認できるもの）

○慢性静脈不全による難治性潰瘍治療のための弾性着衣等に係る療養費の支給について

（令 2. 3.27　保発0327　5）

標記については，今般，「診療報酬の算定方法の一部を改正する件」（令和2年厚生労働省告示第57号）が告示され，同告示の「J001-10静脈圧迫処置（慢性静脈不全に対するもの）」が令和2年4月1日より適用されることとなったところであり，これに伴い，慢性静脈不全による難治性潰瘍治療（圧迫療法）のための弾性ストッキング及び弾性包帯（以下「弾性着衣等」と言う。）に係る療養費の取扱いを下記のとおりとするので，関係者に対し周知を図るとともに，その実施に遺憾のないよう御配慮いただきたい。

記

1　目的

慢性静脈不全による難治性潰瘍の治療を目的とした弾性着衣等の購入費用について，療養費として支給する。

2　支給対象

上記の慢性静脈不全による難治性潰瘍の治療のために，医師の指示に基づき購入される患者の弾性着衣等について，当該治療において1回に限り療養費の支給対象とする。

3　適用年月日

本通知による取扱いは，令和2年4月1日から適用する。

○慢性静脈不全による難治性潰瘍治療のための弾性着衣等に係る療養費の支給における留意事項について

（令 2. 3.27　保医発0327　8）

（令 3. 3.24　保医発0324　4）

慢性静脈不全による難治性潰瘍治療のために使用される弾性ストッキング及び弾性包帯（以下「弾性着衣等」と言う。）に係る療養費の支給については，「慢性静脈不全による難治性潰瘍治療のための弾性着衣等に係る療養費の支給について」（令和2年3月27日付け保発0327第5号）により通知され

たところであるが，支給に当たっての留意事項は下記のとおりであるので，周知を図られたい。

記

1　支給対象

　　「診療報酬の算定方法の一部を改正する件」（令和２年厚生労働省告示第57号）の「Ｊ001－10静脈圧迫処置（慢性静脈不全に対するもの）」が行われた患者であって，医師の指示に基づき販売店等で購入される当該患者の弾性着衣等について，療養費の支給対象とする（当該処置に際し，保険医療機関で弾性着衣等を給付した場合，処置に要する材料等は所定点数に含まれるため療養費の対象とはしない。）。

2　弾性着衣等の支給

　(1)　支給回数

　　　弾性着衣等は，１回に限り療養費の支給対象とする。ただし，患者の疾患が治癒した後，再発した場合は，再度支給して差し支えない。

　　　なお，１度に購入する弾性着衣等は，洗い替えを考慮し，装着部位毎に２着（弾性包帯の場合は２巻）を限度とする（パンティストッキングタイプの弾性ストッキングについては，両下肢で１着となることから，両下肢に必要な場合であっても２着を限度とする。）。

　(2)　製品の着圧

　　　弾性ストッキングについては，30mmHg以上の着圧のものを支給の対象とする。ただし，強い着圧では明らかに装着に支障をきたす場合など，医師の判断により特別の指示がある場合は15mmHg以上の着圧であっても支給して差し支えない。

　(3)　支給申請費用

　　　療養費として支給する額は，弾性ストッキングについては１着あたり28,000円（片足用の場合は25,000円）を上限とし，また，弾性包帯（筒状包帯，パッティング包帯，粘着テープ等を含む。）については１巻あたり14,000円を上限とし，弾性着衣等の購入に要した費用の範囲内とすること。

　(4)　その他

　　　弾性包帯については，医師の判断により弾性ストッキングを使用できないと指示がある場合に限り，療養費として支給する。

3　療養費の支給申請書には，次の書類を添付させ，治療用として必要がある旨を確認した上で，適正な療養費の支給に努められたいこと。

　(1)　療養担当に当たる医師の弾性着衣等の装着指示書（装着部位等が明記されていること。別紙様式を参照のこと。）

　(2)　弾性着衣等を購入した際の領収書又は費用の額を証する書類

　(3)　弾性ストッキングを購入した場合，品名，購入数，着圧が確認できるもの。弾性包帯を購入した場合，品名，購入数，タイプ（弾性包帯，筒状包帯，パッティング包帯，粘着テープ等）が確認できるもの（それらの内容が記載された領収書又は費用の額を証する書類でも差し支えない。）

（別紙様式）

慢性静脈不全による難治性潰瘍治療のための
弾性着衣等　装着指示書

住　　　所			
氏　　　名		性別	男・女
生 年 月 日	明・大・昭・平・令　　　年　　　月　　　日		
診 断 名			
処置年月日	令和　　　年　　　月　　　日		
装着指示日	令和　　　年　　　月　　　日		
患　　　肢	右下肢　　　・　　　左下肢		
弾性着衣等の 種 類	ストッキング（　　着）・ 包帯（タイプ　　　・　　巻）		
着 圧 指 示	mmHg		
特 記 事 項			

※記載上の注意
　1　各欄に記載又は該当項目に〇を付すこと。
　2　「処置年月日」欄について、「Ｊ００１－10静脈圧迫処置（慢性静脈不全に対するもの）」
　　　を行った年月日（初回）を記載すること。
　3　「弾性着衣等の種類」欄の包帯のタイプは、弾性包帯、筒状包帯、パッティング包帯、
　　　粘着テープ等を記載すること。
　4　「着圧指示」が30mmHg未満の場合は、装着が必要な理由を「特記事項」欄に記載すること。
　5　弾性着衣等は、当治療において１回に限り療養費の対象となること。

　本患者は、上記疾患のため、患肢を常時圧迫する必要があり、弾性着衣等の
装着を指示しました。

　　令和　　　年　　　月　　　日

　　　　　　医療機関名
　　　　　　所　在　地
　　　　　　電話番号
　　　　　　医　師　名

【疑義解釈】

〇療養費の支給対象となる既製品の治療用装具の取扱いに関する疑義解釈資料の送付について

（令 4.10.21　医療課事務連絡）

療養費の支給対象となる既製品の治療用装具の取扱いについては，「「療養費の支給対象となる既製品の治療用装具について」の一部改正について」（平成28年９月23日保発0923第３号）等により，令和４年11月１日より実施することとしているところであるが，今般，その取扱い等に係る疑義解釈資料を別添のとおり取りまとめたので，関係者に周知を図るとともに，窓口での相談対応等にご活用いただき，個々の事案の状況により判断する際の参考とされますようお願いいたします。

〈別添〉

（問１）	リスト収載されていない既製品の基準価格の算出方法について，「当該製品の仕入価格（税抜）を用いること。」とされているが，支給申請された当該既製品の仕入価格（税抜）に疑義が生じた場合，保険者から装具事業者等に仕入価格（税抜）を確認して良いか。

（答）　可能である。

（問２）	リスト収載されていない既製品の治療用装具について，支給申請における仕入価格（税抜）の妥当性の判断において，保険者はどのような確認を行うか。

（答）　リスト収載されていない既製品の治療用装具に対する仕入価格（税抜）の妥当性については，リスト収載されている既製品の治療用装具から類似品の仕入価格（税抜）を参考とする，他メーカーの類似品の仕入価格（税抜）を参考とする，当該装具の購入指示を行った保険医へ照会を行う等，保険者において支給の適正な水準を確認し，そのうえで支給額を決定する。

（問３）	リスト収載されていない既製品の治療用装具について，「治療用装具の療養費支給申請に係る手続き等について」（平成30年２月９日保発0209第１号）により，事業者が発行し支給申請書に添付する領収書への記載事項を示しているが，必要事項が記載されていない領収書を添付した支給申請書が提出された場合，保険者はどのように対応するのか。

（答）　保険者が行う審査において，領収書に必要事項の記載がされていない理由や内容等を装具事業者等に確認のうえ，必要により被保険者等へ書類の返戻を行うなどの対応を行うこと。

（問４）	患者への採型・採寸，装着（適合）のいずれの過程にも義肢装具士が関与していることが確認できない既製品は，療養費の支給対象とならないのか。

（答）　そのとおり。

治療用装具

（問5） リスト収載されていない既製品で仕入価格（税抜）が1,500円以上の場合，療養費として支給する基準の額は，どのように算出するのか。

（答） 既製品の基準価格の算出方法に基づき算出した，Ａ算定式の額とＢ算定式の額を比較し，低い額を基準価格とする（1円の単位は四捨五入）。

　　　ただし，算出された基準価格が5,000円未満の場合は，下限額の5,000円を適用すること。

　　　そのうえで，算出した基準価格に100分の106を乗じて算出した額（1円未満切り捨て）を療養費として支給する額の基準とする。

（問6） リスト収載されていない既製品で仕入価格（税抜）が1,500円未満の場合，療養費として支給する基準の額は，どのように算出するのか。

（答） 既製品の基準価格の算出方法に基づき算出した，Ａ算定式の額とＢ算定式の額を比較し，低い額を基準価格とする（1円の単位は四捨五入）。

　　　そのうえで，算出した基準価格に100分の106を乗じて算出した額（1円未満切り捨て）を療養費として支給する額の基準とする。

（問7） 既製品の治療用装具に係る基準価格の算出方法について，「Ａ算定式：オーダーメイドで製作された場合における採寸・採型の基本価格（※1）」の基本価格は，「※1「補装具の種目，購入等に要する費用の額の算定等に関する基準」（平成18年厚生労働省告示第528号）の別表1の購入基準中の「ウ　基本価格」」の「採寸」又は「採型」のどちらの額を基本価格とするのか。

（答） オーダーメイドではない既製品の治療用装具に係る基準価格の算出に使用する，購入基準中の「ウ　基本価格」は，「採寸」の額を基本価格として使用することを基本とする。

　　　「採型」の額を基本価格として支給申請書が提出された場合，個別の製品及び事例に応じて，保険者の審査において，「採型」の額を基本価格とした理由や内容等を装具事業者等に確認したうえで，支給の可否や支給の適正な水準の支給額を判断，決定する。

○治療用装具に係る療養費の取扱いに関する疑義解釈資料の送付について

（令 5．3.17　医療課事務連絡）

　治療用装具に係る療養費の取扱いについては，「治療用装具に係る療養費の支給の留意事項等について」（令和5年3月17日付保医発0317第1号）等により，令和5年4月1日より実施することとしているところであるが，今般，その取扱い等に係る疑義解釈資料を別添のとおり取りまとめたので，関係者に周知を図るとともに，窓口での相談対応等にご活用いただき，個々の事案の状況により判断する際の参考とされますようお願いいたします。

　なお，この事務連絡は令和5年4月1日から適用する。

〈別添〉

【第 1 章　通則】

> **(問 1)**　「健康保険事業の健全な運営を損なうおそれがある経済上の利益の提供を受けて，当該事業者を選択し，治療用装具の提供を受けた場合」とは，どのようなことか。

(答)　例えば，補装具事業者等が広告，チラシ等により医療保険の対象となる旨を記載し，患者等へ治療用装具の製作（購入）を誘引することについては，健康保険事業の健全な運営を損なうおそれがあるため適切ではない。

　また，治療用装具の製作に合わせ，患者等へ物品等をサービスする等，患者へ経済上の利益の提供を行うなどの行為も同様に適切ではない。

　《事例》・靴店が健康保険でオーダーメイド靴を安く作れると宣伝し，患者を誘引。本来，医師が治療のために必要と判断し，医師の指示に基づいて，義肢装具士が製作するが，医師の診断・指示の前に靴店が患者に保険適用の説明をし，製作した後に医師の指示等を受ける等

　　　　　・患者がインソールを製作するのに合わせ，靴をサービスする等

> **(問 2)**　「補装具製作事業者等（治療用装具を取り扱った義肢装具士が所属。以下「事業者」という。）」とは，具体的にどのような範囲の者か。

(答)　治療用装具を取り扱う義肢装具士が所属する補装具製作事業所及び当該事業所に所属する義肢装具士をいう。

【第 2 章　療養費の支給対象】

> **(問 3)**　治療用装具に係る療養費の支給対象はどのようなものか。

(答)　医療保険において，保険医が疾病又は負傷の治療上必要であると認めて患者に治療用装具を装着させた場合に，患者が支払った治療用装具購入に要した費用について，保険者はその費用の限度内で療養費の支給を行うこととなっている。

　　○支給の対象となるもの
　　　　・・・疾病又は負傷の治療遂行上必要なもの
　　　　例：療養の過程において，その疾病の治療のため必要と認められる義肢（義手・義足（症状固定前の練習用仮義足を含む）），義眼（眼球摘出後眼窩保護のため装着した場合），変形性膝関節症等に対する膝サポーター，弾性着衣（弾性ストッキング等），輪部支持型角膜形状異常眼用コンタクトレンズ，コルセット，頭蓋骨欠損部分保護のた

第2　治療用装具の支給

めの保護帽子，先天性内翻足矯正具　等

○支給の対象とならないもの

・・・日常生活や職業上の必要性によるもの，美容の目的で使用されるもの，スポーツ
などの一時的な使用を目的としたもの

例：眼鏡（小児弱視等の治療用眼鏡等は除く。），補聴器，人工肛門受便器，車いす，歩
行器，被保険者が資格取得前に義手義足を装着し，症状固定後に修理した場合の費
用　等

（問4） すべての既製品装具は医師の処方があれば健康保険の対象になるのか。

（答） 医療保険においては，現物給付たる療養の給付を原則としているが，保険者が療養の給付
等を行うことが困難であると認め，かつ，疾病や負傷の治療遂行上やむを得ないものとして
認めるときは，療養の給付等に代えて現金給付としての療養費を支給することができるとさ
れている。

治療用装具療養費における既製品装具については，リスト収載されたものか否かに関わら
ず，保険者がやむを得ないものとして認めた場合に健康保険の対象となる。

（問5） リストに収載されていない既製品装具はどのように扱ったらよいか。

（答） リスト収載されていない製品に係る療養費の支給の可否については，「療養費の支給対象
となる既製品の治療用装具について」（平成28年9月23日保発0923第3号）の下記の3にお
いて，「リスト収載されていない製品は，個別の製品及び事例に応じて，保険者において，
療養費としての支給の可否を判断する」とされている。リスト収載されていない製品につい
て，リスト収載されていないことをもって一律に療養費の支給対象から除外することなく，
個別の製品及び事例に応じて，保険者において，療養費としての支給の可否を適切に判断す
ること。

（問6） リストに収載されていない既製品装具が治療用装具療養費の支給対象となるかどうか，
支給申請前にわかるか。

（答） 保険医療機関の受診により，担当保険医が疾病又は負傷の治療上，必要と認めた治療用装
具について，患者が義肢装具士から治療用装具の種類・金額の説明を受けた時点で，加入す
る医療保険者へ相談することは可能ですが，当該療養費の支給の可否については，療養費支
給申請が行われた後の保険者による審査・確認により判断されることから，療養費支給申請
の前に保険者が支給の可否を伝えることはできません。

（問7） 保険医療機関で，保険医や看護師等が既製品装具を装着（適合）させた場合，療養費
の対象となるか。

（答） 治療用装具療養費は，保険医の診察や義肢装具士への指示を経ずに患者へ採型・採寸，装

着又は購入等がされた治療用装具について，保険者が療養費を支給することは適当でないとされている。

　　そのため，義肢装具士は担当保険医とどのように連携し，どのように関与したのか，当該患者に係る治療用装具の製作記録を速やかに整備すること。治療用装具療養費の支給申請において求められた場合には，保険者への証明や説明が必要となる。

（問8） 手術や処置の際に，患部の固定やサポートを目的として使用された装具は療養費の対象となるか。

（答） 手術や処置の際に患部の固定やサポートを目的として使用された装具は，療養の給付に要する費用として診療報酬にて評価されていること，また，当該費用については，患者から費用徴収できないこととされている。

　　そのため，保険者が療養費を支給することは適当でないこと。

（問9） 接骨院・整骨院等で柔道整復師が患者へ装着（又は販売）した既製品装具は療養費の対象となるか。

（答） 療養費の支給対象となる治療用装具は，保険医が患者を診察し，疾病又は負傷の治療遂行上必要であると認め，保険医の指示（処方）により治療用装具が製作（又は購入）され，義肢装具士が患者に治療用装具の採型・採寸及び適合調整を行い，保険医が装着（適合）の確認を行った場合に支給対象となり，柔道整復療養費の施術に伴う既製品装具の販売は対象とならない。

　　なお，柔道整復師の施術に係る療養費の支給対象とされている骨折や捻挫等に伴う処置で用いられたサポーター等は，治療用装具療養費の支給対象とはならない。

（問10） 保険医から義肢装具士への指示（処方）を経ずに，保険医から患者へ既製品装具の装着の指示（処方）により，購入された既製品装具について，保険医療機関等が発行した領収書を添付した場合に療養費の対象になるか。

（答） 保険医から義肢装具士への指示を経ずに患者が保険医療機関等で購入した既製品装具は，治療用装具療養費の支給対象とはならない。

（問11） 保険医療機関に在籍する義肢装具士が，保険医の指示（処方）を受けて装具を製作（又は購入）した場合は，療養費の支給対象として取扱って問題ないか。

（答） 問題ない。

　　ただし，患者の疾病又は負傷の治療遂行上必要であっても，「療養の給付と直接関係ないサービス等の取扱いについて」（平成17年9月1日付保医発0901002号）の3「(1) 手技料等に包括されている材料やサービスに係る費用」のイ「材料に係るもの」は，原則として患者から費用徴収できないこと，また，義肢装具士が介在しない場合には「治療用装具の療養費

支給申請に係る手続き等について」（平成30年 2 月 9 日付保医発0209第 1 号）により保険者が療養費を支給することは適当ではないことに留意すること。

（問12） 　カタログ・通信販売等で一般向けに販売されている既製品装具は療養費の対象外か。

（答） 　治療用装具療養費の支給対象となる既製品装具は，義肢装具士が適合調整を行う必要があることから，義肢装具士へ販売されている既製品装具であり，カタログ・通信販売等で一般向けに販売されている既製品装具は，治療用装具療養費の支給対象とはならない。

（問13） 　「療養費の支給対象となる治療用装具は， 1 回の処方で 1 部位に対して 1 装具とすること。」とは，具体的にどのようなことか。

（答） 　保険医の診察に基づき治療遂行上必要な治療用装具の処方が行われるが，例えば， 1 回の診断で複数の部位に症状が発症しており，治療遂行上必要となる治療用装具がそれぞれにある場合は， 1 部位に対して 1 装具とすること。

（問14） 　「オーダーメイドと同等の機能を有した既製品装具の耐用年数は，再支給や修理の際を含め，当該既製品装具の製作メーカーの保証期間を参考に個々の実情に沿った対応が行われるよう十分に配慮すること。」とされているが，既製品装具の耐用年数はどのように確認するのか。

　また，「個々の実情に沿った対応」とはどのようなことか。

（答） 　治療用装具の耐用年数は具体的に示されていません。

　オーダーメイド装具においては，障害者総合支援法の規定に基づく「補装具の種目，購入等に要する費用の額の算定等に関する基準」（平成18年厚生労働省告示第528号）別表の「 1 購入基準」中に定められた耐用年数を参考とすること。

　既製品装具は，当該既製品装具について製作メーカー等が発行する取扱説明書等を参考とし，「障害者総合支援法の規定に基づく補装具の種目，購入又は修理に要する費用の額の算定等に関する基準」（平成18年厚生労働省告示第528号）別表「 1 購入基準」中に定められた耐用年数を参考とすること。

　また，「個々の実情に沿った対応」とは，通常の耐用年数の経過前に再製作が必要となった理由等について，保険者は当該患者や医師へ当該患者の治療の経過等の確認や，適宜，患者の治療遂行上やむを得ず再製作が必要となった理由等を確認することが必要であり，患者の病態等を考慮したうえで，「 1 購入基準」中に定められた耐用年数による一律の判断ではなく，耐用年数の経過前でも再製作による治療用装具療養費の支給は可能であること。

　ただし，療養費としての最終的な支給の可否は，個々の患者の状況に応じて正当な利用目的，必要性の有無及び療養の給付による支給の可否等を鑑みて，保険者において判断すること。

(問15) 「装着（適合）により患者へ治療用装具を引き渡し後，災害等による毀損，本人の過失による破損，生理的又は病理的変化により生じた不具合，目的外使用もしくは取扱不良等のために生じた破損又は不具合を除き，引き渡し後9ヶ月以内に生じた破損又は不具合は，事業者の責任において改善すること。」とあるが，具体的にはどのようなことか。

(答) 患者が通常に使用している範囲において，装着以後9ヶ月以内に治療用装具の破損や不具合が生じた場合には，事業者に申し出ることにより無償で修理等の改善が行われるものであること。

(問16) 「修理のうち軽微なものについて，事業者の責任において改善することとするものは，修理した部位について修理後3ヶ月以内に生じた不具合等（上記災害等により免責となる事由を除く。）であること。」とあるが，具体的にはどのようなことか。

(答) 治療用装具における修理は，修理した部位について修理後3ヶ月以内に破損や不具合が生じた場合には，事業者に申し出ることにより無償で修理等の改善が行われるものであること。

【第3章　療養費の支給基準】

(問17) 治療用装具に係る療養費の支給基準とはどのようなものか。

(答) オーダーメイドで製作された治療用装具療養費の支給額の基準は，障害者総合支援法の規定に基づく「補装具の種目，購入等に要する費用の額の算定等に関する基準」（平成18年厚生労働省告示第528号）別表の「1購入基準」中に定められた治療用装具の価格の100分の106（仕入に係る消費税相当）に相当する額を基準として算定する。この「1購入基準」は，支給額を算定する場合の基準であって，支給対象装具の範囲までも示したものではない。

　また，既製品の治療用装具について，療養費として支給する額は，「療養費の支給対象となる既製品の治療用装具について」（平成28年9月23日付保発0923第3号）中に定められた，既製品の治療用装具に係る基準価格の算出方法により算出された基準価格（1円単位を四捨五入）を上限とし，当該基準価格（上限）の100分の106に相当する額（円未満切り捨て）を基準として算定する。

(問18) 療養費の支給対象となる既製品の治療用装具の支給基準はどのようなものか。

(答) 保険者による既製品の治療用装具に対する療養費の支給決定の円滑化に資するため，療養費の支給対象とすることが適当と認められる既製品についてはリスト化が進められており，当該リスト中の支給基準額を基準として算定する。

　なお，療養費の支給にあたっては，治療用装具そのものの妥当性を含め，個別に保険者において支給の可否を判断する。

(問19) 生活保護では既製品装具に対する支給基準をどのように考えたら良いか。

（答）　生活保護の場合も既製品装具の基準価格の設定に準じて算出すること。

（問20）　オーダーメイド装具と既製品装具で価格構成が違うのはなぜか。

（答）　治療用装具のうち，オーダーメイド装具は，障害者総合支援法を準用した装具の製作工程により「基本価格」，「製作要素価格」，「完成用部品価格」からそれぞれ必要な採型区分や製作要素・部品を選択し，組み合わせた価格構成を基準としている。

一方で，既製品装具に関しては，令和4年4月から基準価格を別途定めたため。

（問21）　治療用装具療養費の支給において，保険医療機関等で保険医の指示（処方）があり，同日にその場で義肢装具士が患者に採型・採寸及び適合調整を行い，装着した装具は，すべて既製品装具と判断されるのか。

（答）　治療用装具療養費の支給申請において，領収書に記載されたオーダーメイド装具か既製品装具の区分を確認し判断される。

そのため，義肢装具士は専門性を活かし，当該治療用装具がオーダーメイド装具か，既製品の装具なのかを明確にして，保険医や患者へ説明する必要がある。

確認保険医の指示（処方）の日と義肢装具士が患者に採型・採寸及び適合調整を行った日が同日か否かに関わらず，患者に採型・採寸を行い，投影図や陽性モデルを製作し患者固有の数値等を用いて，一から個々に製作された装具はオーダーメイド装具と判断する。

一方，既に規格製作されている装具で，使用に際して，患者に合わせ簡易なサイズ（S・M・Lなど）から選択し，使用に際して義肢装具士が患者に合わせて適合調整を行った場合は既製品装具と判断する。

（問22）　「保険者においては，採型を基本価格として支給申請書が提出された場合，保険者の審査において，採型の額を基本価格とした理由や内容等を事業者に確認したうえで，支給の可否や支給の適正な水準の支給額を判断，決定すること。」とあるが，採型の額を基本価格とした理由や内容等に疑義が生じた場合，保険者から補装具製作事業者等（治療用装具を取り扱った義肢装具士が所属。以下「事業者」という。）へ直接確認をして良いか。

（答）　可能である。

なお，事業者は，保険者等から製作記録等の提示及び閲覧等が求められた場合には速やかにこれに応じること。

（問23）　「治療目的とは関係のない患者本人の希望によるデザイン，素材，機能等の選択をしていると認められる場合，当該療養費の支給対象としないこと。」とは具体的にどのようなことか。

（答）　例えば，装着する装具について，スポーツを行うため患者の希望により支持部に軽量素材

のカーボンを選択することや，装着する装具について，患者の希望によるデザインとするなど，治療目的とは関係のない選択のこと。

(問24) 「各種目における型式等の機能の相違及び特性等を勘案」するにあたって，装具の機能等についてはどのような確認をするのか。

(答) 例えば，領収書に記載された製作項目の名称について，日本工業規格（ＪＩＳ）の福祉関連機器用語―義肢・装具部門で定義を確認すること，また，公益財団法人テクノエイド協会発行の「補装具費支給事務ガイドブック」において障害者総合支援法を基にした各装具の基本要件や適応例等を確認するなどにより，患者に装着された治療用装具と照合するなどの事実確認を行い，支給決定の適正化に努めること。

なお，「補装具費支給事務ガイドブック」を参考に，疑義が生じる製作項目となっている場合には，補装具製作事業者等へ詳細を確認すること。

（参考）「補装具費支給事務ガイドブック」は，公益財団法人テクノエイド協会ＨＰ参照

【第4章　保険医による証明書，領収書の取扱い】

(問25) 保険医による治療用装具製作指示証明書の様式は，独自の記載欄を設ける等，適宜，変更してよいか。

(答) 原則，変更できない。証明書の様式について，記載方法（手書き，パソコン等）や様式の作製方法（複写機，ワード，エクセル等）の定めはないが，様式に独自の記載欄を設ける等，保険医又は義肢装具士ごとに様式が異なり取扱いに差異が生じることは適当でないので，（厚生労働省のウェブページに掲載されている様式を使用するなど）定められた様式を使用すること。ただし，欄外については，様式のレイアウト変更を生じない範囲で，事務取扱に必要な独自の項目を記載して差し支えない（裏面については，独自の記載欄を設ける等，適宜活用して差し支えない。）。

(問26) 治療用装具療養費の支給申請書に添付する，領収書にはどのような記載項目が必要か。

(答) 「治療用装具の療養費支給申請に係る手続き等について」（平成30年2月9日付保発0209第1号）により，次の内容が記載（又は添付）されていることが適当とされている。

(1) 料金明細（内訳別に機能による名称分類，製品名，メーカー名，価格等を記載）

(2) オーダーメイド又は既製品の別

(3) 治療用装具を取り扱った義肢装具士の氏名

※保険医から指示（処方）を受けた義肢装具士と，患者への装着（適合調整）をした義肢装具士が異なる場合は，装着（適合調整）した義肢装具士の氏名を記載する。

(4) リスト収載されていない既製品の場合は，領収書の欄外（備考欄）又は下部の余白等に「リスト外」と記載し，加えて，基準価格の算出方法による基準価格（上限）等（「Ａ算定

式による金額」及び採寸・採型区分，「B算定式による金額」の各金額，加えて，基準額が下限額を適用する場合は「下限額」）を記載する。

　なお，オーダーメイドで製作した治療用装具については，治療用装具療養費支給基準について（昭和62年2月25日保険発6号）により，療養担当に当たる保険医の処方 ｛ア．基本工作法，イ．製作要素，ウ．完成要素の区分，名称，型式（療養担当者が特に必要と認めた場合は使用部品番号の記載）｝ を明細書に記載することとされている。

（問27） 保険医が記載する証明書の基準様式の別紙1「治療用装具製作指示装着証明書」の備考に「患者等へ購入を指示した場合は，義肢装具士への指示ではない理由や状況，患者への指示内容を記載」とあるが，記載内容から義肢装具士の関与が認められない等の場合は不支給としてよいか。

（答） 治療用装具療養費は，保険医の診察や義肢装具士への指示を経ずに患者へ採型・採寸，装着又は購入等がされた治療用装具について，保険者が療養費を支給することは適当でないとされています。

　保険者が行う支給申請書の審査において，治療用装具製作指示装着証明書や領収書等を含めた関連資料から義肢装具士が関与していないことが明らかな場合は不支給となる。

（問28） 留意事項通知の第4章1において，「また，義肢装具士は，保険医と連携し（中略），保険医へ当該治療用装具の修理を推奨することも必要であること。」とあるが，耐用年数を経過しなければ，再製作は認められないのか。

（答） 留意事項通知の第2章10により，「再支給や修理の際には告示に掲げる耐用年数を一律に適用することなく，個々の実情に沿った対応が行われるよう配慮する」こととされているため，「1購入基準」中に定められた耐用年数の経過前でも，留意事項通知の第2章の要件を満たせば，再製作は可能です。

　ただし，療養費としての最終的な支給の可否は，個々の患者の状況に応じて正当な利用目的，必要性の有無及び療養の給付による支給の可否等を鑑みて，保険者において判断すること。

（問29） 保険医が記載する証明書の基準様式の別紙1「治療用装具製作指示装着証明書」の「疾病名及び症状等」の「症状等」は，どのようなことを記載すれば良いのか。

（答） 基準様式の別紙1「治療用装具製作指示装着証明書」の「傷病名及び症状等」の「症状等」には装具療法の治療遂行上の必要性について，疾病により生じている症状や患者に治療用装具を指示（処方）する目的，装具装着によって得られる効果などを担当保険医が記載するものです。

　また，修理の場合には，修理が必要となった状況や理由等について保険医の見解を記載す

るとともに，それに伴い交換等を要し義肢装具士に指示（処方）した部品等について担当保険医が記載するものです。

　なお，保険者が行う支給申請書の審査においては，当該症状等の記載内容のみを以て一律の判断をすることなく，個々の患者の状況に応じて正当な利用目的，必要性の有無，療養の給付による支給の可否等を鑑みて，最終的な支給の可否を判断すること。

（問30） 保険医が記載する証明書の基準様式の別紙１「治療用装具製作指示装着証明書」の「（オーダーメイド・既製品装具／新規・修理）」は，どのように記載すれば良いのか。

（答） 当該項目は，医師が義肢装具士へ指示した装具の区分を○で付すこと。

　例えば，オーダーメイド装具を医師が義肢装具士へ新規に製作指示をした場合は，オーダーメイドと新規に○を付し，既製品装具の処方を医師が義肢装具士へ新規に購入指示を行った場合は既製品装具と新規に○を付すこと。

　なお，修理についてオーダーメイド装具の修理の場合は，オーダーメイドと修理に○を付し，既製品装具の修理の場合には既製品装具と修理に○を付すこと。

（問31） 保険医が記載する証明書の基準様式の別紙１「治療用装具製作指示装着証明書」の「義肢装具士の氏名」について，装具の製作又は処方を指示した義肢装具士と適合調整を行なった義肢装具士が異なる場合には，どのように記載すれば良いのか。

（答） 本文中の義肢装具士の氏名は，装具の製作を指示した義肢装具士名を記載し，適合調整を行なった義肢装具士名は備考欄に『※２（義肢装具士名)』と記載すること。

（問32） 保険医が記載する証明書の基準様式の別紙１「治療用装具製作指示装着証明書」の備考※１に「特別な製作指示等を行った場合は，指示事項を記載」とあるが，「特別な製作指示」とはどのようなものか。

（答） オーダーメイド装具であれば，「補装具の種目，購入等に要する費用の額の算定等に関する基準（平成18年９月29日厚生労働省告示第528号)」に記載された基本構造等に基づく製作に加え，患者の病態等により特別な加工等を医師が指示する場合にその指示事項（患者の特別な病態や加工等の内容と目的等）を記載すること。

　既製品装具であれば，装具本体に別途患者に購入させた部品の取り付け加工等を医師が指示する場合にその指示事項（患者の特別な病態や加工等の内容と目的等）を記載すること。

【第５章　製作記録】

（問33） 保険医と義肢装具士の連携について，保険医から義肢装具士に連絡された治療用装具の提供に当たって注意すべき事項等は，どのように取扱うのか。

（答） 保険医からの伝達がどのような方法（口頭，書面，電子メール等）であっても，製作記録における「製作にかかる所見，医師の指示詳細」欄に保険医から連絡のあった日付，医師か

らの注意すべき事項等の内容を記載する。

　なお，口頭伝達以外で書面として製作記録に添付し保管出来る場合，製作記録における「製作にかかる所見，医師の指示詳細」欄には保険医から連絡があった日付，「別添〇〇参照」と参照する添付書類を明確に記載する。

（問34）	製作記録について，保険者等からの求められる「提示及び閲覧等」とは具体的にどのようなことか。

（答）　保険者等から製作記録の提示，閲覧のほか，写しの提供や説明を求めること。

（問35）	製作記録は，当該治療用装具の装着日から5年間保管することとされているが，「装着日」とはどのような日か。

（答）　患者に対して，当該治療用装具の装着日。（様式1治療用装具製作指示装着証明書における患者への装着確認日＝様式2製作記録における「治療用装具の装着日」）。

（問36）	製作記録は，当該治療用装具の装着完了の日から5年間保管することとされているが，担当した義肢装具士の勤務する事業所が変わった場合は，どのように取扱うのか。

（答）　当該治療用装具を製作（又は購入）した装具製作事業者において，当該治療用装具の装着完了の日から5年間保管すること。

（問37）	製作記録は，当該治療用装具の装着完了の日から5年間保管することとされているが，装具製作事業所が廃業（休業を含む）する場合は，どのように取扱うのか。

（答）　廃業により事業継承した場合は，新しい事業所の管理者により製作記録の管理を引き継ぐこと。

　休業又は廃業する場合に継続する事業者がいない場合は，当該治療用装具を製作（又は購入）した装具製作事業者において，当該治療用装具の装着完了の日から5年間保管すること。

（問38）	製作記録の様式は，独自の記載欄を設ける等，適宜，変更してよいか。

（答）　変更できない。製作記録の様式について，記載方法（手書き，パソコン等）や様式の製作方法（複写機，ワード，エクセル等）の定めはないが，様式に独自の記載欄を設ける等，義肢装具士ごとに様式が異なり取扱いに差異が生じることは適当でないので，（厚生労働省のウェブページに掲載されている様式を使用するなど）定められた様式を使用する。ただし，欄外については，様式のレイアウト変更を生じない範囲で，事務取扱に必要な独自の項目を記載して差し支えない。

（問39）	製作記録の記載欄が足りなくなった場合（例えば，複数の治療用装具が必要であると医師が認めた場合），どのように取扱うのか。

（答）　規定の製作記録の様式を追加し，当該治療用装具に係る証明として必要事項を漏れなく記

載すること。

　　また，様式を追加した場合は，糊付けにより纏めて保管すること。

【その他】

(問40)　保険医療機関において，保険医の指示（処方）により既製品装具を義肢装具士から購
　　　　　入し患者に装着した場合，診療報酬で治療用装具採寸法（Ｊ129-3）は算定できるのか。

(答)　治療用装具採寸法（Ｊ129-3）の留意事項(3)において，『治療用装具採寸法は既製品の治療
　　　用装具を処方した場合には原則として算定できない。ただし医学的な必要性から既製品の治
　　　療用装具を処方するにあたって既製品の治療用装具を加工するために当該採寸を実施した場
　　　合は，診療報酬明細書の適用欄に医学的な必要性及び加工の内容を記載する』こととされて
　　　いる。

(問41)　治療用装具製作指示装着証明書の交付について，証明書の交付（文書）料を患者から
　　　　　徴収することは可能か。

(答)　治療用装具製作指示装着証明書の交付にあたって，患者から交付（文書）料の徴収は認め
　　　られない。

(問42)　治療用装具療養費の支給について，療養が行われた日はいつか。

(答)　治療用装具療養費の支給についての療養は，採型・採寸から装着まで一体の行為として解
　　　すべきであるから，その療養が行われた日とは，採型・採寸が行われた日とする。

　　また，治療用装具が高額療養費の合算対象となる場合，その療養が行われた月とは，採型・
　　採寸が行われた日の属する月とする。

　　（参考）

　　「装着準備中の治療用装具の取扱いについて」（平成16年6月10日付保国発第0610001号）

(問43)　治療用装具療養費の支給について，療養が行われた日の採型・採寸が行われた日はど
　　　　　のように確認するのか。

(答)　治療用装具療養費の支給について採型・採寸が行われた日は，「治療用装具に係る療養費
　　　の支給の留意事項等について」（令和5年3月17日保医発0317第1号）の別紙1「治療用装
　　　具製作指示装着証明書」の保険医による義肢装具士への装具の製作・購入・修理の指示日と
　　　する。

補装具の価格基準例

（適用－令和 6 年 4 月 1 日）

○価格について

　身体部位の採型区分「イ」にしたがって，次に掲げる価格の組み合わせとなる。
(1)「ウ」基本価格
(2)「エ」材料・部品——製作要素価格
(3)「オ」完成用部品

※「○装具の組み合わせ価格基準例」
　→Web掲載予定（116頁の案内参照）

■装　具（オーダーメイド）

　装具とは，上肢，下肢又は体幹の機能障害の軽減を目的として体表に装着し，機能を補助する器具のことをいい，下肢装具，靴型装具，体幹装具，上肢装具に区分される。

　そのうち，装具（オーダーメイド）とは，採型等により個別に製作される装具をいい，アの基本工作法〔80頁〕により，エ〔の材料・部品——製作要素価格・85〜94頁〕及びオ〔の完成用部品・95〜110頁〕によりそれぞれ必要な材料・部品を選択し，組み合わせて製作する。

　価格は，イの採型区分〔81〜83頁の図〕によるウの基本価格〔84頁〕にエ及びオのそれぞれ使用する材料・部品の価格を合算した額を上限とし，医師の採型技術料を含まないものである。

区　分	名　称	定　　　義	備　　考
下肢装具	股　装　具	股関節の運動を制御する装具の総称で，原則として仙腸支持部から大腿部に及ぶもの A　硬性 　陽性モデルによって成形されたもの。補強用の支柱等が使用されているものも含まれる。 B　フレーム 　仙腸支持部が金属枠で作られており，大腿部は下肢の長軸に沿って内外の両側に支柱をもち，両支柱を結ぶ1つ以上の半月をもつもの C　軟性 　軟性材料を主材料としたもので，仙腸支持部は板ばねで補強されているもの D　ツイスター 　仙腸支持部あるいは大腿部と足部を連結し，下肢の内外旋を制御するもの。	児童にあっては，発育性股関節形成不全（先天性股関節脱臼）及びペルテス病用の装具を含む。
	長下肢装具	大腿部から足底に及ぶ構造を持つもので，膝関節及び足関節の運動を制御し，若しくは大腿部への負荷を軽減あるいは免荷するもの。仙腸支持部が連結された骨盤帯長下肢装具を含む。なお，カーボンは，筋力が著しく低下した方に必要であると判断された場合にのみ用いることができる。 A　硬性 　陽性モデルを用いて成形されたもの。補強用の支柱等が使用されているものも含まれる。 B　両側支柱付 　下肢の長軸に沿って内外の両側に支柱をもち，大腿部と下腿部においてそれぞれ両支柱を結ぶ一	

区　分	名　称	定　　義	備　考
		つ以上の半月をもつもの C　片側支柱付 　下肢の長軸に沿って内外のどちらか一方に支柱をもつもの	
	膝　装　具	大腿部から下腿部に及ぶ構造を持つもので，膝関節の運動を制御するもの A　硬性 　陽性モデルを用いて成形されたもの。補強用の支柱等が使用されているものも含まれる。 B　両側支柱付 　下肢の長軸に沿って内外の両側に支柱をもち，大腿部と下腿部においてそれぞれ両支柱を結ぶ一つ以上の半月をもつもの C　片側支柱付 　下肢の長軸に沿って内外のどちらか一方に支柱をもつもの D　軟性 　軟性材料を主材料としたもの	
	短 下 肢 装 具	下腿部から足底に及ぶ構造を持つもので，足関節の運動を制御し，若しくは下腿部あるいは足部への負荷を軽減あるいは免荷するもの。なお，カーボンは，筋力が著しく低下した方に必要であると判断された場合にのみ用いることができる。 A　硬性 　陽性モデルを用いて成形されたもの。補強用の支柱等が使用されているものも含まれる。 B　両側支柱付 　下肢の長軸に沿って内外の両側に支柱をもち，両支柱を連結する一つ以上の半月をもつもの C　片側支柱付 　下肢の長軸に沿って内外のどちらか一方に支柱をもつもの D　後方支柱付 　下肢の長軸に沿って後方に支柱をもつもの E　軟性 　軟性材料を主材料としたもの	
	足　装　具	足部に装着する装具であって，靴型装具を除く以下のものとする。 A　足底装具 　足アーチの支持，足部変形の防止及び矯正等を目的とするもの。内側楔及び外側楔に加え，除圧及び脚長差の補正のための補高も含まれる。 B　Denis-Browne（デニスブラウン）型 　両側の足部をバーによって連結した装具で，内反足の児童に用いるもの	靴型装具の一部として算定できない。
靴 型 装 具		変形の矯正，圧力分散による疼痛除去等の特定の目的のために，足部に適合させた靴。靴型を基に製作し，アッパーの付いたもの。既製品の靴型（ラス	足底装具の価格は加算できない。

区　分	名　称	定　　義	備　　考
		ト）を補正して製作されたものを整形靴，陽性モデルを基に製作されたものを特殊靴とする。腰革（側革）の高さにより以下の種類を定める。 A　長靴 　腰革（側革）の高さがおおむね下腿の２／３までかかるもの B　半長靴 　腰革（側革）の高さが果部を完全に覆うもの C　チャッカ靴 　腰革（側革）の高さが果部に及ぶもの D　短靴 　腰革（側革）の高さが果部より低いもの	
体 幹 装 具	頸 椎 装 具	頸椎の運動を制御し又は頸部への負荷を軽減する以下のものとする。 A　硬性 　陽性モデルを用いて成形されたもの。補強用の支柱等が使用されているものも含まれる。ただし，頸椎カラーを除く。 B　フレーム 　主に金属で作られているもの C　カラー 　頸部のみを全周覆うもの D　斜頸矯正用枕 　斜頸の矯正に用いる枕で，児童に限る。	
	胸腰仙椎装具	骨盤から胸背部に及び，胸椎，腰椎，仙腸関節の運動を制御する以下のものとする。 A　硬性 　陽性モデルを用いて成形されたもの。補強用の支柱等が使用されているものも含まれる。 B　フレーム 　主に金属で作られているもの C　軟性 　軟性材料を主材料にし，板ばねで補強したもの	
	腰 仙 椎 装 具	骨盤から腰部に及び，腰椎，仙腸関節の運動を制御する以下のものとする。 A　硬性 　陽性モデルを用いて成形されたもの。補強用の支柱等が使用されているものも含まれる。 B　フレーム 　主に金属で作られているもの C　軟性 　軟性材料を主材料にし，板ばねで補強したもの	
	仙 腸 装 具	骨盤を包み，仙腸関節の運動を制御する以下のものとする。 A　硬性 　陽性モデルを用いて成形されたもの。補強用の支柱等が使用されているものも含まれる。 B　フレーム	

価格基準例

第2 治療用装具の支給

区 分	名 称	定 義	備 考
		主に金属で作られているもの C 軟性 　軟性材料を主材料にし，板ばねで補強したもの D 骨盤帯 　骨盤を帯状に一周するもの	
	側弯症装具	脊柱側弯症の矯正に用いるもの A 硬性 　陽性モデルを用いて成形されたもの。補強用の支柱等が使用されているものも含まれる。 B フレーム 　主に金属で作られているもの C 軟性 　軟性材料を主材料にし，板ばねで補強したもの	
上肢装具	肩 装 具	肩関節の運動を制御し又は肩甲上腕関節の脱臼を防止するもので，以下のものとする。 A 硬性 　陽性モデルを用いて成形されたもの。補強用の支柱等が使用されているものも含まれる。 B フレーム 　体幹の部分が主に金属で作られているもの C 軟性 　軟性材料を主材料にしたもの	
	肘 装 具	上腕部から前腕部に及び，肘関節の運動を制御する以下のものとする。なお，必要に応じて，手部を追加することができる。 A 硬性 　陽性モデルを用いて成形されたもの。補強用の支柱等が使用されているものも含まれる。 B 両側支柱付 　上肢の長軸に沿って内外の両側に支柱をもち，上腕部と前腕部においてそれぞれ両支柱を結ぶ一つ以上の半月をもつもの C 軟性 　軟性材料を主材料としたもの	前腕の回内外を制御するためのものを含む。
	手関節装具	前腕部から手部に及ぶ装具の総称で，長対立装具及び把持装具を含む以下のものとする。 A 硬性 　陽性モデルを用いて成形されたもの B 両側支柱付 　上肢の長軸に沿って内外の両側に支柱をもち，前腕部において両支柱を結ぶ一つ以上の半月をもつもの C 片側支柱付 　上肢の長軸に沿って内外のどちらか一方に支柱をもつもの D 掌側（背側）支柱付 　上肢の掌側又は背側の長軸に沿った支柱をもつもの	

区　分	名　称	定　　　義	備　　考
		E　軟性 　　軟性材料を主材料にしたもの （注） 長対立装具：手関節の運動を制御し，母指を対立位 　　　　　　に保持するもの 把持装具：手関節の運動等により３点つまみを可 　　　　　能とするもので，フレクサーヒンジ等 　　　　　を用いる「継手付き」とRIC型のよ 　　　　　うな「継手なし」がある。	
	手　装　具	手部に装着する装具であって，短対立装具及びC M関節装具を含み，指装具を除く以下のものとする。 A　硬性 　　陽性モデルを用いて成形されたもの B　フレーム 　　金属を主材料にしたもの C　軟性 　　軟性材料を主材料にしたもの	
	指　装　具	IP関節を適切な肢位に保持し，あるいは伸展・ 屈曲補助をする以下のものとする。 A　硬性 　　陽性モデルを用いて成形されたもの B　フレーム 　　金属を主材料にしたもの C　軟性 　　軟性材料を主材料にしたもの	
	B　F　O	平衡をとった状態で前腕を支え，あるいは懸垂す ることで，わずかな力で水平面における上肢の運動 を可能にしたもの	

価格基準例

第2　治療用装具の支給

ア　基本工作法

工　　　　　　程	作　業　の　内　容
(ア)　患肢及び患部の観察	患部の表面の状況，関節の運動機能（屈曲，伸展，内転，外転等）の状況並びに肢位の観察及び特徴の把握
(イ)　採寸及び投影図の作成	情報カードの記録，製作に必要な寸法及び角度の測定並びに記録並びに投影図の作成
(ウ)　採型	ギプス包帯法及び印象材による陰性モデルの採型
(エ)　陽性モデルの製作	陰性モデルへのギプスの注型，陽性モデルの修正，表面の仕上げ及び乾燥
(オ)　組立て	陽性モデルへの装具形状（アライメント）の記入 　フレーム：曲げ加工，組立て及び調整 　硬　　　性：プラスチック板切断，加熱成形加工（熱可塑性樹脂）， 　　　　　　　注型（熱硬化性樹脂），トリミング及び調整 　支柱，支持部，継手，付属品等の仮止め及び各部の結合
(カ)　仮合わせ（中間適合検査）	支柱，支持部，継手，付属品等の調整及び試用
(キ)　仕上げ	支柱，支持部，継手，付属品等の取付け及び仕上げ
(ク)　適合検査	装具の適合の最終検査並びに装着及び使用による機能の最終検査

イ　採型区分

A　下肢装具

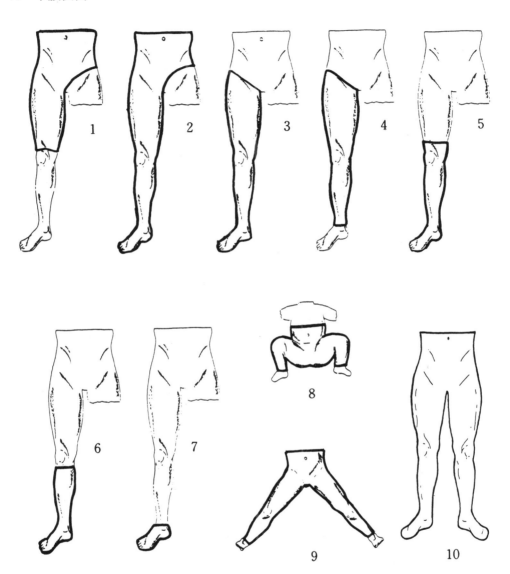

B　靴型装具

C　体幹装具

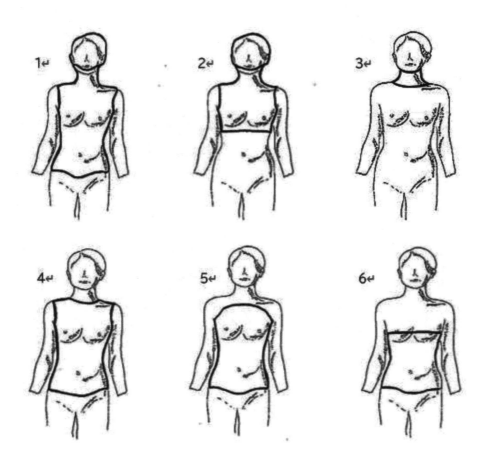

D　上肢装具

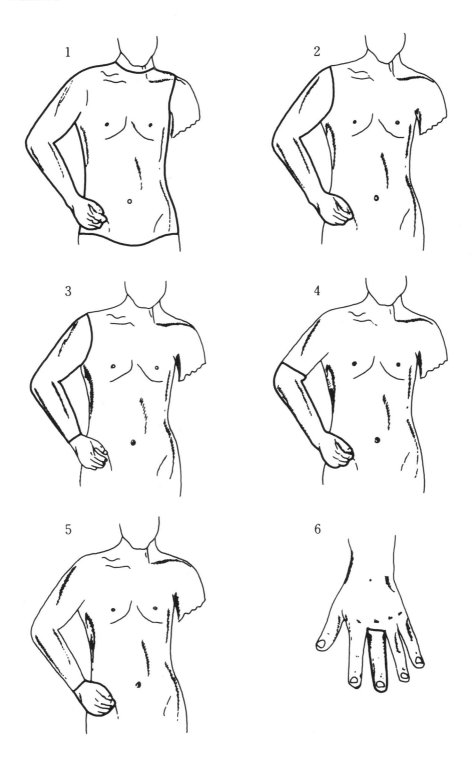

第2　治療用装具の支給

ウ　基本価格

名　　称	採型区分	上限価格（円）		備　　考
		採　型	採　寸	
下肢装具用	A－1	27,900	8,550	
	A－2	43,000	16,800	
	A－3	31,700	16,100	
	A－4	20,400	8,150	
	A－5	18,700	7,900	
	A－6	17,000	7,750	
	A－7a	12,300	6,700	採型については，ギプス採型に限る。
	A－7b	8,200	－	印象材を用いた採型に限る。
	A－8	23,700	8,450	
	A－9	25,500	8,550	
	A－10	54,000	15,700	
靴型装具用	B－1	17,000	7,750	長靴，半長靴，チャッカ靴に限る。
	B－2	12,300	6,700	短靴に限る。
体幹装具用	C－1	32,800	8,950	
	C－2	25,600	8,250	
	C－3	12,800	4,100	
	C－4			
	（硬性，フレーム）	25,100	7,750	
	（軟性）	7,750	7,750	
	C－5			
	（硬性，フレーム）	21,400	7,600	
	（軟性）	7,650	7,600	
	C－6			
	（硬性，フレーム）	18,900	7,350	
	（軟性，骨盤帯）	7,350	7,350	
上肢装具用	D－1	34,200	9,050	
	D－2	18,600	7,900	
	D－3	16,900	7,650	
	D－4	15,000	7,400	
	D－5	12,000	6,800	
	D－6	9,000	4,800	

（注）1　　2種類以上の装具を組み合わせた装具の場合は，個々の価格のうち，最も高い価格とする。ただし，両長下肢装具に体幹装具（骨盤帯を除く。）を組み合わせる場合は，それぞれの基本価格を算定することができる。
　　　2　補高足部（脚長差を補正するために使用する義足用足部をいう。以下同じ。）を使用する場合は，35,800円増しとし，完成用部品を用いる場合は，その価格を加算できること。エの(イ)のbの付属品等の加算要素である補高は補高足部とは異なるため，その価格を加算することができない。補高足部は，健肢と大幅な脚長差が生じる場合にのみ加えることができる。
　　　3　採型によりカーボン製装具の製作にチェック用装具を要する場合，次に掲げる額（複数に該当する場合，それらの合計額）を加算できる。
　　　(1)　チェック用装具が「大腿部」を含む場合　18,100円
　　　(2)　チェック用装具が「下腿部」を含む場合　16,900円
　　　(3)　チェック用装具が「足部」を含む場合　9,900円

エ　製作要素価格

（ア）下肢装具

a　継　手

名　　称	種　　類	上限価格(円)	備　　　　考
股　継　手	固定式 遊動式	6,550 7,800	固定式継手とは，継手のない支柱を使用する場合にのみ用いることができる。 遊動式継手とは，継手のある支柱を使用する場合にのみ用いることができ，固定・遊動切替式のものも含まれる。
膝　継　手 （片　側）	固定式 遊動式 プラスチック継手	6,400 7,000 14,800	固定式継手とは，継手のない支柱を使用する場合にのみ用いることができる。 遊動式継手とは，継手のある支柱を使用する場合にのみ用いることができ，固定・遊動切替式のものも含まれる。 可撓性のプラスチック継手（完成用部品に指定されているものを除く。）の場合は，片側プラスチック継手として算定する。ただし，ヒンジ継手の場合は，片側を1単位とする。 プラスチック継手は，オの完成用部品を加えることができない。
足　継　手 （片　側）	固定式 遊動式 プラスチック継手	5,400 6,350 11,000	固定式継手とは，継手のない支柱を使用する場合にのみ用いることができる。 遊動式継手とは，継手のある支柱を使用する場合にのみ用いることができ，固定・遊動切替式のものも含まれる。 鋼線支柱及び完成用部品に指定されているプラスチック製の継手は遊動式とし，片側を1単位とする。 後方支柱付の場合は，片側遊動式として算定する。 可撓性のプラスチック継手（完成用部品に指定されているものを除く。）の場合は，片側プラスチック継手として算定する。ただし，ヒンジ継手の場合は，片側を1単位とする。 プラスチック継手は，オの完成用部品を加えることができない。

価格基準例

第2 治療用装具の支給

b 支持部

名　　称	種　　　類	上限価格(円)	備　　　考
大腿支持部	A　半月（1か所） B　皮革等 　　1　カフベルト（1か所） 　　2　大腿コルセット C　硬性 　　1　熱硬化性樹脂 　　2　熱可塑性樹脂	4,800 8,400 16,700 27,300 11,200	カフベルトは，半月を使用する場合のみ算定できることとし，硬性との併用加算はできない。 大腿支持部の坐骨支持式は，22,500円増しとする。 カーボンを使用した場合は，大腿支持部の総額を57,400円とする。
下腿支持部	A　半月（1か所） B　皮革等 　　1　カフベルト（1か所） 　　2　下腿コルセット C　硬性 　　1　熱硬化性樹脂 　　2　熱可塑性樹脂	4,600 7,100 12,900 25,400 9,550	カフベルトは，硬性と併用できない。 下腿支持部のPTB式，PTS式及びKBM式は，15,400円増しとする。 カーボンを使用した場合は，下腿支持部の総額を57,500円とする。
足　　部	A　あぶみ B　足部 　　1　足部覆い 　　2　標準靴 　　3　硬性（熱硬化性樹脂） 　　4　硬性（熱可塑性樹脂） C　足底装具 　　1　MP関節遠位 　　2　MP関節近位	2,600 14,400 22,300 15,000 8,250 8,250 7,550	歩行用あぶみは，あぶみに準ずる。 足板の補強を行った場合は，10,200円増しとする。 足部には，足底裏革（すべり止め用）を加えることができる。 補高，ヒールの補正及び足底の補正を必要とする場合は，（イ）の靴型装具に準ずる。 カーボンを使用した場合は，足部の総額を41,800円とする。 除圧のためにMP関節部を含むものはMP関節遠位で算定する。

(注)1　硬性にはベルトの価格が含まれている。ただし，短下肢装具（硬性）において3本を超えるベルトを使用する場合は，1本当たり1,550円を加算することができる。
　　2　支持部（「足部Aあぶみ」を除く。）について，オの完成用部品を使用する場合は，上限価格の40%の範囲内で算定する。

c　その他の加算要素

名　　称	種　　類	上限価格(円)	備　　考
膝サポーター	支柱付き	17,100	膝サポーターはオーダーメイドに限る。
	支柱なし	7,850	
キャリパー		19,700	キャリパー及びツイスターを使用する場合は，オの完成用部品を加えることができない。鋼製ケーブル及びエラストマーを使用する場合は硬性とする。
ツイスター	硬性	3,450	
	軟性	5,650	
Denis-Browne（デニスブラウン）型		2,700	
膝当て		4,650	
T・Yストラップ		5,350	硬性の装具に使用する場合は1,550円減じた額とする。
スタビライザー		18,300	
ターンバックル		6,050	
ダイヤルロック		8,750	
アウトリガー（1か所）		2,750	
伸展・屈曲補助装置		4,700	バネ式又はゴム式を含むものである。
補高足部		51,800	完成用部品を加算することができる。
足底裏革（すべり止め用）		1,950	
高さ調整（1か所）		3,800	
内張り	大腿部	2,150	内張りは，足底装具を除き，硬性の場合に限る。
	下腿部	1,750	
	足　部	1,300	
	足底装具	1,300	
足底装具屋内用ベルト		2,300	足底装具を皮革で覆い，皮革ベルトを取り付けた場合は，上限価格の2倍の範囲内の額とする。

(注)　1　骨盤帯を使用する場合は，（ウ）の体幹装具に準ずる。
　　　2　懸垂帯を使用する場合は，殻構造義肢の義足懸垂用部品（114頁）に準ずる。

d　発育性股関節形成不全用装具の加算要素

名　　称	種　　類	上限価格(円)	備　　考
リーメンビューゲル		10,600	
フォンローゼン型		15,100	
バチェラー型		31,700	
ローレンツ型	硬性		
	1　支柱なし	17,100	
	2　支柱付き（固定式）	26,000	
	3　支柱付き（調節式）	27,900	
ランゲ型		38,600	

(注)　継手を使用した場合は，aの継手及びオの完成用部品の上限価格の範囲内で加算できる。

第2　治療用装具の支給

（イ）　靴型装具

a　製作要素

（a）　患足

名　　称	種　類	上限価格(円)	備　　　　　考
短　　靴	整 形 靴	44,100	
	特 殊 靴	54,600	
チャッカ靴	整 形 靴	45,600	
	特 殊 靴	56,900	
半 長 靴	整 形 靴	47,000	
	特 殊 靴	59,000	
長　　靴	整 形 靴	50,000	
	特 殊 靴	65,200	

(注)1　靴型装具は，右又は左の一側を1単位とする。
　　 2　グッドイヤー式及びマッケイ式の価格は，2割増しとする。

（b）　健足

名　　称	上限価格(円)	備　　　　　考
短　　靴	27,300	
チャッカ靴	28,300	
半 長 靴	29,300	
長　　靴	31,300	

(注)1　右又は左の一側が健足である場合に加えることができる。
　　 2　オの完成用部品を加えることができない。
　　 3　グッドイヤー式及びマッケイ式の価格は，2割増しとする。

b　付属品等の加算要素

名　　称	種　　類	上限価格(円)	備　　考
月型の延長		4,500	価格は，1個当たりのものである。
スチールバネ入り		5,650	足底より近位へ延長する場合に限る。
トウボックス補強		2,750	
鉛板の挿入		2,850	
足背ベルト		2,300	尖足等がある足部を靴型装具に収納する必要がある場合に限る。 下肢装具の支持部（硬性）には算定できない。
ベルト（裏付き）の追加		1,550	3個を超える場合の超える分1個当たりとする。
補高	敷き革式	8,000	補高が2cmを超える場合は，超える部分につき2cm単位で1,700円を加算する。
	靴の補高	3,700	補高が2cmを超える場合は，超える部分につき2cm単位で1,100円を加算する。 補高足部を使用する場合は加算できない。
ヒールの補正	トルクヒール	6,300	
	ヒールウェッジ カットオフヒール キールヒール サッチヒール トーマスヒール 逆トーマスヒール フレアヒール 階段状ヒール	3,700	
足底の補正	内側ソール・ウェッジ 外側ソール・ウェッジ	4,800	
	デンバーバー トーマスバー メイヨー半月バー メタターサルバー ハウザーバー ロッカーバー 蝶型踏み返し	3,700	

価格基準例

（ウ）体幹装具

a 支持部

名　称	種　　　類	上限価格(円)	備　　考
頚椎支持部	A　硬性		硬性のサンドイッチ構造は，19,600円増しとする。
	1　支柱付き	42,300	
	2　支柱なし	32,600	
	B　フレーム	31,600	
	C　カラー		
	1　あご受けあり	15,200	
	2　あご受けなし	12,200	
胸腰仙椎支持部	A　硬性		硬性のサンドイッチ構造は，15,900円増しとする。
	1　支柱付き	42,700	
	2　支柱なし	31,100	
	B　フレーム	44,300	
	C　軟性	26,000	
腰仙椎支持部	A　硬性		硬性のサンドイッチ構造は，12,000円増しとする。
	1　支柱付き	28,600	
	2　支柱なし	21,100	
	B　フレーム	35,800	
	C　軟性	20,300	
仙腸支持部	A　硬性		硬性のサンドイッチ構造は，10,300円増しとする。
	1　支柱付き	23,000	
	2　支柱なし	16,900	
	B　フレーム	31,200	
	C　軟性	18,100	
	D　骨盤帯		
	1　芯のあるもの	17,600	
	2　芯のないもの	11,500	
骨盤支持部	A　皮革（補強材を含む。）	45,900	側弯症装具の場合に限る。
	B　硬性	32,900	硬性のサンドイッチ構造は，22,700円増しとする。
	ペルビックガードル		
（注）1　支持部にはベルトの価格が含まれている。 　　　2　支持部について，オの完成用部品を使用する場合は，上限価格の40％の範囲内で算定する。			

b　その他の加算要素

名　称	種　　　類	上限価格(円)	備　　考
体幹装具付属品	高さ調整（1か所）	3,800	高さ調整は，頚椎装具についてのみ加算することができる。 カラーの場合には適用しない。
	ターンバックル	6,000	
	腰部継手（片側）	6,500	
	バタフライ	10,300	
	肩ベルト	3,250	
	会陰ひも	2,350	
	腹部エプロン	3,250	
	斜頚枕	25,000	
側弯症装具付属品	ミルウォーキー型付属品一式	66,400	ミルウォーキー型付属品一式は胸椎パッド，腰椎パッド，腋窩パッド，ネックリング，アウトリガー（2個），前方支柱及び後方支柱（2個）を含むものであること。なお，ショルダーリングを用いた場合には，12,000円を加算できる。 アウトリガー，支柱については完成用部品を加算できること。
	胸椎パッド	5,900	
	腰椎パッド	5,350	
	ショルダーリング	16,300	
	腋窩パッド	4,300	
	ネックリング	2,350	
	胸郭バンド(プラスチック製)	19,000	
	アウトリガー	3,150	
	前方支柱	13,000	
	後方支柱	14,600	
	側方支柱	5,850	
内　張　り	頚椎支持部	3,500	
	胸腰仙椎支持部	4,350	
	腰仙椎支持部	3,900	
	仙腸支持部	2,300	

(注)1　体幹装具付属品については，腰部継手を除き，完成用部品を加算することができない。
　　2　バタフライについては，硬性又はフレームの場合にのみ加えることができる。

価格基準例

（エ）上肢装具

a 継手

名　　称	種　　　　類	上限価格(円)	備　　　考
肩　継　手	A　固定式（片側） B　遊動式（片側） C　肩回旋装置	6,450 10,100 22,800	固定式継手は，継手のない支柱を使用する場合にのみ用いることができる。 遊動式継手は，継手のある支柱を使用する場合にのみ用いることができ，固定・遊動切替式のものも含まれる。
肘　継　手 （片　側）	A　固定式 B　遊動式 C　プラスチック継手	4,600 4,600 12,000	固定式継手は，継手のない支柱を使用する場合にのみ用いることができる。 遊動式継手は，継手のある支柱を使用する場合にのみ用いることができ，固定・遊動切替式のものも含まれる。 プラスチック継手は，オの完成用部品を加えることができない。 鋼線支柱及び完成用部品に指定されているプラスチック製の継手は遊動式とし，片側を1単位とする。
手　継　手 （片　側）	A　固定式 B　遊動式 C　プラスチック継手	3,800 7,600 10,600	固定式継手は，継手のない支柱を使用する場合にのみ用いることができる。 遊動式継手は，継手のある支柱を使用する場合にのみ用いることができ，固定・遊動切替式のものも含まれる。 プラスチック継手は，オの完成用部品を加えることができない。 鋼線支柱及び完成用部品に指定されているプラスチック製の継手は遊動式とし，片側を1単位とする。
ＭＰ継手	A　固定式 B　遊動式	4,650 5,150	固定式継手は，継手のない支柱を使用する場合にのみ用いることができる。 遊動式継手は，継手のある支柱を使用する場合にのみ用いることができ，固定・遊動切替式のものも含まれる。 鋼線支柱は遊動式とする。
ＩＰ継手	A　固定式 　　1　硬性 　　2　フレーム B　遊動式 C　鋼線支柱	 2,250 2,850 3,850 2,000	固定式継手は，継手のない支柱を使用する場合にのみ用いることができる。 遊動式継手は，継手のある支柱を使用する場合にのみ用いることができ，固定・遊動切替式のものも含まれる。

b　支持部

名　　　称	種　　　　　類	上限価格(円)	備　　　　考
胸 郭 支 持 部 （ 半 身 ）	A　硬性 B　フレーム	15,500 10,400	
骨 盤 支 持 部 （ 半 身 ）	A　硬性 B　フレーム	17,100 16,900	
上 腕 支 持 部	A　半月（1か所） B　皮革等 　　1　カフベルト（1か所） 　　2　上腕コルセット C　硬性	4,300 6,050 9,900 9,350	カフベルトは，硬性と併用できない。 硬性のサンドイッチ構造は，7,400円増しとする。
前 腕 支 持 部	A　半月 B　皮革等（1か所） 　　1　カフベルト（1か所） 　　2　前腕コルセット C　硬性	4,450 6,150 7,950 8,900	カフベルトは，硬性と併用できない。 硬性のサンドイッチ構造は，7,700円増しとする。
手 部 背 側 パ　　ッ　　ド	A　硬性 B　フレーム	2,650 2,550	
手 掌 パ ッ ド	A　硬性 B　フレーム	4,100 4,800	

（注）1　硬性にはベルトの価格が含まれている。
　　　2　支持部について，オの完成用部品を使用する場合は，上限価格の40％の範囲内で算定する。

c その他の加算要素

名　　　　　称	種　　類	上限価格(円)	備　　　　　考
肘サポーター	支 柱 付 き	16,850	オーダーメイドに限る。
	支 柱 な し	10,300	
基節骨パッド	硬　　性	2,900	価格は，背側若しくは掌側又はその両方を1単位とする。
	フ レ ー ム	4,250	
中・末節骨パッド	硬　　性	2,500	価格は，背側若しくは掌側又はその両方を1単位とする。
	フ レ ー ム	1,950	
対立バー		5,650	
Cバー		4,350	
アウトリガー（1か所）		2,750	
伸展・屈曲補助バネ		2,800	価格は，1本当たりとする。 輪ゴムを用いる場合は，本数にかかわらず，300円とする。
肘当て		3,700	
ターンバックル		6,050	
ダイヤルロック		8,750	
フレクサーヒンジ		50,400	
内張り	上 腕 部	1,300	硬性の場合に限る。
	前 腕 部	1,150	
	手 部	1,000	

(注)1　懸垂帯を使用する場合は，殻構造義肢の義手用ハーネス及び義足懸垂用部品（114頁参照）に準ずる。
　　 2　完成用部品を加算することができない。

オ　完成用部品（装具）（令和6年4月1日適用）

区分	名称	型式	上限価格 円	使用部品	備考
下肢装具	股継手	A　ロック式			
		1　輪止め式			
			14,600	小原　21A−021	鉄輪止式股関節金具　大　メッキなし
			14,600	小原　21A−022	鉄輪止式股関節金具　中　メッキなし
			14,600	小原　21A−023	鉄輪止式股関節金具　小　メッキなし
		2　ストッパー付き輪止め式			
			9,300	啓愛　KI−105	ストッパー付股関節（片側支柱左右あり）
			11,900	小原　21A−011	ジュラ輪止式股関節金具　大
			11,900	小原　21A−012	ジュラ輪止式股関節金具　中
			11,900	小原　21A−013	ジュラ輪止式股関節金具　小
		4　ダイヤルロック式			
			9,300	トクダオルソテック　TO-755	ダイヤル式・ステンレス（2.5×18）
			14,300	トクダオルソテック　TO-760	ダイヤル式・ステンレス（3×18）
			8,200	フィラワー　058528	モーションコントロールプレート　S
			8,200	フィラワー　058529	モーションコントロールプレート　M
			8,200	フィラワー　058537	モーションコントロールプレート　L
			23,900	リハビテック　A−2−2	伸展・屈曲両方向への可動域制限機構が有
			22,000	啓愛　K−200−H	ダイヤルロック股関節（片側支柱左右あり）
			35,600	有薗製作所　AR−03HJ04−01	小児用ダイヤル式股継手
		B　遊動式			
			34,800	オルソメリカ　4262.05	ニューポートⅢヒップジョイント
			34,500	オルソメリカ　4321	ニューポート4専用バーチャルV5股関節
			100,400	キャンプスカンジナビア　SWA−J	スワッシュ骨盤帯付外転股継手
			65,100	フィラワー　050728	スコティッシュライトヒップジョイント　外転角度調節式　S
			66,000	フィラワー　050732	スコティッシュライトヒップジョイント　外転角度調節式　M
			67,600	フィラワー　050757	スコティッシュライトヒップジョイント　外転角度調節式　L
			65,200	フィラワー　058545	スコティッシュライトヒップジョイント　M　外転角 0°
			65,200	フィラワー　058552	スコティッシュライトヒップジョイント　M　外転角10°
			65,200	フィラワー　058560	スコティッシュライトヒップジョイント　M　外転角25°
			65,200	フィラワー　058578	スコティッシュライトヒップジョイント　M　外転角35°
			65,200	フィラワー　058586	スコティッシュライトヒップジョイント　L　外転角 0°
			65,200	フィラワー　058594	スコティッシュライトヒップジョイント　L　外転角10°
			65,200	フィラワー　058602	スコティッシュライトヒップジョイント　L　外転角25°
			65,200	フィラワー　058610	スコティッシュライトヒップジョイント　L　外転角35°
			53,400	フィラワー　058642	スコティッシュライトヒップジョイント　S　外転角 0°
			53,400	フィラワー　058644	スコティッシュライトヒップジョイント　S　外転角10°
			53,400	フィラワー　058646	スコティッシュライトヒップジョイント　S　外転角25°
			53,400	フィラワー　058648	スコティッシュライトヒップジョイント　S　外転角35°
			53,500	リハビテック　PS−1−1	ニューポーゴスティック用股継手（S・M・L）（右・左）
			19,500	啓愛　K−130	サポーター用ダイヤル式角度調節股継手
			8,800	啓愛　KI−100−2	ツイスター用股足関節金具
		C　交互歩行式			
			177,000	フィラワー　028722XL	RGOホリゾンタルケーブル　M
			207,300	フィラワー　028726XL	RGOホリゾンタルケーブル　L
			184,100	フィラワー　028728XL	RGOホリゾンタルケーブル　S
			292,800	松本　MG2001−1	本体
			46,900	松本　MG2001−2	コントロール　ケーブルユニット

価格基準例

			350,600	東名ブレース　PW3	プライムウォークR
			43,900	東名ブレース　PW3S－LR	プライムウォークR専用ステー
膝継手	A　遊動式				
	1　普通型				
			42,600	オットーボック　17B206	E-MAG アクティブ内側用膝継手
			117,600	オットーボック　17KF100=16－T	C－Brace内側用膝継手
			81,400	フィオル＆ゲンツ　SJ1071	ニューロクラシックゼロ膝継手 12mm 1個（内外側使用の場合は2個必要）
			88,300	フィオル＆ゲンツ　SJ1072	ニューロクラシックゼロ膝継手 14mm 1個（内外側使用の場合は2個必要）
			97,500	フィオル＆ゲンツ　SJ1173	ニューロクラシックゼロ膝継手 16mm 1個（内外側使用の場合は2個必要）
			114,100	フィオル＆ゲンツ　SJ1175	ニューロクラシックゼロ膝継手 20mm 1個（内外側使用の場合は2個必要）
			82,000	リハビテック　PS－1－2	ニューボーゴスティック用膝継手
			12,400	啓愛　K－107	膝関節　軽合金
			3,450	啓愛　K－S－1A	サポーター用単軸膝継手
			22,400	小原　14A－001	ジュラ遊動（輪なし）筋金・普通品　大
			22,400	小原　14A－002	ジュラ遊動（輪なし）筋金・普通品　中
			20,800	小原　14A－003	ジュラ遊動（輪なし）筋金・普通品　中間
			18,700	小原　14A－004	ジュラ遊動（輪なし）筋金・普通品　小
			18,700	小原　14A－005	ジュラ遊動（輪なし）筋金・普通品　極小
			7,900	日進医療器㈱　T－831－2	膝継手（遊動式）18mm　軽合金/ステンレス製
			7,900	日進医療器㈱　T－831－3	膝継手（遊動式）16mm　軽合金/ステンレス製
			7,800	日進医療器㈱　T－831－4	膝継手（遊動式）14mm　軽合金/ステンレス製
			7,300	日進医療器㈱　T－831－5	膝継手（遊動式）14mm　軽合金/ステンレス製
	2　オフセット		7,300	日進医療器㈱　T－831－6	膝継手（遊動式）12mm　軽合金/ステンレス製
			23,800	オットーボック　17B26	オフセット　下腿内カーブ　ステンレス
			95,300	フィオル＆ゲンツ　SK1381	ニューロバリオ膝継手 12mm 1個（内外側使用の場合は2個必要）
			103,300	フィオル＆ゲンツ　SK1382	ニューロバリオ膝継手 14mm 1個（内外側使用の場合は2個必要）
			113,300	フィオル＆ゲンツ　SK1383	ニューロバリオ膝継手 16mm 1個（内外側使用の場合は2個必要）
			131,400	フィオル＆ゲンツ　SK1385	ニューロバリオ膝継手 20mm 1個（内外側使用の場合は2個必要）
			23,100	啓愛　K－115	膝関節大曲　軽合金
			20,500	小原　15A－001	ジュラ遊動（輪なし）筋金・オフセット
			17,800	小原　16A－001	鉄大腿補助器筋金大曲　大　メッキなし
			17,800	小原　16A－002	鉄大腿補助器筋金大曲　中　メッキなし
			67,800	望月　ko_m9_1	膝継手（はと目型回転部品および着脱式膝継手回転ピース付き）
			74,000	望月　ko_m9_2	膝継手（はと目型回転部品および着脱式膝継手回転ピース付き）
	B　ロック式				
			42,900	アドバンフィット　A－1321	SPEX（伸展補助付　4×16　右・左）
			42,900	アドバンフィット　A－1322	SPEX（伸展補助付　5×16　右・左）
			96,100	オットーボック　17B105＝16	ウェッジロック　下腿内側カーブ付　チタン16mm
			101,000	オットーボック　17B105＝20	ウェッジロック　下腿内側カーブ付　チタン20mm
			30,400	オットーボック　17B20	リングロック　内カーブ　ステンレス
			30,400	オットーボック　17B21	リングロック　下腿内カーブ　ステンレス

価格	名称	規格
30,400	オットーボック　17B42	リングロック　ストレート　ステンレス
81,500	オットーボック　17LK3＝10-T	ユニラテラル　ニージョイント　チタン10mm
81,500	オットーボック　17LK3＝12-T	ユニラテラル　ニージョイント　チタン12mm
81,500	オットーボック　17LK3＝14-T	ユニラテラル　ニージョイント　チタン14mm
81,500	オットーボック　17LK3＝16-T	ユニラテラル　ニージョイント　チタン16mm
81,500	オットーボック　17LK3＝20-T	ユニラテラル　ニージョイント　チタン20mm
14,500	パシフィックサプライ　B-90-13	3-wayジョイント
14,500	パシフィックサプライ　B-90-14	3-wayジョイント
14,500	パシフィックサプライ　B-90-15	3-wayジョイント
14,500	パシフィックサプライ　B-90-16	3-wayジョイント
14,600	パシフィックサプライ　B-90-17	3-wayジョイント
17,200	啓愛　K-111	ストッパー付膝関節　軽合金
21,300	啓愛　K-111N	ストッパー付PL膝関節　軽合金
28,300	啓愛　K-111-TI	ストッパー付膝関節チタンリング
21,500	啓愛　K-116	膝関節角度付　軽合金
26,800	小原　12A-001	ジュラ輪止筋金　特大
26,100	小原　12A-002	ジュラ輪止筋金　大1
25,400	小原　12A-003	ジュラ輪止筋金　大2
24,700	小原　12A-004	ジュラ輪止筋金　中1
24,700	小原　12A-005	ジュラ輪止筋金　中2
22,400	小原　12A-006	ジュラ輪止筋金　小1
22,400	小原　12A-007	ジュラ輪止筋金　小2
22,400	小原　12A-008	ジュラ輪止筋金　極小
44,400	小原　13A-001	鉄輪止筋金　大
44,400	小原　13A-002	鉄輪止筋金　中
44,400	小原　13A-003	鉄輪止筋金　中間
41,800	小原　13A-004	鉄輪止筋金　小
40,300	小原　13A-005	鉄輪止筋金　極小
9,100	日進医療器㈱　T-830-2	膝継手リングロック式18mm 軽合金／ステンレス製
9,100	日進医療器㈱　T-830-3	膝継手リングロック式16mm 軽合金／ステンレス製
9,000	日進医療器㈱　T-830-4	膝継手リングロック式14mm 軽合金／ステンレス製
8,900	日進医療器㈱　T-830-5	膝継手リングロック式14mm 軽合金／ステンレス製
8,900	日進医療器㈱　T-830-6	膝継手リングロック式12mm 軽合金／ステンレス製

C　スイスロック式

価格	名称	規格
39,000	オットーボック　17B23	ベールロック ロングレバー 内カーブ ステンレス
39,000	オットーボック　17B23＝16K	ベールロック ショートレバー 内カーブ ステンレス16mm
39,000	オットーボック　17B23＝20K	ベールロック ショートレバー 内カーブ ステンレス20mm
39,000	オットーボック　17B45	ベールロック ロングレバー ストレート ステンレス
111,300	フィオル＆ゲンツ　SK5322	ニューロロック膝継手 14mm 1個（内外側使用の場合は2個必要）
121,600	フィオル＆ゲンツ　SK5323	ニューロロック膝継手 16mm 1個（内外側使用の場合は2個必要）
136,600	フィオル＆ゲンツ　SK5325	ニューロロック膝継手 20mm 1個（内外側使用の場合は2個必要）
204,300	フィオル＆ゲンツ　SK7421	ニューロフレックスマックス膝継手 12mm 1個（内外側使用の場合は2個必要）
217,100	フィオル＆ゲンツ　SK7422	ニューロフレックスマックス膝継手 14mm 1個（内外側使用の場合は2個必要）
242,700	フィオル＆ゲンツ　SK7423	ニューロフレックスマックス膝継子 16mm 1個（内外側使用の場合は2個必要）
276,800	フィオル＆ゲンツ　SK7425	ニューロフレックスマックス膝継子 20mm 1個（内外側使用の場合は2個必要）

価格基準例

			175,500	フィオル＆ゲンツ　SK8321	ニューロロックマックス膝継手 12mm　1 個（内外側使用の場合は 2 個必要）
			190,000	フィオル＆ゲンツ　SK8322	ニューロロックマックス膝継手 14mm　1 個（内外側使用の場合は 2 個必要）
			212,100	フィオル＆ゲンツ　SK8323	ニューロロックマックス膝継手 16mm　1 個（内外側使用の場合は 2 個必要）
			248,200	フィオル＆ゲンツ　SK8325	ニューロロックマックス膝継手 20mm　1 個（内外側使用の場合は 2 個必要）
			34,000	啓愛　K－103	新型レバー付膝関節　軽合金
			36,200	啓愛　K－103－P	スプリングレバー膝関節　軽合金
	E　トライラテラル				
			135,500	フィラワー　050435/050427	スコティッシュライト
	F　ダイヤルロック				
			22,700	Breg,Inc.　BR－TSP	Tスコープヒンジ
			17,000	FLAP技研　F－K－1	
			55,400	UG技研　CR001	クレイン
			34,600	アドバンフィット　A－1201	AOPダイヤルロック（4×16mm）
			139,100	ウルトラフレックス　KO-USS-KIT	ウルトラセーフステップ
			66,500	ウルトラフレックス　ONE　S〜L	Ultraflex ONE
			66,000	ウルトラフレックス　U3－SS	伸展・屈曲補助付膝継手
			56,700	ホワシ DS-001, DS-002, DS-003, DS-004	スイング継手5×18, 5×16, 5×14, 4×14
			26,900	啓愛　K－122	無段階調整膝関節
			33,300	啓愛　K－200－1	ダイヤルロック　軽合金　5×18
			32,900	啓愛　K－200－2	ダイヤルロック　軽合金　5×16
			32,900	啓愛　K－200－3	ダイヤルロック　軽合金　5×14
			29,500	啓愛　K－200－5	ダイヤルロック　軽合金　3×13
			28,100	啓愛　K－200－6	ダイヤルロック　軽合金　4×14
			31,500	啓愛　K－200N	3段階調整式ダイヤルロック膝関節
			33,300	啓愛　K－200S	ダイヤルロック　軽合金　継手スモールタイプ
			50,100	啓愛　K－200S－TI	ダイヤルロック　チタンリング　継手スモールタイプ
			37,300	小原　12B－001	ダイヤルロック　大
			36,900	小原　12B－002	ダイヤルロック　中
			34,300	小原　12B－003	ダイヤルロック　小
			32,600	小原　12B－004	ダイヤルロック　極小
			31,200	小原　12B－005	ダイヤルロック　極小の小
			24,500	小原　12B－006	ダイヤルロック　片側フリー
			52,800	小原　GBNK	ギヤ式万能膝金具　膝用
			55,400	小原　GBNL	ギヤ式万能膝金具　長下肢用
	G　多軸膝 1　遊動式				
			24,100	Breg,Inc.　BR－70010	Bregヒンジ
			32,600	Breg,Inc.　BR－99945	FOヒンジ
			60,700	Breg,Inc.　BR－AXIOM	Axiomヒンジ
			60,700	Breg,Inc.　BR－CX2K	CX2Kヒンジ
			66,000	Breg,Inc.　BR－CX2K（H）	CX2K調整ヒンジ
			66,000	Breg,Inc.　BR－Fusion	FUSIONヒンジ
			60,700	Breg,Inc.　BR－QUANTUM	Quantumヒンジ
			60,700	Breg,Inc.　BR－X2K	X2Kヒンジ
			66,000	Breg,Inc.　BR－X2K（H）	X2K調整ヒンジ
			59,400	DJO　4TI－12	フォーティテュードヒンジ　販売中止　ただし令和 8 年度まで修理対応可能
			96,800	DJO　DEF－12	ディファイアンスヒンジ

			66,000	medi GmbH & Co.KG　G037	M．4ｓTFヒンジ
			36,300	Sakima　CB01A－01	SCBF－01
			50,900	Sakima　CB03A－01	SCBF－02
			60,400	Sakima　CB03CT－01	SCBF－04
			52,200	Sakima　CB04A－01	SCBF－03
			88,900	オズール　B－30283000	リバウンドデュアルヒンジ
			52,500	オズール　B－70529－type	アンローダーヒンジ
			193,600	オズール　CTi－01	CTiヒンジ
			27,600	愛トリノ　NS500－AS－10－0	拡張膝継手（右）ASSY
			27,600	愛トリノ　NS500－AS－20－0	拡張膝継手（左）ASSY
			27,600	愛トリノ　NS500－AS－30－0	収縮膝継手ASSY
			28,900	橋本義肢　HKJ－001AL	多軸遊動式膝継手（内外側セット）
			31,300	啓愛　K－117	多軸膝継手
			6,100	啓愛　K－120	サポーター用膝継手
			9,100	啓愛　KI－K－D	二重関節　サポーター用
			82,200	啓愛　KI－OAF－03－AL	OAファンタジー　3ヒンジアルミ
			17,700	有薗製作所　AR－03KJ10－01	4節リンク膝継手
	2　固定式				
			67,500	フィラワー　SL616KS	ステップロック
	H　コンピュータ制御		312,800	オットーボック　17B203	E－MAG　アクティブ
			3,882,600	オットーボック　17K01	C－Brace膝継手
足継手	A　制御式（制限付）				
			24,100	Breg,Inc.　BR－70010－1	Breg足継手
			17,000	FLAP技研　F－A－1	
			14,700	アドバンフィット　A－2101	ダイヤル式・アルミ合金（3×20mm）
			11,000	ウルトラフレックス　UUJ	ユニバーサル　ジョイント
			8,700	オットーボック　17AF10	エクシブル
			12,000	オットーボック　17B57	制限付　ストレート　ステンレス
			12,000	オットーボック　17B62	制限付　内カーブ　ステンレス
			11,000	ギャフニー　2000	ストラップ　子供用
			11,000	ギャフニー　2001	ストラップ　大人用
			11,000	ギャフニー　660	使用体重20－60kg
			11,000	ギャフニー　707	使用体重55－80kg
			12,100	ギャフニー　710	使用体重60－80kg
			55,700	フィオル＆ゲンツ　SF1220	ニューロクラシック足継手10mm 1個（内外側使用の場合は2個必要）
			56,400	フィオル＆ゲンツ　SF1221	ニューロクラシック足継手12mm 1個（内外側使用の場合は2個必要）
			62,500	フィオル＆ゲンツ　SF1222	ニューロクラシック足継手14mm 1個（内外側使用の場合は2個必要）
			66,000	フィオル＆ゲンツ　SF1223	ニューロクラシック足継手16mm 1個（内外側使用の場合は2個必要）
			66,000	フィオル＆ゲンツ　SF1225	ニューロクラシック足継手20mm 1個（内外側使用の場合は2個必要）
			50,000	フィラワー　020836	PDC　足継手　1方向　大
			44,000	フィラワー　020840	PDC　足継手　2方向　大
			45,300	フィラワー　020894	PDA
			7,200	ベッカー　740	タマラック（サイズ　P・M・L）
			9,500	ベッカー　742	タマラック背屈補助（サイズ　P・M・L／硬度　75・85・95）
			33,400	ベッカー　747	タマラック　クレビスフィア
			28,800	ベッカー　750	キャンバー（サイズ　S・M・L）
			9,500	ベッカー　760	オクラホマ（サイズ　P・S・M・L）
			10,400	ベッカー　775	ジレット（サイズ　I・C・A）
			10,400	ベッカー　776	ジレット背屈補助（サイズ　C・A／硬度　クリアー・ゴールド・シルバー）
			12,700	橋本義肢　HAJ－001Ti	遊動式足継手　チタン製　1個（内外側使用の場合は

			10,000	橋本義肢　HAJ－001Ti小児用	小児用遊動式足継手　チタン製　1個（内外側使用の場合は2個必要）あぶみHST－001Ti小児用とセットで使用。
			11,000	啓愛　K－201－1	固定足関節　継手ステンレス・支柱軽合金5×16（直/曲）
			10,900	啓愛　K－201－2	固定足関節　継手ステンレス・支柱軽合金5×14（直/曲）
			10,900	啓愛　K－201－3	固定足関節　継手ステンレス・支柱軽合金3×12（直/曲）
			10,900	啓愛　K－201－4	固定足関節　継手ステンレス・支柱軽合金3×10（直/曲）
			9,200	啓愛　K－203	固定足関節　軽合金
			8,200	啓愛　K－204	固定足関節　頭のみ
			8,800	啓愛　KI－100－3	ツイスター用足関節金具
			14,600	小原　10A－001	鉄足関節固定筋金　大
			14,300	小原　10A－002	鉄足関節固定筋金　中
			14,000	小原　10A－003	鉄足関節固定筋金　中間
			14,000	小原　10A－004	鉄足関節固定筋金　小
			13,700	小原　10A－005	鉄足関節固定筋金　極小
			11,200	小原　3A－001	小原式ジュラ足関節　固定筋金　大あぶみ
			11,200	小原　3A－002	小原式ジュラ足関節　固定筋金　中あぶみ
			11,200	小原　3A－003	小原式ジュラ足関節　固定筋金　小あぶみ
			11,200	小原　3A－004	小原式ジュラ足関節　固定筋金　極小あぶみ
			8,900	小原　4A－001	米式ジュラ足関節固定筋金　大
			8,900	小原　4A－002	米式ジュラ足関節固定筋金　中
			8,900	小原　4A－003	米式ジュラ足関節固定筋金　小
			69,600	小原　DJ－800	ドリームジョイントⅡ　トルク調整型（ジョイントのみ）
			12,400	小原　FS－001	FS足関節固定筋金
			6,700	日進医療器㈱　T－801－1	遊動足継手一体型　16mm　軽合金
			6,400	日進医療器㈱　T－801－2	遊動足継手一体型　14mm　軽合金
			6,000	日進医療器㈱　T－801－3	遊動足継手一体型　12mm　軽合金
		B　制御式（補助1　一方向付）			
			17,300	オットーボック　17B59	背屈補助付　ストレート　ステンレス
			17,300	オットーボック　17B63	背屈補助付　内カーブ　ステンレス
			67,400	パシフィックサプライ　6950023-SIZE	GSD－R1用油圧ユニット
			8,200	プロテオール　2C160 2C161	AFOアンクルジョイントアフレックス
			33,400	ベッカー　743	タマラック　バリアブルアシスト（サイズ：P・L）
			18,600	橋本義肢　HAJ－003Ti	一方向制動式足継手（強力バネタイプ）チタン製　1個（内外側使用の場合は2個必要）あぶみHST－003シリーズとセットで使用。
			12,700	啓愛　K－207	前傾足関節　継手ステンレス・支柱軽合金
			8,500	啓愛　K－209	前傾足関節　軽合金
			9,300	啓愛　K－210	前傾足関節　頭のみ
			10,400	小原　5A－001	小原式ジュラクレンザック足関節筋金　大あぶみ
			10,400	小原　5A－002	小原式ジュラクレンザック足関節筋金　中あぶみ
			10,400	小原　5A－003	小原式ジュラクレンザック足関節筋金　小あぶみ
			8,900	小原　6A－001	米式ジュラクレンザック足関節筋金　大
			8,900	小原　6A－002	米式ジュラクレンザック足関節筋金　中
			8,900	小原　6A－003	米式ジュラクレンザック足関節筋金　小
			68,400	小原　FAJO	船橋式アンクルジョイント
			56,600	川村義肢　09－SIZE	ゲイトソリューション金属支柱タイプ
			68,400	川村義肢　6950021-SIZE	ゲイトソリューションデザイン油圧ユニット
			53,400	川村義肢　978－L/R	ゲイトソリューションプラスチックタイプ
			8,900	日進医療器㈱　T－807－1	足継手（1方向ばね制御付）一体型　16mm　軽合金
			8,700	日進医療器㈱　T－807－2	足継手（1方向ばね制御付）一体型　14mm　軽合金
			8,200	日進医療器㈱　T－807－3	足継手（1方向ばね制御付）一体型　12mm　軽合金

2 二方向	39,800	UG技研　ＲＩ001	ラビットＩ型
	42,300	UG技研　ＲＩ003	ニューラビットＩ型
	43,600	UG技研　ＲⅡ001	ラビットⅡ型
	27,600	アドバンフィット　A-4301〜4302	アドフィットＡＦＯ
	66,000	アラード　TOF	トーオフ／ブルーロッカー
	66,000	アラード　YPS	イプシロン
	42,100	ウルトラフレックス　AFO-USG-V2-L/R	ウルトラセーフゲート　小児用：左/右
	66,000	ウルトラフレックス　U3-SST	伸展・屈曲補助付足継手
	49,800	ウルトラフレックス　USS-V2-R・L	制限・補助付足継手・成人用（右・左）
	42,600	オットーボック　17AD100=10-T	ネクスギア　タンゴ　チタン　10mm
	42,600	オットーボック　17AD100=12-T	ネクスギア　タンゴ　チタン　12mm
	42,600	オットーボック　17AD100=14-T	ネクスギア　タンゴ　チタン　14mm
	57,400	オットーボック　17AD100=16-T	ネクスギア　タンゴ　チタン　16mm
	56,300	オットーボック　17AD100=20-T	ネクスギア　タンゴ　チタン　20mm
	144,500	オットーボック　17AO100=22-T	Ｃ－Brace用　ULA　22mm
	19,400	オットーボック　17B66	マルチファンクション
	42,600	オットーボック　17CF1	カーボン　アンクル　セブン
	42,600	オットーボック　17LA３N=16-T	ユニラテラル　アンクルジョイント　チタン　16mm
	52,800	オットーボック　28U11	ウォークオン
	240,700	チュアンヌ　SpryStep－V	スプライステップヴェクター
	66,000	フィオル＆ゲンツ　SF2220	ニューロバリオ足継手10mm 1個（内外側使用の場合は2個必要）
	66,000	フィオル＆ゲンツ　SF2221	ニューロバリオ足継手12mm 1個（内外側使用の場合は2個必要）
	73,200	フィオル＆ゲンツ　SF2222	ニューロバリオ足継手14mm 1個（内外側使用の場合は2個必要）
	78,100	フィオル＆ゲンツ　SF2223	ニューロバリオ足継手16mm 1個（内外側使用の場合は2個必要）
	83,000	フィオル＆ゲンツ　SF2225	ニューロバリオ足継手20mm 1個（内外側使用の場合は2個必要）
	122,600	フィオル＆ゲンツ　SF5200	ニューロスイング足継手10mm 1個（内外側使用の場合は2個必要）
	131,100	フィオル＆ゲンツ　SF5201	ニューロスイング足継手12mm 1個（内外側使用の場合は2個必要）
	153,500	フィオル＆ゲンツ　SF5201－C	ニューロスイングH2O足継手　12mm 1個（内外側使用の場合は2個必要）
	144,900	フィオル＆ゲンツ　SF5202	ニューロスイング足継手14mm 1個（内外側使用の場合は2個必要）
	169,200	フィオル＆ゲンツ　SF5202－C	ニューロスイングH2O足継手 14mm 1個（内外側使用の場合は2個必要）
	155,700	フィオル＆ゲンツ　SF5203	ニューロスイング足継手16mm 1個（内外側使用の場合は2個必要）
	183,300	フィオル＆ゲンツ　SF5203－C	ニューロスイングH2O足継手 16mm 1個（内外側使用の場合は2個必要）
	167,900	フィオル＆ゲンツ　SF5205	ニューロスイング足継手20mm 1個（内外側使用の場合は2個必要）
	195,500	フィオル＆ゲンツ　SF5205－C	ニューロスイングH2O足継手 20mm 1個（内外側使用の場合は2個必要）
	81,300	ベッカー　3B76－A3	トリプルアクション成人用小型足継手　底背屈制動ブースター付（片側）
	62,300	ベッカー　3C76－A3	トリプルアクション小児用足継手　底背屈制動ブースター付（片側）
	17,000	橋本義肢　HAJ－002Ti	遊動式足継手（二方向角度調整）チタン製　1個（内外側使用の場合は2個必要）あぶみHST-002シリーズとセットで使用。
	14,600	橋本義肢　HAJ－002Ti小児用	小児用遊動式足継手（二方向角度調整）チタン製　1個（内外側使用の場合は2個必要）あぶみHST-002Ti小児用とセットで使用。
	23,200	橋本義肢　HAJ－004Ti	二方向制動式足継手（強力バネタイプ）チタン製　1個（内外側使用の場合は2個必要）あぶみHST-004シリーズとセットで使用。
	12,900	啓愛　K－213－1	前後傾足関節　継手ステンレス・支柱軽合金5×16（直/曲）
	12,900	啓愛　K－213－2	前後傾足関節　継手ステンレス・支柱軽合金5×14（直/曲）
	12,900	啓愛　K－213－3	前後傾足関節　継手ステンレス・支柱軽合金3×12（直/曲）
	24,500	啓愛　K－213CL－TI	前後傾チタン足関節　超強バネ専用　曲1本（内外側使用の場合は2本必要）

			21,000	啓愛	K－213SL－TI	前後傾チタン足関節　超強バネ専用　直　1本（内外側使用の場合は2本必要）
			18,800	啓愛	K－215－0	前後傾足関節　軽合金　5×16　超強バネ用
			14,200	啓愛	K－215－1	前後傾足関節　軽合金　5×16
			12,000	啓愛	K－215－2	前後傾足関節　軽合金　5×14
			12,000	啓愛	K－215－3	前後傾足関節　軽合金　4.5×12
			9,900	啓愛	K－216	前後傾足関節　頭のみ
			26,200	啓愛	K－513CL－TIR	前後傾チタン足関節　ロット棒専用　曲　1本（内外側使用の場合は2本必要）
			22,700	啓愛	K－513SL－TIR	前後傾チタン足関節　ロット棒専用　直　1本（内外側使用の場合は2本必要）
			17,600	小原	7A－001	小原式ジュラダブルクレンザック筋金　大あぶみ
			14,600	小原	7A－002	小原式ジュラダブルクレンザック筋金　中あぶみ
			14,600	小原	7A－003	小原式ジュラダブルクレンザック筋金　小あぶみ
			15,600	小原	8A－001	米式ジュラダブルクレンザック筋金　大
			12,700	小原	8A－002	米式ジュラダブルクレンザック筋金　中
			12,700	小原	8A－003	米式ジュラダブルクレンザック筋金　小
			45,100	東名ブレース	RAPS－10	RAPS
			59,900	東名ブレース	RAPS－20H	RAPS重量用足継手
			9,900	日進医療器㈱	T－811－1	足継手（2方向ばね制御付）一体型　16mm 軽合金
			71,200	澤村義肢	EN001	エナプル
		C　遊動式	34,000	UG技研	UG－DBL－L	ダブリンク　L
			31,200	UG技研	UG－DBL－M	ダブリンク　M
			28,400	UG技研	UG－DBL－S	ダブリンク　S
			10,300	ベッカー	655	モーションコントロールリミッター（サイズ　S・L・XL）
			15,100	ベッカー	751－ATA	トリプルアクション用キャンバー足継手（片側のみ）
			5,300	ベッカー	755	モーションコントロールリミッタースコッティ（サイズ　S・L）
			13,600	ベッカー	780	モーションコントロールリミッター
			2,400	ベッカー	795	ピボット
			13,000	ランチパッド	PVT	
あぶみ	A　制御式（制限　1　足板なし付）		2,850	オットーボック	17B64	制限付　足板なし　ロング　ステンレス　17B62／17B57用
			2,700	橋本義肢	HST－001SUS	遊動式足継手用あぶみ　ステンレス製　1個（内外側使用の場合は2個必要）　足継手HAJ－001Tiとセットで使用。
			5,300	橋本義肢	HST－001Ti	遊動式足継手用あぶみ　チタン製　1個（内外側使用の場合は2個必要）　足継手HAJ－001Tiとセットで使用。
			5,200	橋本義肢	HST－001Ti小児用	小児用遊動式足継手用あぶみ　チタン製　1個（内外側使用の場合は2個必要）　足継手HAJ－001Ti小児用とセットで使用。
			2,700	啓愛	K－206－PP	PP装具足板固定　ステンレス（短/中/長）（2枚1組）
			3,100	啓愛	K－206－SS	足板　固定　ステンレス（2枚1組）
			3,700	啓愛	K－206－ST	足板　固定　鋼　（2枚1組）
			5,100	小原	SFS－001	固定足板
			2,350	松本	MG2101	S字半足板
			2,650	松本	MG2102	幅広半足板（左右あり）
			2,450	松本	MG2103	極小半足板
			1,950	日進医療器㈱	T－805－1	遊動足継手用あぶみB型　165mm　ステンレス製
			1,950	日進医療器㈱	T－805－2	遊動足継手用あぶみB型　165mm　クロームモリブデン鋼
			1,950	日進医療器㈱	T－805－3	遊動足継手用あぶみB型　130mm　ステンレス製
			1,950	日進医療器㈱	T－805－4	遊動足継手用あぶみB型　130mm　クロームモリブデン鋼

		価格	メーカー	品番	名称・規格
	2　足板付				
		2,900	啓愛	K－205－15－22	足板　固定　ステンレス　150〜220mm
		3,250	啓愛	K－205－24－32	足板　固定　ステンレス　240〜320mm
		4,250	啓愛	K－205S－20－26	靴型足板　固定幅狭　ステンレス　200〜260mm
		4,650	啓愛	K－205S－28－32	靴型足板　固定幅狭　ステンレス　280〜320mm
		4,250	啓愛	K－205W－22－26	靴型足板　固定幅広　ステンレス　220〜260mm
		4,650	啓愛	K－205W－28－32	靴型足板　固定幅広　ステンレス　280〜320mm
		3,050	啓愛	K－219	靴型足板　穴なし
		2,100	啓愛	K－220	足板　穴なし
		3,600	小原	9A－011	足底板・米式ジュラ足関節固定筋金用　大
		3,600	小原	9A－012	足底板・米式ジュラ足関節固定筋金用　中
		3,600	小原	9A－013	足底板・米式ジュラ足関節固定筋金用　小
		2,650	日進医療器㈱	T－804－1	遊動足継手用あぶみA型　260mm　ステンレス製
		2,650	日進医療器㈱	T－804－2	遊動足継手用あぶみA型　240mm　ステンレス製
		2,650	日進医療器㈱	T－804－3	遊動足継手用あぶみA型　220mm　ステンレス製
		2,650	日進医療器㈱	T－804－4	遊動足継手用あぶみA型　200mm　ステンレス製
		2,650	日進医療器㈱	T－804－5	遊動足継手用あぶみA型　180mm　ステンレス製
		2,650	日進医療器㈱	T－804－6	遊動足継手用あぶみA型　160mm　ステンレス製
		3,700	日進医療器㈱	T－814－1	遊動足継手用あぶみA型・特大　260mm　ステンレス製
		3,700	日進医療器㈱	T－814－2	遊動足継手用あぶみA型・特大　240mm　ステンレス製
		1,600	有薗製作所	AR－03ST11－01	足板　S1109
		1,900	有薗製作所	AR－03ST11－02	足板　S1112
		1,900	有薗製作所	AR－03ST11－03	足板　S1113
		2,300	有薗製作所	AR－03ST11－04	足板　S1114
		2,300	有薗製作所	AR－03ST11－05	足板　S1115
B　制御式（補助					
1　一方向付)					
		17,000	ハートウォーカージャパン	HWJ.G.C.12	ゲイトコレクター用靴型足板
		2,700	橋本義肢	HST－003SUS	一方向制動式足継手用あぶみ　ステンレス製　1個（内外側使用の場合は2個必要）足継手HAJ－003Tiとセットで使用。
		5,300	橋本義肢	HST－003Ti	一方向制動式足継手用あぶみ　チタン製　1個（内外側使用の場合は2個必要）足継手HAJ－003Tiとセットで使用。
		2,700	啓愛	K－212－PP	PP装具足板前傾　ステンレス（短/中/長）（2枚1組）
		3,800	啓愛	K－212－SS	足板　前傾　ステンレス（2枚1組）
		4,350	啓愛	K－212－ST	足板　前傾　鋼　（2枚1組）
		1,950	日進医療器㈱	T－810－1	足継手(1方向ばね制御付)用あぶみB型　165mm　ステンレス製
		1,950	日進医療器㈱	T－810－2	足継手(1方向ばね制御付)用あぶみB型　165mm　クロームモリブデン鋼
		1,950	日進医療器㈱	T－810－3	足継手(1方向ばね制御付)用あぶみB型　130mm　ステンレス製
		1,950	日進医療器㈱	T－810－4	足継手(1方向ばね制御付)用あぶみB型　130mm　クロームモリブデン鋼
	2　足板付一方向				
		3,000	啓愛	K－211－15－22	足板　前傾　ステンレス　150〜220mm
		3,300	啓愛	K－211－24－32	足板　前傾　ステンレス　240〜320mm
		4,250	啓愛	K－211S－20－26	靴型足板　前傾幅狭　ステンレス　200〜260mm
		4,650	啓愛	K－211S－28－32	靴型足板　前傾幅狭　ステンレス　280〜320mm
		4,250	啓愛	K－211W－22－26	靴型足板　前傾幅広　ステンレス　220〜260mm
		4,650	啓愛	K－211W－28－32	靴型足板　前傾幅広　ステンレス　280〜320mm
		3,600	小原	9A－021	足底板・米式ジュラクレンザック足関節用　特大
		3,600	小原	9A－022	足底板・米式ジュラクレンザック足関節用　大
		3,600	小原	9A－023	足底板・米式ジュラクレンザック足関節用　中
		3,600	小原	9A－024	足底板・米式ジュラクレンザック足関節用　小
		3,600	小原	9A－025	足底板・米式ジュラクレンザック足関節用　極小
		3,600	小原	9A－026	足底板・米式ジュラクレンザック足関節用　最小

		価格	メーカー	型式	仕様
		2,650	日進医療器㈱	T－809－1	足継手（1方向ばね制御付）用あぶみA型　260mm　ステンレス製
		2,650	日進医療器㈱	T－809－2	足継手（1方向ばね制御付）用あぶみA型　240mm　ステンレス製
		2,650	日進医療器㈱	T－809－3	足継手（1方向ばね制御付）用あぶみA型　220mm　ステンレス製
		2,650	日進医療器㈱	T－809－4	足継手（1方向ばね制御付）用あぶみA型　200mm　ステンレス製
		2,650	日進医療器㈱	T－809－5	足継手（1方向ばね制御付）用あぶみA型　180mm　ステンレス製
		2,650	日進医療器㈱	T－809－7	足継手（1方向ばね制御付）用あぶみA型　160mm　ステンレス製
		3,600	日進医療器㈱	T－815－1	足継手（1方向ばね制御付）用あぶみA型・特大　260mm　ステンレス製
		3,600	日進医療器㈱	T－815－2	足継手（1方向ばね制御付）用あぶみA型・特大　240mm　ステンレス製
3　二方向					
		1,450	オットーボック	17B113	二方向　二又　ショート　ステンレス　17B66用
		3,900	オットーボック	17B99	二方向　足板なし　ショート　ステンレス
		4,800	オットーボック	17LF3N	二方向　足板なし　17LA3N用
		7,900	オットーボック	17SF100=OS	あぶみ　ネクスギア　タンゴ用
		7,600	オットーボック	17SF100=OS－22	あぶみ　17AO100用
		10,500	フィオル＆ゲンツ	FB2070	ニューロクラシック足継手・ニューロバリオ足継手兼用あぶみ 10mm 1個（内外側使用の場合は2個必要）
		10,700	フィオル＆ゲンツ	FB2071	ニューロクラシック足継手・ニューロバリオ足継手兼用あぶみ 12mm 1個（内外側使用の場合は2個必要）
		11,200	フィオル＆ゲンツ	FB2082	ニューロクラシック足継手・ニューロバリオ足継手兼用あぶみ 14mm 1個（内外側使用の場合は2個必要）
		13,700	フィオル＆ゲンツ	FB2093	ニューロクラシック足継手・ニューロバリオ足継手兼用あぶみ 16mm 1個（内外側使用の場合は2個必要）
		17,000	フィオル＆ゲンツ	FB2095	ニューロクラシック足継手・ニューロバリオ足継手兼用あぶみ 20mm 1個（内外側使用の場合は2個必要）
		9,500	フィオル＆ゲンツ	FB2270	ニューロクラシック足継手・ニューロバリオ足継手兼用あぶみ 吸引成型用 10mm 1個（内外側使用の場合は2個必要）
		10,300	フィオル＆ゲンツ	FB2271	ニューロクラシック足継手・ニューロバリオ足継手兼用あぶみ 吸引成型用 12mm 1個（内外側使用の場合は2個必要）
		11,300	フィオル＆ゲンツ	FB2282	ニューロクラシック足継手・ニューロバリオ足継手兼用あぶみ 吸引成型用 14mm 1個（内外側使用の場合は2個必要）
		12,400	フィオル＆ゲンツ	FB2293	ニューロクラシック足継手・ニューロバリオ足継手兼用あぶみ 吸引成型用 16mm 1個（内外側使用の場合は2個必要）
		13,400	フィオル＆ゲンツ	FB2295	ニューロクラシック足継手・ニューロバリオ足継手兼用あぶみ 吸引成型用 20mm 1個（内外側使用の場合は2個必要）
		13,200	ベッカー	3B76－X－1	トリプルアクション成人小型足継手用あぶみ（片側）
		13,200	ベッカー	3C76－X－1	トリプルアクション小児足継手用あぶみ（片側）
		2,700	橋本義肢	HST－002SUS	遊動式足継手用あぶみ（二方向角度調整）ステンレス製　1個（内外側使用の場合は2個必要）足継手HAJ－002Tiとセットで使用。
		5,300	橋本義肢	HST－002Ti	遊動式足継手用あぶみ（二方向角度調整）チタン製　1個（内外側使用の場合は2個必要）足継手HAJ－002Tiとセットで使用。
		5,200	橋本義肢	HST－002Ti小児用	小児用遊動式足継手用あぶみ（二方向角度調整）チタン製　1個（内外側使用の場合は2個必要）足継手HAJ－002Ti小児用とセットで使用。
		2,700	橋本義肢	HST－004SUS	二方向制動式足継手用あぶみ ステンレス製　1個（内外側使用の場合は2個必要）足継手HAJ－004Tiとセットで使用。
		5,300	橋本義肢	HST－004Ti	二方向制動式足継手用あぶみ チタン製　1個（内外側使用の場合は2個必要）足継手HAJ－004Tiとセットで使用。
		2,850	啓愛	K－218－PP	PP装具足板前後 ステンレス（短/中/長）（2枚1組）
		3,000	啓愛	K－218－SS	新型足板　前後 ステンレス（2枚1組）
		4,800	啓愛	K－218－ST	新型足板　前後 鋼（2枚1組）
		1,950	日進医療器㈱	T－813－1	足継手（2方向ばね制御付）用あぶみB型　157mm　ステンレス製
		1,950	日進医療器㈱	T－813－2	足継手（2方向ばね制御付）用あぶみB型　157mm　クロームモリブデン鋼
4　足板付二方向					

			3,950	オットーボック　17B116	二方向　足板付　ステンレス　17B66用
			3,000	啓愛　K－217－15－22	足板　前後傾　ステンレス　150～220mm
			3,300	啓愛　K－217－24－32	足板　前後傾　ステンレス　240～320mm
			4,250	啓愛　K－217S－20－26	靴型足板　前後傾幅狭　ステンレス　200～260mm
			4,650	啓愛　K－217S－28－32	靴型足板　前後傾幅狭　ステンレス　280～320mm
			4,250	啓愛　K－217W－22－26	靴型足板　前後傾幅広　ステンレス　220～260mm
			4,650	啓愛　K－217W－28－32	靴型足板　前後傾幅広　ステンレス　280～320mm
			3,600	小原　9A－031	足底板・米式ジュラダブルクレンザック　筋金用　大
			3,600	小原　9A－032	足底板・米式ジュラダブルクレンザック　筋金用　中
			3,600	小原　9A－033	足底板・米式ジュラダブルクレンザック　筋金用　小
			6,200	小原　DJ－2A	ドリームジョイント2用足底板
			2,650	日進医療器㈱　T－812－1	足継手（2方向ばね制御付）用あぶみA型　260㎜　ステンレス製
			2,650	日進医療器㈱　T－812－2	足継手（2方向ばね制御付）用あぶみA型　240㎜　ステンレス製
			2,650	日進医療器㈱　T－812－3	足継手（2方向ばね制御付）用あぶみA型　220㎜　ステンレス製
	C　歩行あぶみ		18,400	Breg,Inc.　BR－AB	アキレスあぶみ
			26,600	アドバンフィット　A－6000	荷重調節装置付
			34,000	アドバンフィット　A－6100	荷重調節装置付　Ver.2
			37,700	アドバンフィット　A－6110	荷重調節装置　Ver.2　インジケーター付
			21,300	ハートウォーカージャパン HWJ.G.C.11	ゲイトコレクター用靴型足板
			17,600	パシフィックサプライ　6950024-SIZE	GSD－R1用あぶみ
			20,200	リハビテック　A－1－1	PTB・坐骨免荷用　耐荷重90kg
			28,100	リハビテック　A－1－2	小児用PTBスライド部品
			17,600	リハビテック　PS－1－3	ニューポーゴスティック用あぶみ
			8,800	啓愛　KI－D－301－1	あぶみ下部　軽合金　直　板付
			9,500	啓愛　KI－D－301－2	あぶみ下部　軽合金　曲　板付
			6,000	啓愛　KI－D－302－1	あぶみ下部　軽合金　直　板無
			7,600	啓愛　KI－D－302－2	あぶみ下部　軽合金　曲　板無
			14,600	小原　11A－201	ジュラアブミ金具本体　大
			14,600	小原　11A－202	ジュラアブミ金具本体　中
			14,600	小原　11A－203	ジュラアブミ金具本体　小
			10,900	松本　MG2104	踵補高用あぶみ（左右あり）
			1,350	川村義肢　692101－SIZE	川村式小児用あぶみ
			3,200	川村義肢　692102－SIZE	川村式強度あぶみ
			17,900	川村義肢　6950022－SIZE	ゲイトソリューションデザイン　あぶみ
その他	あぶみゴム		900	啓愛　KI－D－303	あぶみ用底ゴム　サイズ（大/中/小）
			1,700	啓愛　KI－SG－B58	あぶみ用底ゴム　大
			1,700	啓愛　KI－SG－B59	あぶみ用底ゴム　中
			1,700	啓愛　KI－SG－B60	あぶみ用底ゴム　小
			2,250	小原　11A－301	アブミ金具用底ゴム　大
			2,250	小原　11A－302	アブミ金具用底ゴム　中
			2,250	小原　11A－303	アブミ金具用底ゴム　小
	ターンバックル		73,800	バスコ　MM	マルチモーション継手　1個（内外側使用の場合は2個必要）
			9,000	啓愛　KI－N－010－L	ターンバックル　大
			9,000	啓愛　KI－N－010－S	ターンバックル　小
			9,000	啓愛　KI－N－010－SS	ターンバックル　極小
			5,500	今仙　M5410	ダイヤルロックセレーション継手（2ケ1組）
			41,300	今仙　M5610－A	タウメル継手（黒・大ハンドル、シルバー・小ハンドル）
			14,600	小原　80F－200	ターンバックル

		価格	メーカー・型番	名称
装具用制御装置		2,550	medi GmbH & Co.KG　GE81006	PCLプロテクトパッド
		13,000	オズール　B－502170325	アンローダー　SDストラップ
		15,600	オットーボック　17AD100A=AS	ネクスギア　タンゴ用ストップモジュール
		29,800	オットーボック　17AD100A=HS	ネクスギア　タンゴ用リアクションモジュール
		2,150	オットーボック　17AD100A=HS-1/2	リアクションモジュール用リアクションスプリング
		19,100	オットーボック　17AD100A=LS	ネクスギア　タンゴ用スプリングモジュール
		3,000	オットーボック　17S1	スナップ　ストップ
		106,100	オットーボック　317B3	E－MAG用コントローラー
		8,900	オットーボック　317E2	E－MAG用センサーケーブル
		5,300	オットーボック　317Z13	E－MAG用コントローラーケース
		18,500	ハートウォーカージャパン　HWJ.G.C.02	ゲイトコレクター用カフ
		42,600	ハートウォーカージャパン　HWJ.G.C.03	ゲイトコレクター用リンク機構
		18,400	ハートウォーカージャパン　HWJ.G.C.04	ゲイトコレクター用内外旋制御バーセット
		55,900	ベッカー　9000－GX－N	伸展補助ダンパー
		10,900	ランチパッド　XTN	エクステンション
		900	啓愛　K－RT－SK	SKロット棒（2セット1組）
		28,400	今仙　M5700	Easy Stride
		4,250	小原　SQB	スクエアバネ
デニスブラウン		2,800	CLUBFOOT SOLUTIONS,INC　CFS-B	アイオワブレース　デニスブラウンバー
		24,400	C－プロダイレクト　ADM-ERB	ADM用デニスブラウンバー
		32,000	MD Orthopaedics Abduction Bar	ExtraShortBar(17.0 ～ 25.0)ShortBar(20.0 ～ 30.0)LongBar(23.5 ～ 38.0)
		34,700	MD Orthopaedics Ponseti AFO	Ponseti AFO 6.0 ～ 20.5
		3,350	MD Orthopaedics Ponseti Mount kit	Ponseti Mount kit
		41,600	ディーバーエンタープライズ　QDCB	クイックリリース　ドブスバー
		41,100	ディーバーエンタープライズ　SDCBMD	スプリングアシスト　ミッチェル
		42,600	バスコ　2810	P.E.A.care　固定式スプリント　クイックリリース
		42,600	バスコ　2850	P.E.A.care 2.0　固定式スプリント　クイックリリース
		9,200	啓愛　KI－E－B	イージースタンス部品　バーのみ
		4,950	啓愛　KI－E－F	イージースタンス部品　足板のみ　取付用ネジ付
		7,200	啓愛　KI－ESTD－B	イージースタンスSTD部品バーのみ
		8,700	啓愛　KI－ESTD－F	イージースタンスSTD部品足板のみ取付用ネジ付
		8,300	啓愛　KI－M－B	ミルキー部品　バーのみ
		5,000	啓愛　KI－M－F	ミルキー部品　足板のみ
足板		5,600	CLUBFOOT SOLUTIONS,INC　CFS-PLAT	アイオワブレース　プラットホーム足板
		32,000	C－プロダイレクト　ADM-MNF	ADM用足板　夜間用
		3,450	啓愛　KC－1	靴底用板
		2,950	啓愛　KC－2	靴底用板
		2,500	啓愛　KI－D－304	アブミ用底板
支柱		66,500	C－プロダイレクト ADM－MU	短下肢装具後方支柱
		9,300	アドバンフィット　A-1265-1～3	着脱用部品
		2,100	オットーボック　17B4=16	フラットタイプ　ストレート　ステンレス　16mm
		21,300	オットーボック　17B4=16-T	フラットタイプ　ストレート　チタン　16mm
		2,100	オットーボック　17B4=20	フラットタイプ　ストレート　ステンレス　20mm
		21,300	オットーボック　17B4=20-T	フラットタイプ　ストレート　チタン　20mm
		2,550	オットーボック　17B5=16	フラットタイプ　カーブ付　ステンレス　16mm
		21,300	オットーボック　17B5=16-T	フラットタイプ　カーブ付　チタン　16mm
		2,550	オットーボック　17B5=20	フラットタイプ　カーブ付　ステンレス　20mm
		21,300	オットーボック　17B5=20-T	フラットタイプ　カーブ付　チタン　20mm
		1,450	オットーボック　17B6=16	フラットタイプ　ストレート　アルミ　16mm
		1,450	オットーボック　17B6=20	フラットタイプ　ストレート　アルミ　20mm
		1,750	オットーボック　17B7=16	フラットタイプ　カーブ付　アルミ　16mm

				金額	メーカー・型番	内容

金額	メーカー	型番	内容
1,750	オットーボック	17B7=20	フラットタイプ　カーブ付　アルミ　20mm
8,900	オットーボック	17LS3=10-T	ラミネーションバー　チタン　10mm
8,900	オットーボック	17LS3=12-T	ラミネーションバー　チタン　12mm
10,600	オットーボック	17LS3=14-T	ラミネーションバー　チタン　14mm
12,300	オットーボック	17LS3=16-T	ラミネーションバー　チタン　16mm
13,700	オットーボック	17LS3=20-T	ラミネーションバー　チタン　20mm
31,000	オットーボック	17S100=LB-22-T	ラミネーションバー　17AO100用
10,400	オットーボック	17Y128=16x100	ラミネーション用　ストレート　ステンレス　16mm×100mm
8,000	オットーボック	17Y128=16x80	ラミネーション用　ストレート　ステンレス　16mm×80mm
10,400	オットーボック	17Y128=20x100	ラミネーション用　ストレート　ステンレス　20mm×100mm
7,500	オットーボック	17Y128=20x80	ラミネーション用　ストレート　ステンレス　20mm×80mm
17,800	オットーボック	17Y129=16	ラミネーション用　カーブ付　ステンレス　16mm
19,100	オットーボック	17Y129=20	ラミネーション用　カーブ付　ステンレス　20mm
25,900	ティムス	TAPS-PSC1	短下肢装具用後方支柱　カーボン製　リジット
25,900	ティムス	TAPS-PSC2	短下肢装具用後方支柱　カーボン製　セミリジット
25,900	ティムス	TAPS-PSC3	短下肢装具用後方支柱　カーボン製　スタンダード
25,900	ティムス	TAPS-PSC4	短下肢装具用後方支柱　カーボン製　フレキシブル
9,000	ティムス	TAPS-PSM	短下肢装具用後方支柱　アルミ製
13,900	フィオル＆ゲンツ	SA1040	ラミネーション用アンカー 10mm アルミ 1個（内外側使用の場合は2個必要）
14,200	フィオル＆ゲンツ	SA1041	ラミネーション用アンカー 12mm アルミ 1個（内外側使用の場合は2個必要）
14,400	フィオル＆ゲンツ	SA1042	ラミネーション用アンカー 14mm アルミ 1個（内外側使用の場合は2個必要）
15,100	フィオル＆ゲンツ	SA1063	ラミネーション用アンカー 16mm アルミ 1個（内外側使用の場合は2個必要）
16,700	フィオル＆ゲンツ	SA1085	ラミネーション用アンカー 20mm アルミ 1個（内外側使用の場合は2個必要）
20,000	フィオル＆ゲンツ	SA5051	ニューロスイングH20ラミネーション用アンカー 12mm アルミ 1個（内外側使用の場合は2個必要）
21,300	フィオル＆ゲンツ	SA5052	ニューロスイングH20ラミネーション用アンカー 14mm アルミ 1個（内外側使用の場合は2個必要）
22,400	フィオル＆ゲンツ	SA5063	ニューロスイングH20ラミネーション用アンカー 16mm アルミ 1個（内外側使用の場合は2個必要）
24,800	フィオル＆ゲンツ	SA5075	ニューロスイングH20ラミネーション用アンカー 20mm アルミ 1個（内外側使用の場合は2個必要）
10,000	フィオル＆ゲンツ	SS1040	支柱　ストレート　幅10mm×長さ200mm　アルミ 1個（内外側使用の場合は2個必要）
10,900	フィオル＆ゲンツ	SS1041	支柱　ストレート　幅12mm×長さ225mm　アルミ 1個（内外側使用の場合は2個必要）
11,700	フィオル＆ゲンツ	SS1042	支柱　ストレート　幅14mm×長さ250mm　アルミ 1個（内外側使用の場合は2個必要）
13,900	フィオル＆ゲンツ	SS1063	支柱　ストレート　幅16mm×長さ410mm　アルミ 1個（内外側使用の場合は2個必要）
17,600	フィオル＆ゲンツ	SS1085	支柱　ストレート　幅20mm×長さ480mm　アルミ 1個（内外側使用の場合は2個必要）
22,700	ベッカー	980-HD	クイックディスコネクト（内外側使用の場合は2個必要）
28,900	リハビテック	PS-1-4	ニューボーゴスティック用支柱（S・M・L）
7,800	橋本義肢	HCU-001AL	半月一体化支柱（短下肢装具用）
19,400	橋本義肢	HCU-002AL	半月一体化支柱（膝装具用、大腿部、下腿部セット）
3,300	橋本義肢	HUR-001AL	甲丸断面ストレート支柱　5×16mm（1本）

			価格	メーカー・製品名	説明
			2,300	啓愛　K－10－SS	足板補強材　ステンレス
			25,900	東名ブレース　RAPS-PSC1 Hard	RAPS支柱　カーボン製　ハード
			25,900	東名ブレース　RAPS-PSC2 semi-Hard	RAPS支柱　カーボン製　セミハード
			25,900	東名ブレース　RAPS-PSC3 Standard	RAPS支柱　カーボン製　スタンダード
			25,900	東名ブレース　RAPS-PSC4 Soft	RAPS支柱　カーボン製　ソフト
	バッテリーキット		17,700	オットーボック　317B20	E－MAG用バッテリー
			7,300	オットーボック　317E20	E－MAG用バッテリーケーブル
			50,900	オットーボック　317L20	E－MAG用バッテリーチャージャー
			6,200	オットーボック　317Z21	E－MAG用バッテリーケース
			72,600	オットーボック　4 E50	バッテリーチャージャー
			32,600	オットーボック　757L16	ACアダプター
	固定金具		130,000	オットーボック　17K01A=SET	C－Brace　マウンティングセット
上肢装具	肩継手		31,300	アドバンフィット　A－3201	ウォームギア式（腋下型）
			31,300	アドバンフィット　A－3301	ダイヤルロック式（腋下型）
			46,200	アドバンフィット　A－3501	ウォームギア式（前方型・右）
			46,200	アドバンフィット　A－3503	ウォームギア式（前方型・左）
	肘継手		16,700	アドバンフィット　A－3401	ダイヤルリングロック式（4×19mm）
			20,400	アドバンフィット　A－3412	ダイヤルロック肘継手
			64,600	ウルトラフレックス　U3-AA	伸展・屈曲補助付肘継手
			55,700	ウルトラフレックス　WHO-P11	前腕回内・回外補助付
			46,200	オットーボック　17BK1	コレクション　ジョイント
			506,400	ルミナスジャパン　LJAGA-1701 L/R	電子制御肘継手
			26,500	ルミナスジャパン　LJAGA-OP001 L/R	アクティブギプス腕用手の平センサー
			29,800	啓愛　K－200－E1	肘ダイヤルロック
			14,900	啓愛　K－200－E2	ダイヤルロック肘関節
			41,300	今仙　M5610－A	タウメル継手（黒・大ハンドル，シルバー・小ハンドル）
			11,600	有薗製作所　AR－04EJ08－01	肘関節外反防止肘継手
	手継手		64,600	ウルトラフレックス　U3-AAW	伸展・屈曲補助付手継手
			36,200	啓愛　K－300－E1	多目的継手　ラチェット式
	把持装具部品用品	BFO	160,900	㈱リハロ　S20000A01	MOMO本体
			15,600	㈱リハロ　S21005A01	水平リンク
			14,200	㈱リハロ　S21009A01	MOMO用スプリング　弱
			14,200	㈱リハロ　S21010A01	MOMO用スプリング　強
			73,800	㈱リハロ　S22000A01	アームレストタイプA　右用
			73,800	㈱リハロ　S22000A02	アームレストタイプA　左用
			73,800	㈱リハロ　S22100A01	アームレストタイプB　右用
			73,800	㈱リハロ　S22100A02	アームレストタイプB　左用
			73,800	㈱リハロ　S22200A01	アームレストタイプC　右用
			73,800	㈱リハロ　S22200A02	アームレストタイプC　左用
			52,800	㈱リハロ　S23000A01	テーブル用ブラケット
			197,200	㈱リハロ　S30000A01	MOMOプライム本体
			14,200	㈱リハロ　S31005A01	MOMOプライム用スプリング　弱
			14,200	㈱リハロ　S31006A01	MOMOプライム用スプリング　中
			14,200	㈱リハロ　S31007A01	MOMOプライム用スプリング　強
			117,300	㈱リハロ　S71000A01	フロアスタンド
			106,400	㈱リハロ　S73000A01	車いす用ブラケット　右用
			106,400	㈱リハロ　S73000A02	車いす用ブラケット　左用
			211,700	ハニーインターナショナル　PSB－300	ポータブルスプリングバランサー
			52,100	ハニーインターナショナル	ポータブルスプリングバランサー

大分類	中分類	小分類	価格	メーカー・型番	名称・仕様
				PSB−301	テーブル用ブラケット
			94,800	ハニーインターナショナル	ポータブルスプリングバランサー
				PSB−302	車いす用ブラケット
	指部装具用品		23,700	タガワ　TM−1	スワンネック変形用
			24,500	タガワ　TM−1−3	スワンネック変形　3連式　指先
			23,100	タガワ　TM−2	ボタンホール変形用
			24,800	タガワ　TM−2−3	ボタンホール変形　3連式　指先
			24,500	タガワ　TM−3	側方　動揺用
			24,500	タガワ　TM−3−R，L	側屈変形用
			24,800	タガワ　TM−4	スパイラルブレース
			25,500	タクト医療株式会社　IPJ2	ＩＰＪ−Ｆｉｘリング
			25,500	タクト医療株式会社　IPJSP	ＩＰＪ−ＦｉｘリングＳＰ
			24,800	栗原補装具工房　ML−1	リングメイト
	その他	支柱	1,250	オットーボック　17F52	フラットタイプ　ストレート　アルミ
体幹装具	ミルウォーキーリングネック		19,800	啓愛　KI−N−005A−4	首部金具
			29,800	小原　57D−010	ミルウォーキーネックリング
			28,800	松本　MG2220	ネックリング（丸棒タイプ）
	前方支柱		7,800	啓愛　KI−N−005A−1	前方支柱　軽合金
			14,600	小原　57D−021	前方支柱
	後方支柱		15,900	medi GmbH & Co.KG RE8000	スピノメド　バックブレース　アルミ合金
			14,200	啓愛　KI−N−005A−2	後方支柱　軽合金及びステンレス
			22,100	小原　57D−031	後方支柱　軽合金
			22,100	小原　57D−032	後方支柱　ステンレス
	支柱		46,200	永野義肢　S−大	側方支柱大　ステンレス
			22,900	啓愛　KI−S−006A	体幹用側方支柱
			3,150	松本　MG2200	側弯用長穴支柱3×20
			3,450	松本　MG2201−1	側弯用支柱3×20
			3,500	松本　MG2201−2	側弯用支柱3×25
			13,900	松本　MG2207	側方支柱　軽合金（15mm）
			4,700	松本　MG2208−1	側弯用穴支柱4×16
			4,700	松本　MG2208−2	側弯用長穴支柱4×20
			4,700	松本　MG2208−3	側弯用長穴支柱4×25
			4,350	松本　MG2209−1	側弯用ねじ穴支柱4×16
			4,350	松本　MG2209−2	側弯用ねじ穴支柱4×20
			4,350	松本　MG2209−3	側弯用ねじ穴支柱4×25
	アウトリガー		2,150	啓愛　KI−N−005A−3	ベルト引掛金具
			3,000	小原　57D−041	アウトリガー
			2,550	松本　MG2205	アウトリガー用T字金具
	蝶番	A　二重式	7,200	小原　57D−051	二重式蝶番
		B　一重式	4,000	啓愛　KI−N−005A−5	蝶番（遊動）
			4,150	松本　MG2206	AC用S蝶番
	前方支柱固定金具		2,550	啓愛　KI−N−005A−6	蝶番（固定）
			3,000	小原　57D−061	普通蝶番（シングル蝶番）
	固定金具		3,200	松本　MG2203	AC用オフセットステンレスアーム
			7,700	松本　MG2204	AC用差込金具（右凸用/左凸用）
			28,500	松本　MG2230	ダイヤル式矯正ケーブル・ダイヤル本体・レースガイド
			8,800	松本　MG2231	ダイヤル式矯正ケーブル用プーリー
			28,400	松本　MG2232	ダイヤル式矯正ケーブル・ダイヤル本体

価格基準例

第2　治療用装具の支給

パッド			20,400	松本	MG2210	胸椎用エアーパッド
			19,400	松本	MG2211	腰椎用エアーパッド
手継			87,700	TSC	tsortho001	抗力付き腰部継手

(注)1　下肢装具の膝継手Fダイヤルロックについては，下肢装具の製作要素価格のCその他の加算要素のダイヤルロックは加算できないこと。
　　2　使用部品欄の「企業名　番号〜番号」で範囲表示したものについては，各部品の同一価格のものであること。
　　3　借受け基準額については，耐用年数の2／3を償却期間として設定し，「購入基準額／償却期間（月）」を一月あたりの借受け基準額とする。

カ　耐用年数

（ア）　装具本体

区　分	名　　称	型　　　式	耐用年数 年	備　　考
下肢装具	股　装　具	硬　　　　　　　　　性	3	耐用年数以内の破損及び故障に際しては，原則として修理又は調整を行う。 耐用年数とは，通常の使用状態において当該補装具が修理不能となるまでの予想年数を示しているものであるため，耐用年数を一律に適用しない。
		フ　　レ　　ー　　ム	3	
		軟　　　　　　　　　性	2	
	長下肢装具		3	
	膝　装　具	硬　　　　　　　　　性	3	
		支　　柱　　付　　き	3	
		軟　　　　　　　　　性	2	
	短下肢装具	硬　性（支　柱　あ　り）	3	
		硬　性（支　柱　な　し）	1.5	
		支　　柱　　付　　き	3	
		軟　　　　　　　　　性	2	
	足　装　具		1.5	
靴型装具			1.5	
体幹装具	頚椎装具	硬　　　　　　　　　性	2	
		フ　　レ　　ー　　ム	3	
		カ　　　　ラ　　　　ー	2	
	胸腰仙椎装具	硬　　　　　　　　　性	2	
		フ　　レ　　ー　　ム	3	
		軟　　　　　　　　　性	1.5	
	腰仙椎装具	硬　　　　　　　　　性	2	
		フ　　レ　　ー　　ム	3	
		軟　　　　　　　　　性	1.5	
	仙腸装具	硬　　　　　　　　　性	2	
		フ　　レ　　ー　　ム	3	
		軟　　　　　　　　　性	1.5	
		骨　　　盤　　　帯	2	
	側弯症装具	ミルウォーキー型	2	
		硬　　　　　　　　　性	1	
		フ　　レ　　ー　　ム	2	
		軟　　　　　　　　　性	1	
上肢装具	肩　装　具		3	
	肘　装　具	硬　　　　　　　　　性	3	
		支　　柱　　付　　き	3	
		軟　　　　　　　　　性	2	
	手関節装具		3	
	対立装具		3	
	把持装具		3	
	手　装　具		3	
	指　装　具		3	
	Ｂ　Ｆ　Ｏ		3	

（イ）　完成用部品

材料・部品名	耐用年数 年	備　　　　考
継　　手　　類	1.5	耐用年数以内の故障に際しては，原則として小部品の取替えにより修理
その他の小部品（消耗品）	1	又は調整を行う。

キ　使用年数

年　齢	使用年数	備　　　　　考	考
0　　　歳	4　　　月		使用年数は，年齢による児童の特殊性を考慮して定めたものであるが，使用年数以内の故障に際しては，原則として小部品の取替えにより修理又は調整を行う。 なお，使用年数については，成長速度や使用環境等も踏まえ，柔軟に対応する。
1～2歳	6　　　月		
3～5歳	10　　　月		
6～14歳	1　　　年		
15～17歳	1 年 6 月	次については，左記使用年数にかかわらず1年とする。 1　装具本体のうち「側弯症装具」の「硬性」及び「軟性」 2　完成用部品のうち「足部」 3　完成用部品を構成する「小部品（消耗品）」	

■装　具（レディメイド）

　装具（レディメイド）とは，装具として完成しており，調整を必須としないものをいう。加工の必要がない部品を組立てる等して完成させるものを含み，軟性装具におけるベルト調整後の固定のための縫製は加工に含まない。

　価格は，基本価格に本体価格を合算した価格を上限額とし，医師の採型技術料を含まないものである。

ア　基本価格

　採寸及び適合にかかる全ての作業（使用方法の説明及び加工を含む。）についての技術料とする。

身　体　部　位	上　限　価　格 円	備　　　　考
共　通	2,500	装具の種類にかかわらず一律の価格とする。

イ　本体価格

　装具（レディメイド）の本体価格は，装具（レディメイド）の製造又は輸入に要する原価に，一般管理販売費等，営業利益及び流通経費を加えた額の範囲内の額とし，一般管理販売費等，営業利益及び流通経費については，別に定める係数を基に算出する。ただし，本体価格は，完成用部品として指定されているものを除き，オーダーメイドで算定した額の75％の範囲内の額とする。

ウ　耐用年数及び使用年数

　装具（オーダーメイド）〔→111頁・112頁〕に準ずる。

○備　考

　1　本表の価格は，医師の採型技術料を含まないものである。

　2　耐用年数は，通常の装用状態において，当該材料・部品が修理不能となるまでの予想年数を示したものである。

〔参考〕殻構造義肢　義手用ハーネス及び義足懸垂用部品並びに断端袋

区分	名　称	使　用　部　品	上限価格(円)	備　考
義手用ハーネス	肩義手用	胸郭バンド式肩ハーネス一式 肩たすき一式	23,800 11,900	
	上腕義手用 肘義手用	胸郭バンド式上腕ハーネス一式 肩たすき一式 8字ハーネス一式	23,500 11,900 10,800	
	前腕義手用 手義手用 手部義手用	胸郭バンド式前腕ハーネス一式 8字ハーネス一式 9字ハーネス一式 たわみ式肘継手（一組） Yストラップ 上腕カフ（三頭筋パッド）	20,200 8,750 5,650 2,750 2,750 5,700	
義足懸垂用部品	股義足用	懸垂帯一式	17,000	
	大腿義足用 膝義足用	シレジアバンド一式 肩吊り帯 腰バンド 横吊帯 義足用股吊帯一式	8,250 7,100 9,800 1,850 4,700	
	下腿義足用 サイム義足用	腰バンド 横吊帯 大腿コルセット一式 PTBカフベルト一式	9,800 2,500 12,800 9,750	懸垂用膝カフは，PTBカフベルトに準ずる。
断端袋	上腕用 前腕用 大腿用 下腿用		3,350 3,550 5,600 5,900	年間の上限額であるため，特性，数量にかかわらず，当該額の範囲で一括支給することができる。

○殻構造義肢　完成用部品　ケーブルセット　　　26,900円（ホスマー 2250）
○車椅子　自走用　　　　　　　　　　　　　　　90,000円

○修理基準
■装　具（オーダーメイド）

修　理　項　目			上　限　価　格（円）	備　　　　考
ア　継手及び支持部の交換			修理項目ごとにエ（製作要素価格）に掲げる価格に，1,350円を加算した額をもって修理価格とする。	
イ　完成用部品の交換			修理項目ごとにオ（完成用部品（装具））に掲げる価格をもって修理価格とする。	
ウ　ベルトの交換			修理箇所ごとに25mm幅のものは940円，50mm幅のものは1,300円とする。ただし，裏付きの場合には，当該価格を2倍した額を修理価格とする。	
エ　溶接			修理箇所ごとにアライメントの調整を必要とするものは10,700円，必要としないものは2,200円とする。	
オ　その他の交換・修理				
	（ア）修理部位	下肢装具	足底裏革交換又は足底ゴム交換　6,150	
		靴型装具	本底交換　8,700	踵部品の価格を含むものである。
			足底挿板交換　7,550	踏まず支え等の機能を有し，取外しができる構造のものに限る。
			半張交換　3,650	踵以外（若しくは足長のおおむね遠位2／3の範囲）の本底の交換である。
			踵交換　1,800	踵（若しくは足長のおおむね近位1／3の範囲）の本底の交換である。
			積上交換　1,350	本底より上部におよぶ底の交換の場合に加算できる。
			底張かけ交換　2,200	ＭＰ部から遠位の範囲の底の交換である。
			ファスナー交換　3,350	
			細革交換　760	細革全体の交換の場合に限り加算出来る。グッドイヤーの場合は，1,450円増しとする。

価格基準例

	体幹装具	支柱交換（硬性）	3,250	
		支柱交換（軟性）	1,400	
（イ）	（ア）以外の部位		修理項目ごとにエ（製作要素価格）に掲げる価格とする。	

(注)1　採型又は採寸を必要とする修理については，ウ（基本価格）に掲げる価格を加算することができる。

　　2　ア又はオ（（イ）に係るものに限る。）の修理で完成用部品を必要とする場合は，オ（完成用部品）に掲げる価格を加算することができる。

　　3　靴型装具は，右又は左の一側を1単位とする。

　　4　裏革に劣化等のない，単なる剥離に対する再接着修理は，エ（製作要素価格）に掲げる価格を修理価格とする。なお，剥離については，新規製作及び修理から9月以内は接着不良としての修理を認めない。

■装　具（レディメイド）

　上記の装具（オーダーメイド）に準じて修理する。

※「○装具の組み合わせ価格基準例」は以下の社会保険研究所オンラインブックストア・『療養費の支給基準』（令和6年度版）の頁に掲載予定。

第3　柔道整復師の施術

1　沿　　革

　健康保険における医療給付は，現物給付としての療養の給付を原則とし，現金給付としての療養費の支給はこれを例外とする取扱いが基本的な考え方になっている。また，制度創設の当初，政府管掌の場合，療養の給付に要する費用は人頭式請負によって支払われることになったため，保険財政の立場からも，療養費の支給は，相当厳重な制限をうけた。したがって，その支給件数および金額とも極めて微々たるものであった。

　しかしこれら療養費支給件数の中では，柔道整復師および接骨業者により治療をうけた費用を療養費として請求する件数が大部分であった。つまり整形外科の未発達という一般的条件によるためか，被保険者の多くは骨折，脱臼その他骨関節に関する治療について外科医から治療をうけることを避け，柔道整復師等の治療をうけることが一般的に行われていた。しかも，これら柔道整復師等の治療費の内容が区々にわたり，療養費の支給額を決定するのに種々事務上の困難を来たした。

　このため，医療上は若干問題とされたが，昭和11年に各都道府県ごとに所在の柔道整復師会と協定を結び料金表を定めて委任払の方式をとって以来現在に至っている。

　これは整形外科担当の医療機関の配置・医師数の不足，それに加えて，わが国の被保険者が，従来慣習上，特に都市以外においては外科医に受療するよりもむしろ柔道整復師の施術をうけることが多いこと，柔道整復師が行う施術の一部には整形外科医の行う医療方式と同一理論によるものがある等の理由により，被保険者保護の立場から認められたものである。

　その後，昭和17年の法改正により医療費は勤労定額単価式に改められ，療養費についても施行令を改正し，支給の条件を緩和したが，柔道整復術営業者につき手当をうける場合の取扱いについては，緊急その他やむを得ざる事由のあるときを除き事前承認制をとり，また，その承認にあたっては骨折および脱臼については医師の同意の有無を確かめ，手当の期間・日数・回数などの条件をつけて承認し，頭骨骨折，脊椎骨折その他単純でない骨折については保険医または保険者の指定する者の診療をうけさせるというようなかなり制限的な取扱いがされていた。

　ところで，柔道整復師会との協定料金は各都道府県ごとに区々にわたり，従って患者の差額負担もまちまちになり，思わしくない面が生じたので，昭和19年4月以降は，中央において1点単価の標準を定めた。その額は，昭和18年2月厚生省告示第66号の単価の約2割引とし，8銭ないし10銭の間において，地方の慣行料金その他の事情を考慮して協定することとなった。

　このため，新たに骨折，脱臼，および打撲の各部位について，整復料，処置料の点数および処置または治療回数が定められて保険医の場合と同様，所定の単価に点数を乗じた額が施療の報酬とされ，その他，濫用を防止するとともに運営の円滑を期するため施術録の様式を統一すること，および必要

な事項を協定書に挿入することが規定された。

　その後診療報酬単価の改訂に伴い施術の単価も引き上げられ，昭和21年１月には17銭〜20銭，同年４月に50銭〜80銭とおおむねその２割引として契約され，同年12月からは料金表も改められた。

　関係施術者からは，料金表改訂の要望が強くなり，この料金表の内容にも時代に即応しない点などがみられたので，昭和25年当初より，関係施術者の意見を参考とし鋭意検討を重ねた結果，昭和27年６月以降新たな料金表が定められた（同年10月11日一部改定）。また，従来，特別の事由のある場合は，地方の当事者間において，施術点数等を協議決定していたが，今後は都道府県において別段の定めをなすときは，事前に中央と協議して定めることとし，給付の統一的取扱いを期することとなった。

　昭和31年にはさらに制限が緩和され，療養費の請求の場合には，実際に医師から施術につき同意を得たむねが施術録に記載してあることが認められれば，必ずしも医師の同意書の添付は要しないこと，応急手当の場合は，医師の同意は必要としないこと（この場合，応急手当の後において医師の同意を得なければ，引き続き治療することはできない。），施術につき同意を求める医師は必ずしも整形外科，外科等を標榜する医師に限らないこと（昭和31年７月11日医発第627号）とされ，給付支給事務取扱上は一々保険者において施術録を調査した後でなければ支給を行ってはならないという意味ではなく，疑わしいものについて調査を行う場合の根拠としておかれることになった。

　昭和33年６月30日健康保険法の規定による療養に要する費用の額の算定方法が制定され同年10月１日から適用された。これは社会保険の医療担当者の待遇改善を図るとともに，国民皆保険の基礎的条件の整備を図るために診療報酬の点数および単価に改訂が加えられたものであり，これに伴って，関係団体の意見をも参考として，柔道整復師の施術料金の算定方法が次の改正要点を中心として改定された。

1.　点数単価方式を廃し，金額表示式としたこと。
2.　施術時間外および深夜における初検については，初検料の所定金額に時間外加算および深夜加算ができることとしたこと。
3.　骨折・不全骨折および脱臼に対する整復料および固定料については，材料加算金額を含む金額とし，各施術部位間の評価のバランスをはかったこと。
4.　骨折，不全骨折および脱臼に対する後療料については，骨折・不全骨折および脱臼の別に単一の金額としたこと。
5.　骨折における後療の際，必要があって温罨法を行った場合は，後療法の所定料金に加算ができることとしたこと。
6.　打撲および捻挫に対する施療料については，初回の施療料および２回以後の後療料に区分し，施療料には材料加算額を含め打撲および捻挫の別に単一の金額とし後療料についてもそれぞれの別に単一の金額としたこと。
7.　施術部位の名称を学術用語に統一したこと。

　ついで昭和36年８月に施術料金12％引上げ，同37年12月に，後療法において温罨法を併施した場合

の加算の算定方法が改められ，その実施に関して，社会保険庁医療保険部長と全日本柔道整復師会会長との間に覚書が取り交わされた。

　昭和38年9月1日に診療報酬の地域差が撤廃されたことに伴い，同年11月から柔道整復師の施術にかかる療養費についても甲地と乙地の別を廃止して，すべて甲地における算定方法と同様の方法によって算定されることとなった。

　昭和40年1月医療費の緊急是正が行われ，これに伴って施術料金の引上げと後療にかかる標準回数の廃止が同年4月1日から実施された。

　昭和41年10月1日から温罨法加算の除外期間の起算日を受傷の日からとすることに改められた。

　昭和49年3月1日から骨折および不全骨折の後療延日数が廃止され，さらに昭和49年11月1日から初検料に休日加算が新設された。

　昭和53年3月1日から施術料金を引上げ，骨折，不全骨折及び脱臼の施術に当り金属副子を使用した場合における加算が新設された。

　昭和56年7月1日から，施術料金の引上げ，打撲及び捻挫の施術料算定の単位となる所定部位の一部改正が行われ，さらに，医師により骨折の後療を依頼された場合で，拘縮が2関節以上に及ぶ場合の後療料が，従前の後療料とは別に設けられた。

　昭和58年7月1日から，後療において温罨法を併施した場合の加算について，温罨法と併せて電気光線器具を使用した場合の加算が新設された。

　昭和59年9月1日から，後療料について重点的に引上げが行われた。

　昭和60年6月1日から，初検料，往療料，整復料及び固定料の引上げが行われたほか，再検料及び冷罨法加算が新設された。

　昭和61年7月1日からは，再検料の引上げと，温罨法からの電療料の分離独立と料金の引上げが行われた。

　昭和63年7月1日から初検，往療及び再検に係る算定基準が改定されるとともに，同年7月14日には，保険者等と㈳日本柔道整復師会の会員以外の柔道整復師との間の療養費の支払方式等について明確な取扱いに関する通知が示された。

　平成4年6月1日から，温罨法及び電療料に係る待機期間並びに冷罨法に係る算定制限が一部緩和され，また，療養費請求の適正化の観点から，多部位または長期にわたる施術について逓減制が導入されたほか，骨折等の応急施術の場合の保険医療機関への紹介に係る施術情報提供料が新設された。

　平成6年6月1日からは，初検料，再検料，打撲及び捻挫の施療料並びに後療料を引き上げたほか，療養費適正化の観点から多部位又は長期間にわたる施術について算定方法の見直しを行った。

　平成8年6月1日からは，初検料，再検料，打撲及び捻挫の施療料並びに後療料を引き上げたほか，医師により不全骨折の後療を依頼された場合であって拘縮が2関節以上に及ぶ場合の後療料を新設した。

　また，療養費請求の適正化の観点から多部位又は長期間にわたる施術について算定方法の見直しを

行うとともに，打撲及び捻挫の施術料算定の単位となる所定部位の名称の見直しを行った。

　平成9年4月1日からは，初検料，骨折の整復料，不全骨折の固定料並びに打撲及び捻挫の施療料について引上げを行った。

　平成10年7月1日からは，初検料と再検料のほか，骨折，不全骨折，脱臼のそれぞれに係る後療料について引上げを行った。

　平成11年度は，適正な制度運営をより一層図るため，受領委任の取扱いについて全般的な見直しが行われ，平成12年1月1日から実施されることとなった。なお，併せて地方分権の推進を図るための関係法律の整備等に関する法律の施行に伴い，平成12年4月1日に設置が予定されている地方社会保険事務局長を含めた受領委任の取扱いが定められている。

　平成12年6月1日からは，打撲及び捻挫に係る後療料を引き上げるとともに，施術部位が4部位以上の場合の料金の算定方法について変更を行った。

　平成13年1月からは，柔道整復の施術所において患者から受領する老人一部負担金相当額について，新たな取扱いの規定が定められている。

　平成14年6月1日からは，往療料と再検料の引下げを行うとともに，施術部位が3部位以上の場合の後療料，温罨法料，冷罨法料及び電療料について，4部位目は所定料金の100分の33（従来は100分の45）に相当する額で算定することとした。なお，これに伴い，「柔道整復施術療養費支給申請書」の様式の一部を改定したが，当分の間は，従来の様式を取り繕って使用できることになっている。

　平成14年10月からは，健康保険法等の改正に伴い，柔道整復の施術所において患者から受領する一部負担金の割合が変更され，あわせて「柔道整復施術療養費支給申請書」の様式の一部が改定されている。

　平成16年7月からは，施術部位が4部位以上（4部位目を所定料金の100分の33で算定）の場合は，すべての負傷名にかかる具体的な負傷の原因を療養費支給申請書に記載することになった。

　平成18年6月からは，初検料，往療料の引下げ及び再検料の引上げと温罨法加算の引下げが行われたほか，往療距離が片道8キロメートルを超えた場合は一律定額の加算に変更されている。なお，施術料金等の改定に伴い，療養費支給申請書の様式の一部が変更されたが，当分の間は，従来の様式を取り繕って使用できることになっている。

　平成20年6月からは，往療料の引下げが行われるとともに，初検時相談支援料が新設されている。また，後期高齢者医療制度の実施や健康保険の一部負担金の変更などに伴い，「柔道整復施術療養費支給申請書」の様式が改定されている（当分の間，従来の様式を取り繕って使用できる）。

　平成22年6月からは，後療料等について，施術部位が3部位以上の場合の料金の算定方法について変更（4部位目を所定料金の0％，3部位目を所定料金の70％で算定）を行ったほか，打撲・捻挫の後療料の引上げが行われた。また，9月からは，①3部位以上の請求は部位ごとに負傷の原因を記載する，②領収証および希望者への明細書の発行を義務づける，③不正等があった場合，施術所開設者の責任も問うことができるなどの見直しが行われ，平成23年1月からは柔道整復施術療養費支給申請

書の様式が統一された。

　平成25年5月からは，初検料，再検料，打撲・捻挫の施療料及び後療料の引上げが行われるとともに，多部位施術の逓減が強化された（3部位目は所定料金の60%）。また，長期にわたる頻度の高い施術にはその経過や理由を記載した文書を支給申請書に添えるなど，適正化のための運用の見直しが行われている。

　平成26年4月からは，初検料と再検料について引上げを行った。

　平成28年10月からは，初検料，骨折，不全骨折，脱臼の整復（固定）料と後療料，冷罨法を併施した場合の加算の引上げを行った。

　平成29年10月からは，柔道整復療養費の審査・指導監督に関し，保険者，柔整審査会，地方厚生（支）局それぞれの機能・連携の強化が図られるとともに，同一施術所で同一患者の負傷と治癒等を繰り返す施術を重点審査の項目に加えるなど柔道整復療養費審査委員会の審査要領の改正が行われている。

　平成30年4月から，柔道整復療養費の受領委任を取り扱う「施術管理者」の届出の際は，実務経験と研修の受講が要件となった。

　平成30年6月からは，再検料が引き上げられたほか，柔道整復運動後療料の算定，金属副子等の包括化，2回目・3回目の算定ができることとなった。

　令和元年10月からは，初検料，再検料，骨折・脱臼に係る整復（固定）料及び後療料等について引上げを行った。

　令和2年6月からは，初検時相談支援料の要件強化と引上げおよび整復料（骨折，脱臼）・固定料（不全骨折）・後療料（骨折，不全骨折，脱臼）の引上げを行った。また，往療料の距離加算は，往療料に振り替えられ包括化された。

　令和4年6月からは，往療料（片道4キロメートル超）の算定基準が見直された。また，同月からは，施術の必要性を確認すべき患者に対する施術は償還払いに変更できることになった。さらに，10月からは，一部の施術所を対象に，明細書の患者への交付が義務化されることになった（明細書発行体制加算を新設）。

　令和6年6月からは，初検料，電療料が引き上げられた。また，同年10月より，後療料，温罨法料，冷罨法料及び電療料の長期・頻回受療に係る料金の逓減制の導入や患者ごとに償還払いに変更できる事例の追加，明細書交付義務化対象施術所の範囲拡大等が行われる。

　なお，令和6年4月からは，受領委任における資格確認の方法にオンライン資格確認が位置付けられており，同年12月2日より受領委任を行っている施術所については義務化される。

2　支給対象

　被保険者等が柔道整復師の施術をうけた場合の費用は療養費として支給されるが，この取扱いは，他の療養費の場合にくらべて若干相違がある。

第3　柔道整復師の施術

すなわち他の療養費の場合は，被保険者等がその施術に要した費用を施術者に直接現金で支払った後に，その支払額を証明できる書類を添付した申請書を保険者に提出して療養費の支給をうけるのであるが，柔道整復師の施術に要した費用については，各保険者から受領委任にかかる委任をうけた地方厚生（支）局長及び都道府県知事（以下「地方厚生（支）局長等」という。）と㈳都道府県柔道整復師会との間で行われている協定に基づき，被保険者は施術者に対し直接現金を支払う代りに，被保険者がうけるべき療養費の受領を施術者に委任する取扱いが従来から一般的に行われている。

従って，この協定を結んでいる保険者に属する被保険者等はその協定の相手方である柔道整復師会に所属する柔道整復師については，一般の保険医療機関に受診する場合と同様の形で，その施術をうけることができる。

また，㈳日本柔道整復師会の会員以外の柔道整復師については，地方厚生（支）局長等との間で契約を結ぶことにより㈳日本柔道整復師会の会員と同様の取扱いができることとなっている。

すなわち，被保険者等が一部負担金に相当する額を柔道整復師に支払い，被保険者等から受領の委任を受けた施術者が，保険者に療養費を請求する仕組みである。

しかし，この場合においても，療養費を被保険者に支給していることには変わりない。

前述した協定及び契約では，施術方針等のほか，施術料金の算定方法も定められており，この協定及び契約に基づく柔道整復師の施術に係る療養費の算定基準によって施術の費用を算定することとなっている。

3　療養費の額

柔道整復師会との協定及び契約に基づく施術料金の種類は，初検料，初検時相談支援料，往療料，再検料のほか，施術行為に対するものとしては，整復料（骨折および脱臼の場合），固定料（不全骨折の場合），施療料（打撲および捻挫の場合），後療料（整復，固定，施療後に後療が行われる場合）の4種類のみである。療養費の支給額は，次の算定基準に基づいて算定することになっている。

○柔道整復師の施術料金の算定方法

（令和6年6月1日適用，一部令和6年10月1日適用）

昭33．9.30	保　発	64	昭56．6.26	保　発	47	平12．5.22	保　　発	99
昭36．7.29	保険発	73	昭58．6.28	保　発	56	平14．5.24	保発0524001	
昭37.12.7	庁保発	15	昭59．8.23	保　発	72	平18．5.23	保発0523001	
昭38.10.23	保　発	36	昭60．5.20	保　発	56	平20．5.26	保発0526001	
昭40．3.10	保　発	11	昭61．6.6	保　発	82	平22．5.24	保発0524	1
昭41．9.28	保　発	27	昭63．6.6	保　発	74	平25．4.24	保発0424	1
昭43．3.30	保　発	10	平元．3.20	保　発	17	平26．3.20	保発0320	1
昭45．3.28	保　発	8	平2．5.23	保　発	46	平28．9.23	保発0923	1
昭47．2.28	保　発	12	平4．5.14	保　発	56	平30．5.24	保発0524	1
昭49．2.28	保　発	20	平6．5.20	保　発	49	令元．9.18	保発0918	5
昭49.10.29	保　発	71	平8．5.24	保　発	63	令2．5.22	保発0522	5
昭51．4.30	保　発	21	平9．3.26	保　発	50	令4．5.27	保発0527	3
昭53．2.25	保　発	14	平10．6.22	保　発	86	令6．5.29	保発0529	4

柔道整復師の施術に係る療養費の算定基準

初検，往療及び再検	
1．初　　　　検　　　料	1,550円
2．初検時相談支援料	100円
3．往　　　療　　　料	2,300円
4．再　　　検　　　料	410円

注1．当該施術所が表示する施術時間以外の時間（休日を除く。）又は休日において初検を行った場合は，それぞれ所定金額に540円又は1,560円を加算する。ただし，午後10時から午前6時までの間にあっての加算金額は3,120円とする。

2．初検時相談支援料は，初検時において，患者に対し，施術に伴う日常生活等で留意すべき事項等をきめ細やかに説明し，その旨施術録に記載した場合に算定する。

3．往療距離が片道4キロメートルを超えた場合は，2,550円とする。

4．夜間，難路又は暴風雨時若しくは暴風雪時の往療については，所定金額（注3．による金額を含む。）のそれぞれ100分の100に相当する金額を加算する。

5．2戸以上の患家に対して引き続いて往療した場合の往療順位第2位以下の患家に対する往療距離の計算は，当該施術所の所在地を起点とせず，それぞれ先順位の患家の所在地を起点とする。

6．再検料の算定は，初回後療日に限る。

第3　柔道整復師の施術

骨　　　　　　折	整　復　料	後　療　料
1．鎖　　　　　　骨	5,500円	
2．肋　　　　　　骨	5,500円	
3．上　　腕　　骨	11,800円	
4．前　　腕　　骨	11,800円	850円
5．大　　腿　　骨	11,800円	
6．下　　腿　　骨	11,800円	
7．手 根 骨，足 根 骨	5,500円	
8．中手骨，中足骨，指（手・足）骨	5,500円	

注1．関節骨折又は脱臼骨折は，骨折の部に準ずる。

　　2．医師により後療を依頼された場合で，拘縮が2関節以上に及ぶ場合の後療料は1,090円とする。

不　　全　　骨　　折	固　定　料	後　療　料
1．鎖骨，胸骨，肋骨	4,100円	
2．骨　　　　　　盤	9,500円	
3．上 腕 骨，前 腕 骨	7,300円	
4．大　　腿　　骨	9,500円	720円
5．下　　腿　　骨	7,300円	
6．膝　　蓋　　骨	7,300円	
7．手根骨，足根骨，中手骨，中足骨，指（手・足）骨	3,900円	

注　医師により後療を依頼された場合で，拘縮が2関節以上に及ぶ場合の後療料は960円とする。

脱　　　　　　臼	整　復　料	後　療　料
1．顎　　関　　節	2,600円	
2．肩　　関　　節	8,200円	
3．肘　　関　　節	3,900円	
4．股　　関　　節	9,300円	720円
5．膝　　関　　節	3,900円	
6．手関節，足関節，指（手・足）関節	3,900円	

注　脱臼の際，不全骨折を伴った場合は，脱臼の部に準ずる。

打　撲　及　び　捻　挫	施　療　料	後　療　料
1．打　　撲	760円	505円
2．捻　　挫	760円	

注1．不全脱臼は，捻挫の部に準ずる。

　　2．施術料は，次に掲げる部位を単位として算定する。

　　（打撲の部分）

　　　頭部，顔面部，頸部，胸部，背部（肩部を含む），上腕部，肘部，前腕部，手根・中手部，

　　指部，腰殿部，大腿部，膝部，下腿部，足根・中足部，趾部

（捻挫の部分）

　　頸部，肩関節，肘関節，手関節，中手指・指関節，腰部，股関節，膝関節，足関節，中足趾・趾関節

備考1．後療において強直緩解等のため，温罨法を併施した場合又は施術効果を促進するため，柔道整復の業務の範囲内において人の健康に危害を及ぼすおそれのない電気光線器具を使用した場合の電療料として，骨折又は不全骨折の場合にあってはその受傷の日から起算して7日間を除き，脱臼，打撲，不全脱臼又は捻挫の場合にあってはその受傷の日から起算して5日間を除き，1回につきそれぞれ75円又は33円を加算する。

　　　2．冷罨法を併施した場合（骨折又は不全骨折の場合にあっては，その受傷の日から起算して7日間に限り，脱臼の場合にあっては，その受傷の日から起算して5日間に限り，打撲又は捻挫の場合にあっては，受傷の日又はその翌日の初検の日に限るものとする。）は，1回につき85円を加算する。

　　　3．施術部位が3部位以上の場合は，後療料，温罨法料，冷罨法料及び電療料について3部位目は所定料金の100分の60に相当する額により算定する。なお，4部位目以降に係る費用については，3部位目までの料金に含まれる。

　　　4．初検日を含む月（ただし，初検の日が月の16日以降の場合にあっては，当該月の翌月）から起算して5か月を超える月における施術（骨折又は不全骨折に係るものを除く。）については，後療料，温罨法料，冷罨法料及び電療料について所定料金（備考3．により算定されたものを含む。）の100分の75に相当する額により算定する。

　　　　　ただし，初検日を含む月（ただし，初検の日が月の16日以降の場合にあっては，当該月の翌月）以降の連続する5か月以上の期間において1月につき10回以上の施術（骨折又は不全骨折に係るものを除く。）を行っていた場合は，当該連続する5か月の翌月以降に行う施術（骨折又は不全骨折に係るものを除く。）については，後療料，温罨法料，冷罨法料及び電療料について，所定料金（備考3．により算定されたものを含む。）の100分の50に相当する額により算定する。この場合において，所定料金の100分の50に相当する額と，所定料金の100分の75に相当する額との差額の範囲内に限り，所定料金の100分の50に相当する額により算定した額を超える金額の支払いを患者から受けることができる。〔**※備考4は令和6年10月1日適用**〕

〔**※令和6年9月30日までの規定**〕

　　　4．初検日を含む月（ただし，初検の日が月の16日以降の場合にあっては，当該月の翌月）から起算して5か月を超える月における施術（骨折又は不全骨折に係るものを除く。）については，後療料，温罨法料，冷罨法料及び電療料について所定料金（備考3．により算定されたものを含む。）の100分の80に相当する額により算定する。

　　　5．初検日を含む月（ただし，初検の日が月の16日以降の場合にあっては，当該月の翌月）から起算して5か月を超えて，継続して3部位以上の施術（骨折又は不全骨折に係るものを含む。）

を行った場合は，備考3．及び備考4．による方法に代えて，あらかじめ地方厚生（支）局長
及び都道府県知事に届け出た施術所において施術を行う柔道整復師に限り，施術部位数に関係
なく，後療料，温罨法料，冷罨法料及び電療料として，1回につき1,200円を算定する。この
場合において，当該施術に要する費用の範囲内に限り，前記料金を超える金額の支払いを患者
から受けることができる。

6．骨折，脱臼の整復又は不全骨折の固定に当たり，特に施療上金属副子，合成樹脂副子又は副
木・厚紙副子（以下「金属副子等」という。）を必要とし，これを使用した場合は，整復料又
は固定料に1,000円を加算する。

　　なお，金属副子等の交換が必要となった場合は，2回まで後療料に1,000円を加算できるこ
ととする。

7．骨折，不全骨折又は脱臼に係る施術を行った後，運動機能の回復を目的とした各種運動を行っ
た場合に柔道整復運動後療料として算定できる。

　(1)　負傷の日から15日間を除き，1週間に1回程度，1ヶ月（歴月）に5回を限度とし，後療
時に算定できる。

　(2)　当該負傷の日が月の15日以前の場合及び前月から施術を継続している者で，当該月の16日
以降に後療が行われない場合には，当該月について2回を限度に算定できる。

　(3)　部位，回数に関係なく1日320円とし，20分程度，柔道整復の一環としての運動による後
療を実施した場合に算定できる。

8．骨折，不全骨折又は脱臼に係る応急施術を行った後に，保険医療機関に対して施術の状況を
示す文書を添えて患者の紹介を行った場合は，施術情報提供料として1,000円を算定する。

9．患者から一部負担金の支払いを受けるときは明細書を有償で交付する施術所である旨をあら
かじめ地方厚生（支）局長に届け出た施術所以外の施術所において，明細書を無償で交付する
旨を施術所内に掲示し，明細書を無償で患者に交付した場合は，令和6年10月1日以降の施術
分から，明細書発行体制加算として，月1回に限り，10円を算定する。〔※**備考9は令和6年**
10月1日適用〕

〔※**令和6年9月30日までの規定**〕

9．患者から一部負担金の支払いを受けるときは明細書を無償で交付する施術所である旨をあらかじめ地方
厚生（支）局長に届け出た施術所において，明細書を無償で交付する旨を施術所内に掲示し，明細書を無
償で患者に交付した場合は，令和4年10月1日以降の施術分から，明細書発行体制加算として，月1回に
限り，13円を算定する。

【関係通知】

○柔道整復師の施術に係る療養費の算定基準の実施上の留意事項等について（通知）

（平９．４．17	保険発 57）		（平22.5.24	保医発0524	3）
（平９.12.1	保険発 149）		（平25.4.24	保医発0424	1）
（平11.2.10	保険発 12）		（平28.9.30	保医発0930	3）
（平11.10.20	保険発 138）		（平29.9.4	保医発0904	1）
（平12.5.22	保険発 105）		（平30.5.24	保医発0524	1）
（平12.12.28	保険発 247）		（令２.5.22	保医発0522	1）
（平14.3.31	保医発0331003）		（令３.3.24	保医発0324	1）
（平14.9.27	保医発0927003）		（令４.5.27	保医発0527	1）
（平18.5.23	保医発0523001）		（令６.5.29	保医発0529	1）
（平20.5.26	保医発0526001）				

　柔道整復師の施術に係る療養費の算定及び審査の適正を図るため，今般，算定基準の実施上の留意事項等に関する既通知及び疑義等を整理し，別紙のとおり定め，本年５月１日より適用することとしたので，貴管下の関係者に柔道整復師を対象とする講習会の開催等を通じ周知徹底を図るとともに，その取扱いに遺漏のないよう御配慮願いたい。

別　紙

柔道整復師の施術に係る算定基準の実施上の留意事項

第１　通則

1　療養費の支給対象となる柔道整復師の施術は，柔道整復師法（昭和45年４月14日法律第19号）に違反するものであってはならないこと。

2　脱臼又は骨折（不全骨折を含む。以下第１において同じ。）に対する施術については，医師の同意を得たものでなければならないこと。また，応急手当をする場合はこの限りではないが，応急手当後の施術は医師の同意が必要であること。

3　医師の同意は個々の患者が医師から得てもよく，又施術者が直接医師から得てもよいが，いずれの場合であっても医師の同意は患者を診察した上で書面又は口頭により与えられることを要すること。なお，実際に医師から施術につき同意を得た旨が施術録に記載してあることが認められ，支給申請書の「摘要」欄に付記されていれば，必ずしも医師の同意書の添付を要しないこと。

　　また，施術につき同意を求める医師は，必ずしも整形外科，外科等を標榜する医師に限らないものであること。

4　現に医師が診療中の骨折又は脱臼については，当該医師の同意が得られている場合のほかは，施術を行ってはならないこと。ただし，応急手当をする場合はこの限りでないこと。

　　この場合，同意を求めることとしている医師は，原則として当該負傷について診療を担当している医師とするが，当該医師の同意を求めることができないやむを得ない事由がある場合には，この限りではないこと。

第3　柔道整復師の施術

　　　なお，この場合における当該骨折又は脱臼に対する施術料は，医師が整復又は固定を行っている場合は整復料又は固定料は算定せず，初検料，後療料等により算定すること。

5　療養費の支給対象となる負傷は，外傷性が明らかな骨折，脱臼，打撲及び捻挫であり，内科的原因による疾患は含まれないこと。なお，介達外力による筋，腱の断裂（いわゆる肉ばなれをいい，挫傷を伴う場合もある。）については，第5の3の(5)により算定して差し支えないこと。

　　　また，外傷性とは，関節等の可動域を超えた捻れや外力によって身体の組織が損傷を受けた状態を示すものであり，いずれの負傷も，身体の組織の損傷の状態が慢性に至っていないものであること。

　　　（注）負傷の原因は，いつ，どこで，どうして負傷したかを施術録に記載しなければならないこと。

6　単なる肩こり，筋肉疲労に対する施術は，療養費の支給対象外であること。

7　柔道整復の治療を完了して単にあんま（指圧及びマッサージを含む。）のみの治療を必要とする患者に対する施術は支給対象としないこと。

8　既に保険医療機関での受診又は他の施術所での施術を受けた患者及び受傷後日数を経過して受療する患者に対する施術については，現に整復，固定又は施療を必要とする場合に限り初検料，整復料，固定料又は施療料を算定できること。なお，整復，固定又は施療の必要がない場合は，初検料，後療料等により算定すること。

9　保険医療機関に入院中の患者の後療を医師から依頼された場合の施術は，当該保険医療機関に往療した場合，患者が施術所に出向いてきた場合のいずれであっても，支給対象としないこと。

10　骨折，脱臼，打撲及び捻挫に対する施術料は，膏薬，湿布薬等を使用した場合の薬剤料，材料代等を含むものであること。

11　患者の希望により後療において新しい包帯を使用した場合は，療養費の支給対象とならないので，患者の負担とするもやむを得ないものであること。なお，その際，患者が当該材料の使用を希望する旨の申出書を患者から徴するとともに，徴収額を施術録に記載しておくこと。

12　柔道整復師宅に滞在して手当てを受けた場合に要した食費，寝具費，室代等は支給対象としないこと。

第2　初検料及び初検時相談支援料

1　患者の負傷が治癒した後，同一月内に新たに発生した負傷に対し施術を行った場合の初検料は算定できること。

2　現に施術継続中に他の負傷が発生して初検を行った場合は，それらの負傷に係る初検料は合わせて1回とし，1回目の初検のときに算定するものであること。

3　同一の施術所において同一の患者に2以上の負傷により同時に初検を行った場合であっても，初検料は1回とすること。この場合，施術者が複数であっても，初検料は合わせて1回のみとすること。

4　患者が任意に施術を中止し，１月以上経過した後，再び同一の施術所において施術を受けた場合には，その施術が同一負傷に対するものであっても，当該施術は初検として取り扱うこと。

　　なお，この場合の１月の期間の計算は暦月によること。すなわち，２月10日～３月９日，７月１日～７月31日，９月15日～10月14日等であること。

5　同一の患者について，自費施術途中に受領委任の取扱いができることとなった場合は，同一の負傷に関するものである限り，その切り替え時の施術について初検料は算定できないこと。その際，施術録及び支給申請書の「摘要」欄に「○月○日自費初検，○月○日健保被保険者資格取得」等の記載をしておくこと。

　　なお，保険種別に変更があった場合も同様とすること。その際，施術録及び支給申請書の「摘要」欄に「○月○日初検，○月○日保険種別変更による健保被保険者資格取得」等の記載をしておくこと。

6　患者が異和を訴え施術を求めた場合で，初検の結果何ら負傷と認むべき徴候のない場合は，初検料のみ算定できること。

7　時間外加算及び深夜加算の取扱いについては，以下によること。

　(1)　休日加算と時間外加算又は深夜加算との重複算定は認められないこと。

　(2)　時間外加算又は深夜加算は，初検が時間外又は深夜に開始された場合に認められるものであるが，施術所においてやむを得ない事情以外の都合により時間外又は深夜に施術が開始された場合は算定できないこと。

　(3)　各都道府県の施術所における施術時間の実態，患者の受療上の便宜等を考慮して一定の時間以外の時間をもって時間外として取り扱うこととし，その標準は，概ね午前８時前と午後６時以降（土曜日の場合は，午前８時前と正午以降）及び休日加算の対象となる休日以外の日を終日休術日とする施術所における当該休術日とすること。

　(4)　施術時間外でも実態上施術応需の体制をとっているならば，時間外加算は認められないこと。

　(5)　深夜加算は，深夜時間帯（午後10時から午前６時までの間をいう。ただし，当該施術所の表示する施術時間が深夜時間帯にまで及んでいる場合は，深夜時間帯のうち当該表示する施術時間と重複していない時間をいう。）を施術時間としていない施術所において，緊急やむを得ない理由により受療した患者について算定すること。したがって，常態として又は臨時に当該深夜時間帯を施術時間としている施術所に受療した患者の場合は該当しないこと。

　(6)　施術所は，施術時間をわかりやすい場所に表示すること。

8　休日加算の取扱いについては，以下によること。

　(1)　休日加算の算定の対象となる休日とは，日曜日及び国民の祝日に関する法律（昭和23年法律178号）第３条に規定する休日をいうものであること。なお，12月29日から１月３日まで（ただし１月１日を除く。）は，年末・年始における地域医療の確保という見地から休日として取扱って差し支えないこと。

柔道整復

(2)　休日加算は，当該休日を休術日とする施術所に，又は当該休日を施術日としている施術所の施術時間以外の時間に，緊急やむを得ない理由により受療した患者の場合に算定できるものとすること。したがって，当該休日を常態として又は臨時に施術日としている施術所の施術時間内に受療した患者の場合は該当しないものであること。

(3)　施術所の表示する休日に往療した場合は，往療料に対する休日加算は算定できないこと。

9　初検時相談支援料の取扱いについては，以下によること。

(1)　初検時において，患者に対し，施術に伴う日常生活等で留意すべき事項等をきめ細やかに説明した場合に算定できること。

　　　具体的には，

①　日常生活動作上での励行事項や禁止事項（入浴，歩行，就労制限，運動制限等）

②　患部の状態や選択される施術方法などの詳細な説明（施術計画等）

③　受領委任の取扱いについての説明（対象となる負傷，負傷名と施術部位，領収証及び明細書の交付義務，申請書への署名の趣旨等）

④　その他，柔道整復師が必要と認め，懇切丁寧に行う相談支援

とする。

　　　なお，①及び②については，施術録に簡潔に記載するとともに，③については説明した旨を記載すること。

(2)　同月内においては，1回のみ算定できること。また，6により初検料のみ算定した場合においては初検時相談支援料は算定できないこと。

第3　往療料

1　往療は，往療の必要がある場合に限り行うものであること。

2　往療料は，下肢の骨折又は不全骨折，股関節脱臼，腰部捻挫等による歩行困難等真に安静を必要とするやむを得ない理由により患家の求めに応じて患家に赴き施術を行った場合に算定できるものであり，単に患者の希望のみにより又は定期的若しくは計画的に患家に赴いて施術を行った場合には算定できないこと。

3　2戸以上の患家に対して引き続き往療を行った場合の往療順位第2位以下の患家に対する往療距離の計算は，柔道整復師の所在地を起点とせず，それぞれ先順位の患家の所在地を起点とするものであること。ただし，先順位の患家から次順位の患家へ行く途中で，その施術所を経由するときは，第2患家への往療距離は，その施術所からの距離で計算すること。

　　　この場合，往療距離の計算は，最短距離となるように計算すること。

4　往療の距離は施術所の所在地と患家の直線距離によって算定すること。

5　片道16kmを超える往療については，当該施術所からの往療を必要とする絶対的な理由がある場合に認められるものであるが，かかる理由がなく，患家の希望により16kmを超える往療をした場合の往療料は，全額患者負担とすること。

6　同一の建築物（建築基準法（昭和25年法律第201号）第2条第1号に規定する建築物をいう。）に居住する複数の患者を同一日に施術した場合の往療料は，別々に算定できないこと。ただし，やむを得ない理由があって，同一の建築物に複数回赴いて施術した場合はこの限りではないこと。

7　難路加算における難路とは，常識で判断されるもので，第三者に納得され得る程度のものでなければならないこと。

8　暴風雨雪加算における暴風雨又は暴風雪とは，気象警報の発せられているものに限られ，気象警報の発せられない場合は原則として認められないこと。

9　夜間加算については，以下によること。

（1）夜間の取扱いについては，おおむね午後6時から翌日の午前6時まで，又は，午後7時から翌日午前7時までのように，12時間を標準として各都道府県において統一的に取扱うこと。

（2）後療往療の場合は算定できないこと。

10　往療に要した交通費については，患家の負担とすること。往療時に要したバス，タクシー，鉄道，船等の交通費は，その実費とすること。自転車，スクーター等の場合は，土地の慣例，当事者間の合議によるべきであるが，通例は交通費に該当しないこと。

第4　再検料

1　再検料は，初検料を算定する初検の日後最初の後療の日のみ算定できるものであり，2回目以降の後療においては算定できないこと。

2　医師から後療を依頼された患者，既に保険医療機関での受診又は他の施術所での施術を受けた患者及び受傷後日数を経過して受療する患者の場合は，初検料を算定した初検の日後最初の後療の日に算定できること。

第5　その他の施術料

1　骨折の部・不全骨折の部

（1）肋骨骨折における施術料金は，左右側それぞれを1部位として所定料金により算定するものであること。

（2）指・趾骨の骨折における施術料は，骨折の存する指・趾1指（趾）を単位として所定料金により算定し，指・趾骨の不全骨折における施術料金は，1手又は1足を単位とし所定料金により算定するものであること。

（3）関節近接部位の骨折又は不全骨折の場合，同時に生じた当該関節の捻挫に対する施術料金は骨折又は不全骨折に対する所定料金のみにより算定すること。

（4）膝蓋骨骨折の後療については，特に医師から依頼があった場合に限り算定できるものであること。

この場合の料金は初検料と骨折の後療料等により算定することとし，支給申請書の「摘要」欄に後療を依頼した医師又は医療機関名を付記すること。

（5）頭蓋骨骨折又は不全骨折，脊椎骨折又は不全骨折，胸骨骨折その他の単純ならざる骨折又は

　　不全骨折については原則として算定できないが，特に医師から後療を依頼された場合に限り算

定できるものであること。その場合は，支給申請書の「摘要」欄に後療を依頼した医師又は医

療機関名を付記すること。

(6)　肋骨骨折にて喀血し，又は皮下気泡を触知する場合，負傷により特に神経障害を伴う場合，

観血手術を必要とする場合，臓器出血を認め又はその疑いのある場合には，必ず医師の診療を

受けさせるようにすること。

(7)　近接部位の算定方法については，第5の4の(1)を参照すること。

2　脱臼の部

(1)　指・趾関節脱臼における施術料金は，脱臼の存する指・趾1指（趾）を単位として所定料金

により算定するものであること。

(2)　先天性股関節脱臼等の疾病は，支給対象としないこと。

(3)　顎関節脱臼は左右各1部位として算定して差し支えないが，同時に生じた同側の顔面部打撲

に対する施術料金は，脱臼に対する所定料金のみにより算定すること。

(4)　近接部位の算定方法については，第5の4の(1)を参照すること。

3　打撲・捻挫の部

(1)　打撲・捻挫の施術が初検の日から3月を超えて継続する場合は，負傷部位，症状及び施術の

継続が必要な理由を明らかにした別紙様式1による長期施術継続理由書を支給申請書に添付す

ること。ただし，施術が3月を超えて継続する場合について，1月間の施術回数の頻度が高い

場合は，長期施術継続理由書に，負傷部位ごとに，症状及び3月を超えて頻度の高い施術が必

要な理由を記載すること。

　　なお，同様式を支給申請書の裏面に印刷及びスタンプ等により調製し，又は，「摘要」欄に

上記の理由等を記載して差し支えないこと。

(2)　指・趾の打撲・捻挫における施術料は，1手又は1足を単位として所定料金により算定する

ものであること。

(3)　打撲の部においては，顔面部，胸部，背部（肩部を含む。）及び殿部は左右合わせて1部位

として算定すること。

(4)　肩甲部打撲は，背部打撲として取扱うものであること。なお，肩甲部打撲の名称を使用して

も差し支えないが，肩甲部及び背部の2部位として取扱うものではないこと。

(5)　筋又は腱の断裂（いわゆる肉ばなれをいい，挫傷を伴う場合もある。）については，打撲の

部の所定料金により算定して差し支えないこと。

　　算定に当たっては，以下によること。

ア　支給の対象は，介達外力による筋，腱の断裂（いわゆる肉ばなれ）であって柔道整復師の

業務の範囲内のものとすること。

　　なお，打撲及び捻挫と区分する必要があることから，支給申請書に記載する負傷名は挫傷

として差し支えないこと。

イ 算定部位は次のものに限ること。

　(ｱ) 胸部挫傷

　　胸部を走行する筋の負傷であって，肋間筋，胸筋等の損傷であるもの

　(ｲ) 背部挫傷

　　背部を走行する筋の負傷であって，広背筋，僧帽筋等の損傷であるもの

　(ｳ) 上腕部挫傷

　　上腕部を走行する筋の負傷であって，上腕二頭筋，上腕三頭筋等，肩関節と肘関節の間の損傷であるもの

　(ｴ) 前腕部挫傷

　　前腕部を走行する筋の負傷であって，円回内筋，手根屈筋，腕橈骨筋等，肘関節と手関節との間の損傷であるもの

　(ｵ) 大腿部挫傷

　　大腿部を走行する筋の負傷であって，大腿四頭筋，内転筋，大腿二頭筋等，股関節と膝関節の間の損傷であるもの

　(ｶ) 下腿部挫傷

　　下腿部を走行する筋の負傷であって，腓腹筋，ヒラメ筋，脛骨筋等，膝関節と足関節の間の損傷であるもの

ウ 胸部及び背部は，左右合わせて1部位として算定すること。

(6) 近接部位の算定方法については，第5の4の(1)を参照すること。

4 その他の事項

(1) 近接部位の算定方法

ア 頸部,腰部又は肩関節のうちいずれか2部位の捻挫と同時に生じた背部打撲(肩部を含む。)又は挫傷に対する施術料は，捻挫に対する所定料金のみにより算定すること。

イ 左右の肩関節捻挫と同時に生じた頸部捻挫又は背部打撲に対する施術料は，左右の肩関節捻挫に対する所定料金のみにより算定すること。

ウ 顎関節の捻挫は，捻挫の部の料金をもって左右各1部位として算定して差し支えないが，同時に生じた同側の顔面部打撲に対する施術料は，捻挫に対する所定料金のみにより算定すること。

エ 指・趾骨の骨折又は脱臼と同時に生じた不全骨折，捻挫又は打撲に対する施術料は，骨折又は脱臼に対する所定料金のみにより算定すること。

オ 関節近接部位の骨折の場合，同時に生じた当該骨折の部位に最も近い関節の捻挫に対する施術料は，骨折に対する所定料金のみにより算定すること。

　また,関節捻挫と同時に生じた当該関節近接部位の打撲又は挫傷に対する施術料は,別にそ

第3　柔道整復師の施術

の所定料金を算定することなく，捻挫に対する所定料金のみにより算定すること。この場合の近接部位とは，次の場合を除き，当該捻挫の部位から上下2関節までの範囲のものであること。

① 手関節捻挫と前腕部打撲又は挫傷（上部に限る。）

② 肘関節捻挫と前腕部打撲又は挫傷（下部に限る。）

③ 肘関節捻挫と上腕部打撲又は挫傷（上部に限る。）

④ 肩関節捻挫と上腕部打撲又は挫傷（下部に限る。）

⑤ 足関節捻挫と下腿部打撲又は挫傷（上部に限る。）

⑥ 膝関節捻挫と下腿部打撲又は挫傷（下部に限る。）

⑦ 膝関節捻挫と大腿部打撲又は挫傷（上部に限る。）

⑧ 股関節捻挫と大腿部打撲又は挫傷（下部に限る。）

　（注）上部，下部とは，部位を概ね上部，幹部，下部に三等分した場合のものであること。

　　なお，当該負傷の施術継続中に発生した同一部位又は近接部位の負傷に係る施術料は，当該負傷と同時に生じた負傷の場合と同様の取扱いとすること。

カ　近接部位の算定例は次のとおりであること。

① 算定できない近接部位の負傷例（骨折・不全骨折の場合）

骨折・不全骨折の種類	算定できない近接部位の負傷例
1　鎖骨骨折	肩部の打撲，肩関節捻挫
2　肋骨骨折	同側の1～12肋骨の骨折
	同側の胸部打撲又は挫傷
	同側の背部打撲又は挫傷
3　上腕骨骨折（上部）	肩部打撲，肩関節捻挫
4　上腕骨骨折（下部）	肘部打撲，肘関節捻挫
5　前腕骨骨折（上部）	肘部打撲，肘関節捻挫
6　前腕骨骨折（下部）	手関節捻挫，手根・中手部打撲
7　手根骨骨折	手関節捻挫，中手部打撲，中手指関節捻挫
8　中手骨骨折	中手骨1～5個々の骨折
	手関節捻挫，手根部打撲，中手指関節捻挫
	指部打撲，指関節捻挫
9　指骨骨折	手根・中手部打撲，中手指関節捻挫
	指部打撲，指関節捻挫
10　大腿骨骨折（上部）	殿部打撲，股関節捻挫
11　大腿骨骨折（下部）	膝部打撲，膝関節捻挫
12　下腿骨骨折（上部）	膝部打撲，膝関節捻挫
13　下腿骨骨折（下部）	足根部打撲，足関節捻挫
14　足根骨骨折	足関節捻挫，中足部打撲，中足趾関節捻挫
15　中足骨骨折	中足骨1～5個々の骨折
	足関節捻挫，足根部打撲
	中足趾・趾関節捻挫，趾部打撲

16	趾骨骨折	足根・中足部打撲，中足趾関節捻挫 趾部打撲，趾関節捻挫

② 算定できない近接部位の負傷例（脱臼・打撲・捻挫・挫傷の場合）

	脱臼・打撲・捻挫・挫傷の種類	算定できない近接部位の負傷例
1	頸部捻挫	肩峰より内側の肩部打撲
2	肩関節脱臼・捻挫	上腕上部又は幹部の打撲又は挫傷
3	肘関節脱臼・捻挫	上腕下部又は幹部の打撲又は挫傷 前腕上部又は幹部の打撲又は挫傷
4	手関節脱臼・捻挫	前腕下部又は幹部の打撲又は挫傷 手根・中手部打撲
5	中手指・指関節脱臼・捻挫	手根・中手部打撲，指部打撲，指関節捻挫
6	背部打撲又は挫傷	同側の胸部打撲又は挫傷
7	腰部打撲	殿部打撲
8	股関節脱臼・捻挫	大腿上部又は幹部の打撲又は挫傷 同側の殿部打撲
9	膝関節脱臼・捻挫	大腿下部又は幹部の打撲又は挫傷 下腿上部又は幹部の打撲又は挫傷
10	足関節脱臼・捻挫	下腿下部又は幹部の打撲又は挫傷 足根・中足部打撲
11	中足趾・趾関節脱臼・捻挫	足根・中足部打撲，趾部打撲，趾関節捻挫

③ 算定可能な部位の負傷例（骨折・不全骨折の場合）

	骨折・不全骨折の種類	算定可能な部位の負傷例
1	鎖骨骨折	頸部捻挫 上腕部打撲又は挫傷
2	肋骨骨折	左右の肋骨骨折 左右反対側の胸部・背部打撲又は挫傷
3	上腕骨骨折（上部）	肘部打撲・肘関節捻挫
4	上腕骨骨折（下部）	肩関節捻挫・肩部打撲
5	前腕骨骨折（上部）	手関節捻挫・手部打撲
6	前腕骨骨折（下部）	肘関節捻挫・肘部打撲
7	手根骨骨折	前腕部打撲又は挫傷，指関節捻挫・指部打撲
8	中手骨骨折	前腕部打撲又は挫傷
9	指骨骨折	1指単位の算定，手関節捻挫
10	大腿骨骨折（上部）	膝部打撲，膝関節捻挫，腰部打撲・捻挫
11	大腿骨骨折（下部）	腰殿部打撲，股関節捻挫，下腿部打撲又は挫傷
12	下腿骨骨折（上部）	大腿部打撲又は挫傷，足関節捻挫
13	下腿骨骨折（下部）	膝部打撲，膝関節捻挫，中足部打撲

柔道整復

14	足根骨骨折	下腿部打撲又は挫傷，趾関節捻挫，趾部打撲
15	中足骨骨折	下腿部打撲又は挫傷
16	趾骨骨折	1趾単位で算定，足関節捻挫

④　算定可能な部位の負傷例（脱臼・打撲・捻挫・挫傷の場合）

	脱臼・打撲・捻挫・挫傷の種類	算定可能な部位の負傷例
1	頸部捻挫	一側の肩関節脱臼・捻挫 背部打撲又は挫傷（下部）
2	背部打撲又は挫傷	胸部打撲又は挫傷（同側を除く。） 一側の肩関節捻挫
3	腰部捻挫	背部の打撲又は挫傷（上部） 股関節捻挫，殿部打撲（下部）
4	肩関節脱臼・捻挫	上腕下部の打撲又は挫傷， 背部打撲又は挫傷（下部） 頸部捻挫（ただし，肩関節一側の場合）
5	肘関節脱臼・捻挫， 肘部打撲	上腕上部の打撲又は挫傷 前腕下部の打撲又は挫傷
6	手関節脱臼・捻挫	前腕上部の打撲又は挫傷，中手指・指関節捻挫 指部打撲
7	中手指・指関節脱臼	1指単位で算定
8	指関節捻挫	手関節捻挫
9	腰部打撲	背部打撲又は挫傷（上部），股関節捻挫
10	股関節脱臼・捻挫	大腿下部の打撲又は挫傷，腰部打撲・捻挫
11	膝関節脱臼・捻挫	大腿上部の打撲又は挫傷 下腿下部の打撲又は挫傷
12	足関節脱臼・捻挫	下腿上部の打撲又は挫傷 中足趾・趾関節脱臼・捻挫，趾部打撲
13	中足趾・趾関節脱臼	1趾単位で算定

(2)　罨法料

　　ア　骨折又は不全骨折の受傷の日から起算して8日以上を経過した場合であっても，整復又は固定を行った初検の日は，温罨法料の加算は算定できないこと。また，脱臼，打撲，不全脱臼又は捻挫の受傷の日より起算して6日以上を経過して整復又は施療を行った初検の日についても算定できないこと。

　　　　ただし，初検の日より後療のみを行う場合は算定して差し支えないこと。

　　イ　温罨法と併せて電気光線器具を使用した場合の電療料の加算は，柔道整復師の業務の範囲内において低周波，高周波，超音波又は赤外線療法を行った場合に算定できること。

　　　　なお，電気光線器具の使用は，柔道整復業務の範囲内で行われるものに限られるものであ

ること。

(3) 施術部位が３部位以上の場合の算定方法

　ア　多部位逓減は，骨折，不全骨折，脱臼，捻挫及び打撲の全てのものが対象となること。

　イ　３部位目の施術部位については，所定料金に逓減率を乗じた額を算定し，４部位目以降の施術に係る後療料，温罨法料，冷罨法料及び電療料については，３部位目までの料金に含まれること。

　　なお，多部位の負傷の施術中，特定の部位に係る負傷が先に治癒し，施術部位数が減少した場合は，減少後の施術部位数に応じた逓減率を乗じた額を算定するものであること。

　ウ　逓減率が変更されるのは他の部位が治癒したことによる場合のみであり，３部位以上の施術期間中，その日に２部位のみについて施術するような場合については逓減率は変更されないこと。

　エ　施術録には，４部位目以降の負傷名も含め記載すること。

　オ　部位ごとの算定の過程において１円未満の端数が生じた場合は，その都度小数点以下１桁目を四捨五入することにより端数処理を行うものとすること。

(4) 長期・頻回の施術の場合の算定方法〔**※令和６年10月１日適用**〕

　ア　長期に係る減額措置及び長期・頻回に係る減額措置について は，各部位ごとにその初検日を含む月（ただし，初検の日が月の16日以降の場合にあっては当該月の翌月）から起算するものとすること。

　イ　部位ごとの算定の過程において１円未満の端数が生じた場合は，その都度小数点以下１桁目を四捨五入することにより端数処理を行うものとすること。

　ウ　長期・頻回の施術については，所定料金の100分の50に相当する額と，所定料金の100分の75に相当する額との差額の範囲内に限り，所定料金の100分の50に相当する額により算定した額を超える金額の支払いを患者から受けることができること。

　　ただし，柔道整復師が扱う脱臼，打撲及び捻挫が国の公費負担医療制度の受給対象となる場合は，患者からの特別の料金の徴収については認められないものであること。

　エ　患者から特別の料金を徴収しようとする場合は，患者への十分な情報提供を前提として，当該特別の料金に係る施術の内容，料金等を施術所内の見やすい場所に明示するものとすること。

　オ　特別の料金の設定については，施術所単位で同一のものとし，例えば柔道整復師ごと，又は患者ごとに異なった料金の設定は行わないこと。

　カ　当該施術を行い，患者から特別の料金を徴収した場合は，その旨を施術録に記載しておくこと。

(4) 長期施術の場合の算定方法〔**※令和６年９月30日までの規定**〕

　ア　長期に係る減額措置については，各部位ごとにその初検日を含む月（ただし，初検の日が月の16日以

降の場合にあっては当該月の翌月）から起算するものとすること。

イ　部位ごとの算定の過程において１円未満の端数が生じた場合は，その都度小数点以下１桁目を四捨五入することにより端数処理を行うものとすること。

(5)　長期・多部位の施術の場合の算定方法

ア　地方厚生（支）局長及び都道府県知事に対し，「柔道整復師の施術に係る療養費の算定基準」（昭和60年５月20日付け保発第56号別紙）の備考５．に掲げる施術（以下「長期・多部位の施術」という。）の場合の定額料金を算定する旨を届け出た施術所において，柔道整復師が当該施術を行った場合は，施術部位数に関係なく，1,200円を算定し，当該施術に要する費用の範囲内に限り，これを超える金額の支払いを患者から受けることができること。

ただし，柔道整復師が扱う骨折，脱臼，打撲及び捻挫が国の公費負担医療制度の受給対象となる場合は，患者からの特別の料金の徴収については認められないものであること。

イ　患者から特別の料金を徴収しようとする場合は，患者への十分な情報提供を前提として，当該特別の料金に係る施術の内容，料金等を施術所内の見やすい場所に明示するものとすること。

ウ　特別の料金の設定については，施術所単位で同一のものとし，例えば柔道整復師ごと，又は患者ごとに異なった料金の設定は行わないこと。なお，部位数又は施術内容に応じた料金の設定を行っても差し支えないこと。

エ　特別の料金については，その徴収の対象となる施術に要するものとして社会的にみて妥当適切な範囲の額とすること。

オ　当該施術を行い，長期・多部位の施術の場合の定額料金を算定し，患者から特別の料金を徴収した場合は，その旨を施術録に記載しておくこと。

(6)　金属副子等加算

ア　金属副子等加算の対象となるのは，使用した固定部品が金属副子，合成樹脂副子又は副木・厚紙副子（以下「金属副子等」という。）である場合に限ること。

イ　骨折，脱臼の整復及び不全骨折の固定に際し，特に施療上金属副子等による固定を必要としてこれを使用した場合に，整復料，固定料又は後療料の加算として算定できること。

なお，金属副子等の交換が必要となった場合は，２回まで後療料に加算できることとし，金属副子等を使用又は交換した日を支給申請書の「摘要」欄及び施術録に記載すること。

ウ　金属副子等加算は，固定に使用した金属副子等の数にかかわらず算定できるものであること。

なお，交換にあっては，

①　負傷部位の状態の変化により金属副子等の大きさや形状の変更が必要となった場合

②　金属副子等が破損した場合

③　衛生管理上，交換が必要となった場合

であり，単なる交換の場合は算定できないものであること。

また，交換が必要となった理由を施術録に記載すること。

エ　金属副子等加算の所定金額には，金属副子等の費用及び包帯等の費用が含まれているものであること。

(7)　柔道整復運動後療料

ア　骨折，不全骨折又は脱臼に係る施術を行った後，運動機能の回復を目的とした各種運動を行った場合に算定できるものであること。

イ　柔道整復運動後療料は，1日につき320円とする。

ウ　柔道整復運動後療料の算定は，後療時に運動機能の回復を目的とした各種運動を20分程度行った場合に，負傷の日から15日間を除き，1週間に1回程度，1ヶ月（歴月）に5回を限度として算定できるものであること。

エ　当該負傷の日が月の15日以前の場合及び前月から施術を継続している者で，当該月の16日以降に後療が行われない場合には，当該月について2回を限度に算定できるものであること。

オ　当該負傷の日が月の16日以降の場合には，当該月について算定は認められないこと。

カ　1日における柔道整復運動後療料は，各種運動を行った部位数，回数を考慮しないものであること。

キ　いわゆるストレッチングについては，柔道整復運動後療料を認められないこと。

ク　柔道整復運動後療料の算定となる日を支給申請書の「摘要」欄及び施術録に記載すること。

(8)　施術情報提供料

ア　施術情報提供料は，骨折，不全骨折又は脱臼に係る柔道整復師の応急施術を受けた患者について，保険医療機関での診察が必要と認められる場合において，当該患者が，柔道整復師の紹介に基づき，実際に保険医療機関に受診した場合に，紹介状の年月日が初検日と同一日である場合に限り算定できるものであること。

イ　紹介に当たっては，柔道整復師は事前に紹介先の保険医療機関と調整の上，別紙様式2により施術情報提供紹介書を作成し，患者又は紹介先の保険医療機関に交付しなければならないものであること。また，交付した文書の写しを施術録に添付しておくとともに，請求にあっては，支給申請書に同文書の写しを添付すること。

ウ　保険医療機関と電話等で予め連絡の上で紹介し，受診についても確認する等連絡を密にするとともに，紹介する保険医療機関の選定に際しては患者の利便性等も考慮すること。

エ　紹介先の保険医療機関については，骨折等の診療に適切と認められる診療科（例えば整形外科等）を標榜する保険医療機関とすること。

オ　レントゲン撮影のために保険医療機関に紹介した場合及びレントゲンの撮影を保険医療機関に依頼した場合については，算定できないものであること。

カ　柔道整復師が骨折，不全骨折又は脱臼であると判断して応急施術を行い，保険医療機関に

　　　　紹介した場合であっても，紹介先の保険医療機関において骨折等でないと診断された場合は，やむを得ない場合を除き，原則として算定できないものであること。

　　キ　保険医療機関に紹介した患者について，一定期間の治療後に医師の指示により再度柔道整復師に後療を依頼された場合については，初検料は算定できないこと。なお，この場合，後療料等を算定できること。

　(9)　明細書発行体制加算

　　ア　明細書発行体制加算は，患者から一部負担金の支払いを受けるときは明細書を有償で交付する施術所である旨をあらかじめ地方厚生（支）局長に届け出た施術所以外の施術所において，明細書を無償で交付する旨を施術所内に掲示し，一部負担金の計算の基礎となった項目ごとに記載した明細書を無償で患者に交付した場合に，令和6年10月1日以降の施術分から，算定できるものであること。〔※「ア」は令和6年10月1日適用〕

〔※令和6年9月30日までの規定〕

　　ア　明細書発行体制加算は，患者から一部負担金の支払いを受けるときは明細書を無償で交付する施術所である旨を別紙様式3により，明細書発行体制加算を算定する月の前月末日までに，施術所の所在地の地方厚生（支）局長に届け出た施術所において，明細書を無償で交付する旨を施術所内に掲示し，一部負担金の計算の基礎となった項目ごとに記載した明細書を無償で患者に交付した場合に，令和4年10月1日以降の施術分から，算定できるものであること。

　　イ　明細書発行体制加算は，同月内においては1回のみ算定できること。なお，患者の求めに応じて明細書を1ヶ月単位で交付する場合は，一部負担金の支払いを受けた当該月又は翌月に明細書を交付することになるが，ある月に複数月分の明細書を1ヶ月単位で交付した場合であっても，明細書発行体制加算は同月内においては1回のみの算定に限ること。

　　ウ　「柔道整復師の施術に係る療養費について（平成22年5月24日付け保発0524第2号）」別添1別紙の20又は別添2の20において明細書の無償交付が義務化されている施術所以外の施術所（以下「明細書交付義務化対象外施術所」という。）であって，明細書を有償で交付する施術所は，速やかに，レセプトコンピュータ設置の有無及び当該レセプトコンピュータの明細書交付機能の有無並びに明細書を有償で交付する施術所である旨等について，別紙様式3の1Ⅱ（明細書有償交付の実施に関する届出）により施術所の所在地の地方厚生（支）局長に届け出ること。

　　　　なお，当該届出を行った明細書交付義務化対象外施術所が，患者から一部負担金の支払いを受けるときに明細書の無償交付を開始するときは，明細書発行体制加算を算定する月の前月末日までに，その旨を別紙様式3の1Ⅲ（明細書無償交付の実施（変更）等に関する届出）により施術所の所在地の地方厚生（支）局長に届け出ること。〔※「ウ」は令和6年10月1日適用〕

〔※**令和6年9月30日までの規定**〕

　ウ　アの届出を行った施術所が，患者から一部負担金の支払いを受けるときに明細書を無償で交付する施術所ではなくなった場合は，速やかに，その旨を別紙様式4により施術所の所在地の地方厚生（支）局長に届け出ること。

　エ　厚生労働省においては，ウの別紙様式3の1Ⅱの届出に基づき，届出が行われた日の属する月の翌月10日頃までに，明細書を有償で交付する施術所名，届出日，所在地，電話番号，施術管理者名，施術管理者登録記号番号を厚生労働省のホームページに掲載する。

　　　なお，ウの別紙様式3の1Ⅲの届出に基づき，患者から一部負担金の支払いを受けるときに明細書の無償交付を開始するときは，届出が行われた日の属する月の翌月10日頃までに厚生労働省のホームページから当該施術所名等を削除する。〔※**「エ」は令和6年10月1日適用**〕

〔※**令和6年9月30日までの規定**〕

　エ　厚生労働省においては，ア及びウの届出に基づき，届出が行われた日の属する月の翌月10日頃までに，明細書を無償で交付する施術所名，届出日，所在地，電話番号，施術管理者名，施術管理者登録記号番号を厚生労働省のホームページに掲載する。

第6　施術録について

1　療養費の支給対象となる柔道整復師の施術については，別添の記載・整備事項を網羅した施術録を患者毎に作成しておくこと。

　　なお，同一患者にあっては，初検毎又は負傷部位毎に別葉とすることなく，同じ施術録に記載すること。また，施術明細を書ききれない場合は，別紙に記載して施術録に添付しておくこと。

2　地方厚生（支）局長及び都道府県知事との協定及び契約又は関係通知等により，保険者等に施術録の提示及び閲覧を求められた場合は，速やかに応じること。

3　施術録は，施術完結の日から5年間保管すること。

第7　領収証の発行履歴や来院簿その他通院の履歴が分かる資料について

　　地方厚生（支）局長及び都道府県知事との協定及び契約又は関係通知等により，保険者等又は柔整審査会から，療養費の請求内容に不正又は著しい不当があるかどうか確認するために施術の事実等を確認する必要がある場合に領収証の発行履歴や来院簿その他通院の履歴が分かる資料の提示及び閲覧を求められた場合は，速やかに応じること。

第8　一部負担金

1　「柔道整復師の施術に係る療養費について」（平成20年9月22日付保発第0922002号）により，受領委任の取扱いとすることが認められている施術所において，患者から支払いを受けることとされている一部負担金に相当する金額は，健康保険法，高齢者の医療の確保に関する法律等の規定に基づき，施術に要した費用に10分の1，10分の2又は10分の3を乗じた額であること。

2　施術所の窓口での事務の負担軽減を考慮し，患者が一部負担金を支払う場合の10円未満の金額

柔道整復

については，四捨五入の取扱いとすること。

　また，施術所の窓口においては，10円未満の四捨五入を行う旨の掲示を行うことにより，被保険者等との間に混乱のないようにすること。

　なお，保険者又は市町村（特別区を含む。）が支給する療養費又は医療費の額は，10円未満の四捨五入を行わない額であることから，患者に交付する領収証や明細書に記載された一部負担金の合計額と，柔道整復施術療養費支給申請書に記載された一部負担金の額が異なる場合があること。

別紙様式１

長期施術継続理由書

（症状・経過及び理由）

（症状，経過及び３月を超えて頻度の高い施術が必要な理由（部位ごと））

上記のとおりであります。

　　　年　　　月　　　日

　　　　　　　　　　　　柔道整復師名　_____

別紙様式2

施 術 情 報 提 供 紹 介 書

紹介先保険医療機関名

　担当医　　　　科　　　　　　　殿

　　　　　　　　　　　　　　　　　　　　年　　　月　　　日

　　　　　　　　　　　　紹介元柔道整復師

　　　　　　　　　　　　　所在地（住所）

　　　　　　　　　　　　　氏名　柔道整復師

　　　　　　　　　　　　　電話番号

患者氏名	性別　　男　・　女
生年月日　　明・大・昭・平・令　　年　　月　　日（　　歳）　職業（　　　　　）	

負傷名
負傷年月日　　　　　年　　　月　　　日
紹介目的
応急施術の内容
症状
備考

〔※令和６年10月１日適用〕

（別紙様式３の１）

明細書交付義務化対象外施術所に関する届出書

　　　　　　　　厚生（支）局長　様

　この届出書は、地方厚生（支）局（地方厚生（支）局が所在しない都府県にあっては地方厚生（支）局都府県事務所）へ提出してください。（※Ⅰの記載は必須。Ⅱ又はⅢは、該当する届出にチェックのうえ該当選択）

Ⅰ．届出施術所の基本情報（※必須）

①施術所の名称			
②施術所の所在地	〒　　　－	都道府県	市区町村
③電話番号			
④施術管理者名			
⑤登録記号番号			

□Ⅱ．明細書有償交付の実施に関する届出

　当該届出に基づき、厚生労働省ホームページに明細書を有償で交付する施術所名等を掲載（明細書発行体制加算の算定及び請求はできない。）。

⑥明細書交付義務化対象外の理由（下記ア又はイから選択）	ア	イ
ア．レセプトコンピュータを設置していない施術所		
イ．明細書交付機能が付与されていないレセプトコンピュータを設置している施術所		

⑦明細書交付方法（下記ウ～オから選択）	ウ	エ	オ
ウ．明細書はレセプトコンピュータ以外の機器により交付（パソコン等）			
エ．明細書は手書きにより交付			
オ．その他（上記ウ．及びエ．の混合により交付等を含む）			

□Ⅲ．明細書無償交付の実施（変更）等に関する届出

　当該届出に基づき、厚生労働省ホームページから施術所名等を削除（明細書の無償交付を開始する場合、届出日の翌月施術分から明細書発行体制加算の算定及び請求が可能となる。）。

⑧厚生労働省ＨＰから施術所名等を削除する理由（下記Ａ～Ｃから選択）	Ａ	Ｂ	Ｃ
Ａ．明細書交付義務化対象外施術所（上記Ⅱの届出を行った施術所）であるが、一部負担金の計算の基礎となった項目ごとに記載した明細書を無償で交付することとしたため			
Ｂ．明細書交付義務化対象外施術所（上記Ⅱの届出を行った施術所）であるが、明細書交付義務化対象施術所（明細書交付機能が付与されたレセコンを設置）となるため			
Ｃ．施術所の廃止等によるため			

⑨明細書交付方法（※上記Ａに該当する場合、下記Ｄ～Ｆから選択）	Ｄ	Ｅ	Ｆ
Ｄ．明細書はレセプトコンピュータ以外の機器により交付（パソコン等）			
Ｅ．明細書は手書きにより交付			
Ｆ．その他（上記Ｄ．及びＥ．の混合により交付等を含む）			

上記のとおり届け出ます。

　　　令和　　　年　　月　　日　　施術管理者名

第3　柔道整復師の施術

注1　明細書交付機能が付与されているレセプトコンピュータを設置している施術所は、明細書を無償で交付しなければならないこととされています（この場合、明細書発行体制加算を算定（請求）できます。）。

注2　上記、注1に該当しない施術所であっても、施術所の判断により、全ての患者に明細書の無償交付を実施する施術所とすることができます（この場合、明細書発行体制加算を算定（請求）できます。）。

注3　上記、注1又は注2に該当する施術所及び注2に該当し、患者の求めに応じ明細書を無償で交付する施術所は、地方厚生（支）局長への届出を提出する必要はありません。

注4　明細書交付機能が付与されているレセプトコンピュータを設置しておらず、明細書を有償で交付する施術所は、「Ⅱ．明細書有償交付の実施に関する届出」を提出する必要があります。

注5　上記、注4の届出を行った施術所については、保険給付を適切に実施するため、当該届出内容に基づき、明細書を有償で交付する施術所名、施術所の所在地、電話番号、施術管理者名、施術管理者登録記号番号及び届出書の届出日を厚生労働省ホームページに掲載します。

注6　上記、注4の施術所届出内容に変更があった場合（例：アからイへの変更又はウ、エ及びオについて他交付方法への該当変更）であっても、明細書の有償交付の実施を継続する場合は、届出内容の変更届出を提出する必要はありません。

注7　上記、注4の届出を行った施術所が、明細書を無償で交付する場合又は施術所廃止等となる場合は、「Ⅲ．明細書無償交付の実施（変更）等に関する届出」を提出する必要があります。当該届出を行った施術所については、上記、注5により厚生労働省ホームページに掲載している施術所名等を削除します。

〔※令和６年９月１日削除〕

（別紙様式３）

明細書無償交付の実施施術所に係る届出書

令和　　年　　月　　日

施 術 所 名＿＿＿＿＿＿＿＿＿＿＿＿＿＿＿＿
施術所の所在地＿＿＿＿＿＿＿＿＿＿＿＿＿＿＿＿
電 話 番 号＿＿＿＿＿＿＿＿＿＿＿＿＿＿＿＿
施 術 管 理 者 名＿＿＿＿＿＿＿＿＿＿＿＿＿＿＿＿
登 録 記 号 番 号＿＿＿＿＿＿＿＿＿＿＿＿＿＿＿＿

　　〇〇厚生（支）局長　　　様
（この届出書は、地方厚生（支）局（地方厚生（支）局が所在しない都府県にあっては地方厚生（支）局都府県事務所）へ提出してください。）

　　当施術所は、一部負担金の計算の基礎となった項目ごとに記載した明細書を無償で交付することとしましたので、届け出ます。

　　なお、当施術所の状況は以下のとおりです。

１．明細書の無償交付の該当状況（ア又はイに〇を記載）
　　　※　アでもイでも明細書発行体制加算の請求は可能です。

　ア　明細書の無償交付義務化の対象施術所であり、明細書の無償交付を実施する。（注１）

　イ　明細書の無償交付義務化の対象施術所ではないが、明細書の無償交付を実施する。（注２）

２．施術所の状況

　⑴　明細書発行機能が付与されているレセプトコンピュータの使用の有無（ア又はイに〇を記載）
　　　ア　使用している
　　　イ　使用していない

　⑵　常勤職員の数
　　　（　　　　　）人

注１　明細書発行機能が付与されているレセプトコンピュータを使用している施術所であって、常勤職員（柔道整復師に限らず、事務職員等も含む。）が３人以上である施術所は、明細書を無償で交付しなければならないこととされています。
注２　注１に該当しない施術所であっても、施術所の判断により、明細書の無償交付を実施する施術所とすることができます。（この場合も、明細書発行体制加算を請求できます）
注３　施術所の状況に変化があった場合（例：常勤職員数の変更等）であっても、明細書の無償交付の実施を継続する場合は、変更の届出をする必要はありません。ただし、明細書の無償交付の実施を取りやめる場合は、「明細書無償交付の実施取りやめに係る届出書」（別紙様式４）を提出してください。
注４　保険給付を適切に実施するため、本届出書に基づき、明細書を無償で交付する施術所名、本届出書の届出日、所在地、電話番号、施術管理者名、施術管理者登録記号番号を厚生労働省ホームページに掲載します。

第3　柔道整復師の施術

〔※令和6年10月1日削除〕

（別紙様式4）

明細書無償交付の実施取りやめに係る届出書

令和　　年　　月　　日

施 術 所 名＿＿＿＿＿＿＿＿＿＿＿＿＿＿＿＿＿＿＿
施術所の所在地＿＿＿＿＿＿＿＿＿＿＿＿＿＿＿＿＿
電 話 番 号＿＿＿＿＿＿＿＿＿＿＿＿＿＿＿＿＿＿＿
施 術 管 理 者 名＿＿＿＿＿＿＿＿＿＿＿＿＿＿＿＿＿＿＿
登 録 記 号 番 号＿＿＿＿＿＿＿＿＿＿＿＿＿＿＿＿＿＿＿

　〇〇厚生（支）局長　　　様
（この届出書は、地方厚生（支）局（地方厚生（支）局が所在しない都府県にあっては地方厚生（支）局都府県事
務所）へ提出してください。）

　当施術所は、明細書の無償交付を実施する施術所として届出をしていましたが、明細書の無償
交付の実施を取りやめますので、届け出ます。

　なお、当施術所の状況は以下のとおりです。

１．明細書の無償交付の該当状況（ア又はイに〇を記載）

　　ア　明細書の無償交付義務化の対象施術所であったが、義務化の対象施術所でなくなったので、
　　　明細書の無償交付の実施を取りやめる。（注１）

　　イ　明細書の無償交付義務化の対象施術所ではないものの、明細書の無償交付を実施していた
　　　が、明細書の無償交付の実施を取りやめる。（注２）

２．施術所の状況

　　⑴　明細書発行機能が付与されているレセプトコンピュータの使用の有無（ア又はイに〇を
　　　記載）
　　　　ア　使用している
　　　　イ　使用していない

　　⑵　常勤職員の数
　　　　（　　　　　　）人

注１　明細書発行機能が付与されているレセプトコンピュータを使用している施術所であって、常
　　勤職員（柔道整復師に限らず、事務職員等も含む。）が３人以上である施術所は、明細書を無償
　　で交付しなければならないこととされています。
注２　注１に該当しない施術所であっても、施術所の判断により、明細書の無償交付を実施する施
　　術所とすることができます。（この場合も、明細書発行体制加算を請求できます）
注３　保険給付を適切に実施するため、本届出書に基づき、明細書の無償交付を取りやめた施術所
　　名、本届出書の届出日、所在地、電話番号、施術管理者名、施術管理者登録記号番号を厚生労働
　　省ホームページに掲載します。

別　添

施術録の記載・整備事項

１　施術録の記載項目

　(1)　受給資格の確認

　　　ア　保険等の種類

　　　　　①健康保険（協・組・日）　　②船員保険　　③国民健康保険（退）

　　　　　④共済組合　　⑤後期高齢　　⑥その他

　　　イ　被保険者証等

　　　　　①記号・番号　　②氏名　　③住所・電話番号　　④資格取得年月日

　　　　　⑤有効期限　　⑥保険者・事業所名称及び所在地　　⑦保険者番号　等

　　　ウ　公費負担

　　　　　①公費負担者番号　　②公費負担の受給者番号

　　　エ　施術を受ける者

　　　　　①氏名　　②性別　　③生年月日　　④続柄　　⑤住所

　　　オ　一部負担割合

　　　　　０割・１割・２割・３割等

　　　◎以上のことは被保険者証等から転記するほか，必要な事柄は患者から直接聞いて記載する。

　　　◎月初めに適宜，保険証を確認するなど，必要な措置を講ずること。

　(2)　負傷年月日，時間，原因等

　　　正しく聴取して必ず記載すること。

　　　①　いつ

　　　②　どこで

　　　③　どうして

　(3)　負傷の状況，程度，症状等

　　　近接部位の場合は，その旨表示又は図示すること。

　(4)　負傷名

　　　第１から第５までにおいて算定対象となる負傷名を記載すること。

　(5)　初検年月日，施術終了年月日

　(6)　転帰欄には，治癒，中止，転医の別を記載すること。

　(7)　施術回数

　(8)　同意した医師の氏名と同意日

　(9)　施術の内容，経過等

　　　施術月日，施術の内容，経過等を具体的に順序よく記載すること。

　　　初検時相談支援の内容は，①及び②については，簡潔に記載するとともに，③については，説

第3　柔道整復師の施術

明した旨を記載すること。

①　日常生活動作上での励行事項や禁止事項（入浴，歩行，就労制限，運動制限等）

②　患部の状態や選択される施術方法などの詳細な説明（施術計画等）

③　受領委任の取扱いについての説明（対象となる負傷，負傷名と施術部位，領収証及び明細書の交付義務，申請書への署名の趣旨等）

⑽　施術明細

①　初検月日，時間外等の表示，初回施術，初検料（加算＝休日・深夜・時間外），往療料　km（加算＝夜間・難路・暴風雨雪），金属副子等，その他

②　再検料，往療料，後療料，罨法料，電療料，明細書発行体制加算，包帯交換，その他

③　上記について施術後その都度，必要事項及び金額を記入すること。

④　一部負担金，長期・頻回の特別の料金，長期・多部位の定額料金等，窓口徴収の金額は正確に記入すること。〔※網掛けの箇所は令和6年10月1日適用〕

⑤　施術所見を記入すること。

⑾　施術料金請求等

請求年月日，請求期間，請求金額，領収年月日

⑿　傷病手当金請求等

傷病手当金証明に関する控えとして，労務不能期間，施術回数，意見書交付年月日

2　施術録の整理保管等

(1)　施術録は，療養費請求の根拠となるものなので，患者に施術を行った場合には，遅滞なく必要事項を正確に記入し，保険以外の施術録とは区別して整理し，施術完結の日から5年間保管すること。

(2)　施術録は，保険者等から施術内容について調査照会のあった場合は直ちに答えられるよう常時整備しておくこと。

（様式参考例）

施 術 録
（表　面）

健康保険（協・組・日）・船員保険
国民健保・退職者・共済組合
後期高齢・自衛官等・公費負担
自　　　　費

一部負担割合			
0 割	1 割	2 割	3 割

市町村番号	
受給者番号	
公費負担者番号	
公費負担受給者番号	

被保険者証	記　号			施術を受ける者	氏　名			男女	続柄	
	番　号				生年月日		年　月　日			
被保険者	氏　名		男女	事業所	所在地					
	生年月日	年　月　日			名　称					
	有効期限	年　月　日								
	住　所	〒　　　　TEL		保険者	所在地					
					名　称					
	資格取得年月日	年　月　日			番　号					

負　傷　名	負傷年月日	初検年月日	施術終了年月日	日数	施術回数	転　　帰
	年　月　日	年　月　日	年　月　日			治癒・中止・転医
	年　月　日	年　月　日	年　月　日			治癒・中止・転医
	年　月　日	年　月　日	年　月　日			治癒・中止・転医
	年　月　日	年　月　日	年　月　日			治癒・中止・転医
	年　月　日	年　月　日	年　月　日			治癒・中止・転医

負傷原因程度経過等施術の種類その他

負傷の日時

負傷の場所

負傷時の状況

初検時の所見

初検時相談支援の内容
①　日常生活動作上での励行事項や禁止事項（入浴、歩行、就労制限、運動制限等）

②　患部の状態や選択される施術方法などの詳細な説明（施術計画等）

③　受領委任の取扱いについての説明

同意医師氏名
同意年月日

受傷部位（図解）

負　傷　名	労　務　不　能　に　関　す　る　意　見		摘　　　　要
	意見書に記入した労務不能期間	意見書交付	
	自　　年　　月　　日 至　　年　　月　　日　日間	年　月　日	

この施術録は施術完結の日から５年間保管のこと

柔道整復

第3　柔道整復師の施術

月／日	初検料 時間外 休　日 深　夜 初検時相談 支援料 再検料 往療料	整復料 固定料 施療料 金属副子等 柔道整復 運動後療料	後療料	冷罨法料 温罨法料	電療料	明細書発行 体制加算	一　部 負担金	整復・施療等の施術経過所見
／								
／								
／								
／								
／								
／								
／								
／								
／								
／								
／								
／								
／								
／								
／								
／								
／								
／								
／								
／								
／								
／								
／								
／								
／								
／								

① 月	合計回数	回	合計金額	円	一部負担 金　額	円	請求期間	自　年　月　日 至　年　月　日　日間	請求金額	円
② 月	合計回数	回	合計金額	円	一部負担 金　額	円	請求期間	自　年　月　日 至　年　月　日　日間	請求金額	円
③ 月	合計回数	回	合計金額	円	一部負担 金　額	円	請求期間	自　年　月　日 至　年　月　日　日間	請求金額	円

請　求　年　月　日	①　年　　月　　日	②　年　月　日	③　年　月　日
領　収　年　月　日	①　年　　月　　日	②　年　月　日	③　年　月　日

○平成20年10月以降の健康保険及び船員保険に係る柔道整復の受領委任払いに関する業務の取扱いに
ついて

（平20．9．22　保発0922001）

現在，健康保険及び船員保険に係る柔道整復の受領委任払いに関する業務については，平成11年10
月20日付老発第682号・保発第144号通知（以下「受領委任通知」という。）に従い締結される契約や
協定に基づき，地方社会保険事務局が実施しているところであるが，平成20年10月に全国健康保険協
会が設立されることに伴い，地方社会保険事務局は健康保険に関する業務（全国健康保険協会が管掌
するもののうち健康保険法の規定により社会保険庁長官が行うものを除く。）を実施しないこととな
るとともに，船員保険に係る業務については，保険給付に関する業務など保険者としての業務は実施
する一方，療養担当者等に対する監督に関する業務など行政としての業務は実施しないこととなる。

これに伴い，平成20年10月1日以降，下記のとおり柔道整復の受領委任払いに関する業務のうち，
契約及び協定（以下「契約等」という。）の締結に関する業務（協定に基づく施術者及び施術所（以
下「施術者等」という。）に対する登録に関する業務を含む。）並びに指導・監査に関する業務につい
ては地方厚生（支）局が実施することとするとともに，療養費の審査・支払いに関する業務について
は，健康保険に係るもの（組合管掌健康保険に係るものを除く。）に関しては全国健康保険協会が，
船員保険に係るものに関しては地方社会保険事務局が実施（船員保険に係る療養費の審査に関する業
務については，地方社会保険事務局が全国健康保険協会と協議の上，全国健康保険協会に委任して実
施）することとしたので，その取扱いに遺漏のないようご配慮願いたい。

なお，国民健康保険及び後期高齢者医療制度（長寿医療制度）に係る柔道整復の受領委任払いに関
する業務の取扱いについては，従前のとおりである旨を申し添える。

記

1．契約等の締結に関する業務（協定に基づく施術者等の登録に関する業務を含む。）について
現在，地方社会保険事務局が行っている受領委任に係る承諾及び登録（以下「登録等」という。）
は，施術者等に対して，受領委任をするに際して，一定のルールに基づき施術や療養費の請求等を
行うことを求め，これを約束したことを公に認める行為であり，形式的には契約という形態をとっ
ているが，受領委任の取扱いを認めるにふさわしい施術者等であることを行政として公に認める行
為である。
具体的には，登録等を求める施術者等に対して，
ア　関係法令及び通達を遵守した懇切丁寧な施術
イ　患者に対する受給資格の確認
ウ　保険局長が定める基準に基づく療養費の算定
エ　一部負担金に相当する金額の受領
オ　長期又は濃厚な施術とならないよう努めること

等を求めるほか，受領委任の取扱いの中止を受け5年間を経過しない者など，受領委任を認めることが不適当と認める者に対しては登録等を行わないこととしているところである。

　　以上のとおり，この登録等については，受領委任通知に基づき本来的に行政が行うべきものであり，平成20年10月以降は，厚生労働省設置法の「健康保険事業に関すること」及び「政府が管掌する船員保険事業に関すること」との規定に基づき，地方厚生（支）局が実施することとする。（第4条第1項第94号及び第95号，第18条，第19条）

　　また，受領委任の取扱いに係る各都道府県の社団法人柔道整復師会会長との間の協定は，受領委任の取扱いに係る契約を円滑に行うために締結するものであり，協定の締結に関する業務も受領委任に係る登録等に関する業務と同様，地方厚生（支）局が実施することとする。

　　なお，受領委任に係る登録等は，各健康保険組合から委任を受けた健康保険組合連合会会長等からの委任を受けて実施されるが，この委任は，個別の施術者等が受領委任の取扱いを認めるにふさわしいものであるか否かの判断を行政に委ねるとともに，行政が公に認めた施術者等について，受領委任の取扱いを認めることを行政に対して約束するものである。

2．療養費の審査・支払いに関する業務について

　　療養費の支給は，保険者が行うものであり（健康保険法第87条），療養費の支給の前提となる審査についても，保険者において実施されるものである。

　　このため，平成20年10月以降，現在社会保険事務局が行っている政府管掌健康保険に係る療養費の審査・支払いについては，全国健康保険協会が柔道整復療養費審査委員会を設置して実施することとする。また，船員保険に係る療養費の審査・支払いについては，地方社会保険事務局が実施責任を有するが，従来より，柔道整復療養費審査委員会において審査を実施していたことを踏まえ，審査については，地方社会保険事務局が全国健康保険協会と協議の上，全国健康保険協会に委任して実施することとする。

　　なお，組合管掌健康保険に係る療養費の審査については，平成20年10月以降は，各健康保険組合から委任を受けた都道府県健康保険組合連合会会長は，全国健康保険協会と協議の上，全国健康保険協会に療養費の審査を委任することができることとする。

3．指導・監査に関する業務について

　　受領委任に係る登録等を受けた施術者等に対する指導・監査は，これらの者に，受領委任通知に基づき締結する契約等に規定する登録等の条件となっている一定のルールに基づいた施術や療養費の請求等を行うことを指導するとともに，実際に行っていることを確認する行為であり，こうした条件に違反していることが判明した場合には，受領委任の取扱いを認めるにふさわしい施術者等であると公に認めたことを取りやめることとなる場合もあるものである。

　　これらの業務は，受領委任に係る登録等に由来するものであり，登録等に関する業務と同様，受領委任通知に基づき行政として実施する業務であり，平成20年10月以降は，地方厚生（支）局が実施するものとする。

○柔道整復師の施術に係る療養費について

(平22.5.24	保発0524 2)	(令3.3.24	保発0324 1)
(平22.11.29	保発1129 3)	(令4.2.14	保発0214 2)
(平25.4.24	保発0424 2)	(令4.3.22	保発0322 4)
(平29.9.4	保発0904 2)	(令4.5.27	保発0527 2)
(平30.1.16	保発0116 1)	(令6.2.9	保発0209 1)
(平30.5.24	保発0524 2)	(令6.2.21	保発0221 3)
(令2.5.22	保発0522 6)	(令6.5.29	保発0529 3)
(令2.5.28	保発0528 4)		

　標記については，平成20年9月22日付保発第0922002号通知により実施しているところであるが，下記のとおり取り扱うこととしたので，関係者に対して周知徹底を図るとともに，その実施に遺憾のないようご配慮願いたい。

記

1　改正の目的

　柔道整復師の施術に係る療養費（以下「柔道整復療養費」という。）のより一層の適正な制度運営を図るため，柔道整復療養費の受領委任の取扱い（以下「受領委任の取扱い」という。）に係る所要の改正を行ったこと。

2　改正の内容

　受領委任の取扱いについては，社団法人日本柔道整復師会の会員にあっては別添1により，またその他の柔道整復師にあっては別添2により，それぞれ取り扱うものとすること。

3　平成22年6月以降の取扱い

　平成22年6月1日以降新たに受領委任の取扱いの届け出又は申し出をした者については，改正後の本通知の取扱いに従うこととすること。

　ただし，別添1別紙及び別添2のそれぞれの第3章17【編注；現20】，それぞれの第3章20【同23】，それぞれの第4章23【同26】(5)，それぞれの第8章37【同41】及びそれぞれの第8章38【同42】については平成22年9月1日から，それぞれの第4章23【同26】(6)については，平成23年1月1日から実施するものであること。

　また，平成22年5月31日までに既に受領委任の取扱いに係る協定又は契約の締結済みの者については，特段の申し出がない限り，平成22年9月1日以降，改正後の協定又は契約を締結したものとみなして平成22年9月1日からそれに従うこととすること。

　ただし，別添1別紙及び別添2のそれぞれの第4章23【同26】(6)については，平成23年1月1日

第3　柔道整復師の施術

から実施するものであること。

4　届出等について

　　改正後の受領委任の取扱いを継続する柔道整復師は，平成22年8月20日までに別添1別紙第2章
8【同9】の届け出又は別添2第2章8【同9】の申し出を，施術所の所在地の厚生（支）局長及
び都道府県知事に行う必要があること。

　　また，改正後の受領委任の取扱いを継続しない柔道整復師は，平成22年8月20日までに別添1別
紙第2章12【同14】の届出事項の変更又は別添2第2章12【同14】の申出事項の変更を，施術所の
所在地の厚生（支）局長及び都道府県知事に行う必要があること。

5　平成22年8月31日をもって平成20年9月22日付保発第0922002号通知を廃止すること。

別添１

協　定　書

　柔道整復師の施術に係る療養費の受領委任の取扱いについて、別紙のとおり合意する。

　　　　○　○　厚　生　（　支　）　局　長　　○○○○　　　印

　　　　○　○　都　道　府　県　知　事　　○○○○　　　印

　　　公益社団法人○○都道府県柔道整復師会長　　○○○○　　　印

第3　柔道整復師の施術

別紙

第1章　総則

（目的）

1　本協定は，柔道整復師が健康保険法及び船員保険法に基づく全国健康保険協会管掌健康保険，組合管掌健康保険及び船員保険の被保険者又は被扶養者に係る療養費並びに国民健康保険法及び高齢者の医療の確保に関する法律（以下「高齢者医療確保法」という。）に基づく国民健康保険及び後期高齢者医療の被保険者に係る療養費（以下単に「療養費」という。）の受領の委任を被保険者又は被扶養者から受け，保険者又は後期高齢者医療広域連合（以下「保険者等」という。）に請求する場合の取扱い（以下「受領委任の取扱い」という。）を，○○厚生（支）局長（以下「甲」という。）及び○○都道府県知事（以下「乙」という。）と公益社団法人○○都道府県柔道整復師会長（以下「丙」という。）との間で合意し，これに基づき，丙の会員である者（以下「会員」という。）に対して受領委任の取扱いを行わせることを目的とする。

（委任）

2　本協定の締結を行うに当たっては，甲は，全国健康保険協会都道府県支部長（以下「健保協会支部長」という。）及び健康保険組合連合会会長から受領委任の契約に係る委任を受けること。また，乙は，国民健康保険の保険者及び後期高齢者医療広域連合からの委任を受けた国民健康保険中央会理事長から，受領委任の契約に係る委任を受けること。

3　2の委任は，本協定の締結並びに第2章及び第8章に係る事務等の委任であって，保険者等における療養費の支給決定の権限の委任ではないこと。

（受領委任の施術所及び施術管理者）

4　施術所の開設者である会員を受領委任に係る施術管理者（以下「施術管理者」という。）とし，一人置くこと。

　　ただし，開設者が会員でない場合又は開設者である会員が施術所で施術を行わない場合は，当該施術所に勤務する会員の中から開設者が選任した者を施術管理者とすること。

　　開設者はこの協定により受領委任を取り扱う施術管理者及び勤務する柔道整復師が行った保険施術及び柔道整復施術療養費支給申請について，これらの者を適切に監督するとともに，これらの事項については，これらの者と同等の責任を負うものとする。

5　施術管理者は，「柔道整復師の施術に係る療養費の受領委任を取扱う施術管理者の要件について」（平成30年1月16日保発0116第2号厚生労働省保険局長通知）の別紙1「受領委任を取扱う施術管理者の要件に係る取扱について」により，3年以上（うち，保険医療機関で従事した期間は2年まで）柔道整復師として実務に従事した経験を有する者で，同通知の別紙2「受領委任を取扱う施術管理者に係る研修実施要綱」の2で定めるところにより登録を受けたものが行う研修の課程を修了した者であること。

6 施術管理者は，第2章に定める手続きを行うこと。ただし，開設者が選任した者が施術管理者である場合は，開設者が選任したことを証明する書類を8の確約を行うに当たって甲，乙及び丙に提出すること。

7 施術管理者は，施術所に勤務する柔道整復師が行う施術を含め，当該施術所における受領委任に係る取扱い全般を管理する者であることから，複数の施術所の施術管理者となることは原則として認められないものであること。

　例外的に複数の施術所の施術管理者となる場合については，各施術所間の距離等を勘案のうえ，各施術所における管理を行う日（曜日）及び時間を明確にさせる必要があること。

第2章　確約及び登録等

（確約）

8 受領委任の取扱いを希望する施術管理者である会員は，様式第1号により，本協定に定める事項を遵守することについて，甲，乙及び丙に確約しなければならないこと。

（受領委任の届け出）

9 8の確約を行った会員は，様式第2号（様式第2号の2を含む。）により，会員が施術を行う施術所において勤務する他の柔道整復師（以下「勤務する柔道整復師」という。）から，第3章に定める事項を遵守し，第2章12及び15並びに第8章の適用を受けることについて同意を受け，当該施術所及び勤務する柔道整復師に関する事項について，丙を経由して甲と乙に届け出ること。

（反社会的勢力の排除）

10 9の届け出に当たっては，会員は，以下に掲げる項目に該当しないことを表明し，様式第2号の3により，丙を経由して甲と乙に届け出ること。

(1) 施術管理者又は開設者が，暴力団（暴力団員による不当な行為の防止等に関する法律（平成3年法律第77号）第2条第2号に規定する暴力団をいう。以下同じ。）又は暴力団員（同法第2条第6号に規定する暴力団員をいう。以下同じ。）である者

(2) 施術管理者又は開設者が，自己，自社若しくは第三者の不正の利益を図る目的又は第三者に損害を加える目的をもって，暴力団又は暴力団員を利用するなどしている者

(3) 施術管理者又は開設者が，暴力団又は暴力団員に対して，資金等を供給し，又は便宜を供与するなど直接的あるいは積極的に暴力団の維持，運営に協力し，若しくは関与している者

(4) 施術管理者又は開設者が，暴力団又は暴力団員であることを知りながらこれを不当に利用するなどしている者

(5) 施術管理者又は開設者が，暴力団又は暴力団員と社会的に非難されるべき関係を有している者

(6) 施術管理者又は開設者が，暴力的な要求行為を行う者

(7) 施術管理者又は開設者が，法的な責任を超えた不当な要求行為を行う者

(8) 施術管理者又は開設者が，受領委任の取扱いに関して脅迫的な言動をし，又は暴力を用いる行

第3　柔道整復師の施術

為を行う者

(9)　施術管理者又は開設者が，偽計又は威力を用いて受領委任の取扱いの業務を妨害する行為を行う者

(10)　施術管理者又は開設者が，その他(6)から(9)の各号に準ずる行為を行う者

（受領委任の登録）

11　甲と乙は，9及び10の届け出を行った会員について，次の事項に該当する場合を除き，受領委任の取扱いに係る登録を行い，登録年月日以後，受領委任の取扱いを認めること。また，その場合は，様式第3号により，丙を経由して登録された当該会員（以下「丁」という。）に登録した旨を通知すること。

(1)　施術管理者である会員又は勤務する柔道整復師が受領委任の取扱いの中止を受け，原則として中止後5年を経過しないとき。

(2)　当該届け出を行った会員が勤務しようとする施術所の開設者がこれまで開設していた施術所の施術に関し，当該開設していた施術所に勤務していた柔道整復師が受領委任の取扱いの中止を受け，当該中止後，原則として5年を経過しないとき。

(3)　受領委任の取扱いの中止を受けた施術管理者に代えて施術所の開設者から施術管理者に選任された者であるとき。

(4)　不正又は不当な請求に係る返還金を納付しないとき。

(5)　二度以上重ねて受領委任の取扱いを中止されたとき。

(6)　施術管理者又は開設者が第8章42の指導を重ねて受けたとき。

(7)　施術管理者又は開設者が健康保険法，同法第65条第3項第3号に規定する政令で定める国民の保健医療に関する法律又は柔道整復師法に違反し罰金刑に処せられ，その執行を終わり，又は執行を受けることがなくなるまでの者であるとき。

(8)　施術管理者又は開設者が禁固以上の刑に処せられ，その執行を終わり，又は執行を受けることがなくなるまでの者であるとき。

(9)　施術管理者又は開設者が健康保険法第65条第3項第5号に規定する社会保険各法に基づく滞納処分を受け，かつ，当該処分を受けた日から3ヶ月以上の期間にわたり，当該処分を受けた日以降に納期限の到来した社会保険料のすべてを引き続き滞納している者であるとき。

(10)　受領委任の取扱いの中止を逃れるために登録を辞退して，その後しばらくして登録の届け出をしてきたとき。

(11)　指導監査を再三受けているにも関わらず，指示事項について改善が見られず，再届け出時を迎えたとき。

(12)　その他，受領委任の取扱いを認めることが不適当と認められるとき。

（勤務する柔道整復師の施術）

12　11により登録された勤務する柔道整復師は，受領委任の取扱いに係る施術を行うことができるこ

と。その場合，当該施術に係る療養費の請求は，丁が行うこと。

（施術所の制限）

13　受領委任の取扱いは，11により登録された施術所（以下「登録施術所」という。）においてのみ認められること。

　　例外的に丁が登録施術所以外の施術所において受領委任の取扱いを行う場合は，別途，8，9及び10の手続きを経て，甲と乙が受領委任の取扱いに係る登録を行う必要があること。

（届出事項の変更等）

14　丁は，9及び10により届け出されている当該施術所及び勤務する柔道整復師に関する事項の内容に変更が生じたとき又は受領委任の取扱いを行うことができなくなったときは，様式第4号により，速やかに丙を経由して甲と乙に届け出ること。

　　ただし，登録施術所の住所が変更となった場合には，改めて8，9及び10の手続きを行うこと。

　　また，施術管理者又は開設者が変更となった場合には，10の手続きを行うこと。

（受領委任の取扱いの中止）

15　甲と乙は，丁又は勤務する柔道整復師について，次の事項に該当する場合は，受領委任の取扱いを中止すること。

　(1)　本協定に定める事項を遵守しなかったとき。

　(2)　療養費の請求内容に不正又は著しい不当の事実が認められたとき。

　(3)　施術管理者又は開設者について，10の届け出に虚偽があったとき，届け出に反したとき又は10に規定する各項目のいずれかに該当するに至ったとき。（勤務する柔道整復師を除く。）

　(4)　その他，受領委任の取扱いを認めることが不適当と認められるとき。

第3章　保険施術の取扱い

（施術の担当方針）

16　丁及び勤務する柔道整復師は，関係法令及び通達を遵守し，懇切丁寧に柔道整復に係る施術（以下「施術」という。）を行うこと。

　　この場合，施術は，被保険者又は被扶養者である患者（以下「患者」という。）の療養上妥当適切なものとすること。

　　また，健康保険事業の健全な運営を損なうおそれのある経済上の利益の提供又は違法な広告により，患者が自己の施術所において施術を受けるように誘引してはならないこと。

　　さらに，施術所が，集合住宅・施設の事業者等に対して金品（いわゆる紹介料）を提供し，患者の紹介を受け，その結果なされた施術については，療養費支給の対象外とすること。

（柔道整復師の氏名の掲示）

17　丁は，施術所内の見やすい場所に，丁及び勤務する柔道整復師の氏名を掲示すること。

（受給資格の確認等）

柔道整復

18　受給資格の確認等については，以下に定めるとおりとすること。

(1)　丁は，患者から施術を求められた場合は，オンライン資格確認又はその者の提出する被保険者証（健康保険被保険者受給資格者票，健康保険被保険者特別療養費受給票，船員保険被扶養者証を含む。以下同じ。）によって療養費を受領する資格があることを確認すること。

　　　ただし，緊急やむを得ない事由によって当該確認を行うことができない患者であって，療養費を受領する資格が明らかなものについてはこの限りでないが，この場合には，その事由がなくなった後，遅滞なく当該確認を行うこと。

> 〔※(2)・(3)は令和6年12月2日適用〕
>
> (2)　丁は，患者から施術を求められた場合であって，患者がオンライン資格確認により療養費を受領する資格があることの確認を求めた場合においては，(1)の規定にかかわらず，オンライン資格確認により療養費を受領する資格があることを確認すること。
>
> 　　　ただし，やむを得ない事由によってオンライン資格確認により当該確認を行うことができない患者であって，療養費を受領する資格が明らかなものについてはこの限りでないが，この場合には，その事由がなくなった後，遅滞なく当該確認を行うこと。
>
> (3)　丁は，やむを得ない場合を除き，(2)に規定する場合において，患者がオンライン資格確認によって療養費を受領する資格があることの確認を受けることができるよう，あらかじめ必要な体制を整備しなければならないこと。

(4)〔(2)〕　丁は，オンライン資格確認の利用に当たって「資格確認限定型オンライン資格確認等システム利用規約」を遵守すること。〔※〔　〕内の網掛けの項番は令和6年12月1日までの適用〕

（療養費の算定，一部負担金の受領等）

19　丁は，施術に要する費用について，別に厚生労働省保険局長が定める「柔道整復師の施術に係る療養費の算定基準」（以下「算定基準」という。）により算定した額を保険者等に請求するとともに，患者から健康保険法，船員保険法，国民健康保険法及び高齢者医療確保法に定める一部負担金に相当する金額の支払いを受けるものとすること。

　　なお，患者から支払いを受ける一部負担金については，これを減免又は超過して徴収しないこと。ただし，算定基準の備考4．ただし書により算定する場合は，算定基準に定める額の範囲内に限り，算定基準により算定した費用の額を超える金額の支払いを受けることができ，備考5．により算定する場合は，当該施術に要する費用の範囲内に限り，算定基準により算定した費用の額を超える金額の支払いを受けることができること。〔※網掛けの箇所は令和6年10月1日適用〕

　　また，請求に当たって他の療法に係る費用を請求しないこと。

（領収証及び明細書の交付）〔※令和6年10月1日適用〕

20　丁は，患者から一部負担金の支払いを受けるときは，正当な理由がない限り，領収証を無償で交

付すること。

　また，明細書交付機能が付与されているレセプトコンピュータを設置している施術所においては，丁は，患者から一部負担金の支払いを受けるときは，正当な理由がない限り，当該一部負担金の計算の基礎となった項目ごとに記載した明細書を無償で交付すること。これに該当しない施術所においては，丁は，患者から求められたときは，正当な理由がない限り，当該一部負担金の計算の基礎となった項目ごとに記載した明細書を交付すること。

（領収証及び明細書の交付）〔※**令和 6 年 9 月30日までの規定**〕

20　丁は，患者から一部負担金の支払いを受けるときは，正当な理由がない限り，領収証を無償で交付すること。

　また，明細書発行機能が付与されているレセプトコンピュータを使用している施術所であって，常勤職員（柔道整復師に限らず，事務職員等も含む。）が 3 人以上である施術所においては，丁は，患者から一部負担金の支払いを受けるときは，正当な理由がない限り，当該一部負担金の計算の基礎となった項目ごとに記載した明細書を無償で交付すること。これに該当しない施術所においては，丁は，患者から求められたときは，正当な理由がない限り，当該一部負担金の計算の基礎となった項目ごとに記載した明細書を交付すること。

（意見書の交付）

21　丁は，患者から傷病手当金を受けるために必要な傷病手当金意見書の交付を求められたときは，無償で交付すること。

（施術録の記載）

22　開設者及び丁は，受領委任に係る施術に関する施術録をその他の施術録と区別して整理し，丁及び勤務する柔道整復師が患者に施術を行った場合は，当該施術に関し，必要な事項を受領委任に係る施術に関する施術録に遅滞なく記載させるとともに，施術が完結した日から 5 年間保存すること。

（個人情報の取扱い）

22の 2　丁は，療養費の受領等の業務のために知り得た患者に関する個人情報について，適切に取り扱うものとすること。

（医師の同意の記載）

23　丁及び勤務する柔道整復師は，骨折及び脱臼に対する施術を医師の同意を得て行った場合は，施術録にその旨を記載するとともに，第 4 章26の申請書に記載すること。

（保険者への通知）

24　丁は，患者が次の事項に該当する場合は，遅滞なく意見を附してその旨を保険者等に通知すること。

　(1)　闘争，泥酔又は著しい不行跡によって事故を起こしたと認められたとき。

　(2)　正当な理由がなくて，施術に関する指揮に従わないとき。

　(3)　詐欺その他不正な行為により，施術を受け，又は受けようとしたとき。

（施術の方針）

25　丁及び勤務する柔道整復師は，施術の必要があると認められる負傷に対して，的確な判断のもと

第3　柔道整復師の施術

に患者の健康の保持増進上妥当適切に施術を行うほか，以下の方針によること。

(1)　施術に当たっては，懇切丁寧を旨とし，患者の治療上必要な事項は理解しやすいように指導すること。

　　また，療養費の支給対象等，療養費を請求する上での注意事項について説明をすること。

(2)　施術は療養上必要な範囲及び限度で行うものとし，とりわけ，長期又は濃厚な施術とならないよう努めること。

(3)　現に医師が診療中の骨折又は脱臼については，当該医師の同意が得られている場合のほかは，施術を行わないこと。ただし，応急手当をする場合はこの限りでないこと。

　　この場合，同意を求めることとしている医師は，原則として当該負傷について診療を担当している医師とするが，当該医師の同意を求めることができないやむを得ない事由がある場合には，この限りではないこと。

(4)　柔道整復師法等関係法令に照らして医師の診療を受けさせることが適当であると判断される場合は，医師の診療を受けさせること。

第4章　療養費の請求

（申請書の作成）

26　丁は，保険者等に療養費を請求する場合は，次に掲げる方式により柔道整復施術療養費支給申請書（以下「申請書」という。）を作成し，速やかな請求に努めること。

(1)　申請書の様式は，様式第5号とすること。

(2)　申請書を月単位で作成すること。

(3)　同一月内の施術については，施術を受けた施術所が変わらない限り，申請書を分けず，一の申請書において作成すること。（同一月内に治癒又は中止した後に，新たな負傷が発生した場合を含む。）

(4)　申請書の「住所」欄には住所のほか郵便番号，電話番号の記入を求めること。「受取代理人への委任」欄は，患者の自筆により被保険者の住所，氏名，委任年月日の記入を受けること。利き手を負傷しているなど患者が記入することができないやむを得ない理由がある場合には，柔道整復師が自筆により代理記入し患者からぼ印を受けること。

(5)　「負傷の原因欄」については，次の各項目（④の項目については，船員保険に限る。）のうち該当するものを記載すること。

　　①　業務災害，通勤災害又は第三者行為以外の原因による。

　　②　第三者行為による。（交通事故，その他の事故）

　　③　業務災害（通勤災害，第三者行為）の疑いがある原因による。（　　）

　　④　職務上（通勤）の原因による。

　　（注1）②に該当するときは，（　　）内に交通事故，その他の事故の別を記載すること。

（注2）③に該当するときは，（　）内に具体的な負傷の原因を記載すること。

また，3部位目を所定料金の100分の60に相当する金額により算定することとなる場合は，すべての負傷名にかかる具体的な負傷の原因を申請書の「負傷の原因」欄に記載すること。

(6)　施術日がわかるよう申請書に記載すること。

（申請書の送付）

27　丁は，申請書を保険者等毎に取りまとめ，丙に送付すること。

丙は，様式第6号及び様式第7号又はそれに準ずる様式の総括票を記入の上，それぞれを添付し，原則として，毎月10日までに，保険者等へ送付すること。ただし，29により国民健康保険等柔道整復療養費審査委員会が設置されている場合は，丁単位に保険者等毎に取りまとめ国民健康保険団体連合会（以下「国保連合会」という。）へ送付すること。

（申請書の返戻）

28　保険者等又は国保連合会は，申請書の事前点検を行い，申請書に不備がある場合は，丁が所属する丙を経由して丁に返戻すること。

第5章　柔整審査会

（柔整審査会の設置）

29　健保協会支部長は，全国健康保険協会管掌健康保険に係る申請書を審査するため，全国健康保険協会都道府県支部（以下「健保協会支部」という。）に柔道整復療養費審査委員会を設置すること。

ただし，船員保険に係る申請書の審査は，全国健康保険協会東京都支部に設置される柔道整復療養費審査委員会において実施すること。

乙は，国民健康保険及び後期高齢者医療に係る申請書について，当該保険者等に代わり国保連合会に審査を行わせるため，国保連合会と協議の上，国保連合会に国民健康保険等柔道整復療養費審査委員会（以下，健保協会支部の柔道整復療養費審査委員会と合わせて「柔整審査会」という。）を設置させることができること。

ただし，乙が国民健康保険及び後期高齢者医療に係る申請書の審査の委任を受けている場合は，健保協会支部長と乙の協議により，健保協会支部の柔道整復療養費審査委員会で引き続き審査を行うことができること。

また，組合管掌健康保険に係る申請書を審査するため，都道府県健康保険組合連合会会長は健保協会支部長と協議の上，健保協会支部長に審査を委任することができること。

（審査に必要な報告等）

30　健保協会支部長，国保連合会又は柔整審査会は，柔整審査会の審査に当たり必要と認める場合は，丙を経由して開設者，丁及び勤務する柔道整復師から報告等を徴することができること。

（守秘義務）

31　柔整審査会の審査委員又は審査委員の職にあった者は，申請書の審査に関して知得した柔道整復

柔道整復

第3　柔道整復師の施術

師の業務上の秘密又は個人の秘密を漏らしてはならない。

第6章　療養費の支払い

（療養費の支払い）

32　保険者等（健康保険組合を除く。）及び健保協会支部長に審査を委任している健康保険組合（以下「審査委任保険者等」という。）は，受領委任の取扱いに係る療養費の支払いを行う場合は，それぞれの審査委任保険者等が所在する都道府県の柔整審査会の審査を経ること。

33　保険者等による点検調査の結果，申請書を返戻する必要がある場合は，28と同様の取扱いによること。

34　審査委任保険者等は，点検調査の結果，請求内容に疑義がある場合は，健保協会支部長又は国保連合会にその旨を申し出ること。

35　保険者等は，療養費の支給を決定する際には，適宜，患者等に施術の内容及び回数等を照会して，施術の事実確認に努めること。また，柔整審査会の審査等を踏まえ，速やかに療養費の支給の適否を判断し処理すること。

　　なお，保険者等が調査に基づき不支給等の決定を行う場合は，被保険者に不支給決定通知を行う等，不支給処理を適正に行うとともに，患者が施術者に施術料金を支払う必要がある場合は，保険者等は，適宜，当該患者に対して指導を行うこと。

36　丁は，申請書の記載内容等について丙，保険者等又は柔整審査会から照会を受けた場合は，的確に回答すること。

37　保険者等は，請求額に対する支給額の減額又は不支給等がある場合は，様式第8号又はそれに準ずる様式の書類を記入の上，申請書の写しを添えて，丁が所属する丙を経由して丁へ送付すること。

38　保険者等は，申請書の支払機関欄に記載された支払機関に対して療養費を支払うこと。

第7章　再審査

（再審査の申し出）

39　丁は，保険者等の支給決定において，柔整審査会の審査内容に関し不服がある場合は，その理由を附した書面により，丙及び健康保険組合（健保協会支部長に審査を委任している場合に限る。）を経由して審査委任保険者等の所在地の健保協会支部長（船員保険に係るものにあっては，全国健康保険協会東京都支部長）又は国保連合会に対して再審査を申し出ることができること。

　　なお，丁は，再審査の申し出はできる限り早期に行うよう努めること。また，同一事項について，再度の再審査の申し出は，特別の事情がない限り認められないものであることを留意すること。

40　健保協会支部長又は国保連合会は，審査委任保険者等から請求内容に疑義がある旨及び丁から再審査の申し出があった場合は，柔整審査会に対して，再審査を行わせること。

第8章　指導・監査

（指導・監査）

41　開設者，丁及び勤務する柔道整復師は，甲と乙が必要があると認めて施術に関して指導又は監査を行い，帳簿及び書類を検査し，説明を求め，又は報告を徴する場合は，これに応じること。

42　開設者，丁及び勤務する柔道整復師が関係法令若しくは通達又は本協定に違反した場合は，甲と乙はその是正等について指導を行うこと。

43　保険者等又は柔整審査会は，療養費の請求内容に不正又は著しい不当があるかどうかを確認するために施術の事実等を確認する必要がある場合には，施術管理者に対して領収証の発行履歴や来院簿その他通院の履歴が分かる資料の提示及び閲覧を求めることができること。

44　保険者等又は柔整審査会は，療養費の請求内容に不正又は著しい不当の事実が認められたときは，当該施術所を管轄する甲又は乙に情報提供すること。その際，不正請求について客観的な証拠があるものが複数患者分あるもの，あるいは，患者調査等の結果，不正請求の疑いが強いものが複数患者分（概ね10人の患者分があることが望ましい）あるものを優先して提供すること。

（廃止後の取扱い）

45　廃止された施術所の開設者，丁及び勤務する柔道整復師は，受領委任の取扱いを行っていた期間の施術に関する帳簿及び書類については，施術所が廃止された後でも廃止後5年間は，甲と乙が必要があると認めて施術に関してこれらを検査し，説明を求め，又は報告を徴する場合は，これに応じること。

第9章　患者ごとの償還払いへの変更

（保険者等の行う通知・確認等）

46　保険者等が，患者ごとに施術の必要性を個々に確認する必要があると合理的に認めた場合については，保険者等は，次に掲げる事項を実施することにより，当該患者に対する施術について受領委任の取扱いを中止し，当該患者が保険者等に療養費を請求する取扱い（以下「償還払い」という。）に変更することができること。なお，患者ごとに償還払いに変更した場合に当該患者が保険者等に療養費を請求するときの申請書の様式は，様式第5号の2とすること。

(1)　保険者等は，被保険者及び被扶養者に対して，患者ごとの償還払いへの変更の対象となる患者類型等について予め周知すること。

(2)　保険者等は，以下に該当すると考えられる患者について，当該患者及び当該患者に施術を行っている施術所の施術管理者に対して，償還払い注意喚起通知（様式第9号及び第9号の2を標準とする。）を送付すること。

①　自己施術（柔道整復師による自身に対する施術）に係る療養費の請求が行われた柔道整復師である患者

第3　柔道整復師の施術

　　②　自家施術（柔道整復師による家族に対する施術，柔道整復師による関連施術所の開設者及び
　　　従業員に対する施術）を繰り返し受けている患者

　　③　保険者等が，患者に対する35の照会を適切な時期に患者に分かりやすい照会内容で繰り返し
　　　行っても，回答しない患者

　　④　複数の施術所において同部位の施術を重複して受けている患者

　　⑤　長期かつ頻回な施術を継続して受けている患者（算定基準の備考４．ただし書に規定する場
　　　合に該当する患者）〔※⑤は令和6年10月1日適用〕

　(3)　保険者等は，(2)の対象患者について，償還払い注意喚起通知を送付した月の翌月以降に，同様
　　の施術及び療養費の請求が行われ，なお(2)①から④〔⑤〕までのいずれかに該当すると考えられ
　　る場合は，事実関係を確認するため，当該患者に対し，文書等により，施術内容，回数，実際に
　　施術を受けているか，外傷によるものなのか等の説明を求めること。なお，(2)③及び⑤に該当す
　　る患者については，保険者等は，文書だけによらず，電話又は面会により，当該患者に対し，照
　　会に回答しない理由（⑤に該当する患者は除く。）とともに，施術内容，回数，実際に施術を受
　　けているか，外傷によるものなのか等の説明を求めること。〔※網掛けの箇所は令和6年10月1
　　日適用〕

　(4)　保険者等は，(3)の対象患者について，(3)の確認の結果，状況が改善されないなど，なお(2)①か
　　ら④〔⑤〕までのいずれかに該当し，療養費の適正な支給の観点から，その後の施術の必要性を
　　個々に確認する必要があると考えられる場合は，当該患者及び当該患者に施術を行っている施術
　　所の施術管理者に対して，償還払い変更通知（様式第10号及び第10号の2を標準とする。）を送
　　付すること。また，保険者等は，当該患者に対して，償還払い変更通知が到着した月の翌月以降
　　に施術を受ける場合は，償還払い変更通知を施術所に提示するとともに，施術所に施術料金を全
　　額支払った上で，自身で保険者等に療養費の請求を行うよう指導すること。なお，(2)③及び⑤に
　　該当する患者については，保険者等は，償還払い変更通知の送付だけによらず，電話又は面会に
　　より，当該患者に対し，償還払いに変更となること，施術を受ける場合は施術所に償還払い変更
　　通知を提示すること等を説明すること。〔※網掛けの箇所は令和6年10月1日適用〕

　(5)　保険者等は，(2)①に該当する患者については，(2)及び(3)の手続きを経ることなく，当該患者及
　　び当該患者に施術を行っている施術所の施術管理者に対して，(4)の償還払い変更通知を送付する
　　ことができること。

（償還払いの実施）

47　保険者等は，46(4)の対象患者について，償還払い変更通知が当該患者に到着した月の翌月以降に
　　行われる施術については，受領委任の取扱いを中止し，償還払いに変更すること。

48　46(4)の償還払い変更通知が到着した施術所の施術管理者は，償還払い変更通知に記載された対象
　　患者について，償還払い変更通知が到着した月の翌月以降に行う施術については，受領委任の取扱
　　いを中止し，当該患者から施術料金を全額徴収した上で，当該患者が保険者等に療養費の請求を行

うための申請書の施術内容欄及び施術証明欄に必要な記載を行い，当該患者に手交すること。

49　46(4)の償還払い変更通知が到着していない施術所の施術管理者は，患者が償還払い変更通知を提示した場合は，当該患者に行う施術については，受領委任の取扱いを中止し，当該患者から施術料金を全額徴収した上で，当該患者が保険者等に療養費の請求を行うための申請書の施術内容欄及び施術証明欄に必要な記載を行い，当該患者に手交すること。

50　46(4)の償還払い変更通知が到着していない施術所において，償還払いに変更となった患者が償還払い変更通知を提示しなかったことにより，当該患者に対する施術について，施術管理者が保険者等に療養費の請求を行った場合は，保険者等は，当該施術管理者に対して，当該患者が償還払いに変更となっていることを通知するとともに，当該通知が到着した月までに行われた施術については，受領委任の取扱いによって，当該施術管理者に療養費を支払うこと。

（受領委任の取扱いの再開）

51　保険者等は，47により償還払いに変更となった患者について，それぞれの状況に応じて定期的な確認を行い，受療状況や請求状況が改善されるなど，療養費の適正な支給の観点から，その後の施術の必要性を個々に確認する必要がないと考えられる場合は，当該患者並びに46(4)及び50により償還払いへの変更を通知した施術管理者に対して，受領委任の取扱い再開通知（様式第11号及び第11号の２を標準とする。）を送付すること。また，保険者等は，当該患者に対して，受領委任の取扱い再開通知に記載した受領委任の取扱いの再開月以降に施術を受ける場合は，受領委任の取扱い再開通知を施術所に提示するよう指導すること。

52　保険者等は，51の対象患者について，受領委任の取扱い再開通知に記載した受領委任の取扱いの再開月以降に行われる施術については，受領委任の取扱いとすること。

53　51の受領委任の取扱い再開通知が到着した施術所の施術管理者は，受領委任の取扱い再開通知に記載された対象患者について，受領委任の取扱い再開通知に記載された受領委任の取扱いの再開月以降に行う施術については，受領委任の取扱いとすること。

第10章　その他

（情報提供等）

54　甲又は乙は，11の受領委任の取扱いに係る登録を行った丁に関し，所要の事項を記載した名簿を備えるとともに，当該情報を保険者等に連絡すること。また，15により受領委任の取扱いを中止した場合は，速やかに保険者等及び他の厚生（支）局長又は都道府県知事にその旨を連絡すること。

　　この場合において，保険者に連絡する際（健康保険組合に限る。）は，都道府県健康保険組合連合会会長及び健康保険組合連合会会長を経由して行うこと。

（広報及び講習会）

55　丙は，本協定に基づく受領委任の取扱いを徹底するため，適宜，広報及び講習会の開催を行うものとすること。

柔道整復

第3　柔道整復師の施術

（協力）

56　甲と乙は，受領委任の取扱いに当たっては，必要に応じ丙と協議する等，丙の協力を得て円滑な実施に努めること。

（協定期間）

57　本協定の有効期間は，令和○年○月○日から1年間とする。ただし，期間満了1月前までに特段の意思表示がない場合は，期間満了の日の翌日において，更に1年間順次更新したものとすること。

（適用除外）

58　以下に掲げる場合は，5を適用しない。

（1）　平成30年3月31日において，既に11による受領委任の登録がされた施術管理者が受領委任の取扱いを継続して行う場合。

（2）　登録施術所の所在地の変更又は本協定から受領委任の取扱規定に基づく契約への変更を事由とし継続して施術管理者となる場合。

（様式第１号）

確　　約　　書

　　柔道整復師の施術に係る療養費の受領委任の取扱いを届け出るに当たり、協定書（平成２２年５月２４日保発 0524 第２号通知の別添１の別紙）を遵守することを確約します。

　　　令和　　　年　　　月　　　日

　　　○　○　　厚　生　（　支　）　局　長
　　　　　　　　　　　　○　○　○　○

　　　○○都道府県知事
　　　　　　　　　　　　○　○　○　○　　　殿

　　　公益社団法人○○都道府県柔道整復師会長
　　　　　　　　　　　　○　○　○　○

　　　　柔道整復師氏名
　　　　　　　　　　　〒　　－
　　　　住　　　　所

```
（受領委任の取扱いを行う施術所）


施術所名＿＿＿＿＿＿＿＿＿＿＿＿＿＿＿＿＿＿＿＿＿＿＿


　　　　　　〒　　－　　　　　　　　　　TEL.　　－　　－
住　　　所＿＿＿＿＿＿＿＿＿＿＿＿＿＿＿＿＿＿＿＿＿＿＿
```

（注）　確約書の管理は、公益社団法人○○都道府県柔道整復師会長が行うものとすること。

（様式第２号）

第３　柔道整復師の施術

柔道整復施術療養費の受領委任の取扱いに係る届け出（施術所の届け出）

柔道整復師 （受領委任の 施術管理者）	第1	ふりがな			
		氏　名		明・大・昭・平・令　年　月　日生	
		免　許	番号	（取得年月日）大・昭・平・令　年　月　日	
施術所		ふりがな 名　称		（電話番号：　　　（　　　）　　　）	
		所在地	〒　－		
		ふりがな 開設者氏名及 び住所	氏名 明・大・昭・平・令　年　月　日生	〒　－ 住所	

届け出前５年間における受領委任 の取扱いの中止	有　・　無	中止　年　月　日
		当該地方厚生（支）局長等

柔道整復師の施術に係る療養費の算定基準の備考５に基づく施術所の届出	定額料金の徴収を（　行う・行わない　）

注1　施術所において勤務する他の柔道整復師について、様式第２号の２で届け出ること。
2　届け出に当たっては、施術所の届出及び柔道整復師の確認等の確認できる書類の写し等を添付すること。
3　施術管理者が複数の施術所において受領委任の取扱いを行う場合は、備考欄に各施術所における勤務形態等を記入すること。
4　開設者氏名欄は、開設者と施術管理者が同一人の場合は「同上」と記入することとし、住所欄の記入は必要ないこと。

（備考）

上記のとおり、届け出します。
令和　　　年　　　月　　　日

厚生（支）局長
都道府県　知事　　　　　殿

（柔道整復師（施術管理者）が都道府県柔道整復師会に入会した年月日を記入すること。）

柔道整復師氏名
住　　所　〒　－　　　　TEL.　－　－

（この届け出は、地方厚生（支）局（地方厚生（支）局が所在しない都府県にあっては地方厚生（支）局都府県事務所）へ提出してください。）

－172－

（様式第２号の２）

柔道整復施術療養費の受領委任の取扱いに係る届け出（同意書）

施術所において勤務する他の柔道整復師と、協定書（平成２２年５月２４日保発０５２４第２号通知の別添１）の第３章に定める事項を遵守し、第２章１２及び１５並びに第８章の適用を受けることについて同意します。

施術所に勤務する他の柔道整復師		項目	内容
第２		ふりがな・氏名	
		免許番号	
		生年月日	明・大・昭・平・令　年　月　日生
		取得年月日	大・昭・平・令　年　月　日
		届け出前５年間における受領委任の取扱い中止	有・無　　中止　当該地方厚生（支）局長等　年　月　日
		勤務時間	午前　時　分～時　分（月・火・水・木・金・土・日）午後　時　分～時　分（月・火・水・木・金・土・日）
第３		ふりがな・氏名	
		免許番号	
		生年月日	明・大・昭・平・令　年　月　日生
		取得年月日	大・昭・平・令　年　月　日
		届け出前５年間における受領委任の取扱い中止	有・無　　中止　当該地方厚生（支）局長等　年　月　日
		勤務時間	午前　時　分～時　分（月・火・水・木・金・土・日）午後　時　分～時　分（月・火・水・木・金・土・日）
第４		ふりがな・氏名	
		免許番号	
		生年月日	明・大・昭・平・令　年　月　日生
		取得年月日	大・昭・平・令　年　月　日
		届け出前５年間における受領委任の取扱い中止	有・無　　中止　当該地方厚生（支）局長等　年　月　日
		勤務時間	午前　時　分～時　分（月・火・水・木・金・土・日）午後　時　分～時　分（月・火・水・木・金・土・日）

（注）施術所に勤務する他の柔道整復師は、署名すること。

（この届け出は、地方厚生（支）局（地方厚生（支）局が所在しない都府県にあっては地方厚生（支）局都府県事務所）へ提出してください。）

柔道整復

（様式第2号の3）

誓　約　書

私（受領委任の施術管理者及び開設者）は、下記1及び2のいずれにも該当しません。また、将来においても該当することはありません。
この誓約が虚偽であり、又はこの誓約に反したことにより、当方が不利益を被ることとなっても、異議は一切申し立てません。
また、当方の個人情報を警察に提供することについて同意します。

記

1　受領委任を取扱う者として不適当な者
(1) 施術管理者又は開設者が、暴力団（同法第2条第6号に規定する暴力団員をいう。以下同じ。）又は暴力団員（同法第2条第6号に規定する暴力団員をいう。以下同じ。）である者
(2) 施術管理者又は開設者が、自己、自社若しくは第三者の不正の利益を図る目的又は第三者に損害を加える目的をもって、暴力団又は暴力団員を利用するなどしている者
(3) 施術管理者又は開設者が、暴力団又は暴力団員に対して、資金等を供給し、又は便宜を供与するなど直接的あるいは積極的に暴力団の維持、運営に協力し、若しくは関与している者
(4) 施術管理者又は開設者が、暴力団又は暴力団員であることを知りながらこれを不当に利用するなどしている者
(5) 施術管理者又は開設者が、暴力団又は暴力団員と社会的に非難されるべき関係を有している者

2　受領委任を取扱う行為をする者として不適当な者
(6) 施術管理者又は開設者が、暴力的な要求行為をする者
(7) 施術管理者又は開設者が、法的な責任を超えた不当な要求行為を行う者
(8) 施術管理者又は開設者が、受領委任の取扱いに関して脅迫的な言動をし、又は暴力を用いる行為を行う者
(9) 施術管理者又は開設者が、偽計又は威力を用いて受領委任の取扱いの業務を妨害する行為を行う者
(10) その他(6)から(9)の各号に準ずる行為を行う者

令和　　年　　月　　日

受領委任の施術管理者氏名　（フリガナ）
住所　〒
明・大・昭・平・令　年　月　日生　　性別：男・女
TEL　　－　　－

開設者氏名　（フリガナ）
住所　〒
明・大・昭・平・令　年　月　日生　　性別：男・女
TEL　　－　　－

注　開設者氏名は、開設者と施術管理者が同一人の場合は「同上」と記入すること。
（この届け出は、地方厚生（支）局（地方厚生（支）局が所在しない都道府県にあっては地方厚生（支）局都道府県事務所）へ提出してください。）

（様式第３号）

柔道整復施術療養費の受領委任の取扱いの登録について

柔道整復師氏名 （受領委任の施術管理者）	
施術所	名称
	所在地
備考	

令和　年　月　日付で届け出のあった標記の件について、これを登録したので通知します。

登録記号番号　○○○○○○○○○○—○—○
登録年月日　令和　年　月　日

　　　　　　　　○○○○　殿

○○　厚生（支）局長　○○○○　印
○○　都道府県知事　○○○○　印

（補足１）登録記号番号の内訳について　①②③④⑤⑥⑦⑧—⑨—⑩
１　①は、協定に基づく登録を「協」、個人契約に基づく登録を「契」とする。
２　②③は、都道府県コードとする。（統計に用いる都道府県等の区域を示す標準コードとする。）
３　④～⑧は、柔道整復師毎の番号とする。
４　⑨は、柔道整復師（受領委任の施術管理者）が複数の施術所において受領委任の取扱いを行う場合は、新たな施術所に枝番号（１～）を付すものとし、それ以外は「０」とする。
５　⑩は、定額料金を徴収する届出を行った施術所を「１」、それ以外は「０」とする。
（補足２）登録年月日は、柔道整復師が都道府県柔道整復師会に入会した年月日で通知する。ただし、施術管理者の変更に伴う届け出の場合は、受領委任の取扱いに係る届け出の年月日で通知する。

柔道整復

（様式第4号）

柔道整復施術療養費の受領委任の取扱いに係る届出事項の変更等

柔道整復師	登録記号番号			
（受領委任の施術管理者）	氏　　　名			
	施　術　所　名			（電話番号：　（　　　）　　　）
	開　設　者　氏　名			
1	柔道整復師の施術に係る療養費の算定基準の備考5に基づく施術所の届出		（電話番号：　（　　　）　　　）	定額料金の徴収を　（　行う・中止　）
2	（変更年月日：令和　　年　　月　　日）			
区分	変更内容			
	その他			
	理由等			

上記のとおり届出事項の変更を届け出します。
令和　　年　　月　　日

　　　厚 生 （ 支 ） 局 長
　　　都 道 府 県 知 事　　　　殿

柔道整復師名

住　　所　　　〒　　－　　　　　　TEL.　　－　　－

（この届け出は、地方厚生（支）局（地方厚生（支）局が所在しない都府県にあっては地方厚生（支）局都府県事務所）へ提出してください。）
（補足）当該柔道整復師（開設者又は管理者）が死亡した場合は、住民票等の確認できる書類の添付を必要とすること。
（注）当該柔道整復師（受領委任の施術管理者）が死亡した場合は、事実が確認できる書類として住民票等の書類を添付
し、届出人の氏名及び住所を記入すること。
また、施術所において勤務する他の柔道整復師を追加する場合は、様式第2号の2等を添付すること。

〔※令和 6 年10月 1 日適用〕

(様式第 5 号)

柔道整復施術療養費支給申請書

令和　　年　　月分

都道府県番号		施術機関コード	
保険者番号			
記号・番号			

| 公費負担者番号① | 公費負担医療の受給者番号① | | 保険種別 | 1.協　2.組　3.共
4.国　5.退　6.後期 | 単併区分 | 1.単独
2.2併
3.3併 | 本家区分 | 2.本人　8.高一
4.六歳
6.家族　0.高7 | 給付割合 | 10・9
8・7 |
| 公費負担者番号② | 公費負担医療の受給者番号② | | | | | | | | | |

| 被保険者
世帯主・組合員の
受給者 | 氏名
住所 | 氏名 | | 住所 | |

療養を受けた者の氏名 / 生年月日 / 負傷の原因

| 1男　1明　2大　3昭　4平　5令
2女　　　　　年　　月　　日 |

負　傷　名	負傷年月日	初検年月日	施術開始年月日	施術終了年月日	実日数	継続月数	転　帰
(1)	・　・	・　・	・　・	・　・			治癒・中止・転医
(2)	・　・	・　・	・　・	・　・			治癒・中止・転医
(3)	・　・	・　・	・　・	・　・			治癒・中止・転医
(4)	・　・	・　・	・　・	・　・			治癒・中止・転医
(5)	・　・	・　・	・　・	・　・			治癒・中止・転医

経　過 ／ 請求区分　新規・継続

施術日　1　2　3　4　5　6　7　8　9　10　11　12　13　14　15　16　17　18　19　20　21　22　23　24　25　26　27　28　29　30　31

初検料	円	初検時相談支援料	円	往療料　　km 　　　　　回	円	金属副子等加算	回	施術情報提供料	明細書発行体制加算	計	
加算(休日・深夜・時間外)	円	再検料	円	加算(夜間・難路・暴風雨雪)	円	柔道整復運動後療料	回				円

| 整復料・固定料・施療料 | (1) | 円 | (2) | 円 | (3) | 円 | (4) | 円 | (5) | 円 | 計 | 円 |

部位	逓減%	逓減開始 月　　日	後療料 円　　回	円	冷罨法料 回	円	温罨法料 回	円	電療料 回	円	計	円	多部位	計	円	長期	頻回	計	円
(1)	100	──											──						
(2)	100	──											──						
(3)	60												0.6						
	100																		
(4)	60												0.6						
	100																		

摘　要	合　　　　計		円
	一部負担金		円
	請　求　金　額		円

金属副子等加算日	1回目 　日	2回目 　日	3回目 　日	柔道整復運動後療料加算日	日　　日　　日　　日		円
明細書発行体制加算	加算日　　　　日						

支払機関欄	支払区分 1:振込 2:銀行送金 3:当地払	預金の種類 1:普通 2:当座 3:通知 4:別段	金融機関 銀行 金庫 農協	本店 支店 本・支所	口座名称	フリガナ 	登録記号番号 　　　ー　　　ー
					口座番号		

| 施術証明欄 | 上記のとおり施術したことを証明します。

令和　　年　　月　　日
　　　所在地〒
施術所 名称
　　　　電話
柔道 フリガナ
整復師 氏名 | 受取代理人への委任の欄 | 上記請求に基づく給付金の受領方を左記の者に委任します。

令和　　年　　月　　日
住　所(上記住所欄と同じ)
被保険者
世帯主
組合員　氏名
受給者
この欄は、患者が記入してください。ただし、患者が記入する事ができない場合には、代理記入の上、ぼ印してください。 |

備考　この用紙は、A列 4 番とすること。　　　　(※は保険者使用欄)

柔道整復

第3 柔道整復師の施術

〔※令和6年9月30日までの様式〕

(様式第5号)

柔道整復施術療養費支給申請書
令和　年　月分

都道府県番号	施術機関コード						
保険者番号							

				記号・番号		

| 公費負担者番号① | − | | | | | | 公費負担医療の受給者番号① | | | | | | | | 保険種別 | 1.協 2.組 3.共 4.国 5.退 6.後期 | 単併区分 | 1.単独 2.2併 3.3併 | 本家区分 | 2.本人 4.六歳 6.家族 | 8.高一 0.高7 | 給付割合 | 10・9 8・7 |
| 公費負担者番号② | | | | | | | 公費負担医療の受給者番号② | | | | | | | | | | | | | | | |

被保険者 世帯主・組合員の 受給者	氏名 住所	氏名		住所	

施術の内容欄	療養を受けた者の氏名		生年月日	負傷の原因	

療養を受けた者の氏名 ／ 生年月日 1男 2女 1明 2大 3昭 4平 5令　年　月　日 ／ 負傷の原因

負傷名	負傷年月日	初検年月日	施術開始年月日	施術終了年月日	実日数	転帰
(1)	・　・	・　・	・　・	・　・		治癒・中止・転医
(2)	・　・	・　・	・　・	・　・		治癒・中止・転医
(3)	・　・	・　・	・　・	・　・		治癒・中止・転医
(4)	・　・	・　・	・　・	・　・		治癒・中止・転医
(5)	・　・	・　・	・　・	・　・		治癒・中止・転医

経過		請求区分	新規・継続

施術日 1 2 3 4 5 6 7 8 9 10 11 12 13 14 15 16 17 18 19 20 21 22 23 24 25 26 27 28 29 30 31

初検料　　　円	初検時相談支援料　　円	往療料　　km　回	金属副子等加算　　回円	施術情報提供料　円	明細書発行体制加算　　円	計	円
加算(休日・深夜・時間外)　円	再検料　　　円	加算(夜間・難路・暴風雨雪)円	柔道整復運動後療料　回円				

整復料・固定料・施療料	(1)　　円	(2)　　円	(3)　　円	(4)　　円	(5)　　円	計	円

部位	逓減%	逓減開始 月	後療料 円 回 円	冷罨法料 回 円	温罨法料 回 円	電療料 回 円	計 円	多部位	計 円	長期	計 円
(1)	100	—						—	—		
(2)	100	—						—	—		
(3)	60	—						0.6			
	100							—	—		
(4)	60							0.6			
	100							—	—		

摘要			
	合計		円
	一部負担金		円
	請求金額		円

金属副子等加算	1回目　日	2回目　日	3回目　日	柔道整復運動後療料加算　日　日　日　日　日		円
明細書発行体制加算 加算日　　　日						

支払機関欄	支払区分 1:振込 2:銀行送金 3:当地払	預金の種類 1:普通 2:当座 3:通知 4:別段	金融機関 銀行 金庫 農協	本店 支店 本・支所	口座名称 口座番号	フリガナ	登録記号番号　　−　　−

施術証明欄	上記のとおり施術したことを証明します。 令和　年　月　日 所在地〒 施術所 名称 電話 柔道 フリガナ 整復師 氏名	受取代理人への委任の欄	上記請求に基づく給付金の受領方を左記の者に委任します。 令和　年　月　日 住所(上記住所欄と同じ) 被保険者 世帯主 組合員 受給者 氏名 この欄は、患者が記入してください。ただし、患者が記入する事ができない場合には、代理記入の上、ぽ印してください。

備考　この用紙は、A列4番とすること。　　　　　(※は保険者使用欄)

〔※令和６年10月１日適用〕

（様式第５号の２）

柔道整復施術療養費支給申請書（償還払い用）　（令和　　年　　月分）

被保険者証等の記号番号			

療養を受けた者の氏名	生　年　月　日	負傷の原因
	1男　1明　2大　3昭　4平　5令 2女　　　　年　月　日	

	負　傷　名	負傷年月日	初検年月日	施術開始年月日	施術終了年月日	実日数	継続月数	転　帰
施	(1)	・　・	・　・	・　・	・　・			治癒・中止・転医
	(2)	・　・	・　・	・　・	・　・			治癒・中止・転医
術	(3)	・　・	・　・	・　・	・　・			治癒・中止・転医
	(4)	・　・	・　・	・　・	・　・			治癒・中止・転医
	(5)	・　・	・　・	・　・	・　・			治癒・中止・転医

経　過		請求区分	新規・継続

施術日　1　2　3　4　5　6　7　8　9　10　11　12　13　14　15　16　17　18　19　20　21　22　23　24　25　26　27　28　29　30　31

初検料　　　円	初検時相談支援料　円	往療料　km回　円	金属副子等加算　回円	施術情報提供料　円	明細書発行体制加算　円	計　円
加算(休日・深夜・時間外)　再検料		加算(夜間・難路・暴風雨雪)円	柔道整復運動後療料　回円			

整復料・固定料・施療料	(1)　円	(2)　円	(3)　円	(4)　円	(5)　円	計　円

部位	逓減%	逓減開始月　日	後療料　円　回	冷電法料　回　円	温電法料　回　円	電療料　回　円	計　円	多部位　計円	長期　頻回　計円
(1)	100	──							
(2)	100	──							
(3)	60							0.6	
	100	──							
(4)	60							0.6	
	100	──							

摘　要	合　計　円
	※

金属副子等加算　明細書発行体制加算　加算日	1回目　2回目　3回目	柔道整復運動後療料加算日	日　日　日　日　日　円

申請欄　上記の療養に要した費用に関して、療養費の支給を申請します。

令和　年　月　日　　　　　　　殿　　申請者（被保険者）　住所〒－　氏名　電話

支払機関欄	支払区分 1:振込 2:銀行送金 3:当地払	預金の種類 1:普通 2:当座 3:通知 4:別段	金融機関 銀行 金庫 農協 本店 支店 本・支所	フリガナ 口座名称 口座番号

施術証明欄	上記のとおり施術し、その費用を領収しました。 令和　年　月　日　施術所 所在地〒　名称　電話　登録番号　柔道整復師 フリガナ 氏名	受取代理人への委任の欄	本申請書に基づく給付金に関する受領を代理人に委任します。 令和　年　月　日　申請者（被保険者）住所 氏名　代理人 住所 氏名 ※給付金に関する受領を親等の代理人に委任する(申請者名義以外の親等の口座に振込を希望する)場合に記入してください。

備考　この用紙は、A列４番とすること。　（※は保険者使用欄）

柔道整復

第3 柔道整復師の施術

〔※令和6年9月30日までの様式〕

（様式第5号の2）

柔道整復施術療養費支給申請書（償還払い用）　（令和　　年　　月分）

被保険者証等の記号番号		

	療養を受けた者の氏名	生　年　月　日	負傷の原因
		1男　1明　2大　3昭　4平　5令	
		2女　　　　年　月　日	

施術の内容欄	負　傷　名	負傷年月日	初検年月日	施術開始年月日	施術終了年月日	実日数	転帰
	(1)	・　・	・　・	・　・	・　・		治癒・中止・転医
	(2)	・　・	・　・	・　・	・　・		治癒・中止・転医
	(3)	・　・	・　・	・　・	・　・		治癒・中止・転医
	(4)	・　・	・　・	・　・	・　・		治癒・中止・転医
	(5)	・　・	・　・	・　・	・　・		治癒・中止・転医

経　過		請求区分	新規・継続

施術日	1　2　3　4　5　6　7　8　9　10　11　12　13　14　15　16　17　18　19　20　21　22　23　24　25　26　27　28　29　30　31

初検料　　　　円	初検時相談支援料　　円	往療料　　km　回　　　円	金属副子等加算　　回　円	施術情報提供料	計	円
加算(休日・深夜・時間外)　円	再検料　　円	加算(夜間・難路・暴風雨雪)　円	柔道整復運動後療料　回　円			

整復料・固定料・施療料	(1)　　円	(2)　　円	(3)　　円	(4)　　円	(5)　　円	計	円

部位	逓減%	逓減開始 月　日	後療料 回　円	冷罨法料 回　円	温罨法料 回　円	電療料 回　円	計 円	多部位	計 円	長期	計 円
(1)	100	——							——		
(2)	100	——							——		
(3)	60	——							0.6		
	100										
(4)	60	——							0.6		
	100										

摘　要					
		合　　計			円
		※			
金属副子等加算日 1回目　日　2回目　日　3回目　日　柔道整復運動後療料加算日　日　日　日　日　日					円

申請欄

上記の療養に要した費用に関して、療養費の支給を申請します。

令和　　年　　月　　日

　　　　　　　　　殿

申請者
（被保険者）

住所　〒　-
氏名

電話

支払機関欄

支払区分	預金の種類	金融機関	フリガナ	
1:振込	1:普通	銀行　　本店	口座名称	
2:銀行送金	2:当座	金庫　　支店		
3:当地払	3:通知	農協　本・支所	口座番号	
	4:別段			

施術証明欄

上記のとおり施術し、その費用を領収しました。

令和　　年　　月　　日

所在地〒
施術所　名称
　　　　電話

柔道整復師

登録番号
フリガナ
氏名

受取代理人への委任の欄

本申請書に基づく給付金に関する受領を代理人に委任します。

令和　　年　　月　　日

申請者　　住所
（被保険者）氏名

代理人　　住所
　　　　　氏名

※給付金に関する受領を親等の代理人に委任する（申請者名義以外の親等の口座に振込を希望する）場合に記入してください。

備考　この用紙は、A列4番とすること。　（※は保険者使用欄）

（様式第6号）

令和　　　年　　　月分

柔道整復施術療養費支給申請総括票（Ⅰ）

（請求者）登録記号番号　　　　　　　　　　　　　　―　　　―
　　　　　柔道整復師
　　　　　施 術 所 名

保険者名等	本人		家族		計	
	件数	費用額	件数	費用額	件数	金額
	件	円	件	円	件	円
合　計						

（通信欄）

備考　　この用紙は、A列4番とすること。

（様式第7号）

令和　　　年　　　月分

柔道整復施術療養費支給申請総括票（Ⅱ）

保険者名：＿＿＿＿＿＿＿＿＿＿＿＿＿＿殿

（請求者）登録記号番号　　　　　　　　－　　　　－
　　　　　柔道整復師
　　　　　施　術　所　名

柔道整復施術療養費について、別添の支給申請書のとおり請求します。

区　　　　分		件数	費用額	一部負担金	請求金額
請求	本　人	件	円	円	円
請求	家　族				
※決定	本　人				
※決定	家　族				
※返戻	事前分 本人				
※返戻	事前分 家族				
※返戻	保険者 本人				
※返戻	保険者 家族				
※誤算	本人				
※誤算	家族				
※増減	本人				
※増減	家族				

※印の欄は記入しないこと。

備考　　この用紙は、A列4番とすること。

（様式第8号）

柔道整復施術療養費の支給申請に係る増減金額等のお知らせ

柔道整復師名： _____ 殿

　柔道整復施術療養費の支給申請について、下記のとおり支給額の減額及び不支給等の内訳をお知らせします。

　令和　　　年　　　月　　　日

　　保険者名：
　　所在地：

氏　　名	記号番号	区　分	増減金額	理　　由
		1.減額 2.不支給 3.再審査 4.	円	
		1.減額 2.不支給 3.再審査 4.		
		1.減額 2.不支給 3.再審査 4.		
		1.減額 2.不支給 3.再審査 4.		
		1.減額 2.不支給 3.再審査 4.		
		1.減額 2.不支給 3.再審査 4.		
		1.減額 2.不支給 3.再審査 4.		
		1.減額 2.不支給 3.再審査 4.		

（区分欄の減額・不支給等の理由を○で囲む。）

柔道整復

第3　柔道整復師の施術

〔※令和6年10月1日適用〕

（様式第9号）

令和〇年〇月〇日

　　〇〇　〇〇　様

保険者等の所在地　〇〇〇〇〇〇〇
保 険 者 等 名　　〇〇〇〇〇〇

償還払い注意喚起通知（被保険者等用）

〔柔道整復施術療養費〕

　　あなたは、令和〇年〇月に柔道整復の施術所において施術を受けていますが、下記の「償還払いへの変更の対象となる事例」の〇番に該当する可能性がありますので、通知します。
　　あなたに対する柔道整復の施術について、来月以降も、「償還払いへの変更の対象となる事例」に該当し、療養費の適正な支給の観点から、その後の柔道整復の施術の必要性を個々に確認する必要があると考えられる場合は、受領委任の取扱い※を中止し、償還払い（患者は施術所に施術料金の全額を支払い、患者が保険者等に療養費を請求する取扱い）に変更となる場合がありますので、ご注意ください。
　　適切に柔道整復の施術を受けていただきますようお願いいたします。

※　受領委任の取扱い：患者は施術所に施術料金の一部を支払い、残りの費用について施術管理者に受領の委任を行い、施術管理者から保険者等に請求を行う取扱い

記

　　＜償還払いへの変更の対象となる事例＞
　　　1　自己施術（柔道整復師による自身に対する施術）に係る療養費の請求が行われた柔道整復師である患者
　　　2　自家施術（柔道整復師による家族に対する施術、柔道整復師による関連施術所の開設者及び従業員に対する施術）を繰り返し受けている患者
　　　3　保険者等が患者照会を繰り返し行っても回答しない患者
　　　4　複数の施術所において同部位の施術を重複して受けている患者
　　　5　長期かつ頻回な施術を継続して受けている患者

| （照会先） |
| 保険者等名 |
| 電話番号 |
| 担当者 |

〔※令和6年9月30日までの様式〕

（様式第9号）

令和○年○月○日

○○　○○　様

保険者等の所在地　　○○○○○○○○

保 険 者 等 名　　　○○○○○○

償還払い注意喚起通知（被保険者等用）
〔柔道整復施術療養費〕

　あなたは、令和○年○月に柔道整復の施術所において施術を受けていますが、下記の「償還払いへの変更の対象となる事例」の○番に該当する可能性がありますので、通知します。

　あなたに対する柔道整復の施術について、来月以降も、「償還払いへの変更の対象となる事例」に該当し、療養費の適正な支給の観点から、その後の柔道整復の施術の必要性を個々に確認する必要があると考えられる場合は、受領委任の取扱い※を中止し、償還払い（患者は施術所に施術料金の全額を支払い、患者が保険者等に療養費を請求する取扱い）に変更となる場合がありますので、ご注意ください。

　適切に柔道整復の施術を受けていただきますようお願いいたします。

※　受領委任の取扱い：患者は施術所に施術料金の一部を支払い、残りの費用について施術管理者に受領の委任を行い、施術管理者から保険者等に請求を行う取扱い

記

　＜償還払いへの変更の対象となる事例＞
　　1　自己施術（柔道整復師による自身に対する施術）に係る療養費の請求が行われた柔道整復師である患者
　　2　自家施術（柔道整復師による家族に対する施術、柔道整復師による関連施術所の開設者及び従業員に対する施術）を繰り返し受けている患者
　　3　保険者等が患者照会を繰り返し行っても回答しない患者
　　4　複数の施術所において同部位の施術を重複して受けている患者

（照会先）
保険者等名
電話番号
担当者

柔道整復

第3　柔道整復師の施術

〔※令和6年10月1日適用〕

　（様式第9号の2）

令和〇年〇月〇日

　（施術所名）
　　施術管理者　　〇〇　〇〇　様

保険者等の所在地　〇〇〇〇〇〇〇〇
保 険 者 等 名　　〇〇〇〇〇〇

償還払い注意喚起通知（施術管理者用）

〔柔道整復施術療養費〕

　　令和〇年〇月に貴施術所において施術を受けた（氏名）について、下記の「償還払いへの変更の対象となる事例」の〇番に該当する可能性がありますので、通知します。
　　（氏名）に対する柔道整復の施術について、来月以降も、「償還払いへの変更の対象となる事例」に該当し、療養費の適正な支給の観点から、その後の柔道整復の施術の必要性を個々に確認する必要があると考えられる場合は、受領委任の取扱い※を中止し、償還払い（患者は施術所に施術料金の全額を支払い、患者が保険者等に療養費を請求する取扱い）に変更となる場合がありますので、ご注意ください。

※　受領委任の取扱い：患者は施術所に施術料金の一部を支払い、残りの費用について施術管理者に受領の委任を行い、施術管理者から保険者等に請求を行う取扱い

記

　　＜償還払いへの変更の対象となる事例＞
　　　1　自己施術（柔道整復師による自身に対する施術）に係る療養費の請求が行われた柔道整復師である患者
　　　2　自家施術（柔道整復師による家族に対する施術、柔道整復師による関連施術所の開設者及び従業員に対する施術）を繰り返し受けている患者
　　　3　保険者等が患者照会を繰り返し行っても回答しない患者
　　　4　複数の施術所において同部位の施術を重複して受けている患者
　　　5　長期かつ頻回な施術を継続して受けている患者

（照会先）
保険者等名
電話番号
担当者

〔※令和6年9月30日までの様式〕
（様式第9号の2）

令和〇年〇月〇日

（施術所名）
　施術管理者　　〇〇　〇〇　様

保険者等の所在地　　〇〇〇〇〇〇〇〇
保 険 者 等 名　　〇〇〇〇〇〇

償還払い注意喚起通知（施術管理者用）
〔柔道整復施術療養費〕

　令和〇年〇月に貴施術所において施術を受けた（氏名）について、下記の「償還払いへの変更の対象となる事例」の〇番に該当する可能性がありますので、通知します。
　（氏名）に対する柔道整復の施術について、来月以降も、「償還払いへの変更の対象となる事例」に該当し、療養費の適正な支給の観点から、その後の柔道整復の施術の必要性を個々に確認する必要があると考えられる場合は、受領委任の取扱い※を中止し、償還払い（患者は施術所に施術料金の全額を支払い、患者が保険者等に療養費を請求する取扱い）に変更となる場合がありますので、ご注意ください。

※　受領委任の取扱い：患者は施術所に施術料金の一部を支払い、残りの費用について施術管理者に受領の委任を行い、施術管理者から保険者等に請求を行う取扱い

記

　　＜償還払いへの変更の対象となる事例＞
　　　1　自己施術（柔道整復師による自身に対する施術）に係る療養費の請求が行われた柔道整復師である患者
　　　2　自家施術（柔道整復師による家族に対する施術、柔道整復師による関連施術所の開設者及び従業員に対する施術）を繰り返し受けている患者
　　　3　保険者等が患者照会を繰り返し行っても回答しない患者
　　　4　複数の施術所において同部位の施術を重複して受けている患者

（照会先）
　保険者等名
　電話番号
　担当者

柔道整復

〔※令和6年10月1日適用〕

（様式第10号）

令和〇年〇月〇日

〇〇　〇〇　様

保険者等の所在地　〇〇〇〇〇〇〇〇
保 険 者 等 名　　〇〇〇〇〇〇

償還払い変更通知（被保険者等用）
〔柔道整復施術療養費〕

　あなたは、令和〇年〇月に柔道整復の施術所において施術を受けていますが、下記の「償還払いへの変更の対象となる事例」の〇番に該当し、療養費の適正な支給の観点から、その後の柔道整復の施術の必要性を個々に確認する必要があると考えられることから、下記のとおり通知します。

記

〇　あなたに対する柔道整復の施術について、令和〇年〇月の施術分から、受領委任の取扱い※を中止し、償還払い（患者は施術所に施術料金の全額を支払い、患者が保険者等に療養費を請求する取扱い）に変更します。

　　※　受領委任の取扱い：患者は施術所に施術料金の一部を支払い、残りの費用について施術管理者に受領の委任を行い、施術管理者から保険者等に請求を行う取扱い

〇　つきましては、令和〇年〇月以降に柔道整復の施術所において施術を受ける場合は、この「償還払い変更通知（被保険者等用）」を施術所に提示するとともに、施術所に施術料金を全額支払った上で、償還払い用の支給申請書により、ご自身で（保険者等名）まで療養費を請求してください。

　　＜償還払いへの変更の対象となる事例＞
　　1　自己施術（柔道整復師による自身に対する施術）に係る療養費の請求が行われた柔道整復師である患者
　　2　自家施術（柔道整復師による家族に対する施術、柔道整復師による関連施術所の開設者及び従業員に対する施術）を繰り返し受けている患者
　　3　保険者等が患者照会を繰り返し行っても回答しない患者
　　4　複数の施術所において同部位の施術を重複して受けている患者
　　5　長期かつ頻回な施術を継続して受けている患者

（照会先）
保険者等名
電話番号
担当者

〔※令和 6 年 9 月30日までの様式〕

（様式第 10 号）

令和〇年〇月〇日

〇〇　〇〇　様

保険者等の所在地　〇〇〇〇〇〇〇〇
保 険 者 等 名　〇〇〇〇〇〇

償還払い変更通知（被保険者等用）
〔柔道整復施術療養費〕

　あなたは、令和〇年〇月に柔道整復の施術所において施術を受けていますが、下記の「償還払いへの変更の対象となる事例」の〇番に該当し、療養費の適正な支給の観点から、その後の柔道整復の施術の必要性を個々に確認する必要があると考えられることから、下記のとおり通知します。

記

〇　あなたに対する柔道整復の施術について、令和〇年〇月の施術分から、受領委任の取扱い※を中止し、償還払い（患者は施術所に施術料金の全額を支払い、患者が保険者等に療養費を請求する取扱い）に変更します。

　※　受領委任の取扱い：患者は施術所に施術料金の一部を支払い、残りの費用について施術管理者に受領の委任を行い、施術管理者から保険者等に請求を行う取扱い

〇　つきましては、令和〇年〇月以降に柔道整復の施術所において施術を受ける場合は、この「償還払い変更通知（被保険者等用）」を施術所に提示するとともに、施術所に施術料金を全額支払った上で、償還払い用の支給申請書により、ご自身で（保険者等名）まで療養費を請求してください。

　　＜償還払いへの変更の対象となる事例＞
　　1　自己施術（柔道整復師による自身に対する施術）に係る療養費の請求が行われた柔道整復師である患者
　　2　自家施術（柔道整復師による家族に対する施術、柔道整復師による関連施術所の開設者及び従業員に対する施術）を繰り返し受けている患者
　　3　保険者等が患者照会を繰り返し行っても回答しない患者
　　4　複数の施術所において同部位の施術を重複して受けている患者

（照会先）
　保険者等名
　電話番号
　担当者

柔道整復

第3　柔道整復師の施術

〔※令和6年10月1日適用〕

（様式第10号の2）

令和〇年〇月〇日

（施術所名）
　施術管理者　〇〇　〇〇　様

　　　　　　　　　　　　　　保険者等の所在地　〇〇〇〇〇〇〇〇
　　　　　　　　　　　　　　保 険 者 等 名　　〇〇〇〇〇〇

償還払い変更通知（施術管理者用）
〔柔道整復施術療養費〕

　　令和〇年〇月に貴施術所において施術を受けた下記の（氏名）については、下記の
「償還払いへの変更の対象となる事例」の〇番に該当し、療養費の適正な支給の観点
から、その後の柔道整復の施術の必要性を個々に確認する必要があると考えられるこ
とから、下記のとおり通知します。

記

〇　（氏名）に対する柔道整復の施術について、令和〇年〇月の施術分から、受領委
　任の取扱い※を中止し、償還払い（患者は施術所に施術料金の全額を支払い、患者
　が保険者等に療養費を請求する取扱い）に変更します。

　※　受領委任の取扱い：患者は施術所に施術料金の一部を支払い、残りの費用について施術管
　　理者に受領の委任を行い、施術管理者から保険者等に請求を行う取扱い

〇　つきましては、令和〇年〇月以降に（氏名）に施術を行う場合は、当該者から施
　術料金を全額徴収した上で、償還払い用の支給申請書の施術内容欄及び施術証明欄
　に必要な記載を行い、当該者に手交してください。

　　＜償還払いに変更する被保険者等＞
　　　　住所　〇〇〇〇〇〇〇〇
　　　　氏名　〇〇　〇〇

　＜償還払いへの変更の対象となる事例＞
　　1　自己施術（柔道整復師による自身に対する施術）に係る療養費の請求が行われた柔道整
　　　復師である患者
　　2　自家施術（柔道整復師による家族に対する施術、柔道整復師による関連施術所の開設者
　　　及び従業員に対する施術）を繰り返し受けている患者
　　3　保険者等が患者照会を繰り返し行っても回答しない患者
　　4　複数の施術所において同部位の施術を重複して受けている患者
　　5　長期かつ頻回な施術を継続して受けている患者

　　　　　　　　　　　　　　　　┌─────────────────┐
　　　　　　　　　　　　　　　　│（照会先）　　　　　　　　　│
　　　　　　　　　　　　　　　　│　保険者等名　　　　　　　　│
　　　　　　　　　　　　　　　　│　電話番号　　　　　　　　　│
　　　　　　　　　　　　　　　　│　担当者　　　　　　　　　　│
　　　　　　　　　　　　　　　　└─────────────────┘

〔※令和 6 年 9 月 30 日までの様式〕

（様式第 10 号の 2）

令和〇年〇月〇日

（施術所名）
施術管理者　〇〇　〇〇　様

保険者等の所在地　〇〇〇〇〇〇〇〇
保険者等名　　　〇〇〇〇〇〇

償還払い変更通知（施術管理者用）
〔柔道整復施術療養費〕

　令和〇年〇月に貴施術所において施術を受けた下記の（氏名）については、下記の「償還払いへの変更の対象となる事例」の〇番に該当し、療養費の適正な支給の観点から、その後の柔道整復の施術の必要性を個々に確認する必要があると考えられることから、下記のとおり通知します。

記

〇　（氏名）に対する柔道整復の施術について、令和〇年〇月の施術分から、受領委任の取扱い※を中止し、償還払い（患者は施術所に施術料金の全額を支払い、患者が保険者等に療養費を請求する取扱い）に変更します。

　※　受領委任の取扱い：患者は施術所に施術料金の一部を支払い、残りの費用について施術管理者に受領の委任を行い、施術管理者から保険者等に請求を行う取扱い

〇　つきましては、令和〇年〇月以降に（氏名）に施術を行う場合は、当該者から施術料金を全額徴収した上で、償還払い用の支給申請書の施術内容欄及び施術証明欄に必要な記載を行い、当該者に手交してください。

　　　＜償還払いに変更する被保険者等＞
　　　　　住所　〇〇〇〇〇〇〇〇
　　　　　氏名　〇〇　〇〇

　　　＜償還払いへの変更の対象となる事例＞
　　　　1　自己施術（柔道整復師による自身に対する施術）に係る療養費の請求が行われた柔道整復師である患者
　　　　2　自家施術（柔道整復師による家族に対する施術、柔道整復師による関連施術所の開設者及び従業員に対する施術）を繰り返し受けている患者
　　　　3　保険者等が患者照会を繰り返し行っても回答しない患者
　　　　4　複数の施術所において同部位の施術を重複して受けている患者

（照会先）
保険者等名
電話番号
担当者

（様式第11号）

令和〇年〇月〇日

〇〇　〇〇　様

保険者等の所在地　〇〇〇〇〇〇〇〇
保 険 者 等 名　　〇〇〇〇〇〇

受領委任の取扱い再開通知（被保険者等用）
〔柔道整復施術療養費〕

　あなたに対する柔道整復の施術について、令和〇年〇月〇日付けで送付した「償還払い変更通知」により、令和〇年〇月の施術分から償還払い※としたところですが、今般、改善が図られたと考えられることから、令和〇年〇月の施術分から、受領委任の取扱い（患者は施術所に施術料金の一部を支払い、残りの費用について施術管理者に受領の委任を行い、施術管理者から保険者等に請求を行う取扱い）を再開しますので、通知します。

　つきましては、令和〇年〇月以降に柔道整復の施術を受ける場合は、この「受領委任の取扱い再開通知（被保険者等用）」を施術所に提示してください。

※　償還払い：患者は施術所に施術料金の全額を支払い、患者が保険者等に療養費を請求する取扱い

（照会先）
保険者等名
電話番号
担当者

（様式第 11 号の２）

令和〇年〇月〇日

（施術所名）
　施術管理者　　〇〇　〇〇　様

保険者等の所在地　　〇〇〇〇〇〇〇〇
保 険 者 等 名　　〇〇〇〇〇〇

受領委任の取扱い再開通知（施術管理者用）
〔柔道整復施術療養費〕

　下記の（氏名）に対する柔道整復の施術について、令和〇年〇月〇日付けで送付した「償還払い変更通知」により、令和〇年〇月の施術分から償還払い※としたところですが、今般、改善が図られたと考えられることから、令和〇年〇月の施術分から、受領委任の取扱い（患者は施術所に施術料金の一部を支払い、残りの費用について施術管理者に受領の委任を行い、施術管理者から保険者等に請求を行う取扱い）を再開しますので、通知します。

　つきましては、令和〇年〇月以降に（氏名）に施術を行う場合は、受領委任の取扱いとしてください。

※　償還払い：患者は施術所に施術料金の全額を支払い、患者が保険者等に療養費を請求する取扱い

記

＜受領委任の取扱いを再開する被保険者等＞
　　住所　〇〇〇〇〇〇〇
　　氏名　〇〇　〇〇

（照会先）
　保険者等名
　電話番号
　担当者

柔道整復

第3 柔道整復師の施術

別添2

受領委任の取扱規程

第1章 総則

（目的）

1 本規程は，柔道整復師が健康保険法及び船員保険法に基づく全国健康保険協会管掌健康保険，組合管掌健康保険及び船員保険の被保険者又は被扶養者に係る療養費並びに国民健康保険法及び高齢者の医療の確保に関する法律（以下「高齢者医療確保法」という。）に基づく国民健康保険及び後期高齢者医療の被保険者に係る療養費（以下単に「療養費」という。）の受領の委任を被保険者又は被扶養者から受け，保険者又は後期高齢者医療広域連合（以下「保険者等」という。）に請求する場合の取扱い（以下「受領委任の取扱い」という。）を定めることを目的とする。

（委任）

2 本規程に基づく契約の締結を行うに当たっては，地方厚生（支）局長（以下「厚生（支）局長」という。）は，全国健康保険協会都道府県支部長（以下「健保協会支部長」という。）及び健康保険組合連合会会長から受領委任の契約に係る委任を受けること。また，都道府県知事は，国民健康保険の保険者及び後期高齢者医療広域連合からの委任を受けた国民健康保険中央会理事長から，受領委任の契約に係る委任を受けること。

3 2の委任は，第2章及び第8章に係る事務等の委任であって，保険者等における療養費の支給決定の権限の委任ではないこと。

（受領委任の施術所及び施術管理者）

4 施術所の開設者である者を受領委任に係る施術管理者（以下「施術管理者」という。）とし，一人置くこと。

　　ただし，開設者が柔道整復師でない場合又は開設者である柔道整復師が施術所で施術を行わない場合は，当該施術所に勤務する柔道整復師の中から開設者が選任した者を施術管理者とすること。

　　開設者はこの契約により受領委任を取り扱う施術管理者及び勤務する柔道整復師が行った保険施術及び柔道整復施術療養費支給申請について，これらの者を適切に監督するとともに，これらの事項については，これらの者と同等の責任を負うものとする。

5 施術管理者は，「柔道整復師の施術に係る療養費の受領委任を取扱う施術管理者の要件について」（平成30年1月16日保発0116第2号厚生労働省保険局長通知の別紙1「受領委任を取扱う施術管理者の要件に係る取扱について」により，3年以上（うち，保険医療機関で従事した期間は2年まで）柔道整復師として実務に従事した経験を有する者で，同通知の別紙2「受領委任を取扱う施術管理者に係る研修実施要綱」の2で定めるところにより登録を受けたものが行う研修の課程を修了した者であること。

6 施術管理者は，第2章に定める手続きを行うこと。ただし，開設者が選任した者が施術管理者で

ある場合は，開設者が選任したことを証明する書類を8の確約を行うに当たって施術所の所在地の厚生（支）局長と都道府県知事に提出すること。

7　施術管理者は，施術所に勤務する柔道整復師が行う施術を含め，当該施術所における受領委任に係る取扱い全般を管理する者であることから，複数の施術所の施術管理者となることは原則として認められないものであること。

　　例外的に複数の施術所の施術管理者となる場合については，各施術所間の距離等を勘案のうえ，各施術所における管理を行う日（曜日）及び時間を明確にさせる必要があること。

第2章　契約

（確約）

8　受領委任の取扱いを希望する施術管理者である柔道整復師は，様式第1号により，本規程に定める事項を遵守することについて，施術所の所在地の厚生（支）局長と都道府県知事に確約しなければならないこと。

（受領委任の申し出）

9　8の確約を行った柔道整復師は，様式第2号（様式第2号の2を含む。）により，柔道整復師が施術を行う施術所において勤務する他の柔道整復師（以下「勤務する柔道整復師」という。）から，第3章に定める事項を遵守し，第2章12及び15並びに第8章の適用を受けることについて同意を受け，当該施術所及び勤務する柔道整復師に関する事項について，施術所の所在地の厚生（支）局長と都道府県知事に申し出ること。

（反社会的勢力の排除）

10　9の申し出に当たっては，柔道整復師は，以下に掲げる項目に該当しないことを表明し，様式第2号の3により，施術所の所在地の厚生（支）局長と都道府県知事に申し出ること。

(1)　施術管理者又は開設者が，暴力団（暴力団員による不当な行為の防止等に関する法律（平成3年法律第77号）第2条第2号に規定する暴力団をいう。以下同じ。）又は暴力団員（同法第2条第6号に規定する暴力団員をいう。以下同じ。）である者

(2)　施術管理者又は開設者が，自己，自社若しくは第三者の不正の利益を図る目的又は第三者に損害を加える目的をもって，暴力団又は暴力団員を利用するなどしている者

(3)　施術管理者又は開設者が，暴力団又は暴力団員に対して，資金等を供給し，又は便宜を供与するなど直接的あるいは積極的に暴力団の維持，運営に協力し，若しくは関与している者

(4)　施術管理者又は開設者が，暴力団又は暴力団員であることを知りながらこれを不当に利用するなどしている者

(5)　施術管理者又は開設者が，暴力団又は暴力団員と社会的に非難されるべき関係を有している者

(6)　施術管理者又は開設者が，暴力的な要求行為を行う者

(7)　施術管理者又は開設者が，法的な責任を超えた不当な要求行為を行う者

(8)　施術管理者又は開設者が，受領委任の取扱いに関して脅迫的な言動をし，又は暴力を用いる行
為を行う者

(9)　施術管理者又は開設者が，偽計又は威力を用いて受領委任の取扱いの業務を妨害する行為を行
う者

(10)　施術管理者又は開設者が，その他(6)から(9)前各号に準ずる行為を行う者

（受領委任の承諾）

11　厚生（支）局長と都道府県知事は，9及び10の申し出を行った柔道整復師について，次の事項に
該当する場合を除き，受領委任の取扱いを承諾すること。また，その場合は，様式第3号により，
承諾された当該柔道整復師に承諾した旨を通知すること。

(1)　施術管理者である柔道整復師又は勤務する柔道整復師が受領委任の取扱いの中止を受け，原則
として中止後5年を経過しないとき。

(2)　当該申し出を行った柔道整復師が勤務しようとする施術所の開設者がこれまで開設していた施
術所の施術に関し，当該開設していた施術所に勤務していた柔道整復師が受領委任の取扱いの中
止を受け，当該中止後，原則として5年を経過しないとき。

(3)　受領委任の取扱いの中止を受けた施術管理者に代えて施術所の開設者から施術管理者に選任さ
れた者であるとき。

(4)　不正又は不当な請求に係る返還金を納付しないとき。

(5)　二度以上重ねて受領委任の取扱いを中止されたとき。

(6)　施術管理者又は開設者が第8章42の指導を重ねて受けたとき。

(7)　施術管理者又は開設者が健康保険法，同法第65条第3項第3号に規定する政令で定める国民の
保健医療に関する法律又は柔道整復師法に違反し罰金刑に処せられ，その執行を終わり，又は執
行を受けることがなくなるまでの者であるとき。

(8)　施術管理者又は開設者が禁固以上の刑に処せられ，その執行を終わり，又は執行を受けること
がなくなるまでの者であるとき。

(9)　施術管理者又は開設者が健康保険法第65条第3項第5号に規定する社会保険各法に基づく滞納
処分を受け，かつ，当該処分を受けた日から3ヶ月以上の期間にわたり，当該処分を受けた日以
降に納期限の到来した社会保険料のすべてを引き続き滞納している者であるとき。

(10)　受領委任の取扱いの中止を逃れるために承諾を辞退して，その後しばらくして受領委任の取扱
いについて申し出をしてきたとき。

(11)　指導監査を再三受けているにも関わらず，指示事項について改善が見られず，再申し出時を迎
えたとき。

(12)　その他，受領委任の取扱いを認めることが不適当と認められるとき。

（勤務する柔道整復師の施術）

12　11により承諾された勤務する柔道整復師は，受領委任の取扱いに係る施術を行うことができるこ

と。その場合，当該施術に係る療養費の請求は，施術管理者である柔道整復師が行うこと。

（施術所の制限）

13　受領委任の取扱いは，11により承諾された施術所（以下「承諾施術所」という。）においてのみ認められること。

　　例外的に施術管理者が承諾施術所以外の施術所において受領委任の取扱いを行う場合は，別途，8，9及び10の手続きを経て，厚生（支）局長と都道府県知事が受領委任の取扱いの承諾を行う必要があること。

（申出事項の変更等）

14　施術管理者は，9及び10により申し出されている当該施術所及び勤務する柔道整復師に関する事項の内容に変更が生じたとき又は受領委任の取扱いを行うことができなくなったときは，様式第4号により，速やかに厚生（支）局長と都道府県知事に申し出ること。

　　ただし，承諾施術所の住所が変更となった場合には，改めて8，9及び10の手続きを行うこと。

　　また，施術管理者又は開設者が変更となった場合には，10の手続きを行うこと。

（受領委任の取扱いの中止）

15　厚生（支）局長と都道府県知事は，施術管理者又は勤務する柔道整復師について，次の事項に該当する場合は，受領委任の取扱いを中止すること。

　(1)　本規程に定める事項を遵守しなかったとき。

　(2)　療養費の請求内容に不正又は著しい不当の事実が認められたとき。

　(3)　施術管理者又は開設者について，10の申し出に虚偽があったとき，申し出に反したとき又は10に規定する各項目のいずれかに該当するに至ったとき。（勤務する柔道整復師を除く。）

　(4)　その他，受領委任の取扱いを認めることが不適当と認められるとき。

第3章　保険施術の取扱い

（施術の担当方針）

16　施術管理者及び勤務する柔道整復師は，関係法令及び通達を遵守し，懇切丁寧に柔道整復に係る施術（以下「施術」という。）を行うこと。

　　この場合，施術は，被保険者又は被扶養者である患者（以下「患者」という。）の療養上妥当適切なものとすること。

　　また，健康保険事業の健全な運営を損なうおそれのある経済上の利益の提供又は違法な広告により，患者が自己の施術所において施術を受けるように誘引してはならないこと。

　　さらに，施術所が，集合住宅・施設の事業者等に対して金品（いわゆる紹介料）を提供し，患者の紹介を受け，その結果なされた施術については，療養費支給の対象外とすること。

（柔道整復師の氏名の掲示）

17　施術管理者は，施術所内の見やすい場所に，施術管理者及び勤務する柔道整復師の氏名を掲示す

柔道整復

ること。

（受給資格の確認等）

18　受給資格の確認等については，以下に定めるとおりとすること。

(1)　施術管理者は，患者から施術を求められた場合は，オンライン資格確認又はその者の提出する被保険者証（健康保険被保険者受給資格者票，健康保険被保険者特別療養費受給票，船員保険被扶養者証を含む。以下同じ。）によって療養費を受領する資格があることを確認すること。

　　ただし，緊急やむを得ない事由によって当該確認を行うことができない患者であって，療養費を受領する資格が明らかなものについてはこの限りでないが，この場合には，その事由がなくなった後，遅滞なく当該確認を行うこと。

〔※(2)・(3)は令和6年12月2日適用〕

(2)　施術管理者は，患者から施術を求められた場合は，オンライン資格確認により療養費を受領する資格があることの確認を求めた場合においては，(1)の規定にかかわらず，オンライン資格確認によって療養費を受領する資格があることを確認すること。

　　ただし，やむを得ない事由によってオンライン資格確認により当該確認を行うことができない患者であって，療養費を受領する資格が明らかなものについてはこの限りでないが，この場合には，その事由がなくなった後，遅滞なく当該確認を行うこと。

(3)　施術管理者は，やむを得ない場合を除き，(2)に規定する場合において，患者がオンライン資格確認によって療養費を受領する資格があることの確認を受けることができるよう，あらかじめ必要な体制を整備しなければならないこと。

---

(4)〔2〕　施術管理者は，オンライン資格確認の利用に当たって「資格確認限定型オンライン資格確認等システム利用規約」を遵守すること。〔※〔　〕内の網掛けの項番は令和6年12月1日までの適用〕

（療養費の算定，一部負担金の受領等）

19　施術管理者は，施術に要する費用について，別に厚生労働省保険局長が定める「柔道整復師の施術に係る療養費の算定基準」（以下「算定基準」という。）により算定した額を保険者等に請求するとともに，患者から健康保険法，船員保険法，国民健康保険法及び高齢者医療確保法に定める一部負担金に相当する金額の支払いを受けるものとすること。

　　なお，患者から支払いを受ける一部負担金については，これを減免又は超過して徴収しないこと。

　　ただし，算定基準の備考4．ただし書により算定する場合は，算定基準に定める額の範囲内に限り，算定基準により算定した費用の額を超える金額の支払いを受けることができ，備考5．により算定する場合は，当該施術に要する費用の範囲内に限り，算定基準により算定した費用の額を超える金額の支払いを受けることができること。〔※網掛けの箇所は令和6年10月1日適用〕

また，請求に当たって他の療法に係る費用を請求しないこと。

（領収証及び明細書の交付）〔※**令和6年10月1日適用**〕

20　施術管理者は，患者から一部負担金の支払いを受けるときは，正当な理由がない限り，領収証を無償で交付すること。

　　また，明細書交付機能が付与されているレセプトコンピュータを設置している施術所においては，施術管理者は，患者から一部負担金の支払いを受けるときは，正当な理由がない限り，当該一部負担金の計算の基礎となった項目ごとに記載した明細書を無償で交付すること。これに該当しない施術所においては，施術管理者は，患者から求められたときは，正当な理由がない限り，当該一部負担金の計算の基礎となった項目ごとに記載した明細書を交付すること。

（領収証及び明細書の交付）〔※**令和6年9月30日までの規定**〕

20　施術管理者は，患者から一部負担金の支払いを受けるときは，正当な理由がない限り，領収証を無償で交付すること。

　　また，明細書発行機能が付与されているレセプトコンピュータを使用している施術所であって，常勤職員（柔道整復師に限らず，事務職員等も含む。）が3人以上である施術所においては，施術管理者は，患者から一部負担金の支払いを受けるときは，正当な理由がない限り，当該一部負担金の計算の基礎となった項目ごとに記載した明細書を無償で交付すること。これに該当しない施術所においては，施術管理者は，患者から求められたときは，正当な理由がない限り，当該一部負担金の計算の基礎となった項目ごとに記載した明細書を交付すること。

（意見書の交付）

21　施術管理者は，患者から傷病手当金を受けるために必要な傷病手当金意見書の交付を求められたときは，無償で交付すること。

（施術録の記載）

22　開設者及び施術管理者は，受領委任に係る施術に関する施術録をその他の施術録と区別して整理し，施術管理者及び勤務する柔道整復師が患者に施術を行った場合は，当該施術に関し，必要な事項を受領委任に係る施術に関する施術録に遅滞なく記載させるとともに，施術が完結した日から5年間保存すること。

（個人情報の取扱い）

22の2　施術管理者は，療養費の受領等の業務のために知り得た患者に関する個人情報について，適切に取り扱うものとすること。

（医師の同意の記載）

23　施術管理者及び勤務する柔道整復師は，骨折及び脱臼に対する施術を医師の同意を得て行った場合は，施術録にその旨を記載するとともに，第4章26の申請書に記載すること。

（保険者への通知）

24　施術管理者は，患者が次の事項に該当する場合は，遅滞なく意見を附してその旨を保険者等に通

柔道整復

第3　柔道整復師の施術

知すること。

(1)　闘争，泥酔又は著しい不行跡によって事故を起こしたと認められたとき。

(2)　正当な理由がなくて，施術に関する指揮に従わないとき。

(3)　詐欺その他不正な行為により，施術を受け，又は受けようとしたとき。

（施術の方針）

25　施術管理者及び勤務する柔道整復師は，施術の必要があると認められる負傷に対して，的確な判断のもとに患者の健康の保持増進上妥当適切に施術を行うほか，以下の方針によること。

(1)　施術に当たっては，懇切丁寧を旨とし，患者の治療上必要な事項は理解しやすいように指導すること。

　　また，療養費の支給対象等，療養費を請求する上での注意事項について説明をすること。

(2)　施術は療養上必要な範囲及び限度で行うものとし，とりわけ，長期又は濃厚な施術とならないよう努めること。

(3)　現に医師が診療中の骨折又は脱臼については，当該医師の同意が得られている場合のほかは，施術を行わないこと。ただし，応急手当をする場合はこの限りでないこと。

　　この場合，同意を求めることとしている医師は，原則として当該負傷について診療を担当している医師とするが，当該医師の同意を求めることができないやむを得ない事由がある場合には，この限りではないこと。

(4)　柔道整復師法等関係法令に照らして医師の診療を受けさせることが適当であると判断される場合は，医師の診療を受けさせること。

第4章　療養費の請求

（申請書の作成）

26　施術管理者は，保険者等に療養費を請求する場合は，次に掲げる方式により柔道整復施術療養費支給申請書（以下「申請書」という。）を作成し，速やかな請求に努めること。

(1)　申請書の様式は，様式第5号とすること。

(2)　申請書を月単位で作成すること。

(3)　同一月内の施術については，施術を受けた施術所が変わらない限り，申請書を分けず，一の申請書において作成すること。（同一月内に治癒又は中止した後に，新たな負傷が発生した場合を含む。）

(4)　申請書の「住所」欄には住所のほか郵便番号，電話番号の記入を求めること。「受取代理人への委任」欄は，患者の自筆により被保険者の住所，氏名，委任年月日の記入を受けること。利き手を負傷しているなど患者が記入することができないやむを得ない理由がある場合には，柔道整復師が自筆により代理記入し患者からぼ印を受けること。

(5)　「負傷の原因欄」については，次の各項目（④の項目については，船員保険に限る。）のうち

該当するものを記載すること。

① 業務災害，通勤災害又は第三者行為以外の原因による。

② 第三者行為による。（交通事故，その他の事故）

③ 業務災害（通勤災害，第三者行為）の疑いがある原因による。（　　　　）

④ 職務上（通勤）の原因による。

（注１）②に該当するときは，（　　　　）内に交通事故，その他の事故の別を記載すること。

（注２）③に該当するときは，（　　　　）内に具体的な負傷の原因を記載すること。

　　また，３部位目を所定料金の100分の60に相当する金額により算定することとなる場合は，すべての負傷名にかかる具体的な負傷の原因を申請書の「負傷の原因」欄に記載すること。

(6)　施術日がわかるよう申請書に記載すること。

（申請書の送付）

27　施術管理者は，申請書を保険者等毎に取りまとめ，様式第６号及び様式第７号又はそれに準ずる様式の総括票を記入の上，それぞれを添付し，原則として，毎月10日までに，保険者等へ送付すること。ただし，29により国民健康保険等柔道整復療養費審査委員会が設置されている場合は，施術管理者単位に保険者等毎に取りまとめ国民健康保険団体連合会（以下「国保連合会」という。）へ送付すること。

（申請書の返戻）

28　保険者等又は国保連合会は，申請書の事前点検を行い，申請書に不備がある場合は，施術管理者に返戻すること。

第５章　柔整審査会

（柔整審査会の設置）

29　健保協会支部長は，全国健康保険協会管掌健康保険に係る申請書を審査するため，全国健康保険協会都道府県支部（以下「健保協会支部」という。）に柔道整復療養費審査委員会を設置すること。

　　ただし，船員保険に係る申請書の審査は，全国健康保険協会東京都支部に設置される柔道整復療養費審査委員会において実施すること。

　　都道府県知事は，国民健康保険及び後期高齢者医療に係る申請書について，当該保険者等に代わり国保連合会に審査を行わせるため，国保連合会と協議の上，国保連合会に国民健康保険等柔道整復療養費審査委員会（以下，健保協会支部の柔道整復療養費審査委員会と合わせて「柔整審査会」という。）を設置させることができること。ただし，都道府県知事が国民健康保険及び後期高齢者医療に係る申請書の審査の委任を受けている場合は，健保協会支部長と都道府県知事の協議により，健保協会支部の柔道整復療養費審査委員会で引き続き審査を行うことができること。

　　また，組合管掌健康保険に係る申請書を審査するため，都道府県健康保険組合連合会会長は健保協会支部長と協議の上，健保協会支部長に審査を委任することができること。

柔道整復

第3　柔道整復師の施術

（審査に必要な報告等）

30　健保協会支部長，国保連合会又は柔整審査会は，柔整審査会の審査に当たり必要と認める場合は，開設者，施術管理者及び勤務する柔道整復師から報告等を徴することができること。

（守秘義務）

31　柔整審査会の審査委員又は審査委員の職にあった者は，申請書の審査に関して知得した柔道整復師の業務上の秘密又は個人の秘密を漏らしてはならない。

第6章　療養費の支払い

（療養費の支払い）

32　保険者等（健康保険組合を除く。）及び健保協会支部長に審査を委任している健康保険組合（以下「審査委任保険者等」という。）は，受領委任の取扱いに係る療養費の支払いを行う場合は，それぞれの審査委任保険者等が所在する都道府県の柔整審査会の審査を経ること。

33　保険者等による点検調査の結果，申請書を返戻する必要がある場合は，28と同様の取扱いによること。

34　審査委任保険者等は，点検調査の結果，請求内容に疑義がある場合は，健保協会支部長又は国保連合会にその旨を申し出ること。

35　保険者等は，療養費の支給を決定する際には，適宜，患者等に施術の内容及び回数等を照会して，施術の事実確認に努めること。また，柔整審査会の審査等を踏まえ，速やかに療養費の支給の適否を判断し処理すること。

　　なお，保険者等が調査に基づき不支給等の決定を行う場合は，被保険者に不支給決定通知を行う等，不支給処理を適正に行うとともに，患者が施術者に施術料金を支払う必要がある場合は，保険者等は，適宜，当該患者に対して指導を行うこと。

36　施術管理者は，申請書の記載内容等について保険者等又は柔整審査会から照会を受けた場合は，的確に回答すること。

37　保険者等は，請求額に対する支給額の減額又は不支給等がある場合は，様式第8号又はそれに準ずる様式の書類を記入の上，申請書の写しを添えて，施術管理者へ送付すること。

38　保険者等は，申請書の支払機関欄に記載された支払機関に対して療養費を支払うこと。

第7章　再審査

（再審査の申し出）

39　施術管理者は，保険者等の支給決定において，柔整審査会の審査内容に関し不服がある場合は，その理由を附した書面により，健康保険組合（健保協会支部長に審査を委任している場合に限る。）を経由して審査委任保険者等の所在地の健保協会支部長（船員保険に係るものにあっては，全国健康保険協会東京都支部長）又は国保連合会に対して再審査を申し出ることができること。

　なお，施術管理者は，再審査の申し出は早期に行うよう努めること。また，同一事項について，再度の再審査の申し出は，特別の事情がない限り認められないものであることを留意すること。

40　健保協会支部長又は国保連合会は，審査委任保険者等から請求内容に疑義がある旨及び施術管理者から再審査の申し出があった場合は，柔整審査会に対して，再審査を行わせること。

第8章　指導・監査

（指導・監査）

41　開設者，施術管理者及び勤務する柔道整復師は，厚生（支）局長と都道府県知事が必要があると認めて施術に関して指導又は監査を行い，帳簿及び書類を検査し，説明を求め，又は報告を徴する場合は，これに応じること。

42　開設者，施術管理者及び勤務する柔道整復師が関係法令若しくは通達又は本規程に違反した場合は，厚生（支）局長と都道府県知事はその是正等について指導を行うこと。

43　保険者等又は柔整審査会は，療養費の請求内容に不正又は著しい不当があるかどうかを確認するために施術の事実等を確認する必要がある場合には，施術管理者に対して，領収証の発行履歴や来院簿その他通院の履歴が分かる資料の提示及び閲覧を求めることができること。

44　保険者等又は柔整審査会は，療養費の請求内容に不正又は著しい不当の事実が認められたときは，当該施術所を管轄する厚生（支）局長又は都道府県知事に情報提供すること。その際，不正請求について客観的な証拠があるものが複数患者分あるもの，あるいは，患者調査等の結果，不正請求の疑いが強いものが複数患者分（概ね10人の患者分があることが望ましい）あるものを優先して提供すること。

（廃止後の取扱い）

45　廃止された施術所の開設者，施術管理者及び勤務する柔道整復師は，受領委任の取扱いを行っていた期間の施術に関する帳簿及び書類については，施術所が廃止された後でも廃止後5年間は，厚生（支）局長と都道府県知事が必要があると認めて施術に関してこれらを検査し，説明を求め，又は報告を徴する場合は，これに応じること。

第9章　患者ごとの償還払いへの変更

（保険者等の行う通知・確認等）

46　保険者等が，患者ごとに施術の必要性を個々に確認する必要があると合理的に認めた場合については，保険者等は，次に掲げる事項を実施することにより，当該患者に対する施術について受領委任の取扱いを中止し，当該患者が保険者等に療養費を請求する取扱い（以下「償還払い」という。）に変更することができること。なお，患者ごとに償還払いに変更した場合に当該患者が保険者等に療養費を請求するときの申請書の様式は，様式第5号の2とすること。

（1）保険者等は，被保険者及び被扶養者に対して，患者ごとの償還払いへの変更の対象となる患者

類型等について予め周知すること。

(2)　保険者等は，以下に該当すると考えられる患者について，当該患者及び当該患者に施術を行っている施術所の施術管理者に対して，償還払い注意喚起通知（様式第9号及び第9号の2を標準とする。）を送付すること。

①　自己施術（柔道整復師による自身に対する施術）に係る療養費の請求が行われた柔道整復師である患者

②　自家施術（柔道整復師による家族に対する施術，柔道整復師による関連施術所の開設者及び従業員に対する施術）を繰り返し受けている患者

③　保険者等が，患者に対する35の照会を適切な時期に患者に分かりやすい照会内容で繰り返し行っても，回答しない患者

④　複数の施術所において同部位の施術を重複して受けている患者

⑤　長期かつ頻回な施術を継続して受けている患者（算定基準の備考4．ただし書に規定する場合に該当する患者）〔※⑤は令和6年10月1日適用〕

(3)　保険者等は，(2)の対象患者について，償還払い注意喚起通知を送付した月の翌月以降に，同様の施術及び療養費の請求が行われ，なお(2)①から④〔⑤〕までのいずれかに該当すると考えられる場合は，事実関係を確認するため，当該患者に対し，文書等により，施術内容，回数，実際に施術を受けているか，外傷によるものなのか等の説明を求めること。なお，(2)③及び⑤に該当する患者については，保険者等は，文書だけによらず，電話又は面会により，当該患者に対し，照会に回答しない理由（⑤に該当する患者は除く。）とともに，施術内容，回数，実際に施術を受けているか，外傷によるものなのか等の説明を求めること。〔※網掛けの箇所は令和6年10月1日適用〕

(4)　保険者等は，(3)の対象患者について，(3)の確認の結果，状況が改善されないなど，なお(2)①から④〔⑤〕までのいずれかに該当し，療養費の適正な支給の観点から，その後の施術の必要性を個々に確認する必要があると考えられる場合は，当該患者及び当該患者に施術を行っている施術所の施術管理者に対して，償還払い変更通知（様式第10号及び第10号の2を標準とする。）を送付すること。また，保険者等は，当該患者に対して，償還払い変更通知が到着した月の翌月以降に施術を受ける場合は，償還払い変更通知を施術所に提示するとともに，施術所に施術料金を全額支払った上で，自身で保険者等に療養費の請求を行うよう指導すること。なお，(2)③及び⑤に該当する患者については，保険者等は，償還払い変更通知の送付だけによらず，電話又は面会により，当該患者に対し，償還払いに変更となること，施術を受ける場合は施術所に償還払い変更通知を提示すること等を説明すること。〔※網掛けの箇所は令和6年10月1日適用〕

(5)　保険者等は，(2)①に該当する患者については，(2)及び(3)の手続きを経ることなく，当該患者及び当該患者に施術を行っている施術所の施術管理者に対して，(4)の償還払い変更通知を送付することができること。

（償還払いの実施）

47　保険者等は，46(4)の対象患者について，償還払い変更通知が当該患者に到着した月の翌月以降に行われる施術については，受領委任の取扱いを中止し，償還払いに変更すること。

48　46(4)の償還払い変更通知が到着した施術所の施術管理者は，償還払い変更通知に記載された対象患者について，償還払い変更通知が到着した月の翌月以降に行う施術については，受領委任の取扱いを中止し，当該患者から施術料金を全額徴収した上で，当該患者が保険者等に療養費の請求を行うための申請書の施術内容欄及び施術証明欄に必要な記載を行い，当該患者に手交すること。

49　46(4)の償還払い変更通知が到着していない施術所の施術管理者は，患者が償還払い変更通知を提示した場合は，当該患者に行う施術については，受領委任の取扱いを中止し，当該患者から施術料金を全額徴収した上で，当該患者が保険者等に療養費の請求を行うための申請書の施術内容欄及び施術証明欄に必要な記載を行い，当該患者に手交すること。

50　46(4)の償還払い変更通知が到着していない施術所において，償還払いに変更となった患者が償還払い変更通知を提示しなかったことにより，当該患者に対する施術について，施術管理者が保険者等に療養費の請求を行った場合は，保険者等は，当該施術管理者に対して，当該患者が償還払いに変更となっていることを通知するとともに，当該通知が到着した月までに行われた施術については，受領委任の取扱いによって，当該施術管理者に療養費を支払うこと。

（受領委任の取扱いの再開）

51　保険者等は，47により償還払いに変更となった患者について，それぞれの状況に応じて定期的な確認を行い，受療状況や請求状況が改善されるなど，療養費の適正な支給の観点から，その後の施術の必要性を個々に確認する必要がないと考えられる場合は，当該患者並びに46(4)及び50により償還払いへの変更を通知した施術管理者に対して，受領委任の取扱い再開通知（様式第11号及び第11号の２を標準とする。）を送付すること。また，保険者等は，当該患者に対して，受領委任の取扱い再開通知に記載した受領委任の取扱いの再開月以降に施術を受ける場合は，受領委任の取扱い再開通知を施術所に提示するよう指導すること。

52　保険者等は，51の対象患者について，受領委任の取扱い再開通知に記載した受領委任の取扱いの再開月以降に行われる施術については，受領委任の取扱いとすること。

53　51の受領委任の取扱い再開通知が到着した施術所の施術管理者は，受領委任の取扱い再開通知に記載された対象患者について，受領委任の取扱い再開通知に記載された受領委任の取扱いの再開月以降に行う施術については，受領委任の取扱いとすること。

第10章　その他

（情報提供等）

54　厚生（支）局長又は都道府県知事は，11の受領委任の取扱いに係る承諾を行った施術管理者に関し，所要の事項を記載した名簿を備えるとともに，当該情報を保険者等に連絡すること。また，15

柔道整復

により受領委任の取扱いを中止した場合は，速やかに保険者等及び他の厚生（支）局長又は都道府県知事にその旨を連絡すること。

　この場合において，保険者に連絡する際（健康保険組合に限る。）は，都道府県健康保険組合連合会会長及び健康保険組合連合会会長を経由して行うこと。

（契約期間）

55　本規程に基づく契約の有効期間は，厚生（支）局長と都道府県知事が施術管理者に受領委任の取扱いを承諾した承諾年月日から1年間とする。ただし，期間満了1月前までに特段の意思表示がない場合は，期間満了の日の翌日において，更に1年間順次更新したものとすること。

（適用除外）

56　以下に掲げる場合は，5を適用しない。

(1)　平成30年3月31日において，既に11による受領委任の承諾がされた施術管理者が受領委任の取扱いを継続して行う場合。

(2)　承諾施術所の所在地の変更又は本規定に基づく契約から受領委任の協定への変更を事由とし継続して施術管理者となる場合。

（様式第1号）

確 約 書

　柔道整復師の施術に係る療養費の受領委任の取扱いを申し出るに当たり、受領委任の取扱規程（平成22年5月24日保発0524第2号通知別添2）を遵守することを確約します。

　　　令和　　　年　　　月　　　日

　　　○　○　厚　生　（　支　）　局　長
　　　　　　　　○　○　○　○
　　　　　　　　　　　　　　　　　　　　殿
　　　○　○　都　道　府　県　知　事
　　　　　　　　○　○　○　○

　　　柔道整復師氏名

　　　住　　　　　所　〒　　－

（受領委任の取扱いを行う施術所）
施術所名＿＿＿＿＿＿＿＿＿＿＿＿＿＿＿＿＿＿＿
〒　　－　　　　　　　　　TEL.　　－　　－
住　　所＿＿＿＿＿＿＿＿＿＿＿＿＿＿＿＿＿＿＿

　この確約書は、地方厚生（支）局（地方厚生（支）局が所在しない都府県にあっては地方厚生（支）局都府県事務所）へ提出してください。

柔道整復

（様式第2号）

柔道整復施術療養費の受領委任の取扱いに係る申し出（施術所の申し出）

柔道整復師 （受領委任の 施術管理者）	第1	ふりがな				
		氏　名		明・大・昭・平・令　　年　　月　　日生		
		免　許	番号	（取得年月日）大・昭・平・令　　年　　月　　日		
施術所		ふりがな			（電話番号）	
		名　称			（　　　）　　　　－	
		所在地	〒　　－			
		ふりがな				
		開設者氏名及 び住所	氏名	明・大・昭・平・令　　年　　月　　日生 住所 〒　　－		
申し出前5年間における受領委任 の取扱いの中止		有　・　無		中止　年　月　日 当該地方厚生（支）局長等		
柔道整復師の施術に係る療養費の算定基準の備考5に基づく施術所の届出				定額料金の徴収を（ 行う・行わない ）		

注1　施術所において勤務する他の柔道整復師については、様式第2号の2で申し出ること。
　2　申し出に当たっては、施術所の申し出及び勤務する柔道整復師等の確認できる書類の写し等を添付すること。
　3　施術管理者が複数の施術所において受領委任の取扱いを行う場合は、備考欄に各施術形態等を記入すること。
　4　開設者氏名欄は、開設者と施術管理者が同一人の場合は「同上」と記入することとし、住所欄の記入は必要ないこと。

（備考）

上記のとおり、柔道整復施術療養費の受領委任の取扱いについて申し出します。
令和　　年　　月　　日

　厚　生　（　支　）　局　長　　　　　　　　殿
　都　道　府　県　知　事

　　　　　　　　　　　　　　柔道整復師氏名
　　　　　　　　　　　　　　住　　　所　　〒　　－　　　　　TEL.　　－　　－

（この申し出は、地方厚生（支）局（地方厚生（支）局が所在しない都府県にあっては地方厚生（支）局都府県事務所）へ提出してください。）

（様式第２号の２）

柔道整復施術療養費の受領委任の取扱いに係る申し出（同意書）

施術所において勤務する他の柔道整復師として、受領委任の取扱規程（平成２２年５月２４日保発０５２４第２号通知の別添２）の第３章に定める事項を遵守し、第２章１２及び１５並びに第８章の適用を受けることについて同意します。

柔道整復

施術所に勤務する他の柔道整復師			
第2	ふりがな		
	氏名		明・大・昭・平・令　年　月　日生
	免許番号		（取得年月日）大・昭・平・令　年　月　日
	申し出前５年間における受領委任の取扱い中止	有・無	中止　年　月　日　当該地方厚生（支）局長等
	勤務時間	午前　時　分～時　分（月.火.水.木.金.土.日） 午後　時　分～時　分（月.火.水.木.金.土.日）	
第3	ふりがな		
	氏名		明・大・昭・平・令　年　月　日生
	免許番号		（取得年月日）大・昭・平・令　年　月　日
	申し出前５年間における受領委任の取扱い中止	有・無	中止　年　月　日　当該地方厚生（支）局長等
	勤務時間	午前　時　分～時　分（月.火.水.木.金.土.日） 午後　時　分～時　分（月.火.水.木.金.土.日）	
第4	ふりがな		
	氏名		明・大・昭・平・令　年　月　日生
	免許番号		（取得年月日）大・昭・平・令　年　月　日
	申し出前５年間における受領委任の取扱い中止	有・無	中止　年　月　日　当該地方厚生（支）局長等
	勤務時間	午前　時　分～時　分（月.火.水.木.金.土.日） 午後　時　分～時　分（月.火.水.木.金.土.日）	

（注）施術所に勤務する他の柔道整復師は、署名すること。

（この申し出は、地方厚生（支）局（地方厚生（支）局が所在しない都府県にあっては地方厚生（支）局都府県事務所）へ提出してください。）

（様式第2号の3）

誓　約　書

私（受領委任の施術管理者及び開設者）は、下記1及び2のいずれにも該当しません。また、将来においても該当することはありません。
この誓約が虚偽であり、又はこの誓約に反したことにより、当方が不利益を被ることとなっても、異議は一切申し立てません。
また、当方の個人情報を警察に提供することについて同意します。

記

1　受領委任を取扱う者として不適当な者
(1)　施術管理者又は開設者が、暴力団による不当な行為の防止等に関する法律（平成3年法律第77号）第2条第2号に規定する暴力団をいう。以下同じ。）又は同法第2条第6号に規定する暴力団員（同法第2条第6号に規定する暴力団員をいう。以下同じ。）である者
(2)　施術管理者又は開設者が、自己、自社若しくは第三者の不正の利益を図る目的又は第三者に損害を加える目的をもって、暴力団又は暴力団員を利用するなどしている者
(3)　施術管理者又は開設者が、暴力団又は暴力団員に対して、資金等を供給し、又は便宜を供与するなど直接的あるいは積極的に暴力団の維持、運営に協力し、若しくは関与している者
(4)　施術管理者又は開設者が、暴力団又は暴力団員であることを知りながらこれを不当に利用するなどしている者
(5)　施術管理者又は開設者が、暴力団又は暴力団員と社会的に非難されるべき関係を有している者

2　受領委任を取扱う者として不適当な行為をする者
(6)　施術管理者又は開設者が、暴力的な要求行為を行う者
(7)　施術管理者又は開設者が、法的な責任を超えた不当な要求行為を行う者
(8)　施術管理者又は開設者が、受領委任の取扱いに関し脅迫的な言動をし、又は暴力を用いる行為を行う者
(9)　施術管理者又は開設者が、偽計又は威力を用いて受領委任の取扱いの業務を妨害する行為を行う者
(10)　施術管理者又は開設者が、その他(6)から(9)の各号に準ずる行為を行う者

令和　　　年　　　月　　　日

受領委任の施術管理者名　　　　　　　　　　　　　（フリガナ）
住所　〒
　　　　　　　　　　　　　　　　　　明・大・昭・平・令　　　年　　　月　　　日生　　性別：男・女
　　　　　　　　　　　　　　　　　　　　　　　TEL　　　ー　　　ー

開設者氏名　　　　　　　　　　　　　　　　（フリガナ）
住所　〒
　　　　　　　　　　　　　　　　　　明・大・昭・平・令　　　年　　　月　　　日生　　性別：男・女
　　　　　　　　　　　　　　　　　　　　　　　TEL　　　ー　　　ー

注　開設者氏名は、開設者と施術管理者が同一人の場合は「同上」と記入すること。
（この申し出は、地方厚生（支）局（地方厚生（支）局が所在しない都道府県にあっては地方厚生（支）局都道府県事務所）へ提出してください。）

（様式第３号）

柔道整復施術療養費の受領委任の取扱いの承諾について

柔道整復師氏名 （受領委任の施術管理者）			
施術所	名　称		
	所在地		
備　　考			

令和　　年　　月　　日付で申し出のあった標記の件について、これを承諾したので通知します。

登録記号番号　○○○○○○○○○－①－⑩

登録年月日　令和　　　年　　　月　　　日

　　　　　　　　　　○○○○　殿

　　　　　　　　　　　　　　　　　　　　○○　厚生（支）局長　　○○○○　　印

　　　　　　　　　　　　　　　　　　　　○○　都道府県知事　　　○○○○　　印

1　①は、協定に基づく登録を「協」、個人契約に基づく登録を「契」とする。

2　②③は、都道府県コードとする。（統計に用いる都道府県等の区域を示す標準コードとする。）

3　④～⑧は、柔道整復師毎の番号とする。

4　⑨は、柔道整復師（受領委任の施術管理者）が複数の施術所において受領委任の取扱いを行う場合は、新たな施術所に枝番号（1～）を付すものとし、それ以外は「0」とする。

5　⑩は、定額料金を徴収する施術所を「1」、それ以外は「0」とする。

（補足１）登録記号番号の内訳について　　①②③④⑤⑥⑦⑧－⑨－⑩

（補足２）承諾年月日は、受領委任の取扱いに係る申し出の年月日で通知する。

柔道整復

— 211 —

（様式第4号）

柔道整復施術療養費の受領委任の取扱いに係る申出事項の変更等

柔道整復師 （受領委任の 施術管理者）	登録記号番号		
	氏　　　名		
	施術所名	（電話番号： 　　（　　）　　）	
	開設者氏名	氏名	
区分	1	柔道整復師の施術に係る療養費の算定基準の備考5に基づく施術所の届出	定額料金の徴収を（ 行う・中止 ）
	2 そ の 他	（変更年月日：令和　　年　　月　　日）	
		変更内容	
		理由等	

上記のとおり申出事項の変更を申し出します。
令和　　年　　月　　日

　　厚生（支）局長

　　都道府県知事　　　　　　　殿

　　　　　　　　　　　　柔道整復師名

　　　　　　　　　　　　　〒　　　－
　　　　　　　　　　　　住　所　　　　　　　　　TEL．　　－　　－

（この申し出は、地方厚生（支）局（地方厚生（支）局が所在しない都府県にあっては地方厚生（支）局都府県事務所）へ提出してください。）
（注）当該柔道整復師（受領委任の施術管理者）が死亡した場合は、事実が確認できる書類として書類等の書類を添付し、申出人の氏名及び住所並びに当該柔道整復師との関係を記入すること。
　また、施術所において勤務する他の柔道整復師を追加する場合は、様式第2号の2等を添付すること。

〔※令和6年10月1日適用〕

（様式第5号）

	都道府県番号	施術機関コード	

柔 道 整 復 施 術 療 養 費 支 給 申 請 書
令和　　年　　月分

保険者番号	
記号・番号	

公費負担者番号①		公費負担医療の受給者番号①		保険種別	1.協 2.組 3.共 4.国 5.退 6.後期	単併区分	1.単独 2.2併 3.3併	本家区分	2.本人 8.高一 4.六歳 6.家族 0.高7	給付割合	10・9 8・7
公費負担者番号②		公費負担医療の受給者番号②									

被保険者 世帯主・組合員の 受給者	氏名	氏名		住所	
	住所				

療養を受けた者の氏名	生年月日	負傷の原因
	1男 1明 2大 3昭 4平 5令 2女　　　年　　月　　日	

	負傷名	負傷年月日	初検年月日	施術開始年月日	施術終了年月日	実日数	継続月数	転帰
(1)		・　・	・　・	・　・	・　・			治癒・中止・転医
(2)		・　・	・　・	・　・	・　・			治癒・中止・転医
(3)		・　・	・　・	・　・	・　・			治癒・中止・転医
(4)		・　・	・　・	・　・	・　・			治癒・中止・転医
(5)		・　・	・　・	・　・	・　・			治癒・中止・転医

経過		請求区分	新規・継続

施術日	1　2　3　4　5　6　7　8　9　10　11　12　13　14　15　16　17　18　19　20　21　22　23　24　25　26　27　28　29　30　31

初検料	円	初検時相談支援料	円	往療料	km 回　　円	金属副子等加算	回 円	施術情報提供料	円	明細書発行体制加算	円	計	円
加算(休日・深夜・時間外)	円	再検料	円	加算(夜間・難路・暴風雨雪)	円	柔道整復運動後療料	回 円						

整復料・固定料・施療料	(1)	円	(2)	円	(3)	円	(4)	円	(5)	円	計	円

部位	逓減%	逓減開始 月　日	後療料 回　　円	冷罨法料 回　　円	温罨法料 回　　円	電療料 回　　円	計 円	多部位	計 円	長期	頻回	計 円
(1)	100	——										
(2)	100	——										
(3)	60	——						0.6				
	100											
(4)	60							0.6				
	100											

摘要		合計	円
		一部負担金	円
		請求金額	円

金属副子等加算日	1回目	2回目	3回目	柔道整復運動後療料加算日	日　　日　　日　　日　　日	円
明細書発行体制加算　加算日						

支払機関欄	支払区分 1:振込 2:銀行送金 3:当地払	預金の種類 1:普通 2:当座 3:通知 4:別段	金融機関 銀行　　　本店 金庫　　　支店 農協　　本・支所	口座名称 口座番号	フリガナ	登録記号番号 —　　—

施術証明欄	上記のとおり施術したことを証明します。 　令和　　年　　月　　日 　　　　所在地〒 施術所 名称 　　　　電話 柔道　フリガナ 整復師 氏名	受取代理人への委任の欄	上記請求に基づく給付金の受領方を左記の者に委任します。 　令和　　年　　月　　日 　住　所(上記住所欄と同じ) 　被保険者 　世帯主 　組合員　氏　名 　受給者 この欄は、患者が記入してください。ただし、患者が記入する事ができない場合には、代理記入の上、ぼ印してください。

備考　この用紙は、A列4番とすること。　　　　（※は保険者使用欄）

柔道整復

— 213 —

第3 柔道整復師の施術

〔※**令和6年9月30日までの様式**〕

(様式第5号)

柔 道 整 復 施 術 療 養 費 支 給 申 請 書
令和　　年　　月分

都道府県番号		施術機関コード						
保険者番号								

			記号・番号				

| 公費負担者番号① | － | 公費負担医療の受給者番号① | － | 保険種別 | 1.協 2.組 3.共
4.国 5.退 6.後期 | 単併区分 | 1.単独
2.2併
3.3併 | 本家区分 | 2.本人 8.高一
4.六歳
6.家族 0.高7 | 給付割合 | 10・9
8・7 |
| 公費負担者番号② | | 公費負担医療の受給者番号② | | | | | | | | | |

被保険者 世帯主・組合員の 受給者	氏名 住所	氏名		住所	

	療養を受けた者の氏名	生　年　月　日	負傷の原因
		1男　1明 2大 3昭 4平 5令 2女　　　年　　月　　日	

施術の内容欄	負　　傷　　名	負傷年月日	初検年月日	施術開始年月日	施術終了年月日	実日数	転　帰
	(1)	・　・	・　・	・　・	・　・		治癒・中止・転医
	(2)	・　・	・　・	・　・	・　・		治癒・中止・転医
	(3)	・　・	・　・	・　・	・　・		治癒・中止・転医
	(4)	・　・	・　・	・　・	・　・		治癒・中止・転医
	(5)	・　・	・　・	・　・	・　・		治癒・中止・転医

経　過		請求区分	新規 ・ 継続

施術日	1 2 3 4 5 6 7 8 9 10 11 12 13 14 15 16 17 18 19 20 21 22 23 24 25 26 27 28 29 30 31

初検料	円	初検時相談支援料	円	往療料　　km 　　　　回	円	金属副子等加算	回 円	施術情報提供料	円	明細書発行体制加算	円	計	円
加算(休日・深夜・時間外)	円	再検料	円	加算(夜間・難路・暴風雨雪)	円	柔道整復運動後療料	回 円						

整復料・固定料・施療料	(1)	円	(2)	円	(3)	円	(4)	円	(5)	円	計	円

部位	逓減%	逓減開始 月　日	後療料 円　回	冷罨法料 回　円	温罨法料 回　円	電療料 回　円	計 円	多部位	計 円	長期	計 円
(1)	100	－						－			
(2)	100	－						－			
(3)	60							0.6			
	100	－						－			
(4)	60							0.6			
	100	－						－			

摘　要		合　　計	円
		一部負担金	円
		請求金額	円

金属副子等加算日	1回目 日	2回目 日	3回目 日	柔道整復運動後療料加算日	日　日　日　日　日	円
明細書発行体制加算 加算日						

支払機関欄	支払区分 1:振込 2:銀行送金 3:当地払	預金の種類 1:普通 2:当座 3:通知 4:別段	金融機関 銀行 金庫 農協	本店 支店 本・支所	フリガナ 口座名称 口座番号		登録記号番号	－　　－

施術証明欄	上記のとおり施術したことを証明します。 　令和　　年　　月　　日 　　　所在地〒 施術所 名称 　　　　電話 フリガナ 柔道整復師 氏名	受取代理人への委任の欄	上記請求に基づく給付金の受領方を左記の者に委任します。 　令和　　年　　月　　日 　住　所(上記住所欄と同じ) 　被保険者 　〔世帯主 　　組合員〕氏　名 　　受給者 　この欄は、患者が記入してください。ただし、患者が記入する事ができない場合には、代理記入の上、ぼ印してください。

備考　この用紙は、A列4番とすること。　　　　(※は保険者使用欄)

〔※令和６年10月１日適用〕

（様式第５号の２）

柔道整復施術療養費支給申請書（償還払い用）　（令和　　年　　月分）

被保険者証等の記号番号		

療養を受けた者の氏名	生　年　月　日	負傷の原因
	1男　2女　1明　2大　3昭　4平　5令　年　月　日	

負　傷　名	負傷年月日	初検年月日	施術開始年月日	施術終了年月日	実日数	継続月数	転　帰
(1)	・　・	・　・	・　・	・　・			治癒・中止・転医
(2)	・　・	・　・	・　・	・　・			治癒・中止・転医
(3)	・　・	・　・	・　・	・　・			治癒・中止・転医
(4)	・　・	・　・	・　・	・　・			治癒・中止・転医
(5)	・　・	・　・	・　・	・　・			治癒・中止・転医

施術の内容欄

経　過		請求区分	新規・継続

施術日　1　2　3　4　5　6　7　8　9　10　11　12　13　14　15　16　17　18　19　20　21　22　23　24　25　26　27　28　29　30　31

初検料　　円	初検時相談支援料　円	往療料　　km　回　円	金属副子等加算　回　円	施術情報提供料　円	明細書発行体制加算　円	計　円
加算(休日・深夜・時間外)円	再検料　円	加算(夜間・難路・暴風雨雪)円	柔道整復運動後療料　回　円			

整復料・固定料・施療料	(1)　円	(2)　円	(3)　円	(4)　円	(5)　円	計　円

部位	逓減%	逓減開始　月　日	後療料　円　回	冷罨法料　回　円	温罨法料　回　円	電療料　回　円	計　円	多部位　計	長期　頻回　計　円
(1)	100	—						—	
(2)	100	—						—	
(3)	60							0.6	
	100							—	
(4)	60							0.6	
	100							—	

摘　要		合　計　円
		※　円

金属副子等加算日	1回目　日	2回目　日	3回目　日	柔道整復運動後療料加算日　日　日　日　日
明細書発行体制加算　加算日　日				

申請欄

上記の療養に要した費用に関して、療養費の支給を申請します。

令和　年　月　日　　　　　住所　〒　－

　　　　　　　　　　殿　申請者（被保険者）氏名　　　電話

支払機関欄

支払区分 1:振込 2:銀行送金 3:当地払	預金の種類 1:普通 2:当座 3:通知 4:別段	金融機関　銀行　金庫　農協　本店　支店　本・支所	フリガナ　口座名称　口座番号

施術証明欄

上記のとおり施術し、その費用を領収しました。

令和　年　月　日

施術所　所在地〒　名称　電話

柔道整復師　登録番号　フリガナ　氏名

受取代理人への委任の欄

本申請書に基づく給付金に関する受領を代理人に委任します。

令和　年　月　日

申請者（被保険者）住所　氏名

代理人　住所　氏名

※給付金に関する受領を親等の代理人に委任する(申請者名義以外の親等の口座に振込を希望する)場合に記入してください。

備考　この用紙は、A列４番とすること。　（※は保険者使用欄）

柔道整復

— 215 —

第3 柔道整復師の施術

〔※令和6年9月30日までの様式〕

（様式第5号の2）

柔道整復施術療養費支給申請書（償還払い用） （令和　　年　　月分）

被保険者証等の記号番号			

療養を受けた者の氏名	生　年　月　日	負傷の原因
	1男　1明　2大　3昭　4平　5令 　　年　　月　日 2女	

負　傷　名	負傷年月日	初検年月日	施術開始年月日	施術終了年月日	実日数	転　帰
施 術 の 内 容 欄 (1)	・　・	・　・	・　・	・　・		治癒・中止・転医
(2)	・　・	・　・	・　・	・　・		治癒・中止・転医
(3)	・　・	・　・	・　・	・　・		治癒・中止・転医
(4)	・　・	・　・	・　・	・　・		治癒・中止・転医
(5)	・　・	・　・	・　・	・　・		治癒・中止・転医

経　過		請求区分	新規・継続

施術日　1　2　3　4　5　6　7　8　9　10　11　12　13　14　15　16　17　18　19　20　21　22　23　24　25　26　27　28　29　30　31

初検料	円	初検時相談支援料	円	往療料	km 回 円	金属副子等加算	回	施術情報提供料	計	
加算(休日・深夜・時間外)		再検料	円	加算(夜間・難路・暴風雨雪)	円	柔道整復運動後療料	回 円		計	円

整復料・固定料・施療料	(1) 円	(2) 円	(3) 円	(4) 円	(5) 円	計	円

部位	逓減%	逓減開始 月　日	後療料 円　回 円	冷罨法料 回 円	温罨法料 回 円	電療料 回 円	計 円	多部位	計 円	長期	計 円
(1)	100	———						——			
(2)	100	———						——			
(3)	60							0.6			
	100							——			
(4)	60							0.6			
	100							——			

摘　要		合　計	円
		※	

金属副子等加算日	1回目 日	2回目 日	3回目 日	柔道整復運動後療料加算日	日　日　日　日	円

申請欄

上記の療養に要した費用に関して、療養費の支給を申請します。

令和　　年　月　日　　　　　　　　　　　　住所　〒　－

　　　　　　　　　　　　　　　　　　　申請者

　　　　　　　　　　　　　殿　　　　　（被保険者）　氏名　　　　　　　　　　電話

支払機関欄	支払区分 1:振込 2:銀行送金 3:当地払	預金の種類 1:普通 2:当座 3:通知 4:別段	金融機関 銀行　本店 金庫　支店 農協　本・支所	フリガナ 口座名称 口座番号

施術証明欄	上記のとおり施術し、その費用を領収しました。 令和　　年　月　日 所在地〒 施術所　名称 　　　　電話 登録番号 柔道　フリガナ 整復師　氏名	受取代理人への委任の欄	本申請書に基づく給付金に関する受領を代理人に委任します。 令和　　年　月　日 申　請　者　住所 （被保険者）　氏名 代　理　人　住所 　　　　　　　氏名 ※給付金に関する受領を親等の代理人に委任する（申請者名義以外の親等の口座に振込を希望する）場合に記入してください。

備考　この用紙は、A列4番とすること。　（※は保険者使用欄）

（様式第 6 号）

令和　　　年　　　月分

柔道整復施術療養費支給申請総括票（Ⅰ）

（請求者）登録記号番号　　　　　　　　　　－　　　　－
　　　　　柔道整復師
　　　　　施術所名

保険者名等	本人		家族		計	
	件数	費用額	件数	費用額	件数	金額
	件	円	件	円	件	円
合　計						
（通信欄）						

備考　　この用紙は、Ａ列４番とすること。

（様式第7号）

令和　　　年　　　月分

柔道整復施術療養費支給申請総括票（Ⅱ）

保険者名：_____殿

（請求者）登録記号番号　　　　　　　　　　—　　　　—
　　　　　柔 道 整 復 師
　　　　　施 術 所 名

柔道整復施術療養費について、別添の支給申請書のとおり請求します。

区　　　　分		件数	費用額	一部負担金	請求金額
請求	本　人	件	円	円	円
	家　族				
※決定	本　人				
	家　族				
※返戻	事前分 本人				
	家族				
	保険者 本人				
	家族				
※誤算	本人				
	家族				
※増減	本人				
	家族				

※印の欄は記入しないこと。
備考　　この用紙は、A列4番とすること。

（様式第8号）

柔道整復施術療養費の支給申請に係る増減金額等のお知らせ

柔道整復師名：＿＿＿＿＿＿＿＿＿＿＿＿＿＿　殿＿

　柔道整復施術療養費の支給申請について、下記のとおり支給額の減額及び不支給等の内訳をお知らせします。

　令和　　　年　　　月　　　日

　　保険者名：
　　所 在 地：

氏　　名	記号番号	区　分	増減金額	理　　由
		1.減額 2.不支給 3.再審査 4.	円	
		1.減額 2.不支給 3.再審査 4.		
		1.減額 2.不支給 3.再審査 4.		
		1.減額 2.不支給 3.再審査 4.		
		1.減額 2.不支給 3.再審査 4.		
		1.減額 2.不支給 3.再審査 4.		
		1.減額 2.不支給 3.再審査 4.		
		1.減額 2.不支給 3.再審査 4.		

（区分欄の減額・不支給等の理由を○で囲む。）

柔道整復

〔※令和6年10月1日適用〕

（様式第9号）

令和〇年〇月〇日

〇〇　〇〇　様

保険者等の所在地　〇〇〇〇〇〇〇〇
保 険 者 等 名　　〇〇〇〇〇〇

償還払い注意喚起通知（被保険者等用）
〔柔道整復施術療養費〕

　　あなたは、令和〇年〇月に柔道整復の施術所において施術を受けていますが、下記の「償還払いへの変更の対象となる事例」の〇番に該当する可能性がありますので、通知します。

　　あなたに対する柔道整復の施術について、来月以降も、「償還払いへの変更の対象となる事例」に該当し、療養費の適正な支給の観点から、その後の柔道整復の施術の必要性を個々に確認する必要があると考えられる場合は、受領委任の取扱い※を中止し、償還払い（患者は施術所に施術料金の全額を支払い、患者が保険者等に療養費を請求する取扱い）に変更となる場合がありますので、ご注意ください。

　　適切に柔道整復の施術を受けていただきますようお願いいたします。

※　受領委任の取扱い：患者は施術所に施術料金の一部を支払い、残りの費用について施術管理者に受領の委任を行い、施術管理者から保険者等に請求を行う取扱い

記

　<償還払いへの変更の対象となる事例>
　　1　自己施術（柔道整復師による自身に対する施術）に係る療養費の請求が行われた柔道整復師である患者
　　2　自家施術（柔道整復師による家族に対する施術、柔道整復師による関連施術所の開設者及び従業員に対する施術）を繰り返し受けている患者
　　3　保険者等が患者照会を繰り返し行っても回答しない患者
　　4　複数の施術所において同部位の施術を重複して受けている患者
　　5　長期かつ頻回な施術を継続して受けている患者

（照会先）
保険者等名
電話番号
担当者

〔※令和６年９月30日までの様式〕

（様式第９号）

令和〇年〇月〇日

〇〇　〇〇　様

保険者等の所在地　〇〇〇〇〇〇〇〇
保 険 者 等 名　　〇〇〇〇〇〇

償還払い注意喚起通知（被保険者等用）
〔柔道整復施術療養費〕

　あなたは、令和〇年〇月に柔道整復の施術所において施術を受けていますが、下記の「償還払いへの変更の対象となる事例」の〇番に該当する可能性がありますので、通知します。

　あなたに対する柔道整復の施術について、来月以降も、「償還払いへの変更の対象となる事例」に該当し、療養費の適正な支給の観点から、その後の柔道整復の施術の必要性を個々に確認する必要があると考えられる場合は、受領委任の取扱い※を中止し、償還払い（患者は施術所に施術料金の全額を支払い、患者が保険者等に療養費を請求する取扱い）に変更となる場合がありますので、ご注意ください。

　適切に柔道整復の施術を受けていただきますようお願いいたします。

※　受領委任の取扱い：患者は施術所に施術料金の一部を支払い、残りの費用について施術管理者に受領の委任を行い、施術管理者から保険者等に請求を行う取扱い

記

　＜償還払いへの変更の対象となる事例＞
　　1　自己施術（柔道整復師による自身に対する施術）に係る療養費の請求が行われた柔道整復師である患者
　　2　自家施術（柔道整復師による家族に対する施術、柔道整復師による関連施術所の開設者及び従業員に対する施術）を繰り返し受けている患者
　　3　保険者等が患者照会を繰り返し行っても回答しない患者
　　4　複数の施術所において同部位の施術を重複して受けている患者

（照会先）
保険者等名
電話番号
担当者

柔道整復

第3　柔道整復師の施術

〔※令和6年10月1日適用〕

（様式第9号の2）

令和〇年〇月〇日

（施術所名）
　施術管理者　　〇〇　〇〇　様

保険者等の所在地　〇〇〇〇〇〇〇
保 険 者 等 名　　〇〇〇〇〇〇

償還払い注意喚起通知（施術管理者用）
〔柔道整復施術療養費〕

　　令和〇年〇月に貴施術所において施術を受けた（氏名）について、下記の「償還払いへの変更の対象となる事例」の〇番に該当する可能性がありますので、通知します。
　　（氏名）に対する柔道整復の施術について、来月以降も、「償還払いへの変更の対象となる事例」に該当し、療養費の適正な支給の観点から、その後の柔道整復の施術の必要性を個々に確認する必要があると考えられる場合は、受領委任の取扱い※を中止し、償還払い（患者は施術所に施術料金の全額を支払い、患者が保険者等に療養費を請求する取扱い）に変更となる場合がありますので、ご注意ください。

※　受領委任の取扱い：患者は施術所に施術料金の一部を支払い、残りの費用について施術管理者に受領の委任を行い、施術管理者から保険者等に請求を行う取扱い

記

　＜償還払いへの変更の対象となる事例＞
　　1　自己施術（柔道整復師による自身に対する施術）に係る療養費の請求が行われた柔道整復師である患者
　　2　自家施術（柔道整復師による家族に対する施術、柔道整復師による関連施術所の開設者及び従業員に対する施術）を繰り返し受けている患者
　　3　保険者等が患者照会を繰り返し行っても回答しない患者
　　4　複数の施術所において同部位の施術を重複して受けている患者
　　5　長期かつ頻回な施術を継続して受けている患者

（照会先）
　保険者等名
　電話番号
　担当者

〔※令和６年９月30日までの様式〕

（様式第９号の２）

令和〇年〇月〇日

（施術所名）
施術管理者　〇〇　〇〇　様

保険者等の所在地　〇〇〇〇〇〇〇〇
保 険 者 等 名　　〇〇〇〇〇〇

柔
道
整
復

償還払い注意喚起通知（施術管理者用）
〔柔道整復施術療養費〕

　令和〇年〇月に貴施術所において施術を受けた（氏名）について、下記の「償還払いへの変更の対象となる事例」の〇番に該当する可能性がありますので、通知します。
　（氏名）に対する柔道整復の施術について、来月以降も、「償還払いへの変更の対象となる事例」に該当し、療養費の適正な支給の観点から、その後の柔道整復の施術の必要性を個々に確認する必要があると考えられる場合は、受領委任の取扱い※を中止し、償還払い（患者は施術所に施術料金の全額を支払い、患者が保険者等に療養費を請求する取扱い）に変更となる場合がありますので、ご注意ください。

※　受領委任の取扱い：患者は施術所に施術料金の一部を支払い、残りの費用について施術管理者に受領の委任を行い、施術管理者から保険者等に請求を行う取扱い

記

＜償還払いへの変更の対象となる事例＞
1　自己施術（柔道整復師による自身に対する施術）に係る療養費の請求が行われた柔道整復師である患者
2　自家施術（柔道整復師による家族に対する施術、柔道整復師による関連施術所の開設者及び従業員に対する施術）を繰り返し受けている患者
3　保険者等が患者照会を繰り返し行っても回答しない患者
4　複数の施術所において同部位の施術を重複して受けている患者

（照会先）
　保険者等名
　電話番号
　担当者

〔※令和6年10月1日適用〕

（様式第10号）

令和〇年〇月〇日

〇〇　〇〇　様

保険者等の所在地　〇〇〇〇〇〇〇〇
保 険 者 等 名　　〇〇〇〇〇〇

償還払い変更通知（被保険者等用）
〔柔道整復施術療養費〕

　　あなたは、令和〇年〇月に柔道整復の施術所において施術を受けていますが、下記の「償還払いへの変更の対象となる事例」の〇番に該当し、療養費の適正な支給の観点から、その後の柔道整復の施術の必要性を個々に確認する必要があると考えられることから、下記のとおり通知します。

記

〇　あなたに対する柔道整復の施術について、令和〇年〇月の施術分から、受領委任の取扱い※を中止し、償還払い（患者は施術所に施術料金の全額を支払い、患者が保険者等に療養費を請求する取扱い）に変更します。

　　※　受領委任の取扱い：患者は施術所に施術料金の一部を支払い、残りの費用について施術管理者に受領の委任を行い、施術管理者から保険者等に請求を行う取扱い

〇　つきましては、令和〇年〇月以降に柔道整復の施術所において施術を受ける場合は、この「償還払い変更通知（被保険者等用）」を施術所に提示するとともに、施術所に施術料金を全額支払った上で、償還払い用の支給申請書により、ご自身で（保険者等名）まで療養費を請求してください。

　　＜償還払いへの変更の対象となる事例＞
　　　1　自己施術（柔道整復師による自身に対する施術）に係る療養費の請求が行われた柔道整復師である患者
　　　2　自家施術（柔道整復師による家族に対する施術、柔道整復師による関連施術所の開設者及び従業員に対する施術）を繰り返し受けている患者
　　　3　保険者等が患者照会を繰り返し行っても回答しない患者
　　　4　複数の施術所において同部位の施術を重複して受けている患者
　　　5　長期かつ頻回な施術を継続して受けている患者

（照会先）
保険者等名
電話番号
担当者

〔※令和 6 年 9 月30日までの様式〕

（様式第 10 号）

令和〇年〇月〇日

〇〇　〇〇　様

保険者等の所在地　〇〇〇〇〇〇〇
保 険 者 等 名　　〇〇〇〇〇〇

償還払い変更通知（被保険者等用）
〔柔道整復施術療養費〕

　あなたは、令和〇年〇月に柔道整復の施術所において施術を受けていますが、下記の「償還払いへの変更の対象となる事例」の〇番に該当し、療養費の適正な支給の観点から、その後の柔道整復の施術の必要性を個々に確認する必要があると考えられることから、下記のとおり通知します。

記

〇　あなたに対する柔道整復の施術について、令和〇年〇月の施術分から、受領委任の取扱い※を中止し、償還払い（患者は施術所に施術料金の全額を支払い、患者が保険者等に療養費を請求する取扱い）に変更します。

　※　受領委任の取扱い：患者は施術所に施術料金の一部を支払い、残りの費用について施術管理者に受領の委任を行い、施術管理者から保険者等に請求を行う取扱い

〇　つきましては、令和〇年〇月以降に柔道整復の施術所において施術を受ける場合は、この「償還払い変更通知（被保険者等用）」を施術所に提示するとともに、施術所に施術料金を全額支払った上で、償還払い用の支給申請書により、ご自身で（保険者等名）まで療養費を請求してください。

　＜償還払いへの変更の対象となる事例＞
　　1　自己施術（柔道整復師による自身に対する施術）に係る療養費の請求が行われた柔道整復師である患者
　　2　自家施術（柔道整復師による家族に対する施術、柔道整復師による関連施術所の開設者及び従業員に対する施術）を繰り返し受けている患者
　　3　保険者等が患者照会を繰り返し行っても回答しない患者
　　4　複数の施術所において同部位の施術を重複して受けている患者

> （照会先）
> 　保険者等名
> 　電話番号
> 　担当者

柔道整復

第3　柔道整復師の施術

〔※令和6年10月1日適用〕

（様式第10号の2）

令和〇年〇月〇日

（施術所名）
　施術管理者　　〇〇　　〇〇　　様

保険者等の所在地　　〇〇〇〇〇〇〇
保 険 者 等 名　　〇〇〇〇〇〇

償還払い変更通知（施術管理者用）
〔柔道整復施術療養費〕

　令和〇年〇月に貴施術所において施術を受けた下記の（氏名）については、下記の「償還払いへの変更の対象となる事例」の〇番に該当し、療養費の適正な支給の観点から、その後の柔道整復の施術の必要性を個々に確認する必要があると考えられることから、下記のとおり通知します。

記

〇　（氏名）に対する柔道整復の施術について、令和〇年〇月の施術分から、受領委任の取扱い※を中止し、償還払い（患者は施術所に施術料金の全額を支払い、患者が保険者等に療養費を請求する取扱い）に変更します。

　※　受領委任の取扱い：患者は施術所に施術料金の一部を支払い、残りの費用について施術管理者に受領の委任を行い、施術管理者から保険者等に請求を行う取扱い

〇　つきましては、令和〇年〇月以降に（氏名）に施術を行う場合は、当該者から施術料金を全額徴収した上で、償還払い用の支給申請書の施術内容欄及び施術証明欄に必要な記載を行い、当該者に手交してください。

　＜償還払いに変更する被保険者等＞
　　住所　〇〇〇〇〇〇〇〇
　　氏名　〇〇　〇〇

　＜償還払いへの変更の対象となる事例＞
　　1　自己施術（柔道整復師による自身に対する施術）に係る療養費の請求が行われた柔道整復師である患者
　　2　自家施術（柔道整復師による家族に対する施術、柔道整復師による関連施術所の開設者及び従業員に対する施術）を繰り返し受けている患者
　　3　保険者等が患者照会を繰り返し行っても回答しない患者
　　4　複数の施術所において同部位の施術を重複して受けている患者
　　5　長期かつ頻回な施術を継続して受けている患者

（照会先）
保険者等名
電話番号
担当者

〔※令和 6 年 9 月 30 日までの様式〕

（様式第 10 号の 2）

令和〇年〇月〇日

（施術所名）
　施術管理者　〇〇　〇〇　様

保険者等の所在地　〇〇〇〇〇〇〇

保 険 者 等 名　〇〇〇〇〇〇

償還払い変更通知（施術管理者用）

〔柔道整復施術療養費〕

　令和〇年〇月に貴施術所において施術を受けた下記の（氏名）については、下記の「償還払いへの変更の対象となる事例」の〇番に該当し、療養費の適正な支給の観点から、その後の柔道整復の施術の必要性を個々に確認する必要があると考えられることから、下記のとおり通知します。

記

〇　（氏名）に対する柔道整復の施術について、令和〇年〇月の施術分から、受領委任の取扱い※を中止し、償還払い（患者は施術所に施術料金の全額を支払い、患者が保険者等に療養費を請求する取扱い）に変更します。

　※　受領委任の取扱い：患者は施術所に施術料金の一部を支払い、残りの費用について施術管理者に受領の委任を行い、施術管理者から保険者等に請求を行う取扱い

〇　つきましては、令和〇年〇月以降に（氏名）に施術を行う場合は、当該者から施術料金を全額徴収した上で、償還払い用の支給申請書の施術内容欄及び施術証明欄に必要な記載を行い、当該者に手交してください。

　＜償還払いに変更する被保険者等＞
　　住所　〇〇〇〇〇〇〇〇
　　氏名　〇〇　〇〇

＜償還払いへの変更の対象となる事例＞
1　自己施術（柔道整復師による自身に対する施術）に係る療養費の請求が行われた柔道整復師である患者
2　自家施術（柔道整復師による家族に対する施術、柔道整復師による関連施術所の開設者及び従業員に対する施術）を繰り返し受けている患者
3　保険者等が患者照会を繰り返し行っても回答しない患者
4　複数の施術所において同部位の施術を重複して受けている患者

（照会先） 　保険者等名 　電話番号 　担当者

柔道整復

（様式第11号）

令和〇年〇月〇日

〇〇　〇〇　様

保険者等の所在地　〇〇〇〇〇〇〇〇
保 険 者 等 名　　〇〇〇〇〇〇

受領委任の取扱い再開通知（被保険者等用）
〔柔道整復施術療養費〕

　あなたに対する柔道整復の施術について、令和〇年〇月〇日付けで送付した「償還払い変更通知」により、令和〇年〇月の施術分から償還払い※としたところですが、今般、改善が図られたと考えられることから、令和〇年〇月の施術分から、受領委任の取扱い（患者は施術所に施術料金の一部を支払い、残りの費用について施術管理者に受領の委任を行い、施術管理者から保険者等に請求を行う取扱い）を再開しますので、通知します。

　つきましては、令和〇年〇月以降に柔道整復の施術を受ける場合は、この「受領委任の取扱い再開通知（被保険者等用）」を施術所に提示してください。

※　償還払い：患者は施術所に施術料金の全額を支払い、患者が保険者等に療養費を請求する取扱い

（照会先）
保険者等名
電話番号
担当者

（様式第11号の２）

令和〇年〇月〇日

（施術所名）
　施術管理者　〇〇　〇〇　様

保険者等の所在地　〇〇〇〇〇〇〇〇
保 険 者 等 名　　〇〇〇〇〇〇

受領委任の取扱い再開通知（施術管理者用）
〔柔道整復施術療養費〕

　下記の（氏名）に対する柔道整復の施術について、令和〇年〇月〇日付けで送付した「償還払い変更通知」により、令和〇年〇月の施術分から償還払い※としたところですが、今般、改善が図られたと考えられることから、令和〇年〇月の施術分から、受領委任の取扱い（患者は施術所に施術料金の一部を支払い、残りの費用について施術管理者に受領の委任を行い、施術管理者から保険者等に請求を行う取扱い）を再開しますので、通知します。

　つきましては、令和〇年〇月以降に（氏名）に施術を行う場合は、受領委任の取扱いとしてください。

※　償還払い：患者は施術所に施術料金の全額を支払い、患者が保険者等に療養費を請求する取扱い

記

＜受領委任の取扱いを再開する被保険者等＞
　　住所　〇〇〇〇〇〇〇〇
　　氏名　〇〇　〇〇

（照会先）
保険者等名
電話番号
担当者

柔道整復

第3　柔道整復師の施術

○柔道整復師の施術に係る療養費に関する審査委員会の設置及び指導監査について（通知）

（平11.10.20　保発　145・老発　683）

（平20.9.22　保発0922003）

（平22.1.22　保発0122　2）

（平22.5.24　保発0524　3）

（平24.3.22　保発0322　3）

（平29.9.4　保発0904　3）

　標記については，下記のとおり取り扱うこととしたので，関係者に対して周知徹底を図るとともに，その実施に遺憾のないよう御配慮願いたい。

　また，審査及び指導監査の体制整備を各都道府県における実状等を踏まえ，原則として，平成12年1月1日までに行うよう努めること。

記

1　改正の目的

　　今般，平成11年10月20日老発第682号・保発第144号により，柔道整復師の施術に係る療養費の受領委任の取扱い（以下「受領委任」という。）に関して所要の改正を行ったことに伴い，当該療養費の支給申請書の審査及び指導監査の適正かつ効率的な実施を図るため，審査委員会の設置及び指導監査に係る基準を新たに定めたこと。

2　改正の内容

（1）　審査委員会の設置の基準を別添1のとおり定めたこと。

（2）　指導監査の基準を別添2のとおり定めたこと。

別添 1

柔道整復師の施術に係る療養費の審査委員会設置要綱

1　目的

　　柔道整復師の施術に係る療養費の支給申請書を適正かつ効率的に審査するため，柔道整復療養費審査委員会（以下「柔整審査会」という。）の設置要綱を定めることを目的とする。

2　組織

(1)　柔整審査会の委員は，施術担当者を代表する者，保険者を代表する者及び学識経験者のうちから，全国健康保険協会都道府県支部長（以下「健保協会支部長」という。），都道府県民生主管部（局）長又は都道府県国民健康保険団体連合会理事長等が委嘱する。

(2)　前項の委嘱は，施術担当者を代表する者及び保険者を代表する者については，それぞれ関係団体の推薦により，行わなければならない。また，学識経験者の委嘱に当たっては，医師及び柔道整復に係る療養費制度に精通した者であって，公平・公正な審査をなし得る者の中から選定するものとする。

(3)　前項の施術担当者を代表する者を推薦する団体は，当該団体に所属する会員等に対し，柔道整復に係る療養費制度に関する指導や周知活動等を適切に実施しているものであること。

(4)　施術担当者を代表する者は，受領委任の取扱いの中止措置を受けていない者であること。

(5)　委員の総数は，各都道府県における療養費の支給申請書（以下「申請書」という。）の審査件数等に応じて，健保協会支部長，都道府県民生主管部（局）長又は都道府県国民健康保険団体連合会理事長等が定めるものとする。

(6)　委員の構成は，次のとおりとする。

・　施術担当者を代表する者，保険者を代表する者及び学識経験者の委員は，原則としてそれぞれ同数とする。

・　施術担当者を代表する者，保険者を代表する者の委員は，必ず同数とする。

・　学識経験者の委員は，複数とする。

3　任期

(1)　審査委員の任期は，2年とする。ただし，欠員が生じた場合において任命された審査委員の任期は，前任者の残任期間とする。

(2)　審査委員は，再任されることができる。

(3)　健保協会支部長，都道府県民生主管部（局）長又は都道府県国民健康保険団体連合会理事長等は，審査委員が職務を怠り又は職務の遂行に堪えないときは，任期内でもこれを解嘱することができる。

4　審査委員長

(1)　柔整審査会に学識経験者から委員の互選により審査委員長1人を置く。

(2)　審査委員長は，会務を総理し，柔整審査会を代表する。

5　柔整審査会の招集

　　柔整審査会は，審査委員長がこれを招集するものとする。

6　審査

(1)　柔整審査会は，健康保険法等の関係法令，柔道整復師の施術に係る療養費の算定基準，受領委任の規程等及び健保協会支部長，都道府県知事又は都道府県国民健康保険団体連合会理事長等（以下「健保協会支部長等」という。）が別に定める柔整審査会審査要領に基づき，申請書の審査を行う。

(2)　柔整審査会は，審査委員の2分の1以上の出席がなければ，審査の決定をすることができない。

(3)　柔整審査会は，公正かつ適正な審査を行わなければならない。

(4)　柔整審査会は，審査に当たり必要と認める場合は，健保協会支部長等に対し，柔道整復師から報告等を徴するよう申し出ることができる。

(5)　柔整審査会は，審査に当たり必要と認める場合は，柔道整復師から報告等を徴することができる。

7　審査結果の通知等

(1)　審査委員長は，健保協会支部長等に対し，次の方法等により柔整審査会の審査結果を報告するものとする。

　①　柔整審査会は，請求額の減額又は不支給等の措置が必要な場合は，その理由を附せん等に記載し，支給申請書に貼付する。

　②　柔整審査会は，保険者等が患者に対する調査を行った上で療養費の支給の適否を判断すべきものがある場合は，その理由を附せん等に記載し，支給申請書に貼付する。

　③　柔整審査会は，保険者等が柔道整復師に対する質問を行った上で療養費の支給の適否を判断すべきものがある場合は，その理由を附せん等に記載し，支給申請書に貼付する。

　④　柔整審査会は，申請書の内容が不正若しくは不当なものである場合又は受領委任の規程等に違反しているものと認められる場合は，速やかに書面で報告しなければならない。

(2)　審査委員長は，療養費の請求内容に不正又は著しい不当の事実が認められたときは，当該施術所を管轄する地方厚生（支）局又は都道府県知事に情報提供すること。その際，不正請求について客観的な証拠があるものが複数患者分あるものを優先して提供すること。

(3) 健保協会支部長等は，他の保険者等から審査の委任を受けている場合，当該保険者等に柔整審査会の審査結果を通知する。

(4) 柔整審査会は，保険者等の療養費の支給決定に際し，保険者等から審査の説明又は報告を求められたときは，これに応じなければならない。

8 再審査

柔整審査会は，保険者等からの請求内容の疑義及び柔道整復師からの再審査の申し出があった場合は，再審査を行わなければならない。この場合は，審査委員の2分の1以上の出席がなければ，再審査の決定をすることができない。

9 守秘義務

審査委員又は審査委員の職にあった者は，申請書の審査に関して知得した柔道整復師の業務上の秘密又は個人の秘密を漏らしてはならない。

10 その他

(1) この要綱に定めるもののほか，柔整審査会の運営に関し必要な事項は，健保協会支部長等が定めること。

(2) 保険者，公益社団法人都道府県柔道整復師会等の協力を求め円滑な実施に努めること。

柔道整復

第3　柔道整復師の施術

別添2

柔道整復師の施術に係る療養費の指導監査要綱

1　目的

　　本要綱は，地方厚生（支）局長及び都道府県知事が受領委任の取扱いにより療養費を請求する柔道整復師（当該柔道整復師が所属する施術所の開設者及び施術所に勤務する他の柔道整復師を含む。以下同じ）に対して行う指導監査の基本的事項を定めることを目的とする。

2　指導監査委員会の設置

　　地方厚生（支）局長及び都道府県知事は，柔道整復師に対する指導及び監査の実施において，地方厚生（支）局担当課並びに各都道府県の国民健康保険主管課及び後期高齢者医療主管課（以下「関係各課」という。）で構成する指導監査委員会を設置する。

　　指導監査委員会においては，柔道整復師に対する指導及び監査の実施に係る連絡及び調整等を行うこととし，指導及び監査の円滑な実施に努める。

3　指導監査の担当者

　　柔道整復師に対する指導及び監査の担当者は，関係各課の指導医療官，技術吏員，事務官，吏員等とする。

4　指導

（1）　指導の形態

　　　指導の形態は，集団指導及び個別指導とする。

（2）　集団指導

　①　対象者の選定

　　ア　概ね1年以内に受領委任の取扱いを承諾した柔道整復師を選定する。

　　イ　受領委任の規程等の内容を遵守させる必要があると認められる柔道整復師を選定する。

　②　指導の方法

　　ア　地方厚生（支）局長及び都道府県知事は，あらかじめ文書により，集団指導の日時及び場所等を①ア又はイにより選定した柔道整復師に通知し，出席を求める。

　　イ　指導の方法は，講習会等の形式により，療養費制度の概要，受領委任の規程及び柔道整復師の施術に係る算定基準等について指導する。

（3）　個別指導

　①　対象者の選定

　　ア　受領委任の規程等に違反しているものと認められる柔道整復師を選定する。

　　イ　柔道整復療養費審査委員会，保険者及び患者等からの情報に基づき指導が必要と認められる柔道整復師を選定する。

　　ウ　③アの経過観察の対象となり，改善が認められない柔道整復師又は改善状況の確認を要する柔道整復師を選定する。

エ　柔道整復療養費審査委員会又は保険者から，不正又は著しい不当の事実が認められた請求として，客観的な証拠があるものが複数患者分あるもの，あるいは，患者調査等の結果，不正請求の疑いが強いものが複数患者分（概ね10人の患者分あることが望ましい）あるものの情報提供があった柔道整復師を優先的に選定する。

②　指導の方法

　　ア　地方厚生（支）局長及び都道府県知事は，あらかじめ文書により，個別指導の日時及び場所等を①アからエにより選定した柔道整復師に通知し，出席を求める。

　　　　なお，必要に応じて，柔道整復師が所属する施術所のその他の従事者の出席を求める。

　　イ　地方厚生（支）局長及び都道府県知事は，指導に当たっては，必要に応じて，患者等に係る調査を事前に行うとともに，必要に応じて，当該調査に係る保険者の協力を求める。

　　ウ　指導の方法は，面接懇談方式により行うとともに，療養費の支給申請書（以下「申請書」という。）等の関係書類を検査した上で，個々の事例に応じて必要な事項について指導する。

③　個別指導後の対応

　　　　個別指導の後，療養費の請求内容が妥当適切でない場合は，次のいずれかの措置を講じる。

　　ア　経過観察

　　　　療養費の請求内容が妥当適切でないが，その程度が軽微である場合又は以後改善が期待できる場合は，経過観察とする。

　　　　なお，経過観察の結果，改善が認められない場合又は改善状況の確認を要する場合は，柔道整復師に対して再指導を行う。

　　イ　監査

　　　　療養費の請求内容が著しく妥当適切でない場合は，速やかに監査を行う。

④　指導記録の作成

　　　　指導担当者は，指導内容を記録する。

⑤　個別指導の結果の通知等

　　ア　指導担当者は，個別指導が終了した時点において，柔道整復師に対し口頭で指導の結果を説明する。

　　イ　地方厚生（支）局長及び都道府県知事は，個別指導の結果について文書により柔道整復師に通知し，指摘した事項について改善報告書の提出を求める。

⑥　指導拒否等への対応

　　　　柔道整復師が正当な理由がなく個別指導を拒否した場合は，監査を行う。

5　監査

（1）監査の実施

　　　地方厚生（支）局長及び都道府県知事は，次の①から③に該当する場合は，当該柔道整復師に対し，監査を実施する。なお，①又は③に該当する場合は，4(3)を省略して差し支えない。

柔道整復

第3 柔道整復師の施術

　　① 柔道整復師による療養費の請求内容が不正又は著しい不当なものであるとの疑義を認める場合。

　　② 4(3)③イ又は4(3)⑥に該当する場合。

　　③ 柔道整復療養費審査委員会又は保険者から，不正又は著しい不当の事実が認められた請求として，客観的な証拠があるものが複数患者分の情報提供があり，証拠がそろっている場合。

(2) 監査の方法及び内容

　　① 地方厚生（支）局長及び都道府県知事は，あらかじめ文書により，監査の日時及び場所等を(1)の柔道整復師に通知し，出席を求める。

　　　なお，必要に応じて，当該柔道整復師が所属する施術所のその他の従事者の出席を求める。

　　② 地方厚生（支）局長及び都道府県知事は，監査に当たっては，必要に応じて，患者等に係る調査を事前に行うとともに，必要に応じて，当該調査に係る保険者の協力を求める。

　　③ 監査の方法は，柔道整復師による療養費の請求内容が不正又は著しく不当なものであるとの疑義を認める事例について，その事実関係の有無を確認するとともに，その他，療養費の請求内容が妥当適切であるかについて，申請書等の関係書類を検査する。

(3) 監査後の措置

　　① 地方厚生（支）局長及び都道府県知事は，療養費の請求内容に不正又は著しい不当の事実が認められた場合は，受領委任の取扱いを中止する。

　　　なお，受領委任の取扱いの中止は，次の基準によって行う。

　　ア 故意に不正又は著しい不当な療養費の請求を行ったもの。

　　イ 重大な過失により，不正又は著しい不当な療養費の請求をしばしば行ったもの。

　　② 地方厚生（支）局長及び都道府県知事は，不正又は不当な請求を行った柔道整復師に対し，その返還すべき金額（請求時から原則として5年間を経過しないものをいう。以下「返還金」という。）を速やかに保険者に返還するよう指導するとともに，当該保険者に対し，返還金の請求を行うよう指示する。

　　③ 地方厚生（支）局長及び都道府県知事は，返還金の返還により，患者に一部負担金の過払いが生じている場合は，柔道整復師に対して，当該過払分を返還するよう指導する。

(4) 監査記録の作成

　　　監査担当者は，監査内容を記録する。

(5) 監査結果の通知等

　　　地方厚生（支）局長及び都道府県知事は，監査の結果について，文書により柔道整復師に通知する。

6 受領委任の取扱いを辞退した場合及び施術所が廃止された場合の取扱い

(1) 地方厚生（支）局長及び都道府県知事は，5(1)①，②又は③に該当する場合であって，当該柔道整復師が受領委任の取扱いを辞退した場合又は当該柔道整復師が所属する施術所が廃止された

場合は，当該柔道整復師に対して，5（(3)①を除く）に準じた取扱いを行うこととする。

(2) 地方厚生（支）局長及び都道府県知事は，(1)の結果，療養費の請求内容に不正又は著しい不当の事実が認められた場合であって，5(3)①のア又はイに該当する場合には，受領委任の取扱いを中止すべき案件である旨の意思決定を行う。

7 その他

(1) この要綱に定めるもののほか，指導監査の実施に当たって必要な事項は，地方厚生（支）局長及び都道府県知事が定めること。

(2) 保険者，公益社団法人都道府県柔道整復師会等の協力を求め円滑な実施に努めること。

柔道整復

第3　柔道整復師の施術

○柔道整復師の施術に係る療養費の取り扱いについて

（平20．9．22　保発0922004）

　健康保険法等の一部を改正する法律（平成18年法律第83号）の一部施行により，平成20年10月に全国健康保険協会が設立されることに伴い，地方社会保険事務局は健康保険に関する業務（全国健康保険協会が管掌するもののうち健康保険法の規定により社会保険庁長官が行うものを除く。）を実施しないこととなるとともに，船員保険に係る業務については，保険給付に関する業務など保険者としての業務は実施する一方，療養担当者等に対する監督に関する業務など行政としての業務は実施しないこととなる。

　これに伴い，本日，「平成20年10月以降の健康保険及び船員保険に係る柔道整復の受領委任払いに関する業務の取扱いについて」，「柔道整復師の施術に係る療養費について」，「柔道整復師の施術に係る療養費に関する審査委員会の設置及び指導監査について（通知）の一部改正について」を通知したところであるが，これらの取り扱いにかかる留意すべき事項は以下のとおりであるので，関係者に対して周知徹底を図るとともに，その取扱いに遺漏のないよう御配慮願いたい。

　なお，本件については，社団法人日本柔道整復師会と協議済みであるので，念のため申し添える。

記

1．協定及び契約の締結について

　(1)　平成20年9月30日までに既に地方社会保険事務局長と社団法人都道府県柔道整復師会長との間で締結されている受領委任の取扱いに係る協定及び当該協定に基づく登録並びに社団法人都道府県柔道整復師会の会員でない柔道整復師との間で締結されている受領委任の取扱規程に基づく契約（申し出及び承諾）については，当事者から特段の申し出がない限り，同年10月1日において地方厚生（支）局長との間で締結された協定及び契約（以下「契約等」という。）並びに地方厚生（支）局長が行った登録及び承諾（以下「登録等」という。）とみなすこと。

　(2)　契約等の締結を行うに当たり，全国健康保険協会都道府県支部長（以下「健保協会支部長」という。），地方社会保険事務局長及び健康保険組合連合会会長は，地方厚生（支）局長に対し，受領委任の契約に係る委任を行うこととしているが，委任に当たっては別紙様式1を参照のこと。

　(3)　協定及び契約の締結に係る都道府県知事の業務の取扱いについては，従前のとおりであること。（「柔道整復師の施術に係る療養費について」（平成20年9月22日保発第0922002号。以下「受領委任通知」という。）を参照のこと。）

　(4)　柔道整復師施術療養費の受領委任の取扱いの登録（社団法人会員の場合）及び承諾（それ以外の場合）の年月日は，従来どおり，それぞれ入会年月日（施術管理者の変更に伴う届け出の場合は届け出年月日）及び申し出年月日であること。（受領委任通知参照のこと。）

２．柔道整復療養費審査委員会について

　　船員保険に係る申請書を審査するため，地方社会保険事務局長は健保協会支部長と協議の上，健保協会支部長に審査を委任することとしているが，委任に当たっては別紙様式２を参照のこと。（都道府県健康保険組合連合会会長が健保協会支部長に委任する場合も同様であること。）

３．柔道整復師の施術に係る療養費に関する指導監査について

(1)　療養費の請求内容に不正又は著しい不当の事実が認められた場合等であって，受領委任の取扱いを中止する必要が生じた場合，地方厚生（支）局長は必要に応じて保険局医療課と協議を行うこと。

(2)　指導監査に係る都道府県知事の業務の取扱いについては，従前のとおりであること。（「柔道整復師の施術に係る療養費に関する審査委員会の設置及び指導監査について（通知）」（平成11年10月20日老発第683号，保発第145号。）を参照のこと。）

４．その他

　　受領委任通知において，今回の改正に伴い変更を要する様式があるが，当分の間，従来の様式を取り繕って使用できることとしたこと。

柔道整復

（別紙様式1）

委 任 状

「柔道整復師の施術に係る療養費について」（平成20年9月22日保発第0922002号）の別添1の別紙の第1章第2項及び別添2の第1章第2項に基づき，柔道整復師の施術に係る療養費の受領委任の契約に係る委任をいたします。

　なお，当方（※委任者が健康保険組合連合会会長の場合は，健康保険組合）が保有する支給申請書等，同通知別添1の別紙の第8章及び別添2の第8章に基づく指導監査に関し必要な情報については提供いたします。

　　　平成　　年　　月　　日

　　　○　○　厚　生　（支）局　長　　殿

　　　　　　　　　　　　　　　　　全国健康保険協会○○支部長　　　印

　　　　　　　　　　　　　　　　　○○社会保険事務局長　　　印

　　　　　　　　　　　　　　　　　健康保険組合連合会会長　　　印

（別紙様式２）

委　　任　　状

「柔道整復師の施術に係る療養費について」（平成20年９月22日保発第0922002号）の別添１の別紙の第５章第24項及び別添２の第５章第24項に基づき，船員保険（組合管掌健康保険）の柔道整復師の施術に係る療養費の，審査委員会での審査を委任いたします。

平成　　年　　月　　日

全国健康保険協会○○支部長　殿

（○○社会保険事務局長　　印）
（○○県健康保険組合連合会会長　　印）

第3 柔道整復師の施術

○柔道整復師の施術に係る療養費に関する審査委員会の設置及び指導監査について（通知）

（平11.10.20 保険発 139）

（平24. 3 .22 保医発0322 1）

（平29. 9 . 4 保医発0904 2）

　標記については，平成11年10月20日付老発第683号・保発第145号をもって通知されたところであるが，これに関連する事項について，さらに下記のとおり実施されたい。

記

1　審査要領

　　全国健康保険協会都道府県支部長，都道府県知事又は都道府県国民健康保険団体連合会理事長等は，柔道整復師の施術に係る療養費の審査委員会設置要綱に基づく審査要領を別紙に基づき定めること。

2　受領委任の取扱いの中止

　　地方厚生（支）局長は，柔道整復師による療養費の請求内容に不正又は著しい不当の事実が認められた場合は，速やかに受領委任の取扱いを中止する措置を行うとともに，その旨を厚生労働省保険局医療課まで連絡すること。

別紙

柔道整復療養費審査委員会の審査要領

　健康保険法，船員保険法，国民健康保険法及び高齢者の医療の確保に関する法律に基づく柔道整復師の施術に係る療養費の支給申請書を適正かつ効率的に審査するため，毎月の審査において，以下の事項の中から任意に選択した事項を，重点的に審査するものとする。

　特に7，8，9及び11については，施術所ごと又は請求団体ごとに3部位以上の施術，3ヶ月を超える施術，月10回以上の施術，同一施術所における同一患者の負傷と治癒等を繰り返す施術，いわゆる「部位転がし」等の傾向があるものを分析するなど，重点的に審査するものとする。

　また，審査の事務補助の段階で指摘された事項は，必ず重点的に審査するものとする。

1　負傷名及び算定部位に関すること。

2　初検料及び時間外加算等の算定に関すること。

3　往療料の算定に関すること。

4　再検料の算定に関すること。

5　近接部位の算定に関すること。

6　温罨法，冷罨法及び電療料の加算の算定に関すること。

7　多部位施術の算定に関すること。

8　長期施術の算定に関すること。

9　頻回施術に関すること。

10　施術情報提供料の算定に関すること。

11　同一施術所における同一患者の負傷と治癒等を繰り返す施術，いわゆる「部位転がし」に関すること。

　　なお，審査は，以下の審査を組み合わせて行うこととする。

(1)　形式審査：記載内容に関する事項（支給申請書の記載誤り等）

(2)　内容審査：施術内容に関する事項（支給対象者の具体的な負傷名，近接部位の考え方等）

(3)　傾向審査・縦覧点検：同一施術所における施術傾向（多部位・長期・頻回施術の傾向，いわゆる「部位転がし」の傾向，同一施術所における同一患者の通算受療期間の傾向等）

柔道整復

第3 柔道整復師の施術

○**柔道整復師の施術に係る療養費**について

（平11.10.20　保険発 138）　（平22.11.29　保医発1129　1）

（平12.5 .22　保険発 106）　（平25.4 .24　保医発0424　1）

（平12.12.27　保険発 244）　（平30.5 .24　保医発0524　1）

（平14.5 .24　保医発0524001）　（令2 .5 .22　保医発0522　1）

（平14.9 .27　保医発0927002）　（令3 .3 .24　保医発0324　1）

（平18.9 .28　保医発0928001）　（令4 .5 .27　保医発0527　2）

（平22.5 .24　保医発0524　3）　（令6 .5 .29　保医発0529　2）

　標記については，平成11年10月20日付老発第682号・保発第144号をもって通知されたところであるが，これに関連する事項について，下記のとおり定めたので，関係者に対し周知徹底を図るとともに，その実施に遺憾のないよう御配慮願いたい。

記

1　柔道整復師の施術に係る療養費について

　(1)　柔道整復師が受領委任の取扱いを届け出又は申し出た場合は，受領委任の取扱いの中止が行われた場合には，原則として中止後5年間は再登録又は再承諾をしないが，不正若しくは不当な請求の金額又はその金額及び件数の割合が軽微であると認められる柔道整復師については，受領委任の取扱いの中止後，2年以上5年未満で受領委任の取扱いを再登録又は再承諾することができること。

　　　また，次に掲げる場合に該当する柔道整復師から受領委任の取扱いの届け出又は申し出があった場合は，受領委任の取扱いを登録又は承諾しないことができること。

　　①　当該届け出又は申し出を行った柔道整復師が勤務しようとする施術所の開設者がこれまで開設していた施術所の施術に関し，当該開設していた施術所に勤務していた柔道整復師が受領委任の取扱いの中止を受け，当該中止後，原則として5年を経過しないとき

　　②　受領委任の取扱いの中止を受けた施術管理者に代えて施術所の開設者から施術管理者に選任された者であるとき

　　③　不正又は不当な請求に係る返還金を納付しないとき

　　④　二度以上重ねて受領委任の取扱いを中止されたとき

　　⑤　施術管理者又は開設者が関係法令若しくは通達又は協定・契約に違反し，地方厚生（支）局長又は都道府県知事から，その是正等について指導を重ねて受けたとき

　　⑥　施術管理者又は開設者が健康保険法，同法第65条第3項第3号に規定する政令で定める国民の保健医療に関する法律又は柔道整復師法に違反し罰金刑に処せられ，その執行を終わり，又は執行を受けることがなくなるまでの者であるとき

　　⑦　施術管理者又は開設者が禁固刑以上の刑に処せられ，その執行を終わり，又は執行を受けることがなくなるまでの者であるとき

⑧　施術管理者又は開設者が健康保険法第65条第3項第5号に規定する社会保険各法に基づく滞納処分を受け，かつ，当該処分を受けた日から3ヶ月以上の期間にわたり，当該処分を受けた日以降に納付期限の到来した社会保険料のすべてを引き続き滞納している者であるとき

⑨　受領委任の取扱いの中止を逃れるために受領委任の取扱いを辞退して，その後しばらくして届け出又は申し出をしてきたとき

⑩　指導監査を再三受けているにも関わらず，指示事項について改善が見られず，再届け出時又は再申し出時を迎えたとき

⑪　その他，受領委任の取扱いを認めることが不適当と認められるとき

(2)　今後，柔道整復師が患者から一部負担金を徴収した際の領収書及び施術明細書の交付について，より一層指導すること。

(3)　地方厚生（支）局長及び都道府県知事は，柔道整復施術療養費支給申請書の記載要領を別紙を参考にして定めること。

(4)　改正後の受領委任の取扱いに係る協定及び契約の締結日を平成12年1月1日に統一するため，都道府県知事及び保険者等は，現に締結している協定及び契約の有効期限を平成11年12月31日にする等，所要の措置を講じられたいこと。

2，3　（略）

柔道整復

第3 柔道整復師の施術

別紙

柔道整復施術療養費支給申請書の記載要領（参考例）

第1 一般的事項

1 柔道整復師は，療養費を保険者に請求する場合は，別添様式により行うこと。

2 柔道整復施術療養費支給申請書（以下「申請書」という。）の用紙の大きさはＡ列４番とすること。

3 申請書に記載した数字等の訂正を行うときは，修正液を使用することなく，誤って記載した数字等を＝線で抹消の上，正しい数字等を記載すること。

　　なお，申請書の記載に当たっては，黒若しくは青色のインク又は消すことができないボールペン等を使用すること。

第2 記載上の留意事項

1 保険者番号等の欄

(1) 「都道府県番号」欄について

　　別表１に掲げる都道府県番号表により，施術所の所在する都道府県の番号を記載すること。

(2) 「保険者番号」欄について

　　設定された保険者番号を記載すること。

(3) 「記号・番号」欄について

　　被保険者証等の記号及び番号を記載すること。

　　なお，記号と番号の間にスペース「・」又は「－」を挿入すること。

(4) 「保険種別」欄について

　　該当する保険種別を○で囲むこと。

　　　1．協・・・全国健康保険協会管掌健康保険

　　　2．組・・・組合管掌健康保険

　　　3．共・・・共済組合（国家公務員共済組合，地方公務員等共済組合　等）

　　　4．国・・・国民健康保険

　　　5．退・・・退職者医療（国民健康保険法による退職者医療）

　　　6．後期・・後期高齢者医療

(5) 「単併区分」欄について

　　該当する区分を○で囲むこと。

　　　1．単独・・・単独

　　　2．2併・・・1種の公費負担医療との併用

　　　3．3併・・・2種以上の公費負担医療との併用

(6) 「本家区分」欄について

該当する区分のうちいずれか 1 つを〇で囲むこと。

なお，未就学者である患者（6 歳に達する日以後最初の 3 月31日以前の患者をいう。以下同じ。）は「4」，高齢受給者又は後期高齢者医療受給対象者は「8」又は「0」を〇で囲むこととし，また，公費負担医療については本人に該当するものとする。

ただし，国民健康保険の場合は，市町村国民健康保険であって被保険者（世帯主）と被保険者（その他）の給付割合が異なるもの及び国民健康保険組合については被保険者（世帯主（高齢受給者を除く。））は「2」，被保険者（その他（未就学者である患者及び高齢受給者を除く。））は「6」を〇で囲むこととし，それ以外（未就学者である患者及び高齢受給者を除く。）はいずれか一方を〇で囲むこと。

　　2．本人・・・本人

　　4．六歳・・・未就学者

　　6．家族・・・家族

　　8．高一・・・高齢受給者・後期高齢者医療一般，低所得者

　　0．高7・・・高齢受給者・後期高齢者医療 7 割給付

（注）後期高齢者医療一般のうち，1 割負担の者と，2 割負担の者の判別については，「給付割合」欄により行うため，特段の記載は必要ない。

(7) 「給付割合」欄について

国民健康保険，後期高齢者医療及び退職者医療の場合，該当する給付割合を〇で囲むこと。

(8) 「公費負担者番号①」欄及び「公費負担者番号②」について

① 医療券等に記入されている公費負担者番号 8 桁を記入すること。

② 別表 2「法別番号及び制度の略称表」に示す順番により，先順位の公費負担者番号を「公費負担者番号①」欄に（以下「公費負担者番号①欄に記載される公費負担医療を「第 1 公費」という。），後順位の公費負担者番号を「公費負担者番号②」欄に（以下「公費負担者番号②」欄に記載される公費負担医療を「第 2 公費」という。）を記載すること。

③ 保険者番号の変更はないが，同種の公費負担医療で住所変更により月の途中において公費負担者番号の変更があった場合は，変更前の公費負担医療に係る分を第 1 公費とし，変更後の公費負担医療に係る分を第 2 公費として取り扱うものとすること。

(9) 「公費負担医療の受給者番号①」欄及び「公費負担医療の受給者番号②」について

医療券等に記入されている受給者番号 7 桁を，第 1 公費については「公費負担医療の受給者番号①」欄に，第 2 公費については「公費負担医療の受給者番号②」欄に記載すること。

(10) 被保険者等の「氏名」欄及び「住所」欄について

健康保険被保険者証等に記載されている各項目の内容を記載すること。また，被保険者等の郵便番号，電話番号の記入を求めること。

第3 柔道整復師の施術

2 施術の内容欄

(1) 「療養を受けた者の氏名」「生年月日」欄について

療養を受けた者の氏名及び生年月日を記載すること。

(2) 「負傷の原因」欄について

次の各項目（④の項目については，船員保険に限る。）のうち該当するものを記載すること。

① 業務災害，通勤災害又は第三者行為以外の原因による。

② 第三者行為による。（交通事故，その他の事故）

③ 業務災害（通勤災害，第三者行為）の疑いがある原因による。（　　　）

④ 職務上（通勤）の原因による。

（注1）②に該当するときは，（　　　）内に交通事故，その他の事故の別を記載すること。

（注2）③に該当するときは，（　　　）内に具体的な負傷の原因を記載すること。

また，3部位目を所定料金の100分の60に相当する金額により算定することとなる場合は，すべての負傷名にかかる具体的な負傷の原因を記載すること。

(3) 「負傷名」欄について

① 「負傷名」欄には，「柔道整復師の施術に係る療養費の算定基準」（昭和33年9月30日保発第64号厚生省保険局長通知）に規定する施術料算定の単位となる所定部位の名称及び負傷名を明確に記載すること。

なお，負傷名の記載に際しては，部位の左・右・上・下等を特定するとともに，次の名称を使用して差し支えないものとすること。

（打撲の部）

ア 背部（肩部を含む。） 背部打撲，肩部打撲又は肩甲部打撲

イ 手根・中手部 手根部打撲又は中手部打撲

ウ 腰殿部 腰部打撲又は殿部打撲

エ 足根・中足部 足根部打撲又は中足部打撲

（捻挫の部）

ア 頸部 頸椎捻挫

イ 中手指・指関節 中手指関節捻挫又は指関節捻挫

ウ 腰部 腰椎捻挫

エ 中足趾・趾関節 中足趾関節捻挫又は趾関節捻挫

② 負傷名の記載の順序については，負傷年月日順（施術録の記載順）を原則とするが，逓減率を勘案して，骨折，不全骨折及び脱臼については初検時のみ優先して記入して差し支えないこと。なお，初検時の負傷名の順序は，以後変更できないこと。

(4) 「負傷年月日」欄について

当該負傷部位に係る負傷した年月日を記載すること。

(5)　「初検年月日」欄について

　　当該負傷部位に係る初検年月日を記載すること。

(6)　「施術開始」欄について

　　申請対象月（期間）における当該部位について初めて施術を行った年月日を記載すること。

(7)　「施術終了」欄について

　　申請対象月（期間）における当該部位について最後に施術を行った年月日を記載すること。

(8)　「実日数」欄について

　　申請対象月（期間）における当該部位について施術を行った日数を記載すること。

(9)　「継続月数」欄について〔※**令和６年10月１日適用**〕

　　初検日を含む月（ただし，初検の日が月の16日以降の場合にあっては，当該月の翌月）以降の連続する期間において１月につき10回以上の施術（骨折又は不全骨折に係るものを除く。）を行っていた継続月数（初回月は「１」を記載。）を記載すること。

　　なお，当該継続月数が５ヶ月を超えている施術（６ヶ月目）については，継続月数は「６」と記載し，以降，１月あたりの施術回数が10回未満の場合であっても，当該負傷部位が治癒・中止・転医する月まで，引き続き，継続月数を記載すること。

〔※**以下〔　〕内の網掛けの項番は令和６年９月30日まで適用**〕

(10)〔**9**〕　　「転帰」欄について

　　治癒の場合は「治癒」，保険医療機関に引き継いだ場合は「転医」，施術を中止した場合及び他の事情で患者に対する施術を止めた場合は「中止」を○で囲むこと。施術が継続中の場合は無表示とすること。

(11)〔**10**〕　　「経過」欄について

　　患部の状態，施術経過等を記載すること。

(12)〔**11**〕　　「請求区分」欄について

　　当該患者に係る申請書を初めて提出する場合（初検料を算定する場合）は「新規」，第２回目以降の申請書を提出する場合は「継続」を○で囲むこと。

　　患者の負傷が治癒した後，同一月内に新たに発生した負傷に対し施術を行った場合は，「新規」と「継続」の両方を○で囲むこと。

(13)〔**12**〕　　「施術日」欄について

　　施術を行った日を○で囲むこと。

(14)〔**13**〕　　「初検料」欄について

　　初検料を記載し，休日，深夜又は時間外加算を算定する場合は，該当する文字を○で囲んで加算額を記載すること。また，施術時間を「摘要」欄に記載すること。

(15)〔**14**〕　　「初検時相談支援料」欄には，金額を記載すること。

(16)〔**15**〕　　「再検料」欄には，金額を記載すること。

第3 柔道整復師の施術

(17)〔16〕 「往療料」欄について

往療した患家までの直線距離（km），回数及び往療料を記載し，夜間，難路又は暴風雨雪加算を算定する場合は，該当する文字を○で囲んで加算額を記載すること。

また，「摘要」欄に次の事項を記載すること。

a 歩行困難等真にやむを得ない理由

b 暴風雨雪加算を算定した場合は，当該往療を行った日時

c 難路加算を算定した場合は，当該往療を行った日時及び難路の経路

d 片道16kmを超える往療料を算定した場合は，往療を必要とする絶対的な理由

(18)〔17〕 「金属副子等加算」欄には，使用又は交換した回数及び合計金額を記載すること。

また，「摘要」欄に金属副子等を使用又は交換した年月日をそれぞれ記載すること。

(19)〔18〕 「柔道整復運動後療料」欄には，回数及び合計金額を記載すること。

また，「摘要」欄に柔道整復運動後療料の算定となる日をそれぞれ記載すること。

(20)〔19〕 「明細書発行体制加算」欄には，金額を記載すること。

また，「摘要」欄に明細書発行体制加算の算定となる日を記載すること。

(21)〔20〕 「整復料・固定料・施療料」欄，「逓減開始月日」欄，「後療料」欄，「冷罨法料」欄，「温罨法料」欄，「電療料」欄，左側の「計」欄，中央の「計」欄，「長期」欄，「頻回」欄及び右側の「計」欄について〔※網掛けの箇所は令和6年10月1日適用〕

① 施術部位数が3部位以上の場合の3部位目の部分については，逓減率60%の欄に記載すること。

一部の部位に係る負傷が先に治癒したことにより逓減率が変更となった場合は，変更後の逓減率に応じた所定欄に記載するとともに，当該月日を「逓減開始月日」欄に記載すること。

また，6部位以降の負傷名については，「摘要」欄に記載し，6部位以降の当該施術に係る整復料，固定料及び施療料については，「整復料・固定料・施療料」欄の「(5)」の項に6部位以降を含めた合計金額を記載し，「摘要」欄にその旨を記載すること。

② 「後療料」欄には，単価，回数及び合計額を記載すること。

なお，長期・多部位の施術の場合の定額料金を算定する場合は，「後療料」欄の最下位欄に所定料金を記載すること。

③ 「冷罨法料」欄には，回数及び合計額を記載すること。

④ 「温罨法料」欄には，回数及び合計額を記載すること。

⑤ 「電療料」欄には，回数及び合計額を記載すること。

⑥ 左側の「計」欄には，後療料，冷罨法料，温罨法料及び電療料の合計額を記載すること。

⑦ 中央の「計」欄には，左側の「計」欄に記載された金額に所定の逓減率を乗じた金額を記載すること。

逓減率を乗じた金額に1円未満の端数が生じた場合は，その小数点以下1桁目を四捨五入

することにより端数処理を行うものとすること。

⑧　「長期」欄には，5か月を超える施術（骨折又は不全骨折に係るものを除く。）に係るものについて，長期逓減率（0.75）を該当欄に記載すること。〔**※⑧は令和6年10月1日適用**〕

〔**※令和6年9月30日までの規定**〕

⑧　「長期」欄には，5か月を超える施術（骨折又は不全骨折に係るものを除く。）に係るものについて，長期逓減率（0.8）を該当欄に記載すること。

⑨　「頻回」欄には，1月あたり10回以上の施術（骨折又は不全骨折に係るものを除く。）を5ヶ月継続している施術（継続月数欄の記載が5以上）について，翌月（6ヶ月目）の当該施術から，長期頻回逓減率（0.5）を該当欄に記載すること。なお，この場合，上記⑧「長期」欄の長期逓減率の記載は不要とすること。〔**※⑨は令和6年10月1日適用**〕

⑩　右側の「計」欄には，多部位の逓減のない負傷部位については左側の「計」欄の金額に長期逓減率（0.75）又は長期頻回逓減率（0.5）を乗じた金額を，多部位の逓減がある負傷部位については中央の「計」欄の金額に長期逓減率（0.75）又は長期頻回逓減率（0.5）を乗じた金額を，長期逓減に該当しない負傷部位については長期逓減率を乗じない金額を，それぞれ該当欄に記載すること。

　　逓減率を乗じた金額に1円未満の端数が生じた場合は，その小数点以下1桁目を四捨五入することにより端数処理を行うものとすること。〔**※⑩は令和6年10月1日適用**〕

〔**※令和6年9月30日までの規定**〕

⑨　右側の「計」欄には，多部位の逓減のない負傷部位については左側の「計」欄の金額に長期逓減率（0.8）を乗じた金額を，多部位の逓減がある負傷部位については中央の「計」欄の金額に長期逓減率（0.8）を乗じた金額を，長期逓減に該当しない負傷部位については長期逓減率を乗じない金額を，それぞれ該当欄に記載すること。

　　逓減率を乗じた金額に1円未満の端数が生じた場合は，その小数点以下1桁目を四捨五入することにより端数処理を行うものとすること。

⑫〔⑳〕　「摘要」欄について

①　医療機関からの依頼を受けて膝蓋骨骨折等の後療を算定した場合は，後療を依頼した医師又は医療機関名を記載すること。

②　長期・多部位の施術の場合の定額料金を算定中，一部の部位に係る負傷が先に治癒し，部位数が2部位以下となった場合は，2部位以下になった旨及び当該年月日を記載すること。

　　この場合における1部位目及び2部位目に係る後療料，温罨法料等については，1部位目及び2部位目の所定欄を使用すること。

③　以上のほか，負傷部位の所定欄に記載できなかった逓減率の変更等について記載すること。

④　脱臼又は骨折の施術に同意した医師の氏名と同意日を記載すること。

⑬〔㉒〕　「一部負担金」欄について

「1割」,「2割」,「3割」等の記載でも差し支えないこと。

⑵⑷〔㉓〕　その他

「負傷年月日」欄,「初検年月日」欄,「施術開始」欄及び「施術終了」欄については,年月日の文字を省略して,「11.　4.　1」の例のように記載すること。・

3　施術証明欄

柔道整復師は,申請書に記載した施術の内容等を確認の上,「柔道整復師氏名」欄に記名すること。

4　支払機関欄

療養費の支払先を記載すること。

5　登録記号番号欄

地方厚生（支）局長及び都道府県知事に登録されている番号を記載すること。

6　受取代理人への委任の欄

患者から受領委任を受けた場合は,「受取代理人への委任」欄に患者の自筆により被保険者の住所,氏名,委任年月日の記入を受けること。利き手を負傷しているなど患者が記入することができないやむを得ない理由がある場合には,柔道整復師が自筆により代理記入し患者からぼ印を受けること。なお,委任年月日については,予め,機械打ち出しすることは差し支えないこと。

〔※令和6年10月1日適用〕

(様式第5号)

柔道整復施術療養費支給申請書

令和　　年　　月分

		都道府県番号		施術機関コード							
		保険者番号									

					記号・番号										
公費負担者番号①				公費負担医療の受給者番号①			保険種別	1.協 2.組 3.共 4.国 5.退 6.後期	単併区分	1.単独 2.2併 3.3併	本家区分	2.本人 8.高一 4.六歳 6.家族 0.高7 9.高一	給付割合	10・9 8・7
公費負担者番号②				公費負担医療の受給者番号②										

被保険者 世帯主・組合員の 受給者　住所	氏名				住所	

療養を受けた者の氏名	生年月日	負傷の原因
	1男 1明 2大 3昭 4平 5令 2女　　年　月　日	

	負　傷　名	負傷年月日	初検年月日	施術開始年月日	施術終了年月日	実日数	継続月数	転　帰
(1)		・ ・	・ ・	・ ・	・ ・			治癒・中止・転医
(2)		・ ・	・ ・	・ ・	・ ・			治癒・中止・転医
(3)		・ ・	・ ・	・ ・	・ ・			治癒・中止・転医
(4)		・ ・	・ ・	・ ・	・ ・			治癒・中止・転医
(5)		・ ・	・ ・	・ ・	・ ・			治癒・中止・転医

施術の内容欄

経　過		請求区分	新規・継続

施術日	1 2 3 4 5 6 7 8 9 10 11 12 13 14 15 16 17 18 19 20 21 22 23 24 25 26 27 28 29 30 31

初検料	円	初検時相談支援料	円	往療料 km	回 円	金属副子等加算	回 円	施術情報提供料	明細書発行体制加算	円	計	円
加算(休日・深夜・時間外)		再検料	円	加算(夜間・難路・暴風雨雪)	円	柔道整復運動後療料	回 円					

整復料・固定料・施療料	(1)	円	(2)	円	(3)	円	(4)	円	(5)	円	計	円

部位	逓減%	逓減開始月	後療料 円 回 円	冷電法料 回 円	温電法料 回 円	電療料 回 円	計	多部位	計 円	長期 頻回	計 円
(1)	100	──						──			
(2)	100	──						──			
(3)	60							0.6			
	100							──			
(4)	60							0.6			
	100							──			

摘　要		合　計	円
		一部負担金	円
		請求金額	円

金属副子等加算日	1回目	2回目	3回目	柔道整復運動後療料加算日	日 日 日 日 日	円
明細書発行体制加算　加算日	日					

支払機関欄	支払区分 1:振込 2:銀行送金 3:当地払	預金の種類 1:普通 2:当座 3:通知 4:別段	金融機関 銀行 金庫 農協	本店 支店 本・支店	フリガナ 口座名称 口座番号		登録記号番号	─　─

施術証明欄	上記のとおり施術したことを証明します。 　　令和　　年　　月　　日 　　　　所在地〒 　施術所名称 　　　　電話 　柔道　フリガナ 　整復師氏名	受取代理人への委任の欄	上記請求に基づく給付金の受領方を左記の者に委任します。 　　令和　　年　　月　　日 住　所(上記住所欄と同じ) 被保険者 世帯主 組合員　氏名 受給者 この欄は、患者が記入してください。ただし、患者が記入する事ができない場合には、代理記入の上、ぼ印してください。

備考　この用紙は、A列4番とすること。　　　　(※は保険者使用欄)

柔道整復

第3　柔道整復師の施術

〔※令和6年9月30日までの様式〕

（別添）

（様式第5号）

柔道整復施術療養費支給申請書
令和　　年　　月分

	都道府県番号			施術機関コード							
	保険者番号										
	記号・番号										

公費負担者番号①								公費負担医療の受給者番号①							
公費負担者番号②								公費負担医療の受給者番号②							

保険種別	1.協　2.組　3.共　4.国　5.退　6.後期	単併区分	1.単独　2.2併　3.3併	本家区分	2.本人　4.六歳　6.家族	8.高一　0.高7	給付割合	10・9　8・7

被保険者世帯主・組合員の受給者	氏名	氏名		住所	住所

療養を受けた者の氏名	生年月日	負傷の原因
	1男　2女　1明　2大　3昭　4平　5令　　年　月　日	

	負傷名	負傷年月日	初検年月日	施術開始年月日	施術終了年月日	実日数	転帰
(1)		・　・	・　・	・　・	・　・		治癒・中止・転医
(2)		・　・	・　・	・　・	・　・		治癒・中止・転医
(3)		・　・	・　・	・　・	・　・		治癒・中止・転医
(4)		・　・	・　・	・　・	・　・		治癒・中止・転医
(5)		・　・	・　・	・　・	・　・		治癒・中止・転医

施術の内容欄

経過		請求区分	新規・継続
施術日	1 2 3 4 5 6 7 8 9 10 11 12 13 14 15 16 17 18 19 20 21 22 23 24 25 26 27 28 29 30 31		

初検料	円	初検時相談支援料	円	往療料	km 回	金属副子等加算	回 円	施術情報提供料	明細書発行体制加算	計	円
加算(休日・深夜・時間外)	円	再検料	円	加算(夜間・難路・暴風雨雪)	円	柔道整復運動後療料	回 円	円			

整復料・固定料・施療料	(1)	円	(2)	円	(3)	円	(4)	円	(5)	円	計	円

部位	逓減%	逓減開始月　日	後療料 円　回　円	冷罨法料 円　回　円	温罨法料 円　回　円	電療料 円　回　円	計 円　円	多部位	計 円	長期	計 円
(1)	100	ー									
(2)	100	ー									
(3)	60							0.6			
(3)	100	ー									
(4)	60							0.6			
(4)	100	ー									

摘要			
	合計		円
	一部負担金		円
	請求金額		円

金属副子等加算日	1回目　日	2回目　日	3回目　日	柔道整復運動後療料加算日	日	円
明細書発行体制加算　加算日	日					

支払機関欄	支払区分 1:振込 2:銀行送金 3:当地払	預金の種類 1:普通 2:当座 3:通知 4:別段	金融機関 銀行 金庫 農協	本店 支店 本・支所	フリガナ 口座名称 口座番号		登録記号番号 　ー　ー

施術証明欄	上記のとおり施術したことを証明します。令和　年　月　日　所在地〒　施術所名称　電話　フリガナ　柔道整復師氏名

受取代理人への委任の欄	上記請求に基づく給付金の受領方を左記の者に委任します。令和　年　月　日　住所(上記住所欄と同じ)　被保険者〔世帯主 組合員 受給者〕氏名　この欄は、患者が記入してください。ただし、患者が記入する事ができない場合には、代理記入の上、ぽ印してください。

備考　この用紙は、A列4番とすること。　　　　（※は保険者使用欄）

別表 1

都道府県番号表

都道府県名	番号	都道府県名	番号	都道府県名	番号
北海道	０１	石川県	１７	岡山県	３３
青森県	０２	福井県	１８	広島県	３４
岩手県	０３	山梨県	１９	山口県	３５
宮城県	０４	長野県	２０	徳島県	３６
秋田県	０５	岐阜県	２１	香川県	３７
山形県	０６	静岡県	２２	愛媛県	３８
福島県	０７	愛知県	２３	高知県	３９
茨城県	０８	三重県	２４	福岡県	４０
栃木県	０９	滋賀県	２５	佐賀県	４１
群馬県	１０	京都府	２６	長崎県	４２
埼玉県	１１	大阪府	２７	熊本県	４３
千葉県	１２	兵庫県	２８	大分県	４４
東京都	１３	奈良県	２９	宮崎県	４５
神奈川県	１４	和歌山県	３０	鹿児島県	４６
新潟県	１５	鳥取県	３１	沖縄県	４７
富山県	１６	島根県	３２		

柔道整復

第3　柔道整復師の施術

別表2

法別番号及び制度の略称表

（1）

	区　　　　　　　　　　分		法別番号	制度の略称
	全国健康保険協会管掌健康保険（日雇特例被保険者の保険を除く。）		01	（協会）
	船員保険		02	（船）
	日雇特例被保険者の保険	○一般療養（法第129条、第131条及び第140条関係）	03	（日）
		○特別療養費（法第145条関係）	04	（日　特）又は（特）
社	組合管掌健康保険		06	（組）
会	防衛省職員給与法による自衛官等の療養の給付（法第22条関係）		07	（自）
保	高齢者の医療の確保に関する法律による療養の給付		39	（高）
障	国家公務員共済組合		31	（共）
	地方公務員等共済組合		32	
	警察共済組合		33	
制	公立学校共済組合　日本私立学校振興・共済事業団		34	
度	特定健康保険組合		63	（退）
	国家公務員特定共済組合		72	
	地方公務員等特定共済組合		73	
	警察特定共済組合		74	
	公立学校特定共済組合　日本私立学校振興・共済事業団		75	

（注）63・72～75は、特例退職被保険者、特例退職組合員及び特例退職加入者に係る法別番号である。

（2）

区　　　　　　　　　　分	法別番号
※　国民健康保険法による退職者医療	67

※　国民健康保険制度

（３）

区　　　　　分		法別番号	制度の略称
戦傷病者特別援護法による	○療養の給付（法第10条関係）	１３	－
	○更生医療（法第20条関係）	１４	－
原子爆弾被爆者に対する援護に関する法律による	○認定疾病医療（法第10条関係）	１８	－
感染症の予防及び感染症の患者に対する医療に関する法律による	○新感染症の患者の入院（法第37条関係）	２９	－
心神喪失等の状態で重大な他害行為を行った者の医療及び観察等に関する法律による医療の実施に係る医療の給付（法第81条関係）		３０	－
感染症の予防及び感染症の患者に対する医療に関する法律による	○結核患者の適正医療（法第37条の2関係）	１０	（感37の2）
	○結核患者の入院（法第37条関係）	１１	（結核入院）
精神保健及び精神障害者福祉に関する法律による	○措置入院（法第29条関係）	２０	（精29）
障害者自立支援法による	○精神通院医療（法第5条関係）	２１	（精神通院）
	○更正医療（法第5条関係）	１５	－
	○育成医療（法第5条関係）	１６	－
	○療養介護医療（法第70条関係）及び基準該当療養介護医療（法第71条関係）	２４	－
麻薬及び向精神薬取締法による入院措置（法第58条の8関係）		２２	－
感染症の予防及び感染症の患者に対する医療に関する法律による	○一類感染症等の患者の入院（法第37条関係）	２８	（感染症入院）
児童福祉法による	○療育の給付（法第20条関係）	１７	－
	○障害児施設医療（法第24条の20関係）	７９	－
原子爆弾被爆者に対する援護に関する法律による	○一般疾病医療費（法第18条関係）	１９	－
母子保健法による養育医療（法第20条関係）		２３	－
特定疾患治療費，先天性血液凝固因子障害等治療費，水俣病総合対策費の国庫補助による療養費及び研究治療費，茨城県神栖町における有機ヒ素化合物による環境汚染及び健康被害に係る緊急措置事業要綱による医療費及びメチル水銀の健康影響による治療研究費		５１	
肝炎治療特別促進事業に係る医療の給付		３８	－
児童福祉法による小児慢性特定疾患治療研究事業に係る医療の給付（法第21条の5関係）		５２	
児童福祉法の措置等に係る医療の給付		５３	
石綿による健康被害の救済に関する法律による医療費の支給（法第4条関係）		６６	
中国残留邦人等の円滑な帰国の促進及び永住帰国後の自立の支援に関する法律第14条第4項に規定する医療支援給付（中国残留邦人等の円滑な帰国の促進及び永住帰国後の自立の支援に関する法律の一部を改正する法律附則第4条第2項において準用する場合を含む。）		２５	
生活保護法による医療扶助（法第15条関係）		１２	（生保）

左欄に縦書き：公費負担医療制度

右欄に縦書き：柔道整復

第3　柔道整復師の施術

○柔道整復師の施術に係る療養費について（通知）

（平22.5.24　保医発0524　3）

（平30.5.24　保医発0524　1）

（令2.5.22　保医発0522　1）

（令4.5.27　保医発0527　3）

（令6.5.29　保医発0529　3）

　柔道整復師の施術に係る療養費の算定基準の一部改正及び受領委任の取扱いの改正については，本日付け保発0524第1号及び保発0524第2号をもって通知されたところであるが，これらの取扱いについては，下記のとおりであるので，関係者に対して周知徹底を図るとともに，その実施に遺漏のないよう御配意願いたい。

記

1　柔道整復施術療養費支給申請書への記載について

(1)　3部位以上の請求に係る負傷の原因について

　　本年9月1日以降の施術分から，施術部位が3部位以上の柔道整復施術療養費支給申請書（以下「申請書」という。）において，3部位目を所定料金の100分の70【編注；現100分の60】に相当する金額により算定することとなる場合は，すべての負傷名にかかる具体的な負傷の原因を申請書の「負傷の原因」欄に記載することとしたこと。

(2)　脱臼又は骨折の施術に係る医師の同意について

　　本年9月1日以降の施術分から，脱臼又は骨折の医師の同意に関する記載は，施術録に記載する際と同様に，申請書の「摘要」欄にも同意した医師の氏名と同意日を記載することとしたこと。

(3)　施術日について

　　平成23年1月1日以降の施術分から，施術日を申請書に記載することとしたこと。

　　なお，これに伴う改正後の申請書の様式等については，おって通知する。

2　領収証及び明細書の交付について

(1)　領収証の交付について

　　柔道整復師の施術に係る療養費の一部負担金等の費用の支払いを受けるときは，正当な理由がない限り，領収証を無償で交付しなければならないこと。

　　交付が義務付けられる領収証は，保険分合計及び一部負担金並びに保険外の金額の内訳が分かるものとし，別紙様式1を標準とする。

　　なお，2(2)①の別紙様式3又は別紙様式4を標準とする領収証兼明細書を交付する場合は，別に領収証を交付する必要はないこと。

(2)　明細書の交付について

① 明細書交付機能が付与されているレセプトコンピュータを設置している施術所〔※①アは令和6年10月1日適用〕

　ア　明細書の無償交付

　　　令和6年10月1日以降の施術分から，明細書交付機能が付与されているレセプトコンピュータを設置している施術所においては，患者から柔道整復師の施術に係る療養費の一部負担金等の費用の支払いを受けるときは，正当な理由がない限り，明細書を無償で交付しなければならないこと。

① 明細書発行機能が付与されているレセプトコンピュータを使用している施術所であって，常勤職員が3人以上である施術所〔※令和6年9月30日までの規定〕

　ア　明細書の無償交付

　　　令和4年10月1日以降の施術分から，明細書発行機能が付与されているレセプトコンピュータを使用している施術所であって，常勤職員が3人以上である施術所においては，患者から柔道整復師の施術に係る療養費の一部負担金等の費用の支払いを受けるときは，正当な理由がない限り，明細書を無償で交付しなければならないこと。

　イ　明細書の記載内容，交付頻度，様式

　　　明細書については，一部負担金等の費用の算定の基礎となった項目ごとに明細が記載されているものとし，具体的には，療養費の算定項目が分かるものであること。

　　　また，明細書は，患者から一部負担金等の費用の支払いを受けるごとに交付することが原則であること。ただし，患者の求めに応じて1ヶ月単位でまとめて交付することも差し支えないこととし，この場合は，施術日ごとの明細が記載されている明細書（施術日ごとの療養費の算定項目が分かるもの）である必要があること。

　　　なお，明細書の様式は，一部負担金等の費用の支払いを受けるごとに交付する場合は別紙様式2又は別紙様式3を標準とし，患者の求めに応じて1ヶ月単位でまとめて交付する場合は別紙様式4を標準とするものである。

　　　このほか，療養費の支給申請書の様式を活用し，明細書としての発行年月日等の必要な情報を付した上で交付した場合，レセプトコンピュータを使用せず，明細書をレジスターで印刷して，明細書として必要な情報を手書きで記入した上で交付した場合，明細書の様式をあらかじめ印刷しておき，金額等を手書きで記入した上で交付した場合，明細書の様式をパソコン等であらかじめ作成しておき，金額等を入力して印刷した上で交付した場合にも，明細書が交付されたものとして取り扱うものとする。

　ウ　施術所内の掲示

　　　患者への周知やプライバシーへの配慮の観点から，明細書を交付する旨を施術所内に掲示する等により明示するとともに，会計窓口に「明細書は，施術内容に関する情報が記載されるものです。明細書の発行を希望されない方は，会計窓口までお申し出ください。」と掲示

柔道整復

すること等を通じて，患者の意向を的確に確認できるようにすること。施術所内の掲示は別紙様式5を参考とすること。

エ　地方厚生（支）局長への届出〔※令和6年10月1日削除〕

　「柔道整復師の施術に係る療養費の算定基準の実施上の留意事項等について（通知）」（平成9年4月17日付け保険発第57号厚生省保険局医療課長通知）の別紙の第5の4の(9)のアに基づき，明細書発行体制加算を算定する月の前月末日までに，同通知の別紙様式3により，施術所の所在地の地方厚生（支）局長に届出を行うこと。

オ　保険者等への情報提供〔※令和6年10月1日削除〕

　厚生労働省においては，エの届出に基づき，届出が行われた日の属する月の翌月10日頃までに，明細書を無償で交付する施術所名，届出日，所在地，電話番号，施術管理者名，施術管理者登録記号番号を厚生労働省のホームページに掲載する。

②　①に該当しないが，施術所の判断により，一部負担金等の費用の支払いを受けるときは，明細書を無償で交付することとする施術所

ア　明細書の無償交付

　①に該当しないが，施術所の判断により，一部負担金等の費用の支払いを受けるときは，明細書を無償で交付することとする施術所においては，患者から柔道整復師の施術に係る療養費の一部負担金等の費用の支払いを受けるときは，正当な理由がない限り，明細書を無償で交付すること。

イ　明細書の記載内容，交付頻度，様式

　明細書については，一部負担金等の費用の算定の基礎となった項目ごとに明細が記載されているものとし，具体的には，療養費の算定項目が分かるものであること。

　また，明細書は，患者から一部負担金等の費用の支払いを受けるごとに交付することが原則であること。ただし，患者の求めに応じて1ヶ月単位でまとめて交付することも差し支えないこととし，この場合は，施術日ごとの明細が記載されている明細書（施術日ごとの療養費の算定項目が分かるもの）である必要があること。

　なお，明細書の様式は，一部負担金等の費用の支払いを受けるごとに交付する場合は別紙様式2又は別紙様式3を標準とし，患者の求めに応じて1ヶ月単位でまとめて交付する場合は別紙様式4を標準とするものである。

　このほか，療養費の支給申請書の様式を活用し，明細書としての発行年月日等の必要な情報を付した上で交付した場合，レセプトコンピュータを使用せず，明細書をレジスターで印刷して，明細書として必要な情報を手書きで記入した上で交付した場合，明細書の様式をあらかじめ印刷しておき，金額等を手書きで記入した上で交付した場合，明細書の様式をパソコン等であらかじめ作成しておき，金額等を入力して印刷した上で交付した場合にも，明細書が交付されたものとして取り扱うものとする。

ウ　施術所内の掲示

　　　患者への周知やプライバシーへの配慮の観点から，明細書を交付する旨を施術所内に掲示する等により明示するとともに，会計窓口に「明細書は，施術内容に関する情報が記載されるものです。明細書の発行を希望されない方は，会計窓口までお申し出ください。」と掲示すること等を通じて，患者の意向を的確に確認できるようにすること。施術所内の掲示は別紙様式５を参考とすること。

エ　地方厚生（支）局長への届出〔※**令和６年10月１日適用**〕

　　　明細書発行体制加算の算定に当たっては，届出は要しないこと。

　　　ただし，「柔道整復師の施術に係る療養費の算定基準の実施上の留意事項等について（通知）」（平成９年４月17日付け保険発第57号厚生省保険局医療課長通知）の別紙の第５の４の(9)のウに基づき，別紙様式３の１Ⅱにより地方厚生（支）局長に届出を行っている施術所については，明細書の無償交付を開始する月（明細書発行体制加算を算定する月）の前月末日までに，同通知の別紙様式３の１Ⅲにより，施術所の所在地の地方厚生（支）局長に届出を行うこと。

エ　地方厚生（支）局長への届出〔※**令和６年９月30日までの規定**〕

　　　「柔道整復師の施術に係る療養費の算定基準の実施上の留意事項等について（通知）」（平成９年４月17日付け保険発第57号厚生省保険局医療課長通知）の別紙の第５の４の(9)のアに基づき，明細書発行体制加算を算定する月の前月末日までに，同通知の別紙様式３により，施術所の所在地の地方厚生（支）局長に届出を行うこと。

オ　保険者等への情報提供〔※**令和６年10月１日適用**〕

　　　厚生労働省においては，エのただし書に規定する届出に基づき，届出が行われた日の属する月の翌月10日頃までに，厚生労働省のホームページ掲載から当該施術所名等を削除する。

オ　保険者等への情報提供〔※**令和６年９月30日までの規定**〕

　　　厚生労働省においては，エの届出に基づき，届出が行われた日の属する月の翌月10日頃までに，明細書を無償で交付する施術所名，届出日，所在地，電話番号，施術管理者名，施術管理者登録記号番号を厚生労働省のホームページに掲載する。

③　①及び②に該当しない施術所

ア　明細書の交付

　　　①及び②に該当しない施術所においては，患者から明細書の発行を求められた場合には，明細書を交付すること。

　　　明細書の交付の際の費用について，仮に費用を徴収する場合にあっても，実費相当とするなど，社会的に妥当適切な範囲とすることが適当であり，実質的に明細書の入手の妨げとなるような高額な料金を設定してはならないものであること。

イ　明細書の記載内容，交付頻度，様式

柔道整復

第3　柔道整復師の施術

　　　明細書については，一部負担金等の費用の算定の基礎となった項目ごとに明細が記載されているものとし，具体的には，療養費の算定項目が分かるものであること。

　　　また，明細書は，患者から一部負担金等の費用の支払いを受けるごとに交付することが原則であること。ただし，患者の求めに応じて1ヶ月単位でまとめて交付することも差し支えないこととし，この場合は，施術日ごとの明細が記載されている明細書（施術日ごとの療養費の算定項目が分かるもの）である必要があること。

　　　なお，明細書の様式は，一部負担金等の費用の支払いを受けるごとに交付する場合は別紙様式2又は別紙様式3を標準とし，患者の求めに応じて1ヶ月単位でまとめて交付する場合は別紙様式4を標準とするものである。

　　　このほか，療養費の支給申請書の様式を活用し，明細書としての発行年月日等の必要な情報を付した上で交付した場合，レセプトコンピュータを使用せず，明細書をレジスターで印刷して，明細書として必要な情報を手書きで記入した上で交付した場合，明細書の様式をあらかじめ印刷しておき，金額等を手書きで記入した上で交付した場合，明細書の様式をパソコン等であらかじめ作成しておき，金額等を入力して印刷した上で交付した場合にも，明細書が交付されたものとして取り扱うものとする。

　ウ　施術所内の掲示

　　　患者への周知やプライバシーへの配慮の観点から，希望する患者には明細書を交付する旨（明細書交付の手続き，費用徴収の有無，費用徴収を行う場合の金額等を含む。）を施術所内に掲示する等により明示すること。施術所内の掲示は別紙様式6を参考とすること。

　エ　地方厚生（支）局長への届出〔※令和6年10月1日適用〕

　　　「柔道整復師の施術に係る療養費の算定基準の実施上の留意事項等について（通知）」（平成9年4月17日付け保険発第57号厚生省保険局医療課長通知）の別紙の第5の4の(9)のウに基づき，明細書を有償で交付する月の前月末日までに，同通知の別紙様式3の1Ⅱにより，施術所の所在地の地方厚生（支）局長に届出を行うこと。

　オ　保険者等への情報提供〔※令和6年10月1日適用〕

　　　厚生労働省においては，エの届出に基づき，届出が行われた日の属する月の翌月10日頃までに，明細書を有償で交付する施術所名，届出日，所在地，電話番号，施術管理者名，施術管理者登録記号番号を厚生労働省のホームページに掲載する。

3　「柔道整復師の施術に係る療養費の算定基準の実施上の留意事項等について（通知）」（平成9年4月17日付保険発第57号）別紙「柔道整復師の施術に係る算定基準の実施上の留意事項」の一部改正について　（略）

4　「柔道整復師の施術に係る療養費について（通知）」（平成11年10月20日保険発第138号）の一部改正について　（略）

（別紙様式１）

領　収　証

＿＿＿＿＿＿＿＿＿＿＿＿＿＿様

保険分合計	円
① 一部負担金	円
② 保険外	円
合計金額（①＋②）	円

令和　　年　　月　　日

上記合計金額を領収いたしました。

住所

施術所名

氏名

電　話

（別紙様式2）

明細書

_____ 様

保険分	＜初検料・再検料等＞		
	初検料		円
	初検時相談支援料		円
	再検料		円
	＜施術情報提供料＞		円
	＜往療料＞		円
	＜施術料等＞		（負傷カ所）
	整復・固定・施療料		円
	後療料		円
	温罨法料		円
	冷罨法料		円
	電療料		円
	金属副子等加算		円
	柔道整復運動後療料		円
	＜明細書発行体制加算＞		円
	＜その他＞		円
	計		円
①　一部負担金			円
②　保　険　外			円
合計金額（①＋②）			円

（負傷カ所）　_____ カ所

令和　　　年　　　月　　　日

住　所
氏　名

（別紙様式３）

領収証兼明細書

_____　様

保険分	＜初検料・再検料等＞	
	初検料	円
	初検時相談支援料	円
	再検料	円
	＜施術情報提供料＞	円
	＜往療料＞	円
	＜施術料等＞	
	整復・固定・施療料	円
	後療料	円
	温罨法料	円
	冷罨法料	円
	電療料	円
	金属副子等加算	円
	柔道整復運動後療料	円
	＜明細書発行体制加算＞	円
	＜その他＞	円
	計	円
① 一部負担金		円
② 保 険 外		円
合計金額（①＋②）		円

（負傷カ所）
_____カ所

柔道整復

令和　　　年　　　月　　　日

住　所
氏　名

（別紙様式４）

領収証兼明細書
（令和　　年　　月分）

　　　　　　　　　　　　　　　　　　　　　　　　　　　　　　　　（　　枚中　　枚目）

様

施術日	令和 年 月 日	令和 年 月 日	令和 年 月 日	令和 年 月 日	令和 年 月 日	令和 年 月 日
負傷カ所	カ所	カ所	カ所	カ所	カ所	カ所
＜初検料・再検料等＞						
初検料	円	円	円	円	円	円
初検時相談支援料	円	円	円	円	円	円
再検料	円	円	円	円	円	円
＜施術情報提供料＞	円	円	円	円	円	円
＜往療料＞	円	円	円	円	円	円
＜施術料等＞						
保険分　整復・固定・施療料	円	円	円	円	円	円
後療料	円	円	円	円	円	円
温罨法料	円	円	円	円	円	円
冷罨法料	円	円	円	円	円	円
電療料	円	円	円	円	円	円
金属副子等加算	円	円	円	円	円	円
柔道整復運動後療料	円	円	円	円	円	円
＜明細書発行体制加算＞						
＜その他＞	円	円	円	円	円	円
計	円	円	円	円	円	円
①　一部負担金	円	円	円	円	円	円
②　保　険　外	円	円	円	円	円	円
合計金額（①＋②）	円	円	円	円	円	円

発行日　令和　　年　　月　　日

住所

氏名

（別紙様式5）

〇年〇月〇日
施 術 所 名

「施術に要する費用に係る明細書」の発行について

　当施術所では、患者の皆様に対し、施術内容や施術費用について情報提供を積極的に推進していく観点から、領収証の発行の際に、個別の療養費の算定項目が分かる明細書を無料で発行しております。

　明細書は、施術内容に関する情報が記載されるものです。明細書の発行を希望されない方は、会計窓口までお申し出ください。

柔道整復

（別紙様式6）

〇年〇月〇日
施 術 所 名

「施術に要する費用に係る明細書」の発行について

　当施術所では、患者の皆様に対し、施術内容や施術費用について情報提供を積極的に推進していく観点から、希望される方に、個別の療養費の算定項目が分かる明細書を発行しております。

　明細書は、施術内容に関する情報が記載されるものです。明細書の発行を希望される方は、会計窓口までお申し出ください。発行手数料は1枚〇円になります。

○柔道整復師の施術に係る療養費の受領委任を取扱う施術管理者の要件について

（平30．1 .16　保発0116　2）

（令3．3 .24　保発0324　4）

（令4．2 .14　保発0214　3）

（令6．2 .21　保発0221　2）

　柔道整復師の施術に係る療養費（以下「柔道整復療養費」という。）については，「柔道整復師の施術に係る療養費について」（平成22年5月24日付け保発0524第2号）により取り扱っているところであるが,社会保障審議会医療保険部会柔道整復療養費検討専門委員会における平成29年3月27日付「施術管理者の要件について」の報告書を踏まえ，今般，柔道整復療養費における受領委任を取扱う施術管理者について，新たに実務経験と研修の受講を要件とすることとし，別紙1「柔道整復療養費の受領委任を取扱う施術管理者の要件に係る取扱について」に基づき，受領委任を取扱う施術管理者の要件に係る取扱を行うものとし，また，別紙2「柔道整復療養費の受領委任を取扱う施術管理者に係る研修実施要綱」に基づき，受領委任を取扱う施術管理者に係る研修を行うものとしたので，その取扱いに遺漏なきようご配慮願いたい。

　なお，別紙1「柔道整復療養費の受領委任を取扱う施術管理者の要件に係る取扱について」は，平成30年4月1日から実施するものであること。

別紙1　「柔道整復療養費の受領委任を取扱う施術管理者の要件に係る取扱について」

別紙2　「柔道整復療養費の受領委任を取扱う施術管理者に係る研修実施要綱」

別紙2の別表1　「柔道整復療養費の受領委任を取扱う施術管理者に係る標準的な研修カリキュラムについて」

別紙2の別表2　「柔道整復療養費の研修修了証書番号について」

別紙2の別添　「柔道整復療養費の受領委任を取扱う施術管理者に係る研修実施機関の登録について」

別紙様式1　「実務経験期間証明書」

別紙様式2　「施術管理者研修修了証」

別紙様式3　「「施術管理者研修」業務登録の申請について」

別紙様式4　「令和　　年度　施術管理者研修　実施計画」

別紙様式5　「令和　　年度　施術管理者研修　実施状況報告書」

柔道整復

第3　柔道整復師の施術

（別紙1）

柔道整復療養費の受領委任を取扱う施術管理者の要件に係る取扱について
（施術管理者の要件に係る取扱）

1　施術管理者の要件としての実務経験について

　　「柔道整復師の施術に係る療養費について」（平成22年5月24日付け保発0524第2号。以下「受領委任通知」という。）別添1別紙及び別添2のそれぞれの第1章5に規定する「柔道整復師として実務に従事した経験」は，受領委任の取扱いを行うとして登録された施術所及び保険医療機関（以下「登録施術所等」という。）において，柔道整復師として実務に従事した経験（以下「柔道整復師実務経験」という。）であること。なお，保険医療機関での経験は必ずしも必要ではない。

2　施術管理者の要件としての柔道整復師実務経験の期間

　　施術管理者の要件としての柔道整復師実務経験の期間は，次の事項の全てを満たすものとすること。

(1)　柔道整復師の資格取得後の期間とすること。

(2)　登録施術所等の雇用契約期間とすること。

(3)　受領委任通知別添1別紙第2章9の受領委任の届け出又は別添2第2章9の受領委任の申し出に必要となる柔道整復師実務経験の期間は，3年以上（うち，保険医療機関で従事した期間は2年まで）とすること。

(4)　(3)の期間は，4による実務経験期間証明書の「従事期間」欄を通算した期間とすること。

3　柔道整復師実務経験の期間の証明方法

　　柔道整復師実務経験の期間の証明方法は，次の事項の全てを満たす方法とすること。

(1)　柔道整復師実務経験の期間の証明は，別紙様式1の実務経験期間証明書により取扱うものとすること。

(2)　実務経験期間証明書は，柔道整復師が実務に従事した登録施術所等の管理者（開設者，施術管理者又は保険医療機関の管理者）による証明とすること。

(3)　地方厚生（支）局において登録されている勤務する柔道整復師の情報は，2による柔道整復師実務経験の期間を確認するものとして使用すること。

4　登録施術所等の管理者における柔道整復師実務経験の期間の証明

　　登録施術所等の管理者は，以下に示す柔道整復師実務経験の期間を証明するものとすること。

(1)　登録施術所等の管理者は，実務経験期間の証明を求められた場合，当該柔道整復師にかかる雇用契約期間を確認したうえで，別紙様式1の実務経験期間証明書の必要欄を記入した後，手交すること。

(2)　登録施術所等の管理者は，当該登録施術所等に勤務を希望する柔道整復師に対し，関係法令等を遵守した上で，不利益な取扱いを行わないこと。

5　登録施術所等の管理者に対する改善

　　地方厚生（支）局長は，登録施術所等の管理者が4の規定に違反していると認めるときは，受領委任通知別添1による協定及び別添2による受領委任の取扱規程の適正な運用を確保するため，当該登録施術所等の管理者に対し，柔道整復師実務経験期間の証明の改善に関し必要な措置を求め，当該登録施術所等の管理者はこれに応じるものとすること。

　　なお，登録施術所の管理者における虚偽証明の事実を認めたときは，受領委任の取扱いの中止とすることができる。

6　施術管理者の要件としての研修受講

　　受領委任通知別添1別紙及び別添2のそれぞれの第1章5に規定する「登録を受けたものが行う研修」は，本通知の別紙2「柔道整復療養費の受領委任を取扱う施術管理者に係る研修実施要綱」の2に規定する施術管理者研修であること。

7　施術管理者の要件としての研修修了の証明

　　受領委任通知別添1別紙及び別添2のそれぞれの第1章5に規定する「研修の課程を修了した者」の証明は，本通知の別紙2「柔道整復療養費の受領委任を取扱う施術管理者に係る研修実施要綱」の12による研修修了証によるものとすること。

　　なお，8により受領委任の届出又は申出に添付する研修修了証は，本通知の別紙2「柔道整復療養費の受領委任を取扱う施術管理者に係る研修実施要綱」の13による研修修了年月日から5年間の有効期間を経過していないものであること。

8　受領委任を取扱う施術管理者の届出又は申出

　　受領委任を取扱う施術管理者の届出又は申出を行う者は，受領委任通知別添1別紙第2章9の受領委任の届け出又は別添2第2章9の受領委任の申し出に，次の事項に定める書面を添付し，地方厚生（支）局長と都道府県知事へ届出又は申出するものとすること。

　　なお，受領委任の届出の場合は，各都道府県公益社団法人柔道整復師会長を経由して行うものとすること。

(1)　施術所の開設届又は施術所の変更届の写し

(2)　柔道整復師免許証（施術所に勤務する柔道整復師を含む。）の写し

(3)　開設者が選任したことを証明する書類

(4)　勤務形態を確認できる書類

(5)　欠格事由に該当しない旨の申出書

(6)　3による実務経験期間証明書の写し

(7)　7による研修修了証の写し

　　ただし，次の事項を事由とした受領委任通知別添1別紙第2章9の受領委任の届け出又は別添2第2章9の受領委任の申し出において，届出又は申出の以前から，引き続き施術管理者となる場合は，(6)及び(7)の添付は不要とすること。

第3　柔道整復師の施術

(1)　施術所の所在地の変更の場合

(2)　受領委任通知による，協定から受領委任の取扱規程に基づく契約への変更又は受領委任の取扱規程に基づく契約から協定への変更の場合

9　その他

　　受領委任を取扱う施術管理者の要件に係る取扱について，その他事項は以下に示すものとすること。

(1)　柔道整復師は，自らの責任のもと，3による実務経験期間証明書及び7による研修修了証の原本を保管すること。

(2)　受領委任の登録又は承諾を受けた施術管理者は，自らの責任のもと，受領委任通知別添1別紙第2章10の受領委任の登録又は別添2第2章10の受領委任の承諾に係る通知を管理すること。

(3)　8による受領委任の届出又は申出に関する書類は，適切に管理するものとし，書類に記載された個人情報については，柔道整復師の施術に係る療養費の制度の運用のためにのみ利用すること。

柔道整復療養費の受領委任を取扱う施術管理者に係る研修実施要綱
（施術管理者に係る研修実施要綱）

1　研修の目的

　　この研修は，社会保障審議会医療保険部会柔道整復療養費検討専門委員会における平成29年３月27日付「施術管理者の要件について」の報告書により，新たに柔道整復師の施術に係る療養費（以下「柔道整復療養費」という。）の受領委任を取扱う施術管理者になる場合には実務経験に加え，研修の受講を要件として課す必要があるとされたことを踏まえ，施術管理者が適切に柔道整復療養費の支給申請を行うとともに，質の高い施術を提供できるようにすることを目的とする。

2　登録研修機関

　　「柔道整復師の施術に係る療養費について」（平成22年５月24日付け保発0524第２号）別添１別紙及び別添２のそれぞれの第１章５の規定による受領委任を取扱う施術管理者に係る研修（以下「施術管理者研修」という。）の実施は，別添「受領委任を取扱う施術管理者に係る研修実施機関の登録について」により登録を受けた研修実施機関（以下「登録研修機関」という。）が行うものとする。

3　研修の質の担保

　　登録研修機関は，適切な施術管理者研修を実施するよう「施術管理者研修実施委員会」を設置するものとする。

　　「施術管理者研修実施委員会」は，施術管理者研修の全国実施に関し，必要な検討を行うものとする。

　　施術管理者研修実施委員会の委員は，登録研修機関の管理者及び７の(2)に定める講師の要件を満たす者とする。

　　登録研修機関は，施術管理者研修を行ったときは，当該研修が修了した日の属する月の翌月末日までに，別紙様式５により，次の事項を記載した研修実施状況報告書を厚生労働省保険局長に提出するものとする。

(1)　研修の実施回数

(2)　研修を開催した都道府県名

(3)　研修の開催日

(4)　研修の実施会場（会場名，住所，電話番号）

(5)　定員数

(6)　研修の受講申込者数

(7)　研修の受講者数

(8)　研修の修了者数

　　登録研修機関は，研修実施状況報告書の写しを控え，研修の業務を廃止するまで適切に保管する

ものとする。

4　研修対象者

　　研修対象者は柔道整復師法（昭和45年法律第19号）第6条第2項に規定する柔道整復師免許証（同法第8条の6に規定する柔道整復師免許証明書又は同法第8条の2に規定する指定登録機関が柔道整復師名簿に登録したことを証明する登録済証明書を含む。）の交付を受けた者とすること。

5　受講資格の認定

　　研修対象者の受講資格は，受講申込書に柔道整復師免許証又は柔道整復師免許証明書若しくは登録済証明書の写しを添付させることにより，登録研修機関においてその資格の有無を確認すること。

6　研修方法

　　16時間以上，2日間程度の講義による研修とすること。

7　研修科目及び講師

　　研修科目及び講師は下記を標準としたものであること。

　(1)　研修で行う研修科目の内容

　　　別紙2別表1の第1欄に掲げる分野を標準として第2欄に掲げる科目の内容を教授し，その合計時間数が16時間以上であること。

　(2)　講師

　　　別紙2別表1の第2欄に掲げる科目を教授する者は，有識者，保険者，医師又は柔道整復師とし，教授する科目の内容について，専門的な知識又は技術を有し，研修内容を講義する能力を十分に有していると認められる者であること。

8　研修の実施日

　　研修は，連続した実施日とすることを基本とするが，受講者の利便及び登録研修機関における研修実施場所や講師の確保状況を考慮し，実施日を分けて差し支えないこと。

9　受講者数

　　講師1人につき同時に研修を受ける受講者の数は50人を下限とすること。

10　受講手続き等

　　受講手続き等については，登録研修機関の定める研修要綱に基づき行うこと。

11　修了の認定

　　登録研修機関は，受講者に対して適切な受講確認をしたうえで，研修修了の認定を行うものとすること。

　　災害，疾病，長期の海外渡航その他の正当な事由により一部の科目の内容を受講しなかったため，修了を認められなかった受講者から当該研修に係る受講証の提示がされた場合，受講した研修の最初の受講日以降3年以内に限り，受講した科目の内容と同じものについては，受講したものとみなすことができること。

12　修了証の交付及び再交付

　登録研修機関は，研修修了の認定をした受講者に対し，別紙様式2により必ず次の事項を記載した研修修了証を交付するものとすること。

(1)　氏名，フリガナ，生年月日

(2)　研修修了証書番号，研修修了年月日，有効期間

　登録研修機関は，研修修了証の交付した旨が明らかになるようにしておくこと。

　研修修了証に記載する研修修了証書番号は，

・修了証の発行年（西暦下2桁）

・研修機関登録番号（2桁）

・研修を実施した都道府県番号（2桁）

・研修修了者の番号（5桁）

の11桁とし，「都道府県番号」は，別紙2別表2のとおりとすること。

　(例) 平成29年（2017年）に，北海道で登録番号1番の登録研修機関が実施した研修の最初の研修
　　　　修了証書番号：17－01－01－00001

　なお，虚偽又は不正の事実に基づいて研修修了証の交付を受けた場合においては，研修の修了を取り消すことができるものとすること。

　また，登録研修機関は，研修修了証を交付した者の氏名の変更や研修修了証の紛失等の申し出があった際は，研修修了証の再発行を行うものとすること。

13　修了証の有効期間

　12により受講者に対し交付する研修修了証には，研修修了年月日から5年間の有効期間を設けるものとすること。

　なお，当該有効期間は，施術管理者研修の課程を修了した証明書としての有効期間であり，柔道整復師の資格や受領委任を取扱う施術管理者の要件を満たしていることを保証する期間ではないこと。

14　帳簿の保管等

　登録研修機関は，研修修了証を交付した受講者について，当該研修が修了した日の属する月の翌月末日までに，次の事項を記載した帳簿を作成し，研修の業務を廃止するまで適切に保管するものとすること。

(1)　研修修了証を交付した受講者の氏名，生年月日

(2)　研修修了証を交付した受講者の研修修了証書番号，研修修了年月日，有効期間

15　費用負担

　研修に係る費用は，研修受講者及び登録研修機関の負担とすること。

16　研修実施における留意事項

　登録研修機関が行う研修は，都道府県単位で実施することを基本とすること。

　登録研修機関が行う研修は，受講希望者の受講機会を確保する観点から，47都道府県で少なくと

柔道整復

も年1回は開催するよう努めること。

　登録研修機関が行う研修は，研修を実施する単一の都道府県に居住する受講希望者に限らず，他の都道府県の受講希望者の受け入れを積極的に推進すること。

　登録研修機関において開催日程等の周知を十分に行い，受講希望者の受講機会を確保すること。

　研修実施年度の受講希望者が少数と予想される等により，単一の都道府県で研修の実施が困難な場合は，研修の実施に際し厚生労働省保険局長との十分な協議により，受講希望者の受講機会を確保するよう留意すること。

柔道整復療養費の受領委任を取扱う施術管理者に係る標準的な研修カリキュラムについて

分野・ねらい	科目
(1)**職業倫理** 施術管理者となる柔道整復師である前に，一人の信頼される社会人として果たすべき責任や医療関係者としての倫理について学ぶ	(ｱ)柔道整復師としての倫理
	(ｲ)医療関係者・社会人としての倫理・マナー
	(ｳ)患者との接し方
	(ｴ)コンプライアンス（法令遵守）
(2)**適切な保険請求** 質の向上を図るため，何が保険請求の対象か否かの判断，施術録，支給申請書の記載の仕方など，制度の正しい理解を学ぶ	(ｱ)保険請求できる施術の範囲等
	(ｲ)施術録の作成
	(ｳ)支給申請書の作成
	(ｴ)不正請求の事例
(3)**適切な施術所管理** 医療機関との速やかな連携と医療施術所内外での的確な判断による指示と心構えなどの対応の仕方を学ぶ	(ｱ)医療事故・過誤の防止
	(ｲ)事故発生時の対応
	(ｳ)医療機関等との連携
	(ｴ)広告の制限
(4)**安全な臨床** 柔道整復術が適用であるか否かの的確な鑑別と的確な施術を行い，患者に対し治癒過程を明確に説明し管理，指導することを学ぶ	(ｱ)患者の状況の的確な把握・鑑別
	(ｲ)柔道整復術の適用の判断及び的確な施術
	(ｳ)救急救命・応急処置
	(ｴ)患者への指導
	(ｵ)勤務者への指導

○研修は，上記の標準的な研修カリキュラムを全て実施する。

○研修時間は，上記の科目について合計16時間以上，2日間程度とする。

○科目を教授する者は，有識者，保険者の実務担当者，医師又は柔道整復師等とし，教授する科目の内容について，専門的な知識又は技術を有し，研修内容を講義する能力を十分に有していると認められる者であること。

※どの科目をどのような順番で，どのような者が教授するかは，登録研修機関の任意とし，厚生労働省は，登録研修機関が毎年度作成する研修計画により確認する。

柔道整復

第3　柔道整復師の施術

分野	科目	ねらい	主な内容	備考
1．職業倫理	1－(ｱ)柔道整復師としての倫理	○施術管理者として，施術所を管理する責任者として，柔道整復師に求められる倫理，柔道整復師・施術所に対する信頼，柔道整復師としての社会貢献，社会奉仕についての理解を促す。	①柔道整復師に求められる倫理 ・柔道整復師が果たすべき役割（社会に対して何をすべきか）（職業としての責任） ②柔道整復師・施術所に対する信頼 ・患者が柔道整復師に求めているものは何か ・不適切施術，不正請求について ・柔道整復師としての行動規範 ③柔道整復師としての社会貢献，社会奉仕 ・柔道整復師が社会に対して出来ることは何か （業務を通じた社会貢献，社会奉仕）	
	1－(ｲ)医療関係者・社会人としての倫理・マナー	○施術管理者として，施術所を管理する責任者として，患者にとってより良い施術所を構築するために，医療関係者として求められる倫理，医療関係者としてのマナー，社会人としてのマナーについての理解を促す。	①医療関係者として求められる倫理 ・説明義務，守秘義務，人権の擁護，生命倫理 ・医療者としての適格性（精力善用・自他共栄） ・法令やルールで定めている事以外でも，専門職種としての矜持を守る ②医療関係者としてのマナー ・チーム医療，医療関係者との連携 ・関連職種の役割の把握，関連職種との連携（多職種連携協働） ③社会人としてのマナー ・ルール，契約の重視 ・時間を守る，約束を守る，身だしなみ ・礼儀を持った人間関係の形成	
	1－(ｳ)患者との接し方	○施術管理者として，柔道整復師と患者との接し方について，患者に接する際の心構え，患者の自己決定権の尊重，プライバシーの保護とインフォームド・コンセントについての理解を促す。	①患者に接する際の心構え ・共感的コミュニケーション（患者が直面している苦痛やニーズを理解し，共感し，対応する） ・ハラスメント（患者に不快感を与える発言や態度をしない，雰囲気をつくらないなど） ・患者の立場に立った考え，会話と行動 ・医療面接 ・患者の心理社会的背景の理解 ②患者の自己決定権の尊重（患者の人権擁護，自由な意思に基づく同意が必要であること） ・患者中心の医療（患者の人権と自律性，患者の自己決定権） ③プライバシーの保護とインフォームド・コンセント	

分野	科目	ねらい	主な内容	備考
			・プライバシーに配慮した施術を行う ・患者に十分な説明を行う ・守秘義務	
	1－(エ)コンプライアンス（法令遵守）	○施術管理者として，法令等を遵守した施術所運営を行うため，柔道整復師が守るべき法令，保険請求のルールの遵守，道徳・慣習についての理解を促す。	①柔道整復師が守るべき法令 ・柔道整復師法 ・刑法・その他 ・体が接する施術であり，疑わしい接触は避ける ②保険請求のルールの遵守 ・保険請求のルールを守り，不正，不当請求をしない ③道徳・慣習 ・法令やルールで定めている事以外でも，専門職種としての矜持を守る	
2．適切な保険請求	2－(ア)保険請求できる施術の範囲等	○施術管理者として，適切な保険請求を行うために，社会保障制度の概要，保険診療，受領委任制度，指導・監督，保険請求出来る施術の範囲についての理解を促す。	①社会保障制度の概要 ・医療保険制度の概要 ・療養費制度の概要 ・医療法第６条の医療安全支援センターと医療事故調査制度 （医師などは，患者からの相談を受け入れるシステムが法的に決められていること，予期せぬ事故の場合は報告義務があることを知っておくこと。） ②保険診療 ・保険診療，自賠責，労災，自由診療 ③受領委任制度 ・受領委任の仕組み ・施術管理者の役割 ・施術管理者が行う手続き ④指導・監督 ・地方厚生局の指導・監査について （集団指導，個別指導，監査，受領委任の中止） ⑤保険請求出来る施術の範囲	
	2－(イ)施術録の作成	○施術管理者として，正しい施術録を作成することにより適切な施術所の管理を行うために，施術録の意義及び必要性，重要事項，注意事項，施術録の記載方法，療養費算定上の分かりにくい事例についての理解を促す。	①施術録の意義及び必要性 ・施術録とは ・施術録の必要性，整理保管 ②重要事項，注意事項 ③施術録の記載方法 ・保険証の確認による必要事項の転記 ・負傷原因の確認等（受傷年月日，部位，症状，程度，処置，経過等） ・算定，加算の記録 　・初検料・初検時相談支援料，整復・固定・施療料の算定 　・往療料	

柔道整復

分野	科目	ねらい	主な内容	備考
			・各種加算について ・10円未満の端数の取扱 ・算定上の多部位（3ヵ所以上）・長期（5ヶ月以上）の取扱 ④療養費算定上の分かりにくい事例	
	2－(ウ)支給申請書の作成	○施術管理者として，正しい支給申請書を作成することにより適切な保険請求を行うために，支給申請書とは，重要事項，注意事項，支給申請書を作成する上での注意事項，療養費を請求する上での注意事項，患者の署名(受取代理人)欄の記載に係る注意事項についての理解を促す。	①支給申請書とは ・支給申請書の役割 ②重要事項，注意事項 ③支給申請書を作成する上での注意事項 ・施術録に記載されている必要事項を正確に列記すること ・計算等の間違いのないよう努めること 　・負傷原因欄の記載に係る注意事項 　（2傷までの請求，または3傷以上の請求のそれぞれの例による） 　・施術日の記載 ・初検料・初検時相談支援料，整復・固定・施療料の算定 ・往療料 ・長期施術継続理由書の添付における注意事項 （施術開始から3ヶ月を超えて施術を継続する場合には添付する等） ・摘要欄に記載する事項 ・施術情報提供紹介書について ④療養費を請求する上での注意事項 ・申請書は様式第5号とすること ・申請書を月単位で作成すること ⑤患者の署名（受取代理人）欄の記載に係る注意事項	
	2－(エ)不正請求の事例	○施術管理者として，不正請求について学ぶことにより適切な保険請求を行うために，不正請求の事例，不正請求をしたことによる影響，刑事責任についての理解を促す。	①不正請求の事例 ・架空請求，水増し請求，部位ころがし ②不正請求をしたことによる影響 ・受領委任の中止 ・柔道整復師の資格の停止 ③刑事責任	
3．適切な施術所管理	3－(ア)医療事故・過誤の防止	○施術管理者として，医療事故・過誤の防止について学ぶことにより適切な施術所	①施術管理者の役割 ・施術事故防止等，施術所内の安全管理 ・施術所で起こる事故・過誤	

分野	科目	ねらい	主な内容	備考
		の管理を行うために，施術管理者の役割，施術所で柔道整復師に考えられるリスク，医療事故・医療過誤の防止の方法，クレーム・不当行為への対応についての理解を促す。	②施術所で柔道整復師に考えられるリスク ③医療事故・医療過誤の防止の方法 ・衛生管理 ・施術所内の整理整頓 ・医療事故から学ぶ ④クレーム・不当行為への対応	
	3－(イ)事故発生時の対応	○施術管理者として，事故発生時の対応について学ぶことにより適切な施術所の管理を行うために，救命・救急処置の最優先，再発防止についての理解を促す。	①救命・救急処置の最優先 ・医療機関等への迅速な報告 ・状況の保存と事実の確認 ・患者・家族への報告・説明 ・事故発生時の対応 ②再発防止 ・再発防止策の作成	
	3－(ウ)医療機関等との連携	○施術管理者として，医療機関等との連携について学ぶことにより適切な施術所の管理を行うために，骨折・脱臼への医師の同意，骨折・脱臼以外の外傷における医療機関等への連携，介護従事者との連携についての理解を促す。	①骨折・脱臼への医師の同意 ・柔道整復師法第17条 ・「施術情報提供書」 ②骨折・脱臼以外の外傷における医療機関等への連携 ・外傷の原因が不明の場合 ・慢性の場合 ③介護従事者との連携 ・地域包括ケアシステムとは ・柔道整復師が果たす役割	
	3－(エ)広告の制限	○施術管理者として，広告の制限について学ぶことにより適切な施術所の管理を行うために，医療法および柔道整復師法における広告の制限についての理解を促す。	①柔道整復師法における広告の制限について ・柔道整復師法第24条 ・医療機関に比べて広告できる事項が限定されている ・禁止されている広告事項の例	
4．安全な臨床	4－(ア)患者の状況の的確な把握・鑑別	○施術管理者として，患者の状況の的確な把握・鑑別を行い安全な臨床を確保するために，受傷機序及び損傷の状態に係る的確な把握，評価及び分析についての理解を促す。	①受傷機序及び損傷の状態に係る的確な把握，評価及び分析 1．患者の訴えを聞き出す(医療面接) 2．外傷に対する病歴聴取 3．外傷に対する診察 4．問診，触診の検査結果等による受傷状況の把握・鑑別 5．鑑別診断 6．症状により，専門医の診療の必要	

柔道整復

分野	科目	ねらい	主な内容	備考
			性の判断 7．初期施術，初期マネージメント 8．患者に対し，損傷の状態や治療上必要な事項を的確に説明	
	4－(イ)柔道整復術の適用の判断及び的確な施術	○施術管理者として，柔道整復術の適用の判断及び的確な施術を行い安全な臨床を確保するために，受傷状況に応じた適切な施術の判断，治癒状況に応じた適切な施術の判断についての理解を促す。	①受傷状況に応じた適切な施術の判断 ②治癒状況に応じた適切な施術の判断 ・合併症及び症状経過に留意した施術 ・柔道整復施術で起こりうる合併症，後遺症	
	4－(ウ)救急救命・応急処置	○施術管理者として，柔道整復術の適用の判断及び的確な施術を行い安全な臨床を確保するために，救急救命・応急処置についての理解を促す。	①救急救命・応急処置 ・「基本的救急蘇生法（心肺蘇生法）」 ・柔道整復師が行える救急処置 ・多発性外傷患者への救急処置（災害時を想定し） ・災害時での医師との連携，他医療職種との連携	
	4－(エ)患者への指導	○施術管理者として，患者への適切な指導を行うため，治療の方針，治療管理上に必要な日常生活・社会生活に対する指導，ケガの再発防止に向けた指導，保険請求の意義説明についての理解を促す。	①治療の方針 ・患者および家族に対する説明 ②治療管理上に必要な日常生活・社会生活に対する指導 ・患者の生活習慣，生活環境及び仕事等に留意した指導 ・生活支援・自律性支援 ③ケガの再発防止に向けた指導 ④保険請求の意義説明	
	4－(オ)勤務者への指導	○施術管理者として，勤務者への適切な指導を行うために，勤務柔道整復師への指導についての理解を促す。	①勤務柔道整復師への指導 ・安全な施術のための指導 ・適切な保険請求のための指導 ・患者やスタッフ間の接し方の指導 ②医療関係者としての教育 ・職場教育 （職場の中で学び，そして後輩を指導することの意義と教育方法） ・職場内・同業者との研鑽 ・後輩指導	

柔道整復療養費の研修修了証書番号について

1．都道府県番号

01	北海道	25	滋賀県
02	青森県	26	京都府
03	岩手県	27	大阪府
04	宮城県	28	兵庫県
05	秋田県	29	奈良県
06	山形県	30	和歌山県
07	福島県	31	鳥取県
08	茨城県	32	島根県
09	栃木県	33	岡山県
10	群馬県	34	広島県
11	埼玉県	35	山口県
12	千葉県	36	徳島県
13	東京都	37	香川県
14	神奈川県	38	愛媛県
15	新潟県	39	高知県
16	富山県	40	福岡県
17	石川県	41	佐賀県
18	福井県	42	長崎県
19	山梨県	43	熊本県
20	長野県	44	大分県
21	岐阜県	45	宮崎県
22	静岡県	46	鹿児島県
23	愛知県	47	沖縄県
24	三重県		

柔道整復

2．研修機関登録番号

　研修機関登録番号は，厚生労働省保険局長により研修機関登録簿に登録された番号とすること。

（別添）

柔道整復療養費の受領委任を取扱う施術管理者に係る研修実施機関の登録について

（登録研修機関）

1　登録

　　「柔道整復療養費の受領委任を取扱う施術管理者の要件について」（平成30年１月16日付け保発0116第２号）の別紙２「柔道整復療養費の受領委任を取扱う施術管理者に係る研修実施要綱」の２の規定による登録研修機関は，同規定による施術管理者研修を行おうとするものの申請により登録を行うものとする。

2　申請書類の提出

　　施術管理者研修の登録の申請をしようとするものは，別紙様式３により，次に掲げる事項を記載した申請書を厚生労働省保険局長に提出しなければならないものとする。

（1）　法人の名称，主たる事務所の所在地及び代表者の氏名

（2）　研修の業務を行おうとする事務所の名称及び所在地

（3）　研修の業務を開始しようとする年月日

3　申請書類に添付する資料

　　施術管理者研修の登録の申請をしようとするものは，２の申請書に，次に掲げる書類を添付しなければならないものとする。

（1）　法人の定款又は寄附行為及び登記事項証明書

（2）　申請者が４の(1)及び(2)の規定に該当しないことを説明した書面

（3）　次の事項を記載した書面

　　①　法人の役員の氏名及び略歴

　　②　研修の業務を管理する者の氏名及び略歴

（4）　研修の業務を開始する初年度の研修計画（８の(1)に規定する研修計画をいう。）を記載した書面

（5）　研修業務規程（10の(1)に規定する研修業務規程をいう。）

4　欠格事項

　　次に掲げる事項のいずれかに該当するものは，登録を受けることができないものとする。

（1）　13，14の規定に違反した日から二年を経過しないもの

（2）　15の規定により登録を取り消され，その取消の日から二年を経過しないもの

5　登録基準

　　厚生労働省保険局長は，１の規定により登録を申請したものが次に掲げる要件の全てに適合しているときは，その登録をしなければならないものとする。

（1）　申請者が，公益財団法人であること。

(2) 申請者が，柔道整復師の研修について次の実績があること。

　　① 一定期間（５年）以上，継続して研修を行った実績があること。

　　② 全国単位で研修を行った実績があること。

　　③ 一年度内に一定人数（500人程度）以上の研修を行った実績があること。

(3) 申請者が，47都道府県で，年１回以上研修の実施が可能と厚生労働省保険局長が判断出来ること。

(4) 別紙２別表１の第１欄に掲げる分野を標準として第２欄に掲げる科目の内容を教授し，その合計時間数が16時間以上であること。

(5) 別紙２別表１の第２欄に掲げる科目を教授する者は，有識者，保険者，医師又は柔道整復師とし，教授する科目の内容について，専門的な知識又は技術を有し，研修内容を講義する能力を十分に有していると認められる者であること。

(6) 受講者に対し，研修の修了に当たり研修修了の認定を適切に行えること。

(7) (6)の認定を受けた受講者に対し，研修修了証書を交付すること。

6　登録の方法

　　厚生労働省保険局長は，研修機関登録簿に登録を受けるものの登録番号，名称，所在地，登録の年月日及び登録期間を記載して登録するものとする。

7　登録の更新

　　５及び６による登録は，５年ごとにその更新を受けなければ，その期間の経過によって効力を失うものとする。

　　また，１から６までは，登録研修機関における登録の更新について準用する。

8　研修の実施義務

　　登録研修機関は，次に掲げる事項による研修の実施義務を負うものとすること。

(1) 登録研修機関は，正当な理由がある場合を除き，毎事業年度，別紙様式４により，研修の実施に関する計画（以下「研修計画」という。）を作成し，当該研修計画に従って研修を行わなければならない。

(2) 登録研修機関は，公正にかつ本通知で定めるところにより研修を行わなければならない。

(3) 登録研修機関は，毎事業年度の開始前に，(1)の規定により作成した研修計画を厚生労働省保険局長に届け出なければならない。これを変更しようとするときも同様とする。

9　変更の届出

　　登録研修機関は，２の(1)又は(2)の事項を変更しようとするときは，変更しようとする日の２週間前までに，その旨を厚生労働省保険局長に届け出なければならないものとすること。

10　業務規程

　　登録研修機関は，次に掲げる事項を定め，研修を行うものとすること。

(1) 登録研修機関は，研修の業務に関する規程（以下「研修業務規程」という。）を定め，研修の

業務の開始前に，厚生労働省保険局長に届け出なければならない。これを変更しようとするときも，同様とする。

(2)　研修業務規程には，次に掲げる事項を定めておかなければならない。

① 研修の実施方法

② 研修に関する料金

③ 研修に関する料金の収納の方法に関する事項

④ 研修課程修了証の発行に関する事項

⑤ 研修の業務に関して知り得た秘密の保持に関する事項

⑥ 研修の業務に関する帳簿及び書類の保存に関する事項

⑦ 12の(2)の②及び④の請求に係る費用に関する事項

⑧ その他研修の業務の実施に関し必要な事項

(3)　研修の受講料は，実費を勘案し適切な額とすること。

11　業務の休廃止

登録研修機関は，研修業務の全部又は一部を休止又は廃止しようとするときは，予め，次の事項を記載した書面を厚生労働省保険局長に届け出なければならないものとすること。

(1)　休止又は廃止しようとする年月日

(2)　休止又は廃止の理由

(3)　休止しようとする場合にあっては，休止の予定期間

12　財務諸表等の備付け及び閲覧等

登録研修機関は，次に掲げる事項を備付けておかなければならないものとすること。

(1)　登録研修機関は，毎事業年度終了後3か月以内に，当該事業年度の財産目録，貸借対照表及び損益計算書又は収支計画書並びに事業報告書（(2)において「財務諸表等」という。）を作成し，5年間事務所に備えて置かなければならない。

(2)　研修を受けようとする者その他の利害関係人は，登録研修機関の業務時間内はいつでも，次に掲げる請求をすることができる。ただし，②又は④の請求をするには，登録研修機関の定めた費用を支払わなければならない。

① 財務諸表等が書面をもって作成されているときは，当該書面の閲覧又は謄写の請求

② ①の書面の謄本又は抄本の請求

③ 財務諸表等が電磁的記録をもって作成されているときは，当該電磁的記録に記録された事項を紙面又は出力装置の映像面により表示したものの閲覧又は謄写の請求

④ ③の電磁的記録に記録された事項を，次に掲げるいずれかの電磁的方法であって次により提供することの請求又は当該事項を記録した書面の交付の請求

イ 送信者の使用に係る電子計算機と受信者の使用に係る電子計算機とを電気通信回線で接続した電子情報処理組織を使用する方法であって，当該電気通信回線を通じて情報が送信され，

受信者の使用に係る電子計算機に備えられたファイルに当該情報が記録されるもの

ロ　磁気ディスクその他これに準ずる方法により一定の情報を確実に記録しておくことができる物をもって調製するファイルに情報を記録したものを交付する方法

ハ　イおよびロの方法は，受信者がファイルへの記録を出力することによる書面を作成できるものでなければならない。

13　登録基準に対する適合

厚生労働省保険局長は，登録研修機関が５のいずれかに適合しなくなったと認めるときは，その登録研修機関に対し，これらの規定に適合するため必要な措置を求め，登録研修機関はこれに応じるものとすること。

14　研修の実施に対する改善

厚生労働省保険局長は，登録研修機関が８の(1)又は(2)の規定に違反していると認めるときは，その登録研修機関に対し，研修を行うべきこと又は実施方法その他の業務の方法の改善に関し必要な措置を求め，登録研修機関はこれに応じるものとすること。

15　登録の取消等

厚生労働省保険局長は，登録研修機関が次のいずれかに該当するときは，その登録を取り消し，又は期間を定めて研修の業務の全部若しくは一部の停止を求めることができる。

(1)　４の規定に該当するに至ったとき。

(2)　８の(3)，９，10，11，12の(1)，16又は17の規定に違反したとき。

(3)　正当な理由が無く12の(2)の各規定による請求を拒んだとき。

(4)　13又は14の規定に違反したとき。

(5)　不正の手段により登録を受けたとき。

16　研修実施後の厚生労働省保険局長への報告書提出

登録研修機関は，施術管理者研修を行ったときは，当該研修が修了した日の属する月の翌月末日までに，別紙様式５により，次の事項を記載した研修実施状況報告書を厚生労働省保険局長に提出しなければならない。

(1)　研修の実施回数

(2)　研修を開催した都道府県名

(3)　研修の開催日

(4)　研修の実施会場（会場名，住所，電話番号）

(5)　定員数

(6)　研修の受講申込者数

(7)　研修の受講者数

(8)　研修の修了者数

17　帳簿の備付け

　　登録研修機関は，帳簿を備え，研修に関し18で定める事項を記載し，これを保存しなければならない。

18　備え付ける帳簿の記載内容

　　登録研修機関は，研修修了証を交付した受講者について，当該研修が修了した日の属する月の翌月末日までに，次の事項を記載した帳簿を作成し，研修の業務を廃止するまで適切に保管しなければならない。

　(1)　研修修了証を交付した受講者の氏名，生年月日

　(2)　研修修了証を交付した受講者の研修修了証書番号，研修修了年月日，有効期間

19　報告の徴収

　　厚生労働省保険局長は，研修の業務の適正な運営を確保するために必要な限度において，登録研修機関に対し，必要と認める事項の報告を求めることができる。

20　厚生労働省ホームページへの掲載

　　厚生労働省保険局長は，次の場合には，その旨を厚生労働省のホームページに掲載しなければならないものとすること。

　(1)　6の規定による登録をしたとき。

　(2)　7の規定による登録の更新をしたとき。

　(3)　9の規定による届出事項の変更をしたとき。

　(4)　15の規定により登録を取り消し，又は研修の業務の停止を求めたとき。

別紙様式1

実 務 経 験 期 間 証 明 書

次の者は当施設において、柔道整復師として実務に従事したことを証明します。

氏名	
生年月日	昭和 ・ 平成　　　　年　　　月　　　日
従事期間	昭和 ・ 平成 ・ 令和　　年　　月　　日 ～ 昭和 ・ 平成 ・ 令和　　年　　月　　日
	年　　　ヵ月

令和　　年　　月　　日

　　　　施設名

　　　　登録記号番号（又は医療機関コード）

　　　　所在地

　　　　TEL.　　　　　—　　　　　—

　　　　管理者職名
　　　　及び氏名

（注）　1. 柔道整復師としての実務経験期間を記載すること。
　　　　2. 虚偽の証明を行ったときは、受領委任の取扱いの中止又は中止相当となります。

柔道整復

別紙様式2

施術管理者研修修了証

研修終了証書番号	
研修修了年月日	令和　　　年　　　月　　　日
有　効　期　間	令和　　　年　　　月　　　日　（研修終了年月日から5年間）
フ　リ　ガ　ナ	
氏　　　名	
生　年　月　日	昭和 ・　　　年　　　月　　　日 平成

上記の者は、令和　　　年度における施術管理者研修を修了したことを証する。

令和　　年　　月　　日

　　　　　　　　　　　公益財団法人
　　　　　　　　　　　　代　表　理　事

（注）　1．氏名は研修修了証に記載するので明瞭に記入すること。
　　　　2．「有効期間」欄は、施術管理者研修の課程を修了した証明書としての有効期間であり、
　　　　　　柔道整復師の資格や、受領委任を取扱う施術管理者の要件を満たしていることを
　　　　　　保証する期間ではないこと。

別紙様式３

第　　号

令和　　年　　月　　日

厚生労働省保険局長
　　　　　　　殿

公益財団法人
代表理事

「施術管理者研修」業務登録の申請について

　「施術管理者研修」の業務について、下記のとおり業務登録を行いたいので、「柔道整復療養費の施術に係る療養費の受領委任を取扱う施術管理者の要件について」（平成30年1月16日付保発0116第2号厚生労働省保険局長通知）の別紙2「柔道整復療養費の受領委任を取扱う施術管理者に係る研修実施要綱」の2及び別紙2の別添「柔道整復療養費の受領委任を取扱う施術管理者に係る研修実施機関の登録について」の2に基づき、登録を申請します。

記

一　法人の名称、主たる事務所の所在地及び代表者の氏名

二　研修の業務を行おうとする事務所の名称及び所在地

三　研修の業務を開始しようとする年月日
　　令和　　年　　月　　日

別紙様式4

令和　年度　施術管理者研修　実施計画

公益財団法人
代表理事

回数	開催都道府県名	開催日	会場（会場名・住所・電話番号）	定員	備考
		～			
		～			
		～			
		～			

(注)　1.　記載は開催日順に記入すること。
　　　2.　複数の都道府県を纏めて開催する場合は、備考欄に開催都道府県を含めた全ての都道府県名を記入すること。
　　　3.　最終の記載以降は、「以下、余白」と記入すること。

別紙様式5

令和　年度　施術管理者研修　実施状況報告書

公益財団法人
代　表　理　事

回　数	開　催都道府県名	開　催　日	会　　場（会場名・住所・電話番号）	定　員	受講申込者数	受講者数	修了者数	備　考
		〜						
		〜						
		〜						
		〜						

（注）　1．記載は開催日順に記入すること。
　　　　2．複数の都道府県を纏めて開催する場合は、備考欄に開催都道府県名を含めた全ての都道府県名を記入すること。
　　　　3．最終の記載以降は、「以下、余白」と記入すること。

柔道整復

第3　柔道整復師の施術

○柔道整復師の施術に係る療養費の算定基準の改定について

（昭40.3.10　保発　11の2）

　標記については，昭和40年3月10日保発第11号をもって保険局長から都道府県知事あて通知された
ところであるが，同通知中後療回数の標準を廃止することとしたのは，最近における施術の実態にそ
うよう考慮したものである。しかしながら，部位症状等に応じ，必要の程度において行うべきことに
はかわりないので，これによって，まんぜんと後療を続けることのないようこの点関係者に対して指
導の徹底を期されたい。

○「受領委任の取扱いとすることが認められている柔道整復の施術所における老人保健法に定める一部負担金に相当する金額の取扱いについて」の廃止について（通知）

（平14.9.27　保総発0927001・保医発0927001）

　健康保険法等の一部を改正する法律（平成14年法律第102号）が平成14年10月1日から施行される
ことに伴い，「受領委任の取扱いとすることが認められている柔道整復の施術所における老人保健法
に定める一部負担金に相当する金額の取扱いについて」（平成12年12月13日保険発第221号都道府県老
人保健主管部（局）老人保健主管課（部）長あて厚生省保険局企画課長・医療課長通知）についても
平成14年9月30日をもって廃止し，同年10月1日以降の施術については健康保険法その他医療保険各
法と同様，「柔道整復師の施術に係る療養費の算定基準の実施上の留意事項等について」（平成9年4
月17日保険発第57号）の第7一部負担金に定めるところによることとなるので，その取扱いに遺漏の
ないよう管下施術所等関係者に対し周知徹底を図るとともに，住民への情報提供についても特段の配
慮をお願いしたい。

○柔道整復に係る療養費支給申請書の「負傷の原因」欄の記載について（通知）

（平16.5.28　保医発0528001）

　標記については，「『業務災害，通勤災害または第三者行為以外の原因による』，『第三者行為による。
（自動車事故，その他の事故）』，『業務災害（通勤災害・第三者行為）の疑いがある原因による。』」等
の記載で差し支えないこととしているが，平成16年7月1日以降の施術分より，以下のように取扱う
こととしたので，関係者に周知徹底を図るとともに，その取扱いに遺漏のないようご配慮を願いたい。

記

　施術部位が4部位以上の請求書において，4部位目を所定料金の100分の33に相当する金額により
算定することとなる場合は，すべての負傷名にかかる具体的な負傷の原因を療養費支給申請書に記載
することとしたこと。
　なお，「負傷の原因」欄に書ききれない場合は，同欄を支給申請書の裏面に印刷及びスタンプ等に
より調製し，又は「摘要」欄に負傷の原因を記載して差し支えないこととしたこと。また，別紙に負

傷の原因を記載して療養費支給申請書に添付することも差し支えないこととしたこと。

○柔道整復師の施術に係る療養費の取扱いについて

（平16. 6.29　保医発0629001）

　標記については，平成11年10月20日付老発第682号・保発第144号により取り扱われているところであるが，今般，受領委任に係る施術管理者について下記のとおり取扱いを明確化したので，関係者に周知するとともに，その取扱いに遺漏のないようご配慮を願いたい。

記

1．施術管理者は，施術所に勤務する柔道整復師が行う施術も含め，当該施術所における受領委任にかかる取扱い全般を管理する者であることから，一人の柔道整復師が複数の施術所の施術管理者となることは原則として認められないものであること。
2．例外的に複数の施術所の施術管理者となる場合については，同時に複数の施術所の管理はできないことから，各施術所における管理を行う日時（曜日）を明確にさせる必要があること。

【疑義解釈】

○柔道整復施術療養費に係る疑義解釈資料の送付について（その１）

（平22．6 .30　医療課事務連絡）

（令４．5 .27　医療課事務連絡）

　「柔道整復師の施術に係る療養費の算定基準の一部改正について」（平成22年５月24日保発0524第１号）等については，「柔道整復の施術に係る療養費について」（平成22年５月24日保医発0524第３号）等により，平成22年６月１日より実施しているところであるが，今般，その取扱いに係る疑義解釈資料を別添のとおり取りまとめたので，参考までに送付いたします。

〈別添〉

受領委任の取扱いに係る改正関係

【8／20提出期限の届書関係】

（問１）　8/20までに地方厚生（支）局等に送付する様式第２号及び第２号の２の添付資料は必要か。

（答）　１度提出いただいているものであり，今回は要しない。

（問２）　8/20までに地方厚生（支）局に送付する様式第２号又は第４号に，厚生（支）局長名及び都道府県知事名の記載は必要か。

（答）　省略可とする。

（問３）　8/20までに届出をしなかった場合，９月１日以降は受領委任の取扱いができなくなるのか。

（答）　届出をしなかったとしても，９月１日に新の契約をしたものとみなされるが，督促等をしても提出がない場合には，指導の対象とすることもある。

（問４）　8/20までに地方厚生（支）局に送付する様式第２号において，開設者が法人の場合は，開設者の氏名及び住所欄にはどのように記載すればよいか。

（答）　保健所への開設届（法人名，法人の代表者及び法人の主たる住所）と同様に記載されたい。

【支給申請書関係】

（問５）　新たな申請書様式が示されたが，６月請求分からこの新様式を使用しなければならないか。

（答）　新様式を使用するのが望ましいが，当面は従前の様式を一部修正し使用可とする。この場合の修正方法（訂正印不要）は次のとおりとする。

① 後療料の３部位目の逓減率欄の「80」を取消線で抹消し，「70※」に修正

② ①と同じ行の多部位欄の「0.8」を取消線で抹消し，「0.7※」に修正

③ なお，後療料の４部位目の欄は，治癒後，新たに負傷が発生した場合等，適宜，逓減率欄等を修正して使用できるものとする。

※令和６年７月時点の逓減率は60％（0.6）。

（問６） 脱臼又は骨折に対する施術に係る医師の同意を得た旨については，施術録だけでなく申請書にも記載する（同意年月日，同意した医師の氏名）こととなったところ。医師の同意を受ける際，患者が医師の氏名の確認をせず，治療を受ける場合等があるが，そういった場合，支給申請書に医師の氏名まで記載する必要があるか。

（答） 医師の氏名までの記載を原則とする。しかし，総合病院等の医師から同意を得た場合等で，後に確認するも医師の氏名の確認が困難な場合には，同意年月日，医療機関名及び患者より聴取の旨等の記載でも差し支えない。

記載例

$\left(\begin{array}{l}\text{同意年月日　平成○年○月○日} \\ \text{○○総合病院　整形外科担当医　患者より聴取}\end{array}\right)$

（問７） 脱臼又は骨折に対する施術に係る医師の同意を得た旨は，毎月の支給申請書ごとに記載する必要があるのか。

（答） 毎月の支給申請書ごとに必要となる。

（問８） 平成23年１月から，支給申請書に施術日の記載が義務づけられるが，それに伴う支給申請書様式は示されるのか。

（答） 現在の様式の変更も含めて，年内に標準様式をお示しする予定。

（問９） ３部位目を所定料金の100分の70【編注；現100分の60】に相当する金額により算定することとなる場合は，すべての負傷名にかかる具体的な負傷の原因を申請書の「負傷の原因」欄に記載することとあるが，４部位目や５部位目の負傷の原因も書く必要があるのか。

（答） すべて記載する必要がある。

（問10） ３部位目を所定料金の100分の70【編注；現100分の60】に相当する金額により算定することとなる場合は，すべての負傷名にかかる具体的な負傷の原因を申請書の「負傷の原因」欄に記載することとあるが，３部位目が初回の施術で終了し，２回目の施術（後療料の算定）が２部位となった場合は，負傷の原因を書く必要があるのか。

（答） ３部位目を所定料金の100分の70【編注；現100分の60】に相当する金額により算定するこ

第3　柔道整復師の施術

ととならないので，負傷の原因を記入する必要ない。

　　ただし，負傷の原因の記載を制限しているものではないので，初回の請求の場合であっても，1,2部位のみの請求等の場合であっても負傷の原因を記載することが望ましい。

【部位数等の逓減関係】

> **(問11)**　本年6月から後療料の4部位目以降は，療養費の算定ができないが，算定できない分について，自費で請求してもよいか。

(答)　後療料の4部位目以降に係る費用については，3部位までの料金に含まれることとしており，自費で請求はできない。

　　なお，初回の施術においては，これまでどおり算定可能である。

　　（参考）

「柔道整復師の施術に係る療養費の算定基準の一部改正について（通知）」（平成22年5月24日保発0524第1号）の備考3のなお書き参照

【受領委任の取扱いの中止関係】

> **(問12)**　複数の施術所の開設者であって，そのうち1つの施術所において受領委任の取り扱い中止が行われた場合，その他の施術所についても中止措置を行えるか。

(答)　新たな開設はできなくなるが，その他の施術所にかかる分は中止にはできない。

> **(問13)**　法人を開設者とする場合の施術所の施術管理者が受領委任の取扱いの中止を受けた場合，その施術所の開設者であった法人が新たな他の施術所の開設者になることができるか。

(答)　できない。

【施術所の廃止・開設関係】

> **(問14)**　新たに施術所を開設した場合，受領委任の取扱いの申し出の受理日（地方厚生（支）局又は都府県事務所の受理日）が受領委任の取扱いの開始日となるのか。

(答)　そのとおり。

> **(問15)**　新たに施術所を開設し，保健所への開設の届出はすぐに行ったが，受領委任の取扱いの申し出が遅れてしまった。開設日から受領委任の取扱いはできないか。

(答)　地方厚生（支）局又は都府県事務所の受理した日が受領委任の取扱いの開始日となるので，すみやかに提出するよう努められたい。

> **(問16)**　今回の改正により，施術所の移転については，保健所への廃止・開設の届出に併せて，改めて確約書（様式第1号）及び受領委任の申し出を行うことになったが，その際，受領委任の登録番号は新たに付されるのか。

（答）　新たに付されることとなる。（様式第３号により施術管理者へ通知される。）

（問17）　施術所の移転（住所変更）については，受領委任の取扱いの届出の受理日（地方厚生（支）局又は都府県事務所の受理日）が受領委任の取扱いの開始日となるのか。

（答）　そのとおり。ただし，移転前の施術所から引き続いて移転後の施術所において施術を行う場合等希望がある場合は，開設日を受領委任の取扱いの開始日として差し支えない。

（問18）　施術所の移転（住所変更）について，受領委任の取扱いの申し出が大きく遅れてしまったが，開設の日に遡って承諾してもらえるか。

（答）　施術所の移転の場合，一般的には継続的に施術が行われることが原則であり，また，患者の利便性を考慮し，受領委任の取扱いについてもすみやかに手続きされることが適切である。したがって，受領委任の取扱いの申し出が，大きく遅れる場合（保健所への開設の届出をしてから，２週間程度を超える場合など）は，継続とせず，地方厚生（支）局又は都府県事務所の申し出日を受理日として取り扱うなど，個々の状況に応じて対応することになる。

（問19）　施術所の移転（住所変更）について，保健所への届出の廃止の日と開設の日が離れている場合（１日廃止，３日開設など）でも，継続とみなして開設日を受領委任の取扱いの開始日とできるか。また，廃止と開設の日が大きく離れている場合も同様に考えてよいか。

（答）　開設日を受領委任の取扱いの開始日とできる。ただし，廃止日と開設日が大きく離れる場合（２週間程度を超える場合など）は，継続とせず，地方厚生（支）局又は都府県事務所の申し出日を受理日として取り扱うなど，個々の状況に応じて対応することになる。

（問20）　受領委任の取扱いの申し出を行った際，添付資料等の不備により後日必要書類を提出することになったが，最初に申し出を行った日に遡って受領委任の取扱いは認められるのか。

（答）　必要な確認書類がなく，事実確認がほとんどできないような場合については返戻扱いとなる。返戻扱いとならない場合については，すみやかに補正を行い，最初の申し出日を受領委任の取扱いの開始日として差し支えない。

【領収証・明細書関係】

（問21）　「正当な理由」がある場合，領収証や明細書の発行義務が免除されるとのことだが，「正当な理由」とは何か。

（答）　患者本人から不要の申し出があった場合である。

（問22）　削除

柔道整復

> **（問23）**　明細書発行に係る実費徴収の費用について，領収証の発行は行うのか。

（答）　特に決められていないが，本人の要請があれば当該費用にかかる領収書の発行は必要となる。

> **（問24）**　患者の求めに応じて，領収証を1ヶ月単位で発行することは可能か。

（答）　窓口で一部負担金を受け取るごとに発行するのが原則であるが，患者の求めに応じて1ヶ月単位等まとめて発行することも差し支えない。ただし，領収証発行の趣旨を踏まえ，施術日ごとの一部負担金がわかるようにするのが望ましい。

その他

【算定基準関係】

> **（問25）**　「殿部挫傷」「足底部挫傷」等，算定基準上に明記されていない負傷について，療養費の算定は可能か。

（答）　挫傷の部位として算定基準上に明記されていない負傷であっても，筋が存在する部位については挫傷が発生し得るので，これらについては保険者において算定の対象として差し支えない。なお，負傷名についても「殿部挫傷」「足底部挫傷」等とする。

【法人が開設した場合の取扱い】

> **（問26）**　法人が開設者の場合，受領委任の取扱いに係る申し出の開設者名は，どの様に記載するのか。

（答）　保健所への開設届（法人名，法人の代表者及び法人の主たる住所）と同様に記載されたい。

○柔道整復施術療養費に係る疑義解釈資料の送付について（その2）

（平23．3．3　医療課事務連絡）

（令4．5.27　医療課事務連絡）

　柔道整復師の施術に係る療養費については，「柔道整復師の施術に係る療養費について」（平成22年5月24日保発0524第2号）等により実施しているところであるが，今般，その取扱い等に係る疑義解釈資料を別添のとおり取りまとめたので，参考までに送付いたします。

　〈別添〉

申請書様式の変更関係

【一般的事項】

> **（問1）** 新様式については，これを統一様式とするとのことだが，どの程度の変更ができるのか。

（答） 今回の新様式の統一化は，柔道整復施術療養費の審査の効率化及び適正支給の迅速化等を目的としたものであり，氏名，生年月日，住所等それぞれ記入欄の位置関係の固定を基本としたところ。なお，枠外の余白の範囲内で記入欄の幅を調整するなど，適宜微調整は差し支えない。

> **（問2）** 施術日記載欄については，カレンダーの数字に○を印字する場合，ズレが生じることがあるので，プレ印刷ではなくカレンダーと○を同時に印刷することとしても良いか。

（答） 施術日が下記例示のように印字されていれば差し支えない。

（例）

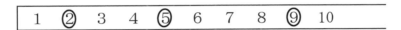

> **（問3）** 受取代理人欄の年月日は，印字で良いか。また，当該委任欄の住所についても印字で良いか。

（答） これまでどおり，印字でも差し支えない。

> **（問4）** 新様式に使用する紙及び枠線等の色の指定はあるのか。

（答） 特に指定はしていない。

> **（問5）** 保険種別欄の空白部分は何かに使用するのか。

（答） 1～6以外の制度で，今回の新様式を使用する場合，例えば自衛官等の給付などの場合は，空欄に「自」と記載するなどしてご活用いただきたい。

> **（問6）** 保険種別欄等○を付けるものは，直接印字してもよいか。

（答） 保険者等への申請の段階で，下記例示のように，今回の新様式の形式になっていれば，直接印字する方法でも差し支えない。

（例）　　　　印字前　　　　　　　　　　　　　　印字後

本家区分	

→

本家区分	2.本人 : 8.高一
	(4.六歳)
	6.家族 : 0.高7

（問7）　支払機関欄は，前もって特定の金融機関名等を申請書に直接印刷してあってもよいか。

（答）　印刷でも差し支えないが，下記例示のように，記載欄に沿って記載されたい。

（例）

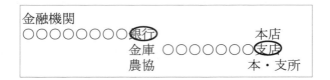

（問8）　新様式の欄外は自由に使用してよいか。

（答）　施術者団体名，保険者名及び整理番号等の記載など軽微な活用は差し支えないが，できる限り控えていただきたい。

（問9）　従来の様式を取り繕って使用できる期間は，平成23年6月の施術分までと考えてよいか。

（答）　そのとおり。

（問10）　平成23年7月の施術分からは，今回の新様式のみ使用し，従来の様式は使用できないと考えてよいか。

（答）　そのとおり。

（問11）　施術管理者が施術団体の長等に療養費の受領を委任する際の委任の記載例が示されているが，委任する場合と委任しない場合があり，2種類の様式でなく，今回の新様式1種類のみで対応できる方法はないか。

（答）　下記記載例のように記載されたい。

（記載例）

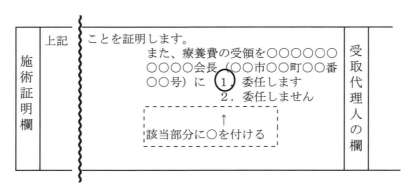

（問12）　施術管理者が施術団体の長等に療養費の受領を委任する際の委任の記載例が示されているが，団体の長の氏名や住所は省略してもよいか。

（答）　任意団体である場合は，患者及び保険者等が療養費の受領を委任した相手方である団体の所在を明らかにする必要があるため，省略はできない。

（問13）　施術部位数が３部位以上の場合等で，一部の部位に係る負傷が先に治癒したことにより逓減率が変更になった場合，変更後の逓減率に応じた所定の記載欄が不足する場合があるが，どのように記載したらよいか。

（答）　摘要欄に下記記載例のように記載されたい。また，合計欄には当該金額を合計した金額を記載されたい。

（記載例）

```
摘　要
＊＊年＊＊月＊＊日逓減該当
     ┌ 500×10＝5,000 ┐
     │  75×10＝  750 │ ×0.7【編注；現0.6】＝4,235【同；3,630】
     └  30×10＝  300 ┘
```

【公費負担医療分等の申請関係】

（問14）　公費負担医療分等（地方単独事業等を含む。以下同じ。）の申請についても，今回の新様式を使用しなければならないのか。

（答）　今回の新様式については，柔道整復施術療養費の審査の効率化及び適正支給の迅速化等に資するため，健康保険，国民健康保険，後期高齢者医療制度に係る申請の際に使用する様式を統一的にしたものであって，公費負担医療分等の申請については，地域によりその取扱いが異なるため，今回の新様式の使用を限定していない。公費負担医療分等の申請については，当該申請窓口に使用の適否を確認するなど対応願いたい。

　なお，公費負担医療分等の申請も併せて国民健康保険団体連合会（以下，「国保連合会」という。）に申請（送付）する場合などで，請求金額等の記載欄等が不足する場合には，その対応等について国保連合会に確認いただきたい。

（問15）　これまで，公費負担医療分等の申請書と国民健康保険分の申請書をそれぞれの申請窓口に分けて申請していたが，今回の新様式１枚で申請ができるのか。

（答）　分けて申請していた場合は，これまでどおり分けて申請していただくことになる。

（問16）　これまで，公費負担医療分等も併せて申請書１枚で国保連合会に申請（送付）していたが，今回の新様式も１枚で申請することができるのか。

（答）　今回の新様式を使用して，これまでどおり１枚で申請可能であるか国保連合会に確認されたい。なお，申請の際，請求金額等の記載欄等が不足する場合の対応等についても国保連合

柔道整復

会に確認いただきたい。

【複数月の申請関係】

〔→下記の問17～19の網掛けは平成29年11月2日事務連絡・問8により，平成30年4月1日以降適
　用されていない。〕

(問17)　受領委任の取扱規程第4章23⑵より，「～ただし，月単位で作成することが困難な場
　　　　合には，一の申請書において各月の施術内容が分かるように作成すること。」とあるが，
　　　　これに該当する場合，今回の新様式により申請は可能か。

(答)　これまでどおり申請可能である。この場合の申請書への記載方法については，下記記載例
　　　を参照願いたい。

（記載例）

摘　要	（内訳）	合　　計	3	5	0	0	0	円
	1月 10回 14,000円	一部負担金			3		割	円
	2月 10回 14,000円	請求金額	2	4	5	0	0	円
	3月　5回　7,000円	※						円

(問18)　1申請書で複数月の申請がある場合で，平成23年7月以降も引き続き施術を行う場合，
　　　　今回の新様式はどのように取り扱ったらよいか。

(答)　例えば平成23年5月以降引き続き6，7月の施術分がある場合など，7月の施術分が含ま
　　　れる場合は，今回の新様式を使用されたい。

(問19)　1申請書で複数月の申請がある場合，施術日欄はどのように記載するのか。

(答)　施術日の記載方法については，最後の施術月分について今回の新様式の所定の欄に記載す
　　　ることとし，その他の施術月の施術日については，欄外の下方に下記例示のように同様の記
　　　載欄を設け記載されたい。

　　　　なお，さらに書ききれない場合は，別紙に同様の記載をして申請書に添付されたい。

（例）

1月分施術日	1	2	3	4	5	⑥	7	8	9	10	11	12	13	⑭	15	16	17	18
2月分施術日	1	②	3	4	5	6	7	8	⑨	10	11	12	13	14	15	⑯	17	18

・
・
・

その他

【療養費支給申請書等の記載関係】

> **(問20)** 3部位目を所定料金の100分の70【編注；現100分の60】に相当する金額により算定することとなる場合は，すべての負傷名にかかる具体的な負傷の原因を申請書の「負傷の原因」欄に記載することになったが，施術が継続する場合，毎月同様に記載しなければならないか。
> また，具体的な負傷の原因はどの程度まで記載が必要か。

(答) 「負傷の原因」は，保険者等での確認が容易になるよう，申請書ごとに記載をされたい。
また，具体的な負傷の原因は，どこで，どうして，どうなったか等負傷等に至った状況がわかるよう次の記載例を参考にされたい。

（負傷の原因の記載例）

1．私用で自転車に乗って買い物に行く途中，縁石に乗り上げ転倒して負傷
2．自宅で階段を踏み外し転落して負傷
3．学校でサッカーの部活中，ボールを強くキックしたときに捻り負傷

など

> **(問21)** 施術録は誰が記載するのか。施術管理者や勤務する柔道整復師が記載することでよいか。

(答) そのとおり。所見や施術経過等，施術に係るものは実際に施術を行った柔道整復師が記載するものであり，例えば複数の柔道整復師が施術にあたる場合は，署名等を行って，施術をした柔道整復師がわかるようにしておく必要がある。

【施術所の廃止・開設関係】

> **(問22)** 移転は伴わないが，施術管理者が交代したため，交代後，2，3日経過してから届出をしたが，実際に交代した日に遡って受領委任の取扱いはできないか。

(答) 施術管理者が交代する場合は，受領委任の取扱いを新たに開始する新設の扱いと同様に，地方厚生（支）局又は都府県事務所の受理した日が受領委任の取扱いの開始日となるので，すみやかに提出するよう努められたい。

> **(問23)** 施術管理者でない施術所の開設者が交代する場合，受領委任の取扱いに係る手続きは様式第4号での変更手続きのみでよいか。

(答) 様式第4号での変更手続きのみで差し支えない。なお，様式第4号には，開設者が選任したことを証する書類（「柔道整復師の施術に係る療養費について」（平成22年5月24日保発0524第2号厚生労働省保険局長通知）の別添1別紙第1章5及び別添2第1章5参照）及び

柔道整復

開設者の変更等が確認できる書類を添付されたい。

(問24)　日曜日や休日から受領委任の取扱いを開始できないか。

(答)　受領委任の取扱いの開始日は，地方厚生（支）局又は都府県事務所が受理した日を原則としているが，土・日曜日又は休日（以下「休日等」という。）に開始を希望する施術所もあることから，地方厚生（支）局又は都府県事務所に事前に休日等に開始したい旨の申し出（様式第1号，2号，2号の2及び選任届を提出。その際，様式第2号の備考欄に「○月○日開設希望」と希望日を付記することとする。）があり，当該休日等明けの翌開庁日に改めて手続きが行われた場合には，希望のあった当該休日等を受領委任の開始日として差し支えない。

(問25)　保健所によっては，施術所の所在地変更（移転を伴わない場合を除く。）を変更届けで取り扱うところがあるが，その場合，受領委任の取扱いは様式第4号での変更手続きのみでよいか。

(答)　所在地変更の場合は，廃止，新設の手続きが必要となる。

　　なお，地番の変更等移転を伴わない場合は，様式第4号での変更手続きで差し支えない。

【領収証・明細書関係】

(問26)　領収証及び明細書の様式は，厚生労働省保険局医療課長通知で示されたものと同じ様式でなければならないか。

(答)　通知で示した様式は標準様式であり，同等の内容が示された様式であれば差し支えない。

(問27)　削除

【算定基準関係】

(問28)　両側の肩関節の捻挫と同時に生じた背部打撲に対する施術料はそれぞれ算定可能か。また，一側の肩関節の捻挫と同時に生じた背部打撲に対する施術料はそれぞれ算定可能か。

(答)　「柔道整復師の施術に係る算定基準の実施上の留意事項」（平成9年4月17日保険発第57号医療課長通知）の第5の4(1)イでは，「左右の肩関節捻挫と同時に負傷した頸部捻挫又は背部打撲に対する施術料は，左右の肩関節捻挫に対する所定料金のみにより算定すること。」とされているが，両側の肩関節の捻挫と同時に生じた背部（下部に限る）の打撲については，第5の4(1)カ④「算定可能な部位の負傷例（脱臼・打撲・捻挫・挫傷の場合）」の4によりそれぞれ算定可能である。また，一側の肩関節の捻挫と同時に生じた背部打撲については，第5の4(1)カ④「算定可能な部位の負傷例（脱臼・打撲・捻挫・挫傷の場合）」の2によりそれぞれ算定可能としているが，同側の背部打撲（上部）については算定できない。

(問29)　「柔道整復師の施術に係る算定基準の実施上の留意事項」（平成9年4月17日保険発

第57号医療課長通知。以下「留意事項通知」という。）の第5の4(1)近接部位の算定方法ア〜オでは「同時に生じた負傷」についての算定方法が示されているが，同時ではなく，それぞれ別に負傷した場合には，同時に負傷した場合と区別してそれぞれ算定してもよいか。

（答） 「留意事項通知」第5の4(1)オなお書に記載されているとおり，施術期間中に発生した同一部位又は近接部位の負傷に係る施術料は，それぞれ別に負傷した場合であっても同時に生じた負傷の場合と同様の取扱いとすることとされており，区別してそれぞれ算定することはできない。

○柔道整復施術療養費に係る疑義解釈資料の送付について

（平25．4.24　医療課事務連絡）

「柔道整復師の施術に係る療養費の算定基準の一部改正について（通知）」（平成25年4月24日保発0424第1号）等については，「柔道整復の施術に係る療養費について（通知）」（平成25年4月24日保医発0424第1号）等により，平成25年5月1日より実施することとしているが，今般，その取扱いに係る疑義解釈資料を別添のとおり取りまとめたので，参考までに送付いたします。

〈別添〉

適正化のための運用の見直し関係

【3ヶ月を超えて頻度の高い施術を行う場合の理由書の添付の関係】

（問1） 打撲・捻挫の施術が3月を超えて1月間の施術回数の頻度が高い施術を行う場合には，長期施術継続理由書に，負傷部位ごとに，症状及び3月を超えて頻度の高い施術が必要な理由を記載することとされましたが，その様式及びその記載方法はどのようになるのか。

（答） 様式については，「柔道整復師の施術に係る療養費の算定基準の実施上の留意事項等について（通知）」（平成9年4月17日付保険発第57号）の別紙「柔道整復師の施術に係る算定基準の留意事項」第5の3(1)の別紙様式1（長期施術継続理由書）を活用されたい。

なお，記載方法については，

① 打撲・捻挫の施術が初検の日から3月を超えて継続する場合（②に該当する場合を除く）には，長期施術継続理由書の上欄部分に，3月を超えて施術が必要となる理由等（以下「長期施術継続理由等」という。）を

② 打撲・捻挫の施術が初検の日から3月を超えて継続し，かつ，1月間の施術回数の頻度が高い場合には，長期施術継続理由書の下欄部分に，3月を超えて頻度の高い施術を行う理由等（以下「長期頻回施術理由等」という。）を

第3　柔道整復師の施術

記載することとなるので，長期施術継続理由書への記載は上欄部分又は下欄部分の記載のいずれか一方に行うこととなる。

したがって，申請書の摘要欄に記載する場合にあっては，長期施術継続理由等又は長期頻回施術理由等のいずれかを記載すれば足りることとなるので，この点について留意されたい。

> **（問2）**　「施術が3月を超えて継続する場合について，1月間の施術回数の頻度が高い場合は，・・・」とあるが，頻度が高い場合とは何回を指すのか。

（答）　平成24年3月12日付け保険局医療課長，保険課長，国民健康保険課長及び高齢者医療課長連名通知「柔道整復師の施術の療養費の適正化への取組について」（保医発0312第1号，保保発0312第1号，保国発0312第1号，保高発0312第1号（以下「平成24年3月12日通知」という。））〔本書未掲載〕において示してあるのと同様に，頻度の高い施術とは，1月当たり10〜15回以上であるものを想定している。

【経済上の利益の提供の関係】

> **（問3）**　「経済上の利益の提供により，患者が自己の施術所において施術を受けるように誘引してはならない」とあるが，「経済上の利益の提供」とは主にどのようなことを指すのか。

（答）　温泉旅行のプレゼント，商品の配付等の経済上の利益の提供により患者を誘引することを指す。

【申請書の受取代理人の欄に代理記入する場合のやむを得ない理由の関係】

> **（問4）**　申請書の受取代理人の欄に代理記入する場合の「やむを得ない理由」の例示については，患者から聴取し申請書に記載することは，個人情報保護の観点から問題となるのではないか。

（答）　施術者が代理記入する場合のやむを得ない理由を申請書に記載させることを意図したものではなく，代理記入することが許される場合の例示を，受領委任の協定及び取扱規程に明記することにより，代理記入が真にやむを得ない理由がある場合に限られるという趣旨を明確にするものである。

【申請書への郵便番号，電話番号の記入の関係】

> **（問5）**　申請書の「住所」欄には住所のほか郵便番号，電話番号の記入を求めることとあるが，郵便番号，電話番号の記載は必ず必要か。

（答）　患者に郵便番号・電話番号の記入を求めた結果として，患者の理解が得られず，記入がない場合は，これらの記入が無いまま申請書を提出することでやむを得ない。

従って，郵便番号・電話番号の記載が無いことのみをもって，不支給とする取扱いとはしないものである。

（問6） 申請書に記入する被保険者等の郵便番号，電話番号は印字で良いか。

（答） 郵便番号・電話番号を記載することについて，患者の了解を得ているのであれば，印字でも差し支えない。

【柔道整復師の氏名の掲示の関係】

（問7） 柔道整復師の氏名の掲示は，何処にどの様にすれば良いか。

（答） 施術所において施術を行う柔道整復師の氏名（下記例示参照）が，当該施術所入り口や待合室などの見えやすい場所に掲示されていれば良い。

（例）

```
┌─────────────────────────────┐
│  当院の施術管理者（柔道整復師）       │
│  氏名＿＿＿＿＿＿＿＿＿＿＿          │
│                             │
│  当院の勤務柔道整復師              │
│  氏名＿＿＿＿＿＿＿＿＿＿＿          │
│  氏名＿＿＿＿＿＿＿＿＿＿＿          │
└─────────────────────────────┘
```

【療養費を請求する上での患者への注意事項の関係】

（問8） 療養費を請求する上での注意事項の患者への説明は，具体的に何を説明すればいいのか。

（答） 患者に対し，療養費の支給対象となる負傷の範囲，受領委任の仕組みなどについて，丁寧に説明をしていただきたい。

なお，別紙（平成24年3月12日通知の別添3-1，柔道整復師の施術を受けられる方へ）を活用するなど，書面による説明でも差し支えない。

【申請書の様式の関係】

（問9） 申請書の様式については，印刷済みの従来の様式の申請書がなくなるまでの間，取り繕って使用しても問題ないと考えて良いか。

（答） そのとおり。

なお，その場合の修正方法（訂正印不要）は，

① 後療料の3部位目の逓減率欄の「70」を取消線で抹消し「60」に修正

② ①と同じ行の多部位欄の「0.7」を取消線で抹消し「0.6」に修正

③ なお，後療料の4部位目の欄は，治癒後，新たに負傷が発生した場合等，適宜，逓減率欄等を修正して使用できるものとする。

柔道整復

別紙

柔道整復師の施術を受けられる方へ

対象となる負傷

◆ 医師や柔道整復師の診断又は判断により、<u>急性又は亜急性の外傷性の骨折、脱臼、打撲及び捻挫で、内科的な原因による疾患ではないもの</u>

健康保険等を使えるのはどんなとき

◆ 医師や柔道整復師に、<u>骨折、脱臼、打撲及び捻挫等（いわゆる肉ばなれを含む。）と診断又は判断され、施術を受けたとき。</u>（骨折及び脱臼については、応急手当をする場合を除き、あらかじめ医師の同意を得ることが必要です。）
◆ <u>骨・筋肉・関節のケガや痛みで、その負傷原因がはっきりしているとき。</u>
　　●主な負傷例
　　・日常生活やスポーツ中に転んで膝を打ったり、足首を捻ったりして急に痛みがでたとき

　※医師や柔道整復師の診断又は判断等により健康保険等の対象にならないものの例
　　・単なる（疲労性・慢性的な要因からくる）肩こりや筋肉疲労。
　　・脳疾患後遺症などの慢性病や症状の改善のみられない長期の施術。
　　・保険医療機関（病院、診療所など）で同じ負傷等の治療中のもの。
　　・労災保険が適用となる仕事中や通勤途上での負傷。

治療をうけるときの注意

◆ 健康保険は治療を目的としたものであり、<u>上記※のように健康保険等の対象にならない場合もありますので、負傷の原因は正確にきちんと伝えましょう。</u>
◆ 療養費は、本来患者が費用の全額を支払った後、自ら保険者へ請求を行い支給を受ける「償還払い」が原則ですが、柔道整復については、例外的な取扱いとして、患者が自己負担分を柔道整復師に支払い、柔道整復師が患者に代わって残りの費用を保険者に請求する「受領委任」という方法が認められています。このため、多くの接骨院等の窓口では、病院・診療所にかかったときと同じように自己負担分のみ支払うことにより、施術を受けることができます。
◆ 「受領委任」の場合は柔道整復師が患者の方に代わって保険請求を行うため、施術を受けたときには、<u>柔道整復施術療養費支給申請書の受取代理人欄（住所、氏名、委任年月日）に原則患者の自筆による記入が必要となります。</u>
◆ <u>施術が長期にわたる場合は、内科的要因も考えられますので、医師の診察を受けましょう。</u>
◆ <u>平成22年9月の施術分より、窓口支払いの領収証が無料発行されることになりました。医療費控除を受ける際に必要になりますので、大切に保管しましょう。</u>

○柔道整復施術療養費に係る疑義解釈資料の送付について（その２）

（平25．6.11　医療課事務連絡）

　「柔道整復師の施術に係る療養費の算定基準の一部改正について（通知）」（平成25年４月24日保発0424第１号）等については，「柔道整復の施術に係る療養費について（通知）」（平成25年４月24日保医発0424第１号）等により，平成25年５月１日より実施しているところであるが，今般，その取扱いに係る疑義解釈資料を別添のとおり取りまとめたので，参考までに送付いたします。

〈別添〉

適正化のための運用の見直し関係

【３ヶ月を超えて頻度の高い施術を行う場合の理由書の添付の関係】

> **（問１）**　打撲・捻挫の施術が３月を超えて１月間の施術回数の頻度が高い施術を行う場合には，長期施術継続理由書に，負傷部位ごとに，症状及び３月を超えて頻度の高い施術が必要な理由を記載することとされたが，例えば，初検日が３月10日の場合，６月１日から６月30日の施術回数が10〜15回を超えているが，初検から３月を超える６月10日から６月30日までの施術回数が10〜15回に満たない場合，長期頻回施術理由を記載するケースに該当するのか。

　（答）　施術が頻回かどうかについては，歴の上での１月間の施術回数で判断することが基本になるが，「３月を超えて」という場合の「３月」という期間の考え方は長期施術理由と同じく，打撲・捻挫の施術の初検の日から３ヶ月間ということになる。

　　したがって，初検日が３月10日であれば６月10日に「３月を超える」こととなるため，６月10日から６月30日の間に10〜15回以上の施術が行われれば，長期頻回施術理由を記載することとなる。

　　（なお，問１のケースについては，長期頻回施術理由は必要ないこととなるが，保険者の患者照会の目安となる頻回施術については月10〜15回以上としていることから，保険者からの照会の対象となる可能性が高いことはこれまでと変わりはないため，療養費の早期支給につなげる観点からも，長期頻回施術理由を記載することも一つの方策かと考える。）

【その他】

> **（問２）**　平成25年４月24日付け保険局長通知「「柔道整復師の施術に係る療養費について（通知）」の一部改正について」（保発0424第２号）の「４．平成25年５月以降の取扱い」〔＊→編注〕にある「特段の意思表示」とは何を指すのか。

　（答）　特段の意思表示とは，受領委任の取扱いに係る協定又は契約を辞退する意思表示のことを指す。

第3　柔道整復師の施術

```
＊4　平成25年5月以降の取扱い【平成25年4月24日保発0424第2号より抜粋】
　　平成25年5月1日以降，新たに受領委任の取扱いの届け出又は申し出をした者については，改
正後の本通知の取扱いに従うこととすること。
　　また，平成25年4月30日までに既に受領委任の取扱いに係る協定又は契約を締結済みの者につ
いては特段の意思表示がない限り，改正後の協定又は契約を締結したものとみなして，平成25年
5月1日からそれに従うこととすること。
```

○柔道整復施術療養費に係る疑義解釈資料の送付について

（平29.11.2　医療課事務連絡）

　柔道整復師の施術に係る療養費の取扱いについては，「「柔道整復師の施術に係る療養費について」
の一部改正について」（平成29年9月4日保発0904第2号）等により，平成29年10月1日より実施し
ているところであるが，今般，その取扱い等に係る疑義解釈資料を別添のとおり取りまとめたので，
関係者に周知を図るとともに窓口での相談対応等にご活用いただき，個々の事案の状況により判断す
る際の参考とされますようお願いいたします。

〈別添〉

「「柔道整復師の施術に係る療養費について」の一部改正について」関係

【施術の担当方針関係】

(問1)	「健康保険事業の健全な運営を損なうおそれのある経済上の利益の提供又は違法な広告により，患者が自己の施術所において施術を受けるように誘引してはならない」とあるが，「違法な広告」とは主にどのようなことを指すか。
(答)	「違法な広告」とは，柔道整復師法（昭和45年法律第19号）第24条又は柔道整復師法第24条第1項第4号の規定に基づく柔道整復の業務又は施術所に関して広告し得る事項（平成11年厚生省告示第70号）において規定された事項以外の広告を指す。
(問2)	「違法な広告」と誰が判断するのか。
(答)	所管の保健所となる。
(問3)	「施術所が，集合住宅・施設の事業者等に対して金品（いわゆる紹介料）を提供し，患者の紹介を受け，その結果なされた施術については，療養費支給の対象外とする」とあるが，「集合住宅・施設の事業者等」とは主に何を指すか。
(答)	患者が居住する集合住宅の所有者及び管理者や患者が入居する施設（有料老人ホーム等）の事業主やその従業員等である。

【指導・監査関係】

(問4)	「保険者等又は柔整審査会は，療養費の請求内容に不正又は著しい不当があるかどうか確認するために施術の事実等を確認する必要がある場合には，施術管理者に対して領

収証の発行履歴や来院簿その他通院の履歴が分かる資料の提示及び閲覧を求めることができる」とあるが，「領収証の発行履歴や来院簿」が設置されていない場合，「その他通院の履歴が分かる資料」とは，具体的に何を指すか。

（答）　「その他通院の履歴がわかる資料」とは，例えば日計表や施術録など明らかに来院して施術の事実等が確認できる資料である。（留意事項通知別紙第7についても同様）

（問5）　「保険者等又は柔整審査会は，療養費の請求内容に不正又は著しい不当があるかどうか確認するために施術の事実等を確認する必要がある場合には，施術管理者に対して領収証の発行履歴や来院簿その他通院の履歴が分かる資料の提示及び閲覧を求めることができる」とあるが，「資料の提示及び閲覧」は，保険者等又は柔整審査会への呼び出しも可能か。

（答）　そのとおり。ただし，その選定に当たっては，むやみに行うものではなく療養費の請求内容に不正又は著しい不当があるかどうか確認するために施術の事実等を確認する必要や公平性を担保する観点から，内部意思決定等の所要の手続きを行うものとする。

【申請書の作成関係】

（問6）　「3　適用月」において，「ただし，別添2第4章24については，平成30年4月1日から実施するものである」とあるが，これは，平成30年4月1日以降に申請するものについて，施術月にかかわらず，すべて対象と考えてよいか。

（答）　そのとおり。

なお，保険者等又は国保連合会から申請書に不備があるとして返戻された申請書については，従前の例による。

（問7）　施術管理者が施術団体の長等に療養費の受領を委任する際の委任の記載については，「柔道整復施術療養費に係る疑義解釈資料の送付について（その2）」（平成23年3月3日事務連絡）の問11の記載例に示すとおり，「受取代理人の欄」ではなく「施術証明欄」への記載となるか。

（答）　そのとおり。

（問8）　「柔道整復施術療養費に係る疑義解釈資料の送付について（その2）」（平成23年3月3日事務連絡）の問17，問18及び問19については，平成30年4月1日以降適用されないと考えてよいか。

（答）　そのとおり。

以　上

柔道整復

第3　柔道整復師の施術

○**柔道整復施術療養費に係る疑義解釈資料の送付について**

（平30．5.24　医療課事務連絡）

　柔道整復師の施術に係る療養費（以下「柔道整復療養費」という。）の取扱いについては，「柔道整復師の施術に係る療養費について」（平成22年5月24日保発0524第2号）等により実施しているところであるが，今般，その取扱い等に係る疑義解釈資料を別添のとおり取りまとめたので，参考までに送付いたします。

　関係者に周知を図るとともに窓口での相談対応等にご活用いただき，個々の事案の状況により判断する際の参考とされますようお願いいたします。

〈別添〉

柔道整復療養費の受領委任を取扱う施術管理者の要件関係

【証明関係】

> **（問1）**　平成29年3月以前に柔道整復の養成施設（大学・専門学校）を卒業し，柔道整復師の資格を取得している者であって，実務経験1年以上を満たしている者が平成30年4月以降に施術管理者になる場合は，研修受講のみで良いか。

（答）　平成30年度における受領委任の届出は，柔道整復師の資格取得後の期間のうち，受領委任の取扱いを行うとして登録された施術所で柔道整復師として実務に従事した経験の期間（雇用契約の期間）を実務経験期間証明書により1年以上の証明が可能であれば，研修の受講のみ必要となる。

　平成30年4月以降の受領委任の届出には，実務経験期間証明書の写と研修修了証の写の添付が必要であり，届出で証明が必要な実務経験期間は，平成33年度までは1年間，平成34年度及び平成35年度は2年間，平成36年度以降は3年間と，届出を行う時期に応じて段階的に実施することとしている。

> **（問2）**　平成30年3月末までに，施術所を開設し，かつ，地方厚生（支）局又は都府県事務所に受領委任の届出を行った場合，実務経験や研修受講の必要はないか。

（答）　受領委任の取扱いの開始日は，地方厚生（支）局又は都府県事務所における受領委任の届出書類を受理した日による。

　受領委任の取扱いの開始日が平成30年3月31日以前の場合は，実務経験期間証明書の写と研修修了証の写は不要である。

　※「柔道整復師の施術に係る療養費について」（平成22年5月24日付け保発0524第2号）
　　別添1別紙の49及び別添2の47の規定（適用除外）が適用

> **（問3）**　平成30年3月末現在に，施術管理者である者は，新たに届出が必要になるのか。

（平成30年 3 月末日に施術管理者として登録されている者は，届出をしなくても同年 4
月 1 日以降も施術管理者を続けることは可能か）

（答） 平成30年 3 月末に施術管理者である者が，同年 4 月 1 日以降も，引き続き，同一施術所で
施術管理者として継続している間は，届出の必要はない。

（問 4 ） 現在，当院（A院）の施術管理者が，平成30年 4 月 1 日以降，別の院（B院）の施術
管理者となる場合は，実務経験と研修受講の証明が必要か。

（答） 事例については，実務経験期間証明書の写と研修修了証の写が必要となる。

なお，施術管理者を継続する場合で，受領委任の取扱いを行うとして登録された施術所（登
録施術所）の移転（住所変更）の場合と，協定から契約又は契約から協定の変更の場合のみ，
実務経験期間証明書の写と研修修了証の写は不要。

実務経験期間証明書の写と研修修了証の写が不要となる施術所の移転（住所変更）とは，
登録施術所において，施術所の名称や開設者の変更等を伴わない変更をいう。

（問 5 ） 以前に務【編注；勤】めていた施術所で自身が施術管理者であった実務経験の期間は，
誰が証明するのか。

（答） 自身が施術管理者であった登録施術所が現存している場合は，現在の開設者又は施術管理
者が証明することとなり，登録施術所が廃止となっている場合は，開設者であった者又は自
分自身となる。

なお，いずれの場合であっても，当該施術所での雇用契約の期間を確認したうえで，証明
することとなる。

（問 6 ） 勤務していた施術所が閉鎖され，管理者（開設者及び施術管理者）の実務経験期間証
明書の交付を受けられない場合の証明はどうなるのか。
・実務経験の証明は，公的機関等の発行する書類が必要となるのか。

（答） 実務経験証明書は，受領委任を取扱う施術所における雇用契約期間について，施術所の管
理者（開設者又は施術管理者）が証明する。

登録施術所の廃止などにより，管理者（開設者又は施術管理者）の実務経験期間の証明が
不可能な場合，「氏名，生年月日，従事期間」欄を記入した実務経験期間証明書に加え，公
的機関が発行する書類（例えば，雇用保険における離職票）や当該施術所からの給与の支払が
確認できる書類など，第三者による雇用契約関係の事実を証明する書類の添付が必要である。

（問 7 ） 施術所の所在地の変更や受領委任の協定又は契約の変更による届出において，「届出
の日以前から，引き続き施術管理者となる場合は，実務経験期間証明書の写し及び研修
修了証の写しの添付は不要」となるが，「引き続き」とは具体的にどの程度の期間か。

(答) 施術管理者として継続性の有無の判断は，原則として施術管理者ではない日が生じないこと。

但し，受領委任の届出に時間を要する事となった場合は，届出（申出）者の手続きにおける諸事情を確認のうえ，平成22年6月30日付事務連絡「柔道整復施術療養費に係る疑義解釈資料の送付について（その1）」18，19による届出書類の受領の取扱いとすること。

(問8) 実務経験の証明は，平成30年3月に養成施設を卒業した者から対象なのか。

（既に免許を取得している者も平成30年4月以降に施術管理者になる場合は実務経験期間証明書の写が必要になるのか。）

(答) 平成30年3月に養成施設を卒業した者に限らず，既に柔道整復師の資格を取得している者が，平成30年4月以降に新たに施術管理者となる場合には，実務経験と研修受講の証明が必要である。

具体的には，施術所の開設後，地方厚生（支）局又は都府県事務所に提出する受領委任の届出書類の添付資料として，実務経験期間証明書の写と研修修了証の写が必要である。

(問9) 現在の施術管理者が死亡し，勤務する柔道整復師が施術管理者となる場合も，実務経験期間証明書の写と研修修了証の写の添付が必要か。

(答) 必要となる。

但し，当該勤務する柔道整復師が施術管理者の要件を満たしていない場合における実務経験期間証明書の写の添付は，必要となる実務経験を満たした後，速やかに提出することとし，研修修了証の写の添付は，届出の日から1年以内に提出することとして差し支えない。

なお，届出の際，実務経験期間証明書の写については，必要となる実務経験を満たした後，速やかに提出する旨を，また研修修了証の写については，届出の日から1年以内に提出する旨を，それぞれ記載した確約書を提出することが必要となる。

【実務経験関係】

(問10) 実務経験期間とはどのような期間なのか。

・平成30年4月以降の期間のみ対象か。

・施術管理者として勤務していないと，実務経験として認められないのか。

(答) 開設者又は施術管理者が実務経験期間証明書により証明する実務経験期間は，柔道整復師の資格取得後の期間のうち，受領委任の取扱いを行うとして登録された施術所において柔道整復師として実務に従事した経験の期間（雇用契約の期間）であり，当該施術所の施術管理者又は勤務する柔道整復師の勤務（雇用契約）期間である。

(問11) 勤務柔道整復師として登録されていたが，正式雇用ではない場合の取扱いについて施術所でのアルバイト期間でもいいのか。

(答)　登録施術所の管理者（開設者又は施術管理者）が雇用契約期間を確認したうえで「実務経験期間証明書」に証明するものであり，証明において雇用形態（常勤，非常勤，パート，アルバイト）や勤務時間は問わない。

　　なお，雇用契約内容が，他の常勤の勤務柔道整復師の勤務時間の 3 分の 2 未満であるなど，いわゆる短時間労働者であった場合でも雇用契約期間として認められるものであれば実務経験期間証明書の作成は可能である。

(問12)　施術管理者としてではなく，勤務する柔道整復師として働く場合，実務経験期間証明書の写と研修修了証の写は必要になるのか。

(答)　施術所に勤務する柔道整復師として働く場合には，実務経験期間証明書の写と研修修了証の写は必要としない。

(問13)　平成30年 3 月末日までに開設し施術管理者となってから 1 年以上経過し，一旦，辞めた（辞退・閉鎖）後，再度，開設して施術管理者となる場合，実務経験期間証明書の写は必要か。

(答)　実務経験期間証明書の写と研修修了証の写は必要である。

(問14)　実務経験期間に，機能訓練指導員の勤務期間は含まれるか。

(答)　実務経験期間は，柔道整復師の資格取得後の期間のうち，受領委任の取扱いを行う登録施術所で柔道整復師として実務に従事した経験の期間（雇用契約の期間）。

　　機能訓練指導員の勤務期間は含まれない。

(問15)　現在，柔道整復の養成施設の教員として勤務している。

　　教員の期間は実務経験に含まれるか。

(答)　受領委任の取扱いを行うとして登録された施術所で柔道整復師として実務に従事した経験の期間（雇用契約の期間）ではないため，実務経験期間には含まれない。

　　また，養成学校の教員の資格があることをもって，実務経験の期間を認めるものではない。

　　なお，当該者が施行日後に新たに受領委任の届出を行う場合，養成施設の教員になるために実務経験を積んだ施術所が登録施術所であれば，当該施術所の管理者から，実務経験期間の証明を受ける必要がある。

(問16)　施術管理者の要件として実務経験を積むための施術所としては何か登録が必要となるのか。

(答)　新たな施術管理者の登録の際に必要となる実務経験を積むための施術所としては，受領委任の届出のほかに必要な手続きはない。

(問17)　「柔道整復師の施術に係る療養費の受領委任を取扱う施術管理者の要件について」（平成30年 1 月16日付保発第0116第 2 号）の別紙 1 「柔道整復療養費の受領委任を取扱う施術管理者の要件に係る取扱について」の 4(2)「関係法令等を遵守した上で，不利益な取扱いを行わないこと。」の「不利益な取扱い」とはどういうものか。

(答)　登録施術所の管理者（開設者又は施術管理者）による適正な雇用を確保するための記載である。例えば，実務経験期間を証明することを理由として，無償で雇用契約するようなことを禁じるためのものである。

(問18)　実務経験を受け入れた場合の雇用条件は，施術所ごとの判断でよいのか。

(答)　各施術所ごとの判断となるが，関係法令等を遵守したうえで不利益な取扱いを行わないようにするべきである。

【研修関係】

(問19)　研修の受講は，実務経験を満たす前に受講しても良いのか。

(答)　そのとおり。

(問20)　現在，償還払のみを取扱っている施術所（受領委任の届出を行っていない）の柔道整復師も，研修受講の必要があるか。

(答)　引き続き，償還払いのみを取扱う施術所は必要ないが，今後，受領委任を取扱うとして受領委任の届出する場合は，地方厚生（支）局又は都府県事務所へ受領委任の届出書類の添付資料として，実務経験期間証明書の写と研修修了証の写が必要である。

(問21)　研修は全ての柔道整復師に対して義務となるのか。

(答)　柔道整復師の資格を取得している全ての者に対しての義務ではなく，新たに受領委任を取扱う施術管理者となる場合は，地方厚生（支）局又は都府県事務所へ受領委任の届出書類の添付資料として，実務経験期間証明書の写と研修修了証の写が必要である。

(問22)　柔道整復師の免許取得後，すぐに施術管理者の研修を受け，実務経験を満たした後，施術管理者として申請しても良いか。

(答)　良い。

研修は，研修受講を修了した証明として，研修修了証を交付されることとなり，研修の終了日から 5 年間の有効期間が設けられている。

研修修了証に記載の有効期間中に，受領委任の届出を行う場合は，新たに研修を受講する必要は無いが，有効期間を経過後，新たに受領委任の届出を行う場合は，あらためて，研修を受講する必要がある。

（問23）　受領委任の届出の後に研修を受講することは可能か。

　　　　　（研修受講の前に受領委任の届出は可能か。）

（答）　　新たに受領委任の施術管理者となる要件の実務経験期間と研修修了が証明可能となった時

　　　　以降に，受領委任の届出を行うものである。

　　　　　（特例措置に該当する場合は除く。）

【届出関係】

（問24）　受領委任の届出にはどのような書類が必要か。

（答）　　別紙，「《各種手続き一覧早見表》」を参照。

【特例対象者】

（問1）　特例の対象となる者はどのような者か。

（答）　　平成30年3月の国家試験で柔道整復師の資格取得後，すぐに施術管理者となる計画をして

　　　　いる者で，同年4月1日から5月末日までに，受領委任の届出を地方厚生（支）局又は都府

　　　　県事務所に提出した者が対象である。（以下「特例対象者」という。）

【特例対象者に係る実務経験関係】

（問2）　特例対象者の実務研修とは，どのようなものか。

（答）　　特例対象者が施術所を開設した後，自身が運営する施術所以外で，受領委任の取扱いを行

　　　　うとして登録された施術所において，柔道整復師の実務を研修するものである。

（問3）　特例対象者が運営する施術所以外で実務研修をする期間の「合計7日間相当（1日あ

　　　　たり7時間程度）」は，具体的に何時間必要か。

（答）　　少なくとも合計49時間（1日あたり7時間×7日間）以上が必要である。

（問4）　特例対象者の実務研修では，賃金の支払が必要か。

（答）　　特例対象者の実務研修は，賃金の支払を必要とするものではない。

（問5）　特例対象者の実務研修を実施する施術所は，特例対象者を保健所及び地方厚生（支）

　　　　局又は都府県事務所に勤務する柔道整復師としての届出が必要か。

（答）　　実務研修であり雇用契約は不要のため，実務研修先の施術所は，当該柔道整復師を勤務柔

　　　　道整復師として届出する必要はない。

　　　　　この場合，実務研修先の施術所での特例対象者の施術は，受領委任の取扱いは認められな

　　　　い。

（問6）　特例対象者が運営する施術所以外で実務研修をする期間の「合計7日間相当（1日あ

　　　　たり7時間程度）」は，必ず1日あたり7時間が必要か。

柔道整復

(答)　「実務研修」は，特例対象者が自身で運営する施術所以外で受けるものであることから，必ず1日あたり7時間が必要なものではない。

　　　例えば，午前中は特例対象者自身が管理する施術所で勤務し，午後のうち3時間を実務研修とし，17日間といった内容でも差し支えない。（合計49時間以上が必要。）

(問7)　特例対象者が管理する施術所以外で実務研修をする登録施術所の要件「現在，若しくは過去に行政処分を受けていないこと」の「行政処分」とは，どのようなものか。

(答)　医政局医事課において公表している「柔道整復師等に対する行政処分一覧表」に掲げられている場合である。

(問8)　特例対象者が管理する施術所以外で実務研修をする登録施術所の要件「施術管理者として継続した管理経験が3年以上あること」は，1つの施術所で継続した期間か。

(答)　1つの施術所で継続した期間のほか，複数の施術所で施術管理者の期間が継続している場合，その継続した期間も含まれる。

(問9)　実務研修をする登録施術所の施術管理者が，継続した管理経験が3年未満の場合，当該施術所での実務研修は，特例対象者に係る実務研修の期間として認められるか。

(答)　特例対象者が実務研修をする登録施術所の施術管理者は，継続した管理経験が3年以上必要であることから，事例の場合は，認められない。

　　　また，実務研修を行う登録施術所の施術管理者が継続した管理経験が3年未満の場合は，実務研修を行ってはならない。

(別紙)

《各種手続き一覧早見表》

	申請書類						添付書類							
	確約書 様式第1号	施術所開設届出書 様式第2号	同意書（勤務者追加用）様式第2号の2	変更届出書 様式第4号	※1 選任証明	※2 免許証（写）	※3 開設届（写）	※3 廃止届（写）	※3 一部変更届（写）	※5 勤務形態を確認できる書類	※6 欠格事由に該当しない旨の申出書	実務経験期間証明書（写）	施術管理者研修修了証（写）	その他
① 受領委任を新たに取り扱うとき	○	○	△	-	△	○	○	-	-	○	○	○	○	-
② 施術管理者が変更したとき	○	○	△	○	△	○	△	-	△	○	○	※7○	※7○	-
③ 新たに柔道整復師を雇用したとき 又は 勤務柔道整復師が退職したとき	-	-	△（雇用のみ）	○	-	△（雇用のみ）	-	-	○	-	△（雇用のみ）	-	-	-
④ 開設者のみ変更があったとき	-	-	-	○	△	-	○	○	-	-	○	-	-	-
⑤ 施術所の名称を変更したとき	-	-	-	○	-	-	-	-	○	-	-	-	-	-
⑥ ※4 施術所の所在地を変更したとき	○	○	△	○	△	○	○	○	○	○	○	※8○	※8○	-
⑦ 施術管理者の氏名を変更したとき	-	-	-	○	-	○（変更後）	○	-	○	-	-	-	-	-
⑧ 施術所を廃止したとき	-	-	-	○	-	-	-	○	-	-	-	-	-	-
⑨ 施術管理者が死亡したとき	-	-	-	○	-	-	-	-	-	-	-	-	-	死亡の確認できる書類（住民票除票・死亡診断書など）
⑩ その他、届出事項に変更があったとき（受領委任の辞退を含む）	-	-	-	○	-	-	-	-	-	-	-	-	-	※9 事実が確認できる書類など

○ … 必要なもの　　△ … いずれか該当する場合に必要なもの

※1 … 開設者が管理者以外の人（管理者を法人で代表を務める者も含む。）に変わる場合も含む。）に変更するときは必要だが、開設者が管理者本人に変わる場合は不要。

※2 … 申請書類の様式第2号の2を申請する場合は、その勤務柔道整復師の免許証の写しを合わせて添付すること。

※3 … 保健所が交付したものの写しを添付すること。申請内容によって、保健所が交付するものが異なるので注意すること。

※4 … 施術所の移転は、旧施術所の廃止年月日と新施術所の開設年月日の間が概ね2週間以内に地方厚生（支）局へ届けること。また、2週間以内に地方厚生（支）局へ届けること。条件を満たさない場合、受領委任の登録年月日（受領委任の取扱いの開始日）は、新規の届出と同様に、地方厚生（支）局への届出年月日となるので注意すること。

※5 … 複数の施術所の施術管理者となる場合は添付すること。

※6 … 受領委任の登録又は承認にあたり、厚生（支）局長又は都道府県知事からの求めがあった場合に添付すること。

※7 … 新たに受領委任の取扱いを行う施術管理者となる者について添付すること。施術管理者としての継続性がある場合、添付不要。

※8 … 新たに受領委任の取扱いを行う施術管理者となる者について添付すること、地方厚生（支）局へ問い合わせください。

※9 … 添付書類が必要な場合や必要でない場合がありますので、地方厚生（支）局へお問い合わせください。

第3　柔道整復師の施術

○柔道整復施術療養費に係る疑義解釈資料の送付について

（平30. 8. 9　医療課事務連絡）

「柔道整復師の施術に係る療養費の算定基準の一部改正について」（平成30年5月24日保発0524第1号）等については，「柔道整復の施術に係る療養費の算定基準の実施上の留意事項等について（通知）等の一部改正について」（平成30年5月24日保医発0524第1号）により，平成30年6月1日より実施しているところであるが，今般，その取扱い等に係る疑義解釈資料を別添のとおり取りまとめたので，参考までに送付いたします。

　関係者に周知を図るとともに窓口での相談対応等にご活用いただき，個々の事案の状況により判断する際の参考とされますようお願いいたします。

〈別添〉

【金属副子等加算関係】

（問1）　金属副子等の2回目及び3回目の交換に伴う加算の算定は，どのような場合に認められるのか。

（答）　患部の腫れが引いて患部の形状が変わった場合や患部の衛生を保つ場合などに柔道整復師が必要と判断して金属副子等を交換した場合である。
　　　その場合，施術者は交換が必要となった理由について，それを施術録に記載しなければならない。
　　　なお，成形した金属副子等を身体に固定する際に使用した包帯や綿花等の衛生材料のみを交換する場合は，加算の対象とならない。

（問2）　金属副子等の交換理由の「衛生管理上」とは。

（答）　金属副子等が汚れ等により衛生的に使用することができない場合である。

（問3）　金属副子等の2回目及び3回目の交換に伴う加算の算定は，いつまで認められるのか。

（答）　骨折の癒合日数や脱臼の固定に要する期間を目安とする。

（問4）　2部位に骨折，脱臼の整復又は不全骨折の固定を行なった場合，それぞれに加算されるのか。

（答）　そのとおり。この場合の支給申請書の記載にあっては，「金属副子等加算」欄は合計の回数と合計金額，「摘要」欄は金属副子等を使用又は交換した部位，年月日を追記するものとする。
　　　「摘要」欄の記載例
　　　右下腿骨骨折　　1回目　30.7.4　　2回目　30.7.25

（問5）　金属副子等加算は，部位別に算定するのか。

（答）　金属副子等加算は，例えば，左下腿骨骨折及び左前腕骨骨折の両方に使用した場合等，療養費の請求が可能な2か所以上の損傷部位にそれぞれ使用した場合，当該損傷部位毎に算定する。ただし，一つの損傷部位に使用した金属副子の大きさと数にかかわらず，一つの損傷部位に対し一つの加算として算定する。

その場合の記載方法は支給申請書の記載にあっては，「金属副子等加算」欄は合計の回数と合計金額，「摘要」欄は金属副子等を使用又は交換した部位，年月日を追記するものとする。

（問6）　金属副子等加算は，3部位目について逓減率を乗じた額を算定し，4部位目以降について，3部位目までの料金に含まれるか。

（答）　金属副子等加算は，3部位以上に係る逓減の算定は行わない。

（問7）　金属副子等とあるが，サポーターで固定を行なった場合も認められるか。

（答）　認められない。

【柔道整復運動後療料関係】

（問8）　負傷の日から15日間を除き，1週間に1回程度，1ヶ月（暦月）に5回を限度とのことだが，1週間に1回程度とはどれくらいか。

（答）　大型連休や患者の都合により，1週間に2回算定することは差し支えないが，原則，7日間で1回算定されるものである。

（問9）　当該負傷の日が月の15日以前の場合及び前月から施術を継続しているもので，当該月の16日以降に後療が行われない場合には，当該月について2回を限度に算定できないものであることとは，どういう場合か。

（答）　「当該負傷の日が月の15日以前の場合」とは負傷月に算定要件が発生する場合のこと，「前月から施術を継続しているもので，当該月の16日以降に後療が行われない場合」とは算定要件を満たす施術月であるが，当月に半月しか施術の期間が無い場合のこと。いずれも半月においては2回を限度に算定できることをさすものである。

なお，「当該月の16日以降に後療が行われない場合」とは，治癒，中止，転医となったものである。

（問10）　医師により，後療を依頼された場合で，拘縮が2関節以上に及ぶ場合の後療料と柔道整復運動後療料は同時に加算できるか。

（答）　可能である。

（問11）　柔道整復運動後療料は長期の逓減の対象となるか。

(答)　長期の逓減の対象施術は，骨折又は不全骨折に係るものは除かれていることから，柔道整復運動後療料も骨折又は不全骨折に係るものは逓減の対象から除かれる。

(問12)　いわゆるストレッチングについて，柔道整復運動後療料は認められないとのことだが，具体的にはどういうものが認められないか。

(答)　筋を伸ばす柔軟体操のようなものは認められない。柔道整復運動後療料の算定要件は柔道整復学に基づく運動療法において各部位に応じた運動療法を柔道整復師の管理のもと行なうことである。

【支給申請書関係】

(問13)　金属副子等加算の回数及び柔道整復運動後療料の新設により，支給申請書の様式の変更となったが，印刷済みの従来の支給申請書がなくなるまでの間，取り繕って使用しても差し支えないか。

(答)　差し支えない。

　　なお，この場合の記載方法は，

　　　　①金属副子等加算の場合

　　　　　「摘要」欄に金属副子等加算対象となる合計回数，部位名及び金属副子等を使用又は交換した年月日を記載。

　　　　②柔道整復運動後療料の場合

　　　　　「摘要」欄に柔道整復運動後療料の合計回数，合計金額及び算定となる日を記載。

　　　　③「計」欄，「合計」欄，「一部負担金」欄及び「請求金額」欄の金額の訂正の必要がある場合は，取消線で抹消し正しい金額を記載すること（訂正印は不要）。

(問14)　「受取代理人への委任の欄」の変更について，従来の様式を使用する間，訂正せず使用してよいか。

(答)　貴見のとおり。

【留意事項通知関係】

(問15)　「亜急性」の文言が整理されたが，療養費の支給対象の範囲が変更になったのか。

(答)　療養費の支給対象の範囲の変更はない。

(問16)　「介達外力による筋，腱の断裂」という記載について，「外傷性が明らかな」と言う記載がないが，これは「外傷性であることが明らかな介達外力による筋，腱の断裂」という解釈をしてよろしいか。

(答)　そのとおり。

(問17)　支給対象となる負傷について，「外傷性が明らかな」ものとされたが，どのような取

り扱いとなるか。

（答）　負傷の原因について，いつ，どこで，どうして負傷したかを施術録に記録しなければならないものである。

第3　柔道整復師の施術

〔※現行の様式は異なっている〕　　　　　　　　　　　　　　　　　　　　　　（参考１）

（様式第５号）

柔道整復施術療養費支給申請書
平成３０年　７月分

		都道府県 番　号		施術機関コード	
		保険者番号			

【記載例】　新様式　２部位の例

	記号・番号	

公費負担者番号①

公費負担者番号②

給者番号②

保険種別	1.協 2.組 3.共 4.国 5.退 6.後期	単併区分	1.単独 2.2併 3.3併	本家区分	2.本人 8.高一 4.六歳 6.家族 0.高7	給付割合	10・9 8・7

被保険者 世帯主・組合員の 受給者	氏名	氏名		住所	

療養を受けた者の氏名	生　年　月　日	負傷の原因・業務災害通勤災害又は第三者行為外の原因による
	1男　1明2大 2女　3昭4平　年　月　日	

	負　傷　名	負傷年月日	初検年月日	施術開始年月日	施術終了年月日	実日数	転　帰
（1）	右前腕骨骨折	30・6・3	30・6・4	30・7・4	・　・		治癒・中止・転医
（2）	右下腿骨骨折	30・7・7	30・7・7	30・7・7	・　・		治癒・中止・転医
（3）		・　・	・　・	・　・	・　・		治癒・中止・転医
（4）		・　・	・　・	・　・	・　・		治癒・中止・転医
（5）		・　・	・　・	・　・	・　・		治癒・中止・転医

施術の内容欄

経　過		請求区分	新規　・　継続

施術日	1 2 3 4 5 6 7 8 9 10 11 12 13 14 15 16 17 18 19 20 21 22 23 24 25 26 27 28 29 30 31

初検料	円	初検時相談支援料	円	往療料	km 回	円	金属副子等加算	3回 2,850	施術情報提供料	円	計	
加算（休日・深夜・時間外）	円	再検料	円	加算（夜間・難路・暴風雨雪）	円		柔道整復運動後療料	4回 1,240		円		円

整復料・固定料・施療料	(1)	円	(2)	円	(3)	円	(4)	円	(5)	円	計	円

部位	逓減%	逓減開始 月　日	後療料 円	回	円	冷罨法料 回	円	温罨法料 回	円	電療料 回	円	計 円	多部位	計 円	長期	計 円
(1)	100	───											───			
(2)	100	───											───			
(3)	60												0.6			
	100												───			
(4)	60												0.6			
	100												───			

摘　要		合　　計	円
右下腿骨骨折　1回目　30.7.4　2回目　30.7.25		一部負担金	円
		請求金額	円
金属副子等加算	1回目 2回目 3回目 6月4日 7月25日　日	柔道整復運動後療料加算日	4日　11日　18日　25日　日	※	円

支払機関欄	支払区分 1:振込 2:銀行送金 3:当地払	預金の種類 1:普通 2:当座 3:通知 4:別段	金融機関 銀行 金庫 農協	本店 支店 本・支所	フリガナ 口座名称	口座番号	登録記号番号 　　　―　　　―

施術証明欄	上記のとおり施術したことを証明します。 　平成　　年　　月　　日 　　　　所在地〒 　施術所　名称 　　　　　電話 　柔道　フリガナ 　整復師　氏名　　　　　　　　　　　㊞	受取代理人への委任の欄	上記請求に基づく給付金の受領方を左記の者に委任します。 　平成　　年　　月　　日 　住　所（上記住所欄と同じ） 被保険者 〔世帯主 組合員〕　氏　名 受給者

備考　この用紙は、日本工業規格Ａ列４番とすること。　　　　（※は保険者使用欄）

この欄は、患者が記入してください。ただし、患者が記入する事ができない場合には、代理記入の上、押印してください。

〔※現行の様式は異なっている〕

（様式第５号）

柔道整復施術療養費支給申請書

平成３０年　７月分

都道府県番号		施術機関コード							
保険者番号									

【記載例】　旧様式　２部位の例

公費負担者番号①	
公費負担者番号②	
公費受給者番号②	

記号・番号									
保険種別	1.協 2.組 3.共 4.国 5.退 6.後期	併用区分	1.単独 2.2併 3.3併	本家区分	2.本人 4.六歳 6.家族		8.高一 0.高7	給付割合	10・9 8・7

被保険者 氏名 世帯主・組合員の 受給者 住所	氏名		住所	

療養を受けた者の氏名		生　年　月　日	負傷の原因・業務災害通勤災害又は第三者行為外の原因による
	1男 2女	1明 2大 3昭 4平　　年　月　日	

	負　傷　名	負傷年月日	初検年月日	施術開始年月日	施術終了年月日	実日数	転　帰
施	(1) 右前腕骨骨折	30・6・3	30・6・4	30・7・4	・・		治癒・中止・転医
	(2) 右下腿骨骨折	30・7・3	30・7・4	30・7・4	・・		治癒・中止・転医
術	(3)	・・	・・	・・	・・		治癒・中止・転医
	(4)	・・	・・	・・	・・		治癒・中止・転医
	(5)	・・	・・	・・	・・		治癒・中止・転医

	経　過			請求区分	新規・継続
の	施術日	1 2 3 4 5 6 7 8 9 10 11 12 13 14 15 16 17 18 19 20 21 22 23 24 25 26 27 28 29 30 31			

初検料　　円	初検時相談支援料　円	再検料　円	往療料　km　回　円	金属副子等加算(大・中・小) 2,850円	計　円
加算(休日・深夜・時間外)　円		加算(夜間・難路・暴風雨雪)　円	施術情報提供料　円		

整復料・固定料・施療料 (1)　円 (2)　円 (3)　円 (4)　円 (5)　円 計　円

部位	逓減%	逓減開始 月 日	後療料 円 回 円	冷罨法料 回 円	温罨法料 回 円	電療料 回 円	計 円	多部位	計 円	長期	計 円
(1)	100	——									
(2)	100	——									
(3)	60							0.6			
	100	——									
(4)	60							0.6			
	100	——									

摘　要
金属副子等加算
3回
右前腕骨骨折　1回目　30.6.4　2回目　30.7.25
右下腿骨骨折　1回目　30.7.4　2回目　30.7.25

柔道整復運動後療料
右前腕骨骨折　4回　1,240円　30.7.4　30.7.11　30.7.18　30.7.25

合　　計	円
一部負担金	円
請求金額	円
※	円

支払機関欄	支払区分 1:振込 2:銀行送金 3:当地払	預金の種類 1:普通 2:当座 3:通知 4:別段	金融機関 銀行 金庫 農協	本店 支店 本・支所	フリガナ 口座名称 口座番号	登録記号番号 ー　ー

施術証明欄	上記のとおり施術したことを証明します。 平成　年　月　日 所在地〒 施術所 名　称 電　話 柔道 フリガナ 整復師 氏　名　　　　㊞	受取代理人の欄	上記請求に基づく給付金の受領方を左記の者に委任します。 平成　年　月　日 住　所(上記住所欄と同じ) 被保険者 [世帯主 組合員　氏　名 受給者 この欄は、患者が記入してください。ただし、患者が記入する事ができない場合には、代理記入の上、押印してください。

備考　　この用紙は、日本工業規格Ａ列４番とすること。　　　　（※は保険者使用欄）

柔道整復

第3　柔道整復師の施術

○柔道整復施術療養費に係る疑義解釈資料の送付について

（令2.6.19　医療課事務連絡）

　「柔道整復師の施術に係る療養費の算定基準の一部改正について」（令和2年5月22日付け保発0522第5号厚生労働省保険局長通知）等については，「柔道整復師の施術に係る療養費の算定基準の実施上の留意事項等について（通知）等の一部改正について」（令和2年5月22日付け保医発0522第1号厚生労働省保険局医療課長通知）により，令和2年6月1日より実施しているところであるが，今般，その取扱い等に係る疑義解釈資料を別添のとおり取りまとめたので，参考までに送付いたします。

　関係者に周知を図るとともに窓口での相談対応等にご活用いただき，個々の事案の状況により判断する際の参考とされますようお願いいたします。

【初検時相談支援料関係】

> **（問1）**　初検時相談支援料の患者への具体的説明事項として施術録に簡潔に記載するよう新たに追加された項目は，それぞれどのような内容を伴うものか。

（答）　「運動制限」とは運動を行っている患者への運動制限事項等について，「施術計画」とは負傷の見立てと施術計画について，施術録へ簡潔に記載した場合に算定できること。

> **（問2）**　初検時相談支援料の患者への具体的説明事項として新たに追加された「③受領委任の取扱いについての説明（対象となる負傷，負傷名と施術部位，領収証の交付義務，申請書への署名の趣旨等）は，それぞれどのような説明をおこなうものか。

（答）　「対象となる負傷」とは，療養費の対象となる負傷は，外傷性が明らかな骨折，脱臼，打撲及び捻挫であることの説明。

　　　「負傷名と施術部位」とは，施術者が判断した捻挫などの負傷名（療養費支給申請書に記載する負傷名）と施術を行った部位の説明。

　　　「領収証の交付」とは，協定・契約により交付が義務付けされていることの説明。

　　　※　患者から一部負担金の支払を受けるときは，正当な理由がない限り，領収証を無償で交付することとされている。（平成22年5月24日付け保発0524第2号厚生労働省保険局長通知別添1，別紙20，別添2，20）

　　　「申請書への署名の趣旨」とは，施術内容に応じて給付される療養費の給付の受領を施術者に委任することについての説明。

> **（問3）**　「なお，①及び②については，施術録に簡潔に記載するとともに，③については説明した旨を記載すること。」とあるが，初検時相談支援料は施術録にこのような記載をした場合にしか算定できないのか。

（答）　そのとおり。

　　　③については，説明した旨「○」，「✓」，「説明済み」などの記載で差し支えない。

○柔道整復施術療養費に係る疑義解釈資料の送付について

(令 4 . 3 .22 医療課事務連絡)

　柔道整復施術療養費に関する患者ごとの償還払いへの変更については,「「柔道整復師の施術に係る療養費について」の一部改正について」(令和 4 年 3 月22日付け保発0322第 4 号)により,令和 4 年 6 月 1 日から適用することとしているが,今般,その取扱いに係る疑義解釈資料を別添のとおり取りまとめたので,送付いたします。関係者に周知いただくとともに,窓口での相談対応等において個々の事案の状況により判断する際の参考とされますようお願いいたします。

(別添)

【患者ごとの償還払いへの変更関係】

（問1）	患者ごとの償還払いへの変更について,趣旨は何か。

(答)　患者ごとの償還払いへの変更については,個々の支給申請や施術所に着目した療養費の不正・不当な請求の是正を図る取組とは異なり,患者に着目した療養費の適正な支給を図るための事前の取組として,その後の施術の必要性を個々に確認する必要がある患者について,一定の基準で対象となる患者を限定し,一定の手続きを行った上で,保険者又は後期高齢者医療広域連合が患者ごとに償還払いに変更できることとするものである。

（問2）	患者ごとの償還払いへの変更が不適切に行われたと考えられる事例があった場合は,どのように対応すればよいか。

(答)　患者ごとの償還払いへの変更については,新たな取組であることから,厚生労働省において,実態を把握して,よりよい仕組みとなるよう改善を図っていくための相談窓口を設けることとし,万が一,患者ごとの償還払いへの変更が不適切に行われたと考えられる事例があった場合は,別紙の連絡票により受け付けることとする(以下のアドレスにE-mailで送付してください)。

　【相談窓口】

　厚生労働省 保険局 医療課内 柔道整復療養費担当

　E-mail：shoukan-judo@mhlw.go.jp

（問3）	患者ごとの償還払いへの変更について,当該患者の加入する保険者等が変わった場合の取扱い如何。また,患者が施術を受ける施術所を変えた場合はどのような取扱いとなるか。

(答)　患者ごとの償還払いへの変更については,保険者等ごとに行うものであり,当該患者の加入する保険者等が変わった場合は,償還払いへの変更は引き継がれない。

　　患者が施術を受ける施術所を変えた場合は,新たに施術を受ける施術所においても当該患者は償還払いとなる。

柔道整復

> **（問4）**　「保険者等」とは，具体的には何のことか。

（答）　「保険者等」とは，受領委任協定・契約の1で定義されているとおり，「保険者又は後期高齢者医療広域連合」のことである。

> **（問5）**　「自己施術（柔道整復師による自身に対する施術）に係る療養費の請求が行われた柔道整復師である患者」とあるが，自己施術に係る療養費の取扱いはどうなっているか。当該患者の償還払いへの変更の趣旨は何か。

（答）　自己施術については，療養費の支給対象外である。「自己施術（柔道整復師による自身に対する施術）に係る療養費の支給申請が行われた柔道整復師である患者」に対する施術について，その後の施術の必要性を個々に確認するため，保険者等が，一定の手続きにより，当該患者に対する施術を償還払いに変更することができることとするものである。

> **（問6）**　「自家施術（柔道整復師による家族に対する施術，柔道整復師による関連施術所の開設者及び従業員に対する施術）を繰り返し受けている患者」について，「家族」，「関連施術所」，「繰り返し」はどのような意味か。

（答）　個々の具体的な状況に応じて保険者等が判断するものであるが，基本的には，「家族」とは同居又は生計を一にする者をいい，「関連施術所」とは以下のいずれかに該当する場合をいい，「繰り返し」とは自家施術が複数回行われることをいうものである。

　㈤　施術所の開設者が，他の施術所の開設者と同一の場合

　㈡　施術所の代表者が，他の施術所の代表者と同一の場合

　㈥　施術所の代表者が，他の施術所の代表者の親族等の場合

　㈢　施術所の役員等のうち，他の施術所の役員等の親族等の占める割合が10分の3を超える場合

　㈣　㈤から㈢までに掲げる場合に準ずる場合（人事，資金等の関係を通じて，施術所が，他の施術所の経営方針に対して重要な影響を与えることができると認められる場合に限る）

> **（問7）**　「保険者等が，患者に対する35の照会を適切な時期に患者に分かりやすい照会内容で繰り返し行っても，回答しない患者」について，「繰り返し」はどのような意味か。

（答）　個々の具体的な状況に応じて保険者等が判断するものであるが，基本的には，「繰り返し」とは複数回患者照会を行うことをいうものである。

> **（問8）**　償還払いに変更となった患者は，療養費支給申請書（償還払い用）をどこに提出することになるか。

（答）　償還払いに変更となった場合，患者が加入する保険者等に療養費を請求することとなる。療養費支給申請書（償還払い用）の提出先は，加入する保険者等に確認いただきたい。

（別紙）

患者ごとの償還払いへの変更が不適切に行われたと考えられる事例の連絡票

保険者等名	□協会けんぽ　（　　　　　　　　支部） □健康保険組合　（　　　　　　組合） □国民健康保険　（　　　　　　　） □後期高齢者医療広域連合　（　　　　　　　）
患者類型	□自己施術に係る療養費の請求が行われた柔道整復師である患者 □自家施術を繰り返し受けている患者 □保険者等が患者照会を繰り返し行っても回答しない患者 □複数の施術所において同部位の施術を重複して受けている患者
具体的な内容	
患者氏名	
連絡者の 氏名 住所 連絡先	

【相談窓口】
　厚生労働省　保険局　医療課内　柔道整復療養費担当
　　E-mail　：　shoukan-judo@mhlw.go.jp

第3　柔道整復師の施術

○柔道整復施術療養費に係る疑義解釈資料の送付について

（令4.5.27　医療課事務連絡）

（令6.5.31　医療課事務連絡）

　「「柔道整復師の施術に係る療養費について」の一部改正について」（令和4年5月27日付け保発0527第2号）が通知され，施術内容の透明化や患者への情報提供を推進するとともに，業界の健全な発展を図る観点から，明細書の患者への交付が義務化され，令和4年10月1日から適用することとされたところですが，今般，その取扱いに係る疑義解釈資料を別添のとおり取りまとめましたので，送付いたします。関係者に周知いただくとともに，窓口での相談対応等において個々の事案の状況により判断する際の参考とされますようお願いいたします。

　なお，この事務連絡は，令和4年10月1日から適用することとし，「柔道整復施術療養費に係る疑義解釈資料の送付について（その1）」（平成22年6月30日付け事務連絡）の問22及び「柔道整復施術療養費に係る疑義解釈資料の送付について（その2）」（平成23年3月3日付け事務連絡）の問27は，令和4年9月30日限り廃止します。

（別添）〔問1・問2・問2-1；略→令和6年5月31日事務連絡の別添1（336頁～）を参照〕

【明細書関係】

> **（問3）**　レセプトコンピュータを使用せず，明細書をレジスターで印刷して，明細書として必要な情報を手書きで記入した上で交付する場合，一部負担金等を徴収する項目のみが表示されるが，問題ないか。徴収しない項目の表示は省略してもよいか。

　（答）　明細書をレジスターで印刷して，明細書として必要な情報を手書きで記入した上で交付する場合，一部負担金等を徴収する項目のみ表示し，徴収しない項目の表示は省略しても差し支えない。

> **（問4）**　一部負担金の支払いがない患者（公費負担該当者）には明細書を交付しなくてよいか。

　（答）　公費負担医療の対象である患者等，一部負担金の支払いがない患者（当該患者の医療費が全額公費によるものを除く。）についても，明細書を交付するものである。

> **（問5）**　患者の求めに応じて，明細書を1ヶ月単位で交付することは可能か。

　（答）　明細書は，患者から一部負担金等の費用の支払いを受けるごとに交付することが原則である。ただし，患者の求めに応じて1ヶ月単位でまとめて交付することも差し支えないこととしており，この場合は，施術日ごとの明細が記載されている明細書（施術日ごとの療養費の算定項目が分かるもの）である必要がある。

> **（問6）**　患者から一部負担金を受けるごとに明細書を無償で複数回交付した場合，明細書発行体制加算はいつ算定すべきか。

（答）　明細書を無償で交付したどの日に明細書発行体制加算の算定を行っても差し支えないが，明細書発行体制加算は同月内においては 1 回のみの算定に限られる。

（問 7 ）　患者の求めに応じて明細書を 1 ヶ月単位で交付した場合，明細書発行体制加算の算定はどのようになるか。

（答）　患者の求めに応じて明細書を 1 ヶ月単位で交付する場合は，一部負担金の支払いを受けた当該月又は翌月に明細書を交付することになるが，ある月に複数月分の明細書を 1 ヶ月単位で交付した場合であっても，明細書発行体制加算は同月内においては 1 回のみの算定に限られる。

（問 8 ）　施術を行った月に明細書を交付し，明細書発行体制加算を支給申請したが，翌月，患者から再交付を求められて，同月の明細書を再交付した。この場合，再交付した明細書について，明細書発行体制加算（2 回目）を支給申請してよいか。

（答）　再交付した明細書について，明細書発行体制加算（2 回目）を支給申請することはできない。

（問 9 ）　「柔道整復施術療養費に係る疑義解釈資料の送付について（その 1 ）」（平成22年 6 月30日付け事務連絡）の問23及び問24について，令和 4 年10月 1 日以降も適用されると考えてよいか。

（答）　そのとおり。

（問10）　「柔道整復施術療養費に係る疑義解釈資料の送付について（その 2 ）」（平成23年 3 月 3 日付け事務連絡）の問26について，令和 4 年10月 1 日以降も適用されると考えてよいか。

（答）　そのとおり。

（問11）　「「柔道整復師の施術に係る療養費について（通知）」の一部改正について」（令和 4 年 5 月27日付け保医発0527第 3 号。以下「令和 4 年通知」という。）により改正された領収証及び明細書の標準様式には押印欄が記載されていないが，どのように考えればよいか。

（答）　領収証や明細書の押印については，これを義務付ける法令の規定は存在しないことから，令和 4 年通知により，領収証及び明細書の標準様式には押印欄を設けないこととしたものであるが，これらは標準様式であり，必要に応じて押印することも可能である。

第3　柔道整復師の施術

○柔道整復施術療養費に係る疑義解釈資料の送付について（その2）

（令4.8.30　医療課事務連絡）

（令6.5.31　医療課事務連絡）

「「柔道整復師の施術に係る療養費について」の一部改正について」（令和4年5月27日付け保発0527第2号）が通知され，施術内容の透明化や患者への情報提供を推進するとともに，業界の健全な発展を図る観点から，明細書の患者への交付が義務化され，令和4年10月1日から適用することとされたところです。

今般，その取扱いに係る疑義解釈資料を別添のとおり取りまとめましたので，関係者に周知いただくとともに，窓口での相談対応等において個々の事案の状況により判断する際の参考とされますようお願いいたします。

（別添）〔略→令和6年5月31日事務連絡の別添1（336頁〜）を参照〕

○柔道整復施術療養費に係る疑義解釈資料の送付について

（令6.2.21　医療課事務連絡）

柔道整復師の施術に係る療養費（以下「柔道整復療養費」という。）の取扱いについては，「柔道整復師の施術に係る療養費について」（平成22年5月24日保発0524第2号）等により実施しているところであるが，今般，その取扱い等に係る疑義解釈資料を別添のとおり取りまとめましたので送付いたします。

つきましては，関係者に周知を図るとともに窓口での相談対応等にご活用いただき，個々の事案の状況により判断する際の参考とされますようお願いいたします。

（別添）

柔道整復療養費の受領委任を取扱う施術管理者の要件関係

【実務経験期間】

（問1）　受領委任を取扱う施術管理者の要件に係る実務経験期間の証明については，令和5年度は2年以上，令和6年度より原則3年以上と段階的に引き上げられているところ。 　また，受領委任の取扱いの開始日は，地方厚生（支）局又は都府県事務所が届け出または申し出を受理した日を原則としている。 　仮に令和6年3月31日に実務経験期間が2年となる柔道整復師の場合，当該日が日曜日のため，実務経験期間の証明を2年以上として，3月中に届け出または申し出ることができないが，届け出または申し出による実務経験期間の証明をどのように取扱うのか。

（答）　令和6年4月1日以降に受理した受領委任の届け出または申し出は，原則どおり3年以上の実務経験期間の証明が必要となる。

　ただし，令和 6 年 3 月31日は閉庁日であるため，同日付で地方厚生（支）局又は都府県事務所へ実務経験期間の証明を 2 年以上（令和 6 年 3 月31日に実務経験が 2 年となる柔道整復師を含む）とした受領委任の届け出または申し出を行う場合については，平成23年 3 月 3 日付事務連絡「柔道整復施術療養費に係る疑義解釈資料の送付について（その 2 ）」の問24の答のとおり，事前に地方厚生（支）局又は都府県事務所に休日等に開始したい旨の届け出または申し出があり（様式第 1 号，2 号，2 号の 2 及び選任届を提出。その際，様式第 2 号の備考欄に「令和 6 年 3 月31日開設希望」と希望日を付記する。），令和 6 年 4 月 1 日に改めて手続きが行われた場合には 2 年の実務経験期間の証明とし，令和 6 年 3 月31日を受領委任の開始日として差し支えない。

○柔道整復施術療養費に係る疑義解釈資料の送付について

（令 6 ． 5 ．31　医療課事務連絡）

　「「柔道整復師の施術に係る療養費について」の一部改正について」（令和 6 年 5 月29日付け保発0529第 3 号）が通知され，明細書交付義務化対象施術所の範囲の拡大及び長期・頻回受療に係る適正化を図ることとされたため，下記の事務連絡を別添のとおり改正し，令和 6 年10月 1 日から適用いたしますのでご連絡いたします。

　つきましては，関係者に周知いただくとともに，窓口での相談対応等において個々の事案の状況により判断する際の参考とされますようお願いいたします。

記

・別添 1　明細書交付義務化対象施術所の拡大について，「柔道整復施術療養費に係る疑義解釈資料の送付について（令和 4 年 5 月27日付け事務連絡）」及び「柔道整復施術療養費に係る疑義解釈資料の送付について（その 2 ）（令和 4 年 8 月30日付け事務連絡）」の一部改正

　〔→令和 4 年 5 月27日事務連絡の一部改正：問 1 ・問 2 の網掛けは令和 6 年10月 1 日削除，問 2 － 1 は令和 6 年10月 1 日適用〕

　〔→令和 4 年 8 月30日事務連絡の一部改正：問 1 ・問 2 ・問 3 ・問 4 ・問 5 ・問 6 の網掛けは令和 6 年10月 1 日削除，問 1 － 1 ・問 1 － 2 ・問 3 － 1 ・問 5 － 1 ・問 5 － 2 ・問 6 － 1 ・問 6 － 2 ・問 6 － 3 は令和 6 年10月 1 日適用〕

・別添 2　長期・頻回受療の適正化に係る疑義解釈（事務連絡）

以上

第3　柔道整復師の施術

（別添1）

〔令和4年5月27日事務連絡／令和6年5月31日一部改正〕

【明細書関係】

> **（問1）**　明細書発行機能が付与されているレセプトコンピュータを使用している施術所であって，常勤職員が3人以上である施術所においては，正当な理由がない限り，明細書を無償で交付することとされたが，「常勤職員」とは，どのような者を指すのか。

（答）　「常勤職員」とは，原則として各施術所で作成する就業規則において定められた勤務時間※の全てを勤務する者を指すものである。なお，柔道整復師に限らず，事務職員等も含むものである。

　　※　就業規則を作成していない場合は，各施術所の一般的な労働者の労働契約における勤務時間

> **（問2）**　明細書発行機能が付与されているレセプトコンピュータを使用している施術所であって，常勤職員が3人以上である施術所においては，正当な理由がない限り，明細書を無償で交付することとされたが，「正当な理由」とは何か。

（答）　「正当な理由」とは，患者本人から不要の申出があった場合である。

> **（問2－1）**　明細書交付機能が付与されているレセプトコンピュータを設置している施術所においては，正当な理由がない限り，明細書を無償で交付しなければならないが，「正当な理由」とは何か。

（答）　「正当な理由」とは，患者本人から不要の申出があった場合である。

〔令和4年8月30日事務連絡／令和6年5月31日一部改正〕

【明細書関係】

> **（問1）**　「明細書無償交付の実施施術所に係る届出書」（「柔道整復師の施術に係る療養費の算定基準の実施上の留意事項等について（通知）」（平成9年4月17日付け保険発第57号）の別紙様式3。以下同じ。）の届出を行った場合における明細書発行体制加算の算定は，明細書を無償交付した全ての患者について行わなければならないのか。

（答）　「明細書無償交付の実施施術所に係る届出書」の届出を行った場合，明細書発行体制加算を算定することとなるが，この場合，全ての患者に対して当該加算を算定する取扱いとする必要があり，一部の患者に限り明細書発行体制加算を算定しないこととする取扱いは認められない。

　　なお，施術所において特段の事情がある場合，その判断により，明細書発行体制加算を一

律に算定しないことを妨げるものではない。

（問1－1） 明細書交付機能が付与されているレセプトコンピュータを設置している施術所（以下「明細書交付義務化対象施術所」という。）は，全ての患者に明細書を無償交付しなければならないのか。

（答） 明細書交付義務化対象施術所は全ての患者に対して明細書を無償で交付する必要がある。

なお，施術所において特段の事情がある場合，その判断により，明細書発行体制加算を一律に算定しないことを妨げるものではない。

※ 明細書交付義務化対象施術所は，全ての患者に明細書を無償で交付する旨の掲示が必要。

（問1－2） 明細書交付義務化対象施術所に係る明細書発行体制加算の算定は，明細書を無償交付した全ての患者について行わなければならないのか。

（答） 明細書交付義務化対象施術所は，全ての患者に対して当該加算を算定する取扱いとする必要があり，一部の患者に限り明細書発行体制加算を算定しないこととする取扱いは認められない。

（問2） 明細書を無償交付しなければならない施術所（明細書発行機能が付与されているレセプトコンピュータを使用している施術所であって，常勤職員が3人以上である施術所。以下「義務化対象施術所」という。）に該当しない施術所（以下「義務化対象外施術所」という。）が「明細書無償交付の実施施術所に係る届出書」を届け出た場合，正当な理由がない限り，全ての患者に明細書を無償交付しなければならないのか。例えば，同一月に複数回の施術を受けた患者に対して，一回は明細書を無償で交付し，それ以外は有償で交付する取扱いをしてもよいか。

（答） 「明細書無償交付の実施施術所に係る届出書」は，届け出た施術所は全ての明細書を無償で交付することを前提としたものであり，同一月の施術のうち，一回のみ明細書を無償で交付し，それ以外は有償で交付するといった交付方法は，明細書無償交付の趣旨に反するものであり認められない。

なお，義務化対象外施術所であっても，「明細書無償交付の実施施術所に係る届出書」を届け出た場合は，明細書発行体制加算を算定することを可能としている。

（「明細書無償交付の実施施術所に係る届出書」注2参照。）

（問3） 明細書の無償交付を行う施術所であっても，明細書発行体制加算を算定しない場合は，「明細書無償交付の実施施術所に係る届出書」の届出は不要としてよいか。

（答） 「明細書無償交付の実施施術所に係る届出書」は，当該届出を基に，厚生労働省ホームページに明細書を無償で交付する施術所情報を掲載することで，保険者や被保険者等への周知を図り，患者が明細書の無償交付を適切に受けられるために必要なものとなっている。

柔道整復

そのため，義務化対象施術所であるか義務化対象外施術所であるかに関わらず，全ての患者に明細書を無償交付するのであれば，明細書発行体制加算を算定しない施術所であっても，「明細書無償交付の実施施術所に係る届出書」の届出が必要となる。

（問3－1）　明細書交付機能が付与されているレセプトコンピュータを設置していない施術所（以下「明細書交付義務化対象外施術所」という。）であって，別紙様式3の1Ⅱ「明細書有償交付の実施に関する届出」を行っていない施術所は，全ての患者に明細書を無償交付しなければならないのか。

（答）　明細書交付義務化対象外施術所であって，「明細書有償交付の実施に関する届出」を行っていない施術所は，①従前の取扱いと同様に患者から交付を求められた場合は，明細書を無償で交付する，又は②全ての患者に明細書を無償交付する，のいずれかとなる。そのため，必ず，②全ての患者に明細書を無償交付することが必須ではない。

ただし，①を選択し，全ての患者に対して明細書を無償で交付しない場合，明細書発行体制加算の算定（請求）は認められない。

なお，明細書交付義務化対象外施術所であって「明細書有償交付の実施に関する届出」を行っていない施術所は，上記の通り，①患者の求めに応じて明細書を無償で交付する旨（※1）又は②全ての患者に明細書を無償で交付する旨（※2）の掲示が必要。

※1　「柔道整復師の施術に係る療養費について（通知）」（平成22年5月24日付け保医発0524第3号）の別紙様式6を参照としつつ，無料で交付する旨を明記すること。

※2　同通知の別紙様式5参照

（問4）　明細書発行機能が付与されているレセプトコンピュータを使用している施術所であって，常勤職員が3人以上である施術所が明細書無償交付義務の対象施術所となっているが，「常勤職員」の対象に施術管理者も含まれるのか。

（答）　そのとおり。

（「柔道整復施術療養費に係る疑義解釈資料の送付について」（令和4年5月27日事務連絡）問1参照。）

（問5）　「明細書無償交付の実施施術所に係る届出書」は，いつまでに届け出る必要があるか。

（答）　義務化対象施術所の要件に該当する施術所及び明細書を無償で交付することとした義務化対象外施術所は，速やかに「明細書無償交付の実施施術所に係る届出書」の届出を行う必要がある。

なお，義務化対象施術所は，届出が遅れる場合であっても，義務化対象施術所の要件に該当した時点から明細書無償交付の義務が生じることとなる。

また，明細書発行体制加算の算定を行う場合は，算定する月の前月末日までに届出が行わ

れている必要があり，届出年月日を遡って届出を行うことはできない。

（例）令和4年11月施術分から明細書発行体制加算の算定を行う場合は，令和4年10月中の届出年月日となる。

（問5−1） 「明細書交付義務化対象外施術所」が明細書を有償で交付することとした場合，別紙様式3の1Ⅱ「明細書有償交付の実施に関する届出」をいつまでに届け出る必要があるか。

（答） 明細書を有償で交付する月の前月末日までに地方厚生（支）局に届け出し，受理される必要がある。

なお，当該届出を行った施術所は，届出が受理された日の属する月の翌月以降，患者から明細書の交付を求められた場合は，明細書を有償で交付することができることとなるが，当該施術所における届け出から明細書を有償で交付する月（受理の翌月）までの間，患者から明細書の交付を求められた場合は，当該患者に対する明細書は無償で交付する必要がある。

※　明細書交付義務化対象外施術所であって「明細書有償交付の実施に関する届出」を行った施術所は，患者の求めに応じて明細書を有償（交付料金を明示）で交付する旨の掲示が必要。

（問5−2） 明細書交付義務化対象外施術所はすべて厚生労働省のホームページに施術所名等が掲載されるのか。

（答） 厚生労働省のホームページに施術所名等が掲載されるのは，別紙様式3の1Ⅱ「明細書有償交付の実施に関する届出」を行った施術所であり，当該届出が行われた日の属する月（受理月）の翌月10日頃までに厚生労働省のホームページに掲載されることとなる。

（問6） 「明細書無償交付の実施施術所に係る届出書」の届出をしていない義務化対象外施術所は，全ての患者に対して有償で明細書を交付することは可能か。

（答） 当該義務化対象外施術所については，従前の取扱いと同様に，患者から求められたときのみ明細書を交付することとなるため，患者の求めがない場合は，有償で明細書を交付することは認められない。

なお，患者の求めに応じて明細書を有償で発行する場合であっても，発行に係る費用については，「柔道整復師の施術に係る療養費について（通知）」（平成22年5月24日付け保医発第0524第3号）2⑵③アにあるとおり，実費相当とするなど，社会的に妥当適切な範囲とすることとし，掲示で示した内容に沿って説明し，患者の了解を得た上で柔道整復療養費の一部負担金とは別に支払を求めること。

柔道整復

第3　柔道整復師の施術

> **（問6－1）**　明細書交付義務化対象外施術所であって，別紙様式3の1Ⅱ「明細書有償交付の実施に関する届出」を届け出ていない施術所が，患者に明細書を有償で交付することは可能か。

（答）　明細書交付義務化対象外施術所であって「明細書有償交付の実施に関する届出」を行っていない施術所は，明細書を有償で交付することはできない。

> **（問6－2）**　明細書交付義務化対象外施術所であって，別紙様式3の1Ⅱ「明細書有償交付の実施に関する届出」を行っている施術所が，施術の都度又は患者によって有償と無償のどちらかを選択して明細書を交付することは可能か。

（答）　明細書交付義務化対象外施術所であって「明細書有償交付の実施に関する届出」を行っている施術所は，従前の取扱いと同様に，患者から明細書の交付を求められた場合，明細書を有償で交付する施術所となるため，患者の求めに応じ明細書を無償で交付することは出来ない。

> **（問6－3）**　明細書交付義務化対象外施術所であって，別紙様式3の1Ⅱ「明細書有償交付の実施に関する届出」を行っている施術所が，明細書を無償で交付する施術所となる場合は届け出が必要なのか。

（答）　明細書交付義務化対象外施術所であって「明細書有償交付の実施に関する届出」を行っている施術所が，明細書を無償で交付する場合，明細書を無償で交付する月の前月末日まで，地方厚生（支）局に別紙様式3の1Ⅲ「明細書無償交付の実施（変更）等に関する届出」を行う必要がある。

　　なお，当該施術所における届け出から，明細書を無償で交付する月（受理の翌月）までの間，患者から明細書の交付を求められた場合，当該患者に対する明細書の有償交付を継続することは差し支えない。

　　※　明細書交付義務化対象外施術所であって「明細書無償交付の実施（変更）等に関する届出」を行った施術所は，全ての患者に明細書を無償で交付する旨又は患者の求めに応じて明細書を無償で交付する旨の掲示が必要。

　　※　当該届出に基づき，厚生労働省ＨＰから，明細書を有償で交付する施術所名等を削除

（別添2）

【長期・頻回施術の逓減関係】

> **（問1）**　長期・頻回施術に係る逓減措置（50/100）の対象となる患者の施術に係る具体的な基

準は何か。

(答) 長期・頻回施術に係る逓減措置の対象は，負傷部位ごとに，初検日を含む月（ただし，初検の日が，月の16日以降の場合にあっては，当該月の翌月）以降，1月当たり10回以上の施術（脱臼，打撲，捻挫，挫傷に係るものであって，骨折又は不全骨折に係るものを除く。）を5ヶ月連続で受けている患者の施術について，5ヶ月を超える月の最初の当該施術の算定から，後療料，温罨法料，冷罨法料及び電療料について逓減率（0.5）を乗じた額で算定することとなる。

なお，当該施術については，6ヶ月目以降，施術が1月当たり10回未満になった場合であっても，長期・頻回施術に係る逓減措置は継続対象となる。

(問2) 長期・頻回施術に係る逓減措置（50/100）は令和6年10月の施術分から対象となるのか。

(答) そのとおり。

令和6年10月の施術から逓減措置（50/100）の対象となる施術は，令和6年9月の施術回数が10回以上であり，かつ，初検日を含む月（ただし，初検の日が，月の16日以降の場合にあっては，当該月の翌月）以降，1月当たり10回以上の施術（骨折又は不全骨折に係るものを除く。）を令和6年9月まで5ヶ月以上連続で受けている場合となる。

(問3) 初検日を含む月（ただし，初検の日が，月の16日以降の場合にあっては，当該月の翌月）以降，1月当たり10回以上の施術（骨折又は不全骨折に係るものを除く。）を4ヶ月連続で受けている患者が，5ヶ月目に1月当たり10回未満の施術となった場合，その翌月（5ヶ月を超える月）が1月当たり10回以上の施術を受けたとしても長期・頻回に係る逓減措置の対象とはならないのか。

(答) 長期・頻回に係る逓減措置（50/100）の対象とはならないが，長期施術に係る逓減措置（75/100）の対象となる。

(問4) 初検日を含む月（ただし，初検の日が，月の16日以降の場合にあっては，当該月の翌月）以降，1月当たり10回未満の施術を受けている月がある場合であっても，その後，1月当たり10回以上の施術（骨折又は不全骨折に係るものを除く。）を5ヶ月連続で受けているのであれば，その翌月（5ヶ月を超える月）から長期・頻回に係る逓減措置の対象となるのか。

(答) 長期・頻回に係る逓減措置（50/100）の対象となる。

(問5) 長期・頻回の施術に係る特別の料金の設定（計算方法等）如何。

(答) 長期・頻回施術に係る特別の料金については，逓減措置の対象となる施術について，所定

第3　柔道整復師の施術

料金の100分の75に相当する額（一部負担金相当額含む，1円未満四捨五入）から，所定料金の100分の50に相当する額（同）を差し引いた額の範囲内において徴収する事が出来るものとする。

　なお，当該特別の料金を徴収する施術所においては，対象となる施術の内容（1月当たり10回以上の施術を5ヶ月連続で受けた場合等），当該特別の料金の設定方法等を施術所内の見やすい場所に掲示するとともに，当該特別の料金を徴収する対象施術とその理由等について，当該施術前に患者に十分な説明を行った上で徴収することとする。

　また，特別の料金の設定については，施術所単位で同一のものとし，例えば柔道整復師ごと，又は患者ごとに異なった料金設定（異なる計算方法等）とすることはできないものとする。

（問6）　長期・頻回の施術に係る特別の料金を患者から徴収した場合，当該特別の料金は消費税の課税対象となるのか。

（答）　保険施術に伴う患者の一部負担金以外のものであるため，消費税の課税対象（※）となる。
　※　消費税の課税対象事業所の場合

（問7）　長期・頻回の施術に係る特別の料金を患者から徴収した場合，領収証への記載はどのようになるのか。

（答）　療養費の一部負担金額とは別に，保険外負担として，当該特別の料金にかかる患者の支払額を記載することとなる。

（問8）　長期・頻回施術に係る逓減措置の新設により，支給申請書の様式の変更となったが，印刷済みの従来の支給申請書がなくなるまでの間，取り繕って使用しても差し支えないか。

（答）　差し支えない。
　なお，この場合の記載方法は，
　①　「継続月数」の場合
　　　「摘要」欄に該当となる「（番号）負傷名」と1月当たり10回以上の施術が継続している月数（5ヶ月以上連続の場合は，治癒，中止，転医するまで継続記載）を記載
　②　「頻回」の場合
　　　「長期」欄に0.5を記載。
　　　なお，同月に施術を受けている他負傷名が長期施術に係る逓減の対象となる場合は，当該負傷の「長期」欄に0.75を記載する。

　※　摘要欄の記載例；長期頻回該当：(1)頸部捻挫，継続月数6月

【患者ごとの償還払いへの変更関係】

> **（問１）**　初検日から５ヶ月を超えて，かつ，１月あたり10回以上の施術を継続（５ヶ月連続）して受けている患者の施術は長期・頻回施術の逓減対象となるが，当該逓減対象となった施術を受けている患者すべてが患者ごと償還払いに変更することとなるのか。

（答）　長期・頻回施術の逓減対象となる施術を受けている患者であっても，一律に患者ごとの償還払いへの変更の対象とはならない。

　　　患者ごとの償還払いへの変更については，患者ごとに施術の必要性を個々に確認する必要があると合理的に認めた場合について，保険者等は，事実関係を確認するため，当該患者に対し，文書等により，施術内容，回数，実際に施術を受けているか，外傷によるものなのか等の説明を求めることとしている。

　　　また，文書だけによらず，電話又は面会により，当該患者に対し，施術内容，回数，実際に施術を受けているか，外傷によるものなのか等の説明を求めることとされており，長期・頻回施術の逓減対象であることのみをもって一律に患者ごと償還払いへ変更することとはしていない。

> **（問２）**　患者ごとの償還払いに変更できる事例として「長期かつ頻回な施術を継続して受けている患者（算定基準の備考４．ただし書に規定する場合に該当する患者）」が追加されたが，長期かつ頻回な施術を継続して受けている患者に対する償還払い注意喚起通知の送付可能時期はいつ頃か。

（答）　長期かつ頻回な施術（５ヶ月連続で１月当たり10回以上の施術を受療）を受けている患者の療養費請求（後療料，温罨法料，冷罨法料及び電療料）が，逓減措置（50/100）により算定された場合，注意喚起通知の送付が可能となる。

柔道整復

【業務に関する関係法令・通知】

○柔道整復師法（抄）

$$\begin{pmatrix} 昭45.4.14　法律第19号 \\ 改正　平21.4.22　法律第20号 \end{pmatrix}$$

第1条（目的）　この法律は，柔道整復師の資格を定めるとともに，その業務が適正に運用されるように規律することを目的とする。

第2条（定義）　この法律において「柔道整復師」とは，厚生労働大臣の免許を受けて，柔道整復を業とする者をいう。

2　この法律において「施術所」とは，柔道整復師が柔道整復の業務を行う場所をいう。

第3条（免許）　柔道整復師の免許（以下「免許」という。）は，柔道整復師国家試験（以下「試験」という。）に合格した者に対して，厚生労働大臣が与える。

第15条（業務の禁止）　医師である場合を除き，柔道整復師でなければ，業として柔道整復を行ってはならない。

第16条（外科手術，薬品投与等の禁止）　柔道整復師は，外科手術を行い，又は薬品を投与し，若しくはその指示をする等の行為をしてはならない。

第17条（施術の制限）　柔道整復師は，医師の同意を得た場合のほか，脱臼又は骨折の患部に施術をしてはならない。ただし，応急手当をする場合は，この限りでない。

○あん摩，はり，きゅう，柔道整復等営業法の疑義に関する件

（昭23.6.17　医発　123）

照　会

　あん摩，はり，きゅう，柔道整復等営業法第5条の規定によれば，あん摩師，柔道整復師は医師の同意を得た場合の外脱臼骨折の患部に施術をしてはならない。然し同条但書により柔道整復師が行う応急手当は支障ないことになっているが，その応急手当の程度，並びに応急手当後患者は医師の診察を受けずして引き続き同整復師が治療することは同条違反になるかの二点について疑義がありますので何分の御指示を御願いする。

回　答

　標記の件について下記の通り回答する。

1　第5条但書の「応急の手当」とは，骨折又は脱臼の場合に，医師の診療を受けるまで放置するときは生命又は身体に重大な危害を来す虞のある場合に柔道整復師がその業務の範囲内において患部を一応整復する行為をいうのである。従って応急の手当の場合であっても，全くその業務の中に含まれない止血剤の注射，強心剤の注射等は勿論許されない。而して応急の場合なりや否やの判定については，濫に流れることなく十分厳格に解釈すべきである。

2　応急の手当の後，医師の同意を受けず引き続き治療することはできない。

○あん摩，はり，きゅう，柔道整復等営業法運営に関しての疑義について

（昭24.6.8　医収　662）

照　会

1　第4条に於いて薬品授与の範囲（患部に薬品にて湿布するが如きも違反か）

2　第5条に於いて医師の同意を得ることの意味

（1）　患者が第一に医師の診察を受けて医師の紹介により施術を受けるか

（2）　施術者自ら医師の承認を得るか

（3）　前項の同意の場合に医師の証明書の如きもの必要なりや（必要なりとせば其の保存期間）

3　X線について

（1）　柔道整復師が自宅（施術所）に「レントゲン」装置を設けて診療致してよろしいか。

（2）　若しいけなければ診療の方法。

回　答

1　第4条について

　　患部を薬品で湿布するが如きも理論上薬品の投与に含まれると解するが，その薬品使用について危険性がなく且つ柔道整復師の業務に当然伴なう程度の行為であれば許されるものと解する。

2　第5条については，医師の同意は，個々の患者が医師から得てもよく，又施術者が直接医師から得てもよいが，何れの場合でも医師の同意は患者を診察した上で与えられることを要する。それは書面であっても口答であってもよい。

3　柔道整復師がレントゲン装置を治療用に使用することは勿論許されないが，患部の状況を撮影するために用うる場合でも，レントゲン装置の取扱いには相当の医学上及び電気に関する知識を要し，これが使用を誤るときは人体に危害を与えるおそれがあるので，柔道整復師がこれを使用することは適当でない。

○脱臼骨折等に対する手当について

（昭25.2.16　医収　97）

照　会

1　按摩，はり，きゅう，柔道整復等営業法第5条によれば按摩師及び柔道整復師は原則として医師の同意を得た場合の外脱臼又は骨折の患部に施術さしてはならないとあるが右患部に対する施術は医師法第17条に所謂「医業」と看做されるのであるかどうか。

2　若し看做されるとせば免許を受けずして柔道整復を業としている者が業として右患部に対して施術する行為は医師法第17条違反として処罰すべきであるか，それとも概括的にあん摩，はり，きゅう，柔道整復等営業法第1条違反として処罰すべきであるか。

柔道整復

第3　柔道整復師の施術

回　答

1　あん摩，はり，きゅう，柔道整復等営業法第5条に「施術」とあるのは，当然「あん摩術又は柔道整復術」を意味するが，これらの施術を業として行うことは理論上医師法第17条に所謂「医業」の一部と看做される。

2　然しながらあん摩，はり，きゅう，柔道整復等営業法第1条の規定は，医師法第17条に対する特別法的規定であり，従って免許を受けないで，あん摩，はり，きゅう又は柔道整復を業として行った場合は脱臼又は骨折の患部に行ったと否とを問わず同法第1条違反として同法第14条第1号により処罰されるべきであり，医師法第17条違反として処罰さるべきではない。

○柔道整復師のレントゲン撮影に対する取扱いについて

（昭26.7.20　医発　90）

照　会

　柔道整復師が患部につきレントゲン撮影を行い料金を徴している事案について青森労働基準局労災補償課長より別紙のとおり照会があったが，右行為は昭和23年10月12日医第354号及び昭和24年6月8日医収第662号通ちょうの主旨より見てあん摩，はり，きゅう，柔道整復師等営業法に認める範囲を逸脱した行為として妥当を欠くものと考えられるが貴見をお伺いいたしたい。

（別　紙）

　当局管内の柔道整復術営業者中一部の者は初診の際に「レントゲン」撮影をなしているが，これを，あん摩，はり，きゅう，柔道整復等営業法に規定された以外の医業類似行為と考えられたので，本県衛生部医務課の見解を質したところ，その柔道整復術営業者が，「レントゲン」撮影に関する知識，又は経験を有している場合には差し支えないとのことであるが，聊か疑義があるので，至急何分の御指示を願いたい。

回　答

　去る5月1日基災発第91号で照会のあった上記のことについては，レントゲンを使用して診察又は治療をなすがごときは，柔道整復業の業務の範囲を超えるものと解する。

○柔道整復師の業務範囲及び医業類似行為について

（昭32.9.18　医発　799）

照　会

1　柔道整復師の業務範囲について

(1)　あん摩師，はり師，きゅう師及び柔道整復師法（以下法という。）第1条に規定する行為の個々の具体的内容については法的に明確な規定がないが，法第5条に規定するあん摩師及び柔道整復師の施術は，法第1条との関係の下に夫々あん摩師及び柔道整復師の個々の業務範囲におけるものと思料されますが，柔道整復師が柔道整復行為を行うに際し，社会通念上，当然に柔道整復行為に附随すると見なされる程度のあん摩（指圧及びマッサージを含む）行為をなすことは差し支

えないと解してよろしいか。

(2) 柔道整復師が医師又は患者の要請等により，柔道整復の治療を完了して単にあん摩（指圧及び
マッサージを含む）のみの治療を必要とする患者に対し，その行為のみを行うことは法第1条の
規定に違反すると解してよろしいか。

回　答

昭和32年8月29日医第710号をもって貴県厚生部長から照会のあった標記について下記の通り回答
する。

記

1　(1)及び(2)貴見の通り。

○柔道整復師等が電気光線器具を使用することの可否について

（昭39．7．8　医事　53）

照　会

現在当会傘下柔道整復師中には，柔道整復施術施行に関連して電気光線器具を使用し，その施術の
効果達成に寄与せしめている者が少なくないが，右の行為はあん摩師，はり師，きゅう師及び柔道整
復師法第12条及び第19条の法意に照らし，無条件に実施できる行為なりや否や貴見を御伺いする。因
に会員の使用する電気光線器具はそれ自体としても或いは使用方法如何によつても人の健康に害を及
ぼすような器具ではないものであり，且つ当該器具の使用は施術行為の内容として行われるものであ
ることを申し添える。

回　答

昭和39年6月18日39医第2,391号をもつて照会のあつた標記については，電気光線器具の使用が柔
道整復業務の範囲内で行われるものに限つて，使用しても差し支えないと解する。

○あん摩師，はり師，きゅう師又は柔道整復師の静電器使用について

（昭33．3.14　医発　198）

照　会

標記について，最近本県内において二・三の事例が見受けられるが，下記の点について疑義を生じ
たので何分の御回示を願いたい。

記

あん摩師，はり師，きゅう師又は柔道整復師が業として行う施術行為又はその補助行為若しくは，
サービス行為として静電療法を行うことは，その使用する静電器具の種類又は施術の方法の如何を問
わず，それぞれの業務の範囲に含まれないものとみなし，あん摩師，はり師，きゅう師及び柔道整復
師法第12条違反として取締の対象としてよいか。

回　答

昭和33年1月23日医第568号をもって照会のあった標記については，貴見の通りと解する。

柔道整復

第4　あん摩・マッサージ・指圧師の施術

1　支 給 対 象

　療養費の支給対象となる適応症は，一律にその診断名によることなく筋麻痺・筋萎縮・関節拘縮等，医療上マッサージを必要とする症例とされている。

　被保険者が療養費を請求するときは，支給申請書に医師の同意があったことを証明できる同意書等を添付する取扱いになっている。

　療養費は，頭から尾頭までの躯幹・右上肢・左上肢・右下肢・左下肢をそれぞれ一単位として支給することとされている。

　温罨法・電気光線器具使用の加算，往療料も認められているが，往療に関しては，医師の同意が必要である。その傷病が療養の給付として，保険医療機関で十分治療目的を果たすことができない場合に療養費の支給要件に該当する。

　療養費の支給の対象と認められるマッサージは，筋麻痺，片麻痺に代表されるように，麻痺の緩解措置としての手技，あるいは，関節拘縮や筋萎縮が起こっているところに，その制限されている関節可動域の拡大と筋力増強を促し，症状の改善を目的とする医療マッサージである。本来であれば，保険医療機関において，専門のスタッフによる理学療法の一環として行われる医療マッサージが療養費の支給対象となる。したがって，単に疲労回復や慰安を目的としたものや，疾病予防のマッサージ等が支給対象にならないことはいうまでもない。

　さて，麻痺に対するもので支給されているものは，脳血管障害等の麻痺による半身麻痺，半身不随が多く認められている。この場合は，麻痺のため歩行が不可能または甚だしく困難である状態が通例となっている症例等から往療料もおおむね承認されているのが実態である。

　また，骨折，手術やその他，骨・関節手術後の関節運動機能障害については比較的長期間にわたるマッサージを必要とする場合が多く，このような場合の，あん摩・マッサージ・指圧師の施術もおおむね承認されているのが現状である。具体例として，先天性斜頸や先天性股関節脱臼のあん摩・マッサージ・指圧師による施術は稀なものと思われる。神経麻痺，ことに顔面神経麻痺はしばしばみられるものであるが，マッサージのみの治療法だけでなくその他の治療と併せて行うなど保険医療機関において療養の給付を受けるなかその症状等によって必要な場合が対象となる。

　神経痛に対しては，一般的には療養の給付が行われるものと思われるがこの場合も症状等から，真にやむを得ない場合に対象となる。また，関節リウマチについては，マッサージ療養費支給の対象となるものは先にも触れたように，関節拘縮（関節が動かない）などのある在宅患者にあん摩・マッサージ・指圧師にマッサージを行わせる必要のある場合は，支給対象として差し支えないものと考えられる。

　脱臼又は骨折に施術するマッサージについては，医師の同意書により取り扱うこととされている。

往療料は，医師の同意記載内容に歩行困難，歩行不可等の記述を確認すること等によって支給可否の判断をすべきであると考える。

これらの諸点について一律に取り扱うことなく医師の同意書記載内容により支給可否を決定することとし，患者と施術者との間に無用の疑義が生じることのないように判断することが望まれる。

あん摩・マッサージ・指圧師の行うマッサージ施術により，療養費として実際に申請が行われている症状に着目してみると，一番多いものは脳出血による片麻痺，ついで第二番目が麻痺や関節拘縮以外の保険者が認めたその他の疾患，第三番目が関節拘縮，そのあと，筋麻痺，そして片麻痺・筋麻痺以外のその他の麻痺と続き，神経痛や痛風も比較的多く見られる。その他適応症は，一律に診断名によらないことは前述のとおりである。

なお，あん摩・マッサージ・指圧師の施術を受けているこれらの患者については，医師の同意ごとに医師の診察を受ける必要があり，施術者は，医師との連携が図られるよう医師の再同意に当たっては，施術報告書を交付することが望ましい。この趣旨を踏まえれば，医師照会等は，適宜診察の上同意が与えられていることから，調査は必要に応じてなされるべきである。保険者は給付手続に際し，特別な場合を除いて患者（被保険者）の経済的負担等を考慮すれば，できる限り速やかに償還手続きをすべきである。

また，平成30年10月からは，初療の日から6ヵ月（初療の日が月の15日以前の場合は当該月の5ヵ月後の月の末日，初療の日が月の16日以降の場合は当該月の6ヵ月後の月の末日）を経過した時点で，更に施術を受ける場合には，医師の同意書を添付することと通知されている。

変形徒手矯正術は，当該施術を必要とする旨の医師の同意書により医療上1ヵ月を超えて行う必要がある場合は改めて同意書の添付を必要とする取扱いになっている。

療養費については，患者の負担が軽減され，患者が施術者から適切に施術を受けられ，施術者から保険者に対して適切に療養費が請求されるよう，受領委任の取扱いが導入された（平成30年6月12日付保険局長通知）。

受領委任の取扱いにおいては，令和3年7月から，長期・頻回施術等について償還払いに戻すことができる仕組みが導入された。

2　療養費の額

あん摩・マッサージ・指圧師が行う施術についての療養費の額は，令和6年6月1日（一部は令和6年10月1日）以降は次の基準により決定することとなっている。

(1)　マッサージを行った場合
　　　　1局所1回につき　　　　450円
　　　　2局所1回につき　　　　900円
　　　　3局所1回につき　　　1,350円

　　　　4局所1回につき　　　　1,800円

　　　　5局所1回につき　　　　2,250円

　注　特別地域の患家で施術を行った場合は，特別地域加算として1回につき250円を加算する。

　　なお，片道16キロメートルを超える場合の特別地域加算は，往療を必要とする絶対的な理由

　　がある場合以外は認められないこと。〔※「**注**」は**令和6年10月1日適用**〕

(2)　訪問施術料〔※**令和6年10月1日適用**〕

　①　訪問施術料1

　　　　1局所1回につき　　　2,750円

　　　　2局所1回につき　　　3,200円

　　　　3局所1回につき　　　3,650円

　　　　4局所1回につき　　　4,100円

　　　　5局所1回につき　　　4,550円

　②　訪問施術料2

　　　　1局所1回につき　　　1,600円

　　　　2局所1回につき　　　2,050円

　　　　3局所1回につき　　　2,500円

　　　　4局所1回につき　　　2,950円

　　　　5局所1回につき　　　3,400円

　③　訪問施術料3

　（3人〜9人の場合）

　　　　1局所1回につき　　　　910円

　　　　2局所1回につき　　　1,360円

　　　　3局所1回につき　　　1,810円

　　　　4局所1回につき　　　2,260円

　　　　5局所1回につき　　　2,710円

　（10人以上の場合）

　　　　1局所1回につき　　　　600円

　　　　2局所1回につき　　　1,050円

　　　　3局所1回につき　　　1,500円

　　　　4局所1回につき　　　1,950円

　　　　5局所1回につき　　　2,400円

　注1　特別地域の患家で施術を行った場合は，特別地域加算として1回につき250円を加算する。

　注2　片道16キロメートルを超える場合の訪問施術料及び特別地域加算は，訪問施術を必要とす

　　　る絶対的な理由がある場合以外は認められないこと。

第4 あん摩・マッサージ・指圧師の施術

〔**※以下〔 〕内の網掛けの項番は令和6年9月30日までの適用**〕

(3)〔**(2)**〕 温罨法を(1)又は(2)と併施した場合

　　1回につき　　　　　180円加算

　　注　温罨法と併せて，施術効果を促進するため，あん摩・マッサージの業務の範囲内において人の健康に危害を及ぼすおそれのない電気光線器具を使用した場合にあっては，300円とする。

(4)〔**(3)**〕 変形徒手矯正術を(1)又は(2)と併施した場合

　　1肢1回につき　　　　470円加算

　　注　変形徒手矯正術と温罨法との併施は認められない。

(5) 往療料〔**※令和6年10月1日適用**〕

　　1回につき　　　　　2,300円

　　注　片道16キロメートルを超える場合の往療料は往療を必要とする絶対的な理由がある場合以外は認められないこと。

〔**※令和6年9月30日までの規定**〕

(4) 往療料　　　　　　2,300円

　　注1　往療距離が片道4キロメートルを超えた場合は，2,550円とする。

　　注2　片道16キロメートルを超える場合の往療料は往療を必要とする絶対的な理由がある場合以外は認められないこと。

(6)〔**(5)**〕 施術報告書交付料　480円

【関係通知】

○按摩，鍼灸術にかかる健康保険の療養費について

（昭25．1.19　保発　4）

　標記については療術業者の団体と契約の下に，これを積極的に支給する向もあるやに聞き及んでいるが，本件については従前通り御取り扱いを願いたい。

　従つて，この施術に基いて療養費の請求をなす場合においては，緊急その他真に已むを得ない場合を除いては，すべて医師の同意書を添付する等，医師の同意があつたことを確認するに足る証憑を添えるよう指導することとして，その支給の適正を期することと致されたい。

○あんま・はり灸，マッサージの施術にかかる健康保険の療養費について

（昭26．3.9　保発　14）

　標記については客年1月19日保発第4号をもって通知したにも拘らず，いまなお施術業者の団体との契約を続行し，甚しきは新たに契約を締結しているところがあるやに聞き及んでいるが，若しかかる事実の存する場合はその事情の如何を問わず，至急これを破棄するよう御措置願いたい。

○はり・きゅう及びあんま・マッサージに係る療養費の支給について

（昭56．6．26　保発　49）

　はり・きゅう及びあんま・マッサージに係る療養費の算定については，今般，従前の施術料金等を次のとおり改め，本年7月1日から適用することとしたので，その取扱いに遺憾なきを期されたい。

　なお，あんま・マッサージに係る療養費の算定は，乙点数表における所定点数に相当する金額を基準としていたものであるが，今般，本通知により，独自にその施術料を定めることとしたもので，当該事項に係る従前の通知は，これを廃止する。

　おって，往療料の算定に当たっては，従前どおり柔道整復師の施術に係る療養費の算定基準（昭和56年6月26日付保発第47号通知）の往療料の項（ただし，注3を除く。）に準じて算定するものであるので，念のため申し添える。

記

（略）

○はり師，きゅう師及びあん摩・マッサージ・指圧師の施術に係る療養費の支給について

（令6．5．31　保発0531　1）

　はり，きゅう及びあん摩・マッサージ・指圧に係る療養費の算定については，今般，従前の施術料金等を下記のとおり改め，本年6月1日以降（1の(2)注2に係る部分，(3)及び(4)並びに2の(1)注に係る部分，(2)及び(5)に係る改正については本年10月1日以降）の施術分から適用することとしたので，関係者に対して周知徹底を図るとともに，その取扱いに遺漏のないよう御配慮願いたい。

記

1　はり，きゅう（略）

2　あん摩・マッサージ

　(1)　マッサージを行った場合

1局所1回につき	450円
2局所1回につき	900円
3局所1回につき	1,350円
4局所1回につき	1,800円
5局所1回につき	2,250円

　　　注　特別地域の患家で施術を行った場合は，特別地域加算として1回につき250円を加算する。

　　　　なお，片道16キロメートルを超える場合の特別地域加算は，往療を必要とする絶対的な理由がある場合以外は認められないこと。〔※「注」は令和6年10月1日適用〕

　(2)　訪問施術料〔※令和6年10月1日適用〕

　　①　訪問施術料1

　　　1局所1回につき　　　2,750円

あん摩・マッサージ・指圧

第4　あん摩・マッサージ・指圧師の施術

$\quad$ 2局所1回につき　　　3,200円

$\quad$ 3局所1回につき　　　3,650円

$\quad$ 4局所1回につき　　　4,100円

$\quad$ 5局所1回につき　　　4,550円

② 訪問施術料2

$\quad$ 1局所1回につき　　　1,600円

$\quad$ 2局所1回につき　　　2,050円

$\quad$ 3局所1回につき　　　2,500円

$\quad$ 4局所1回につき　　　2,950円

$\quad$ 5局所1回につき　　　3,400円

③ 訪問施術料3

（3人～9人の場合）

$\quad$ 1局所1回につき　　　　910円

$\quad$ 2局所1回につき　　　1,360円

$\quad$ 3局所1回につき　　　1,810円

$\quad$ 4局所1回につき　　　2,260円

$\quad$ 5局所1回につき　　　2,710円

（10人以上の場合）

$\quad$ 1局所1回につき　　　　600円

$\quad$ 2局所1回につき　　　1,050円

$\quad$ 3局所1回につき　　　1,500円

$\quad$ 4局所1回につき　　　1,950円

$\quad$ 5局所1回につき　　　2,400円

注1　特別地域の患家で施術を行った場合は，特別地域加算として1回につき250円を加算する。

注2　片道16キロメートルを超える場合の訪問施術料及び特別地域加算は，訪問施術を必要とする絶対的な理由がある場合以外は認められないこと。

〔※以下〔　〕内の網掛けの項番は令和6年9月30日までの適用〕

(3)〔[2]〕　温罨法を(1)又は(2)と併施した場合

$\quad$ 1回につき　　　　180円加算

$\quad$ 注　温罨法と併せて，施術効果を促進するため，あん摩・マッサージの業務の範囲内において人の健康に危害を及ぼすおそれのない電気光線器具を使用した場合にあっては，300円とする。

(4)〔[3]〕　変形徒手矯正術を(1)又は(2)と併施した場合

$\quad$ 1肢1回につき　　　　470円加算

　注　変形徒手矯正術と温罨法との併施は認められない。

(5)　往療料〔**※令和6年10月1日適用**〕

　　1回につき　　　　　2,300円

　　注　片道16キロメートルを超える場合の往療料は往療を必要とする絶対的な理由がある場合以外は認められないこと。

〔**※令和6年9月30日までの規定**〕

(4)　往療料　　　　　2,300円

　　注1　往療距離が片道4キロメートルを超えた場合は，2,550円とする。

　　注2　片道16キロメートルを超える場合の往療料は往療を必要とする絶対的な理由がある場合以外は認められないこと。

(6)〔5〕　施術報告書交付料　480円

○柔道整復及びあんま・マッサージに係る療養費の支給について

（昭58．6.28　保険発　66）

　標記については，本日，保発第56号及び保発第57号をもって厚生省保険局長から貴都道府県知事あて通知されたところであるが，これが取扱いについては次のとおりであるので，遺憾のないよう関係者に対し周知徹底を図られたい。

記

　温罨法と併せて電気光線器具を使用した場合の加算は，柔道整復又はあんま・マッサージの業務の範囲内において低周波，高周波，超音波又は赤外線療法を行った場合に算定する。

○はり・きゅう及びあんま・マッサージの施術に係る診断書について

（平 5.10.29　医事　93，保険発　116）

　標記については，昭和42年9月18日保発第32号，平成元年9月4日保険発第85号及び平成4年5月22日保険発第75号通知により実施しているところであるが，施術の円滑な実施を図るため，下記の点について御了知のうえ，関係者への周知徹底及び指導に遺憾のないよう配慮されるとともに，今後とも療養費支給の適正化に御尽力賜りたい。

記

　はり・きゅう及びあんま・マッサージの施術に係る診断書の交付を患者から医師が求められた場合には，適切な対処がなされるよう配慮されたいこと。

○はり師，きゅう師及びあん摩・マッサージ・指圧師の施術に係る療養費の支給の留意事項等について

（平16.10.1	保医発1001002）	（平30.5.24	保医発0524　2）
（平17.3.30	保医発0330001）	（平30.6.20	保医発0620　1）
（平20.5.26	保医発0526002）	（令2.11.25	保医発1125　1）
（平22.5.24	保医発0524　4）	（令3.3.24	保医発0324　2）
（平25.4.24	保医発0424　2）	（令3.4.28	保医発0428　1）
（平28.9.30	保医発0930　4）	（令6.5.31	保医発0531　7）
（平29.6.26	保医発0626　3）		

　はり師，きゅう師及びあん摩・マッサージ・指圧師の施術に係る療養費の取扱いの適正を図るため，留意事項等に関する既通知を整理し，別添のとおりとしたので貴管下の関係者に周知徹底を図るとともに，その取扱いに遺漏のないよう御配意願いたい。

　なお，下記の通知は，平成16年10月1日をもって廃止する。

記

あんま，マッサージに係る療養費の支給について

（昭和33年9月30日保険発126号）

あん摩マッサージ指圧師に係る療養費の支給について

（昭和40年4月8日保険発37号）

はり，きゅう及びマッサージの施術に係る療養費の取扱いについて

（昭和46年4月1日保険発28号）

はり・きゅう及びあんま・マッサージに係る療養費の支給について

（昭和47年2月28日保険発22号）

あんま・マッサージの施術について

（昭和63年6月6日保険発59号）

はり・きゅう及びあんま・マッサージの施術に係る医師の同意書の取扱いについて

（平成元年9月4日保険発85号）

はり・きゅうの施術に係る医師の診断書について

（平成4年5月22日保険発75号）

はり，きゅう及びあんま・マッサージに係る療養費の支給の取扱いについて

（平成8年5月24日保険発84号）

はり，きゅう及びあんま・マッサージの施術に係る療養費の取扱いについて

（平成9年12月1日保険発150号）

別添1

はり，きゅうの施術に係る療養費の取扱いに関する留意事項等　（略）

別添 2

マッサージの施術に係る療養費の取扱いに関する留意事項等

第 1 章　通則

1　マッサージの施術に係る療養費（以下「療養費」という。）の対象となる施術は、「あん摩マッサージ指圧師、はり師、きゅう師等に関する法律」（昭和22年12月20日法律第217号）に反するものであってはならないこと。

2　患者が施術者から健康保険事業の健全な運営を損なうおそれのある経済上の利益の提供を受けて、当該施術者を選択し、施術を受けた場合は、療養費の支給の対象外とする。

3　療養費の適正な支給を確保するためには、施術を行う者の協力が不可欠であることから、療養費の対象となる施術を行う機会のある施術者に対しては、本留意事項の周知を図り、連携して円滑な運用に努めること。

4　請求のあった療養費は、適正な支給を確保しつつ速やかに支給決定するよう努めること。

第 2 章　療養費の支給対象

療養費の支給対象となる適応症は、一律にその診断名によることなく筋麻痺・関節拘縮等であって、医療上マッサージを必要とする症例について支給対象とされるものであること。

第 3 章　医師の同意書、診断書の取扱い

1　病名・症状（主訴を含む）、発病年月日、診察区分、診察日及び歩行等の状態の明記され、保険者において療養費の施術対象の適否の判断が出来る診断書は、医師の同意書に代えて差し支えないこと。

2　同意書に代える診断書は、療養費払の施術の対象の適否に関する直接的な記述がなくても、保険者において当該適否の判断が出来る診断書であれば足りること。

3　脱臼又は骨折に施術するマッサージについては、医師の同意書により取り扱うこと。

4　変形徒手矯正術については、医師の同意書により取り扱うこと。

5　同意書又は診断書は、療養費支給申請の都度これを添付することを原則としているが、第 4 章 1 又は第 5 章 1 の療養費の支給が可能とされる期間（以下「一の同意書、診断書により支給可能な期間」という。）内における 2 回目以降の請求にあっては、その添付を省略して差し支えないこと。〔※網掛けの箇所は令和 6 年10月 1 日適用〕

6　一の同意書、診断書により支給可能な期間を超えて更に施術を受ける場合は、当該期間を超えた療養費支給申請については、医師の同意書を添付すること。なお、当該同意による一の同意書、診断書により支給可能な期間内における 2 回目以降の請求にあっては、その添付を省略して差し

　支えないこと。

7　医師の同意書及び診断書の基準様式をそれぞれ別紙1及び別紙2のとおりとしたこと。

8　同意書は，医師の医学的所見，症状経緯等から判断して発行されるものであり，同意書発行の趣旨を勘案し判断を行うこと。なお，保険者が同意医師に対し行う照会等は，必要に応じて行われるべきものであること。

9　同意又は再同意を求める医師は，緊急その他やむを得ない場合を除き，当該疾病について現に診察を受けている主治の医師とすること。

10　医師の同意又は再同意は，医師の診察を受けたものでなければならないこと。医師が診察を行わずに同意を行う，いわゆる無診察同意が行われないよう徹底されるべきものであること。

11　医師と施術者との連携が図られるよう，医師の再同意に当たっては，医師が，施術者の作成した施術報告書により施術の内容や患者の状態等を確認するとともに，直近の診察に基づき同意をするべきものであること。また，施術に当たって注意すべき事項等がある場合には，同意書等により医師から施術者に連絡されるべきものであること。

　　なお，医師が，施術報告書の提供を受けていない場合であっても，施術に当たって注意すべき事項等がある場合には，同意書等により医師から施術者に連絡されるべきものであること。

12　あんま・マッサージの施術に係る診断書の交付を患者から医師が求められた場合は，円滑に交付されるようご指導願いたいこと。

第4章　施術料

1　同意書又は診断書に加療期間の記載のあるときは，その期間内は療養費を支給して差し支えないこと。

　　ただし，初療又は医師による再同意日から起算して6ヶ月（初療又は再同意日が月の15日以前の場合は当該月の5ヶ月後の月の末日とし，月の16日以降の場合は当該月の6ヶ月後の月の末日とする。ただし，変形徒手矯正術については初療又は再同意日から起算して1ヶ月）を超える期間が記載されていても，その超える期間は療養費の支給はできないものであり，引き続き支給を行おうとする場合は，改めて医師の同意を必要とすること。

　　加療期間の記載のない同意書，診断書に基づき支給を行おうとする場合，初療又は医師による再同意日が，月の15日以前の場合は当該月の5ヶ月後の月の末日，月の16日以降の場合は当該月の6ヶ月後の月の末日までの期間内は療養費を支給して差し支えないこと。ただし，変形徒手矯正術については初療又は再同意日から起算して1ヶ月とすること。

2　療養費は，頭から尾頭までの躯幹，右上肢，左上肢，右下肢，左下肢をそれぞれ一単位として支給すること。

3　温罨法の加算は，1回の施術につき加算すること。

4　温罨法と併せて電気光線器具を使用した場合の加算は，あん摩，マッサージの業務の範囲内に

おいて，低周波，高周波，超音波又は赤外線治療をおこなった場合に支給されること。

5　変形徒手矯正術は，現に関節拘縮や筋萎縮が起こり，その制限がされている関節可動域の拡大を促し症状の改善を図る変形の矯正を目的とした施術でありマッサージと併せて行うことから，マッサージの加算とする取扱いとして同一部位にマッサージ及び変形徒手矯正術の両方を行った場合に限り，両方の料金を算定すること。

　　また，変形徒手矯正術は，6大関節（肩，肘，手首，股関節，膝，足首）を対象とし1肢（右上肢，左上肢，右下肢，左下肢）毎に支給すること。

　　なお，変形徒手矯正術と温罨法の併施は認められない。

6　「特掲診療料の施設基準等」（平成20年厚生労働省告示第63号）第四の四の三の三に規定する地域（以下「特別地域」という。）〔＊→編注〕に居住する患者の患家に赴き，第6章に掲げる往療料の支給要件を満たして施術を行った場合，特別地域加算として所定額を加算すること。〔※「6」は令和6年10月1日適用〕

〔編注；「特掲診療料の施設基準等」（平成20年厚生労働省告示第63号）より抜粋〕

＊第四　在宅医療

　　四の三の三　在宅患者訪問看護・指導料の注14及び注18（同一建物居住者訪問看護・指導料の注6の規定により準用する場合を含む。）に規定する厚生労働大臣が定める地域

　　　(1)　離島振興法（昭和28年法律第72号）第2条第1項の規定により離島振興対策実施地域として指定された離島の地域

　　　(2)　奄美群島振興開発特別措置法（昭和29年法律第189号）第1条に規定する奄美群島の地域

　　　(3)　山村振興法（昭和40年法律第64号）第7条第1項の規定により振興山村として指定された山村の地域

　　　(4)　小笠原諸島振興開発特別措置法（昭和44年法律第79号）第4条第1項に規定する小笠原諸島の地域

　　　(5)　過疎地域の持続的発展の支援に関する特別措置法（令和3年法律第19号）第2条第1項に規定する過疎地域

　　　(6)　沖縄振興特別措置法（平成14年法律第14号）第3条第三号に規定する離島

7　片道16kmを超える往療による施術については，第9章2に掲げる施術所の所在地又は届け出た住所地からの往療を必要とする絶対的な理由がある場合に認められるものであるが，かかる理由がなく，患家の希望により16kmを超える往療をした場合，施術料は，全額が認められないこと。

　　なお片道16kmを超える往療とは，第9章2に掲げる施術所の所在地又は届け出た住所地と患家の直線距離であること。〔※「7」は令和6年10月1日適用〕

8　〔6〕　保険医療機関に入院中の患者の施術は，当該保険医療機関に往療した場合，患者が施術

あん摩・マッサージ・指圧

所に出向いてきた場合のいずれであっても療養費の支給はできないこと。〔※〔　〕**内の網掛けの項番は令和6年9月30日までの適用**〕

第5章　訪問施術料〔**※令和6年10月1日適用**〕

1　同意書又は診断書に加療期間の記載のあるときは，その期間内は療養費を支給して差し支えないこと。

　　ただし，初療又は医師による再同意日から起算して6ヶ月（初療又は再同意日が月の15日以前の場合は当該月の5ヶ月後の月の末日とし，月の16日以降の場合は当該月の6ヶ月後の月の末日とする。ただし，変形徒手矯正術については初療又は再同意日から起算して1ヶ月）を超える期間が記載されていても，その超える期間は療養費の支給はできないものであり，引き続き支給を行おうとする場合は，改めて医師の同意を必要とすること。

　　加療期間の記載のない同意書，診断書に基づき支給を行おうとする場合，初療又は医師による再同意日が，月の15日以前の場合は当該月の5ヶ月後の月の末日，月の16日以降の場合は当該月の6ヶ月後の月の末日までの期間内は療養費を支給して差し支えないこと。ただし，変形徒手矯正術については初療又は再同意日から起算して1ヶ月とすること。

2　療養費は，頭から尾頭までの躯幹，右上肢，左上肢，右下肢，左下肢をそれぞれ一単位として支給すること。

3　温罨法の加算は，1回の施術につき加算すること。

4　温罨法と併せて電気光線器具を使用した場合の加算は，あん摩，マッサージの業務の範囲内において，低周波，高周波，超音波又は赤外線治療をおこなった場合に支給されること。

5　変形徒手矯正術は，現に関節拘縮や筋萎縮が起こり，その制限がされている関節可動域の拡大を促し症状の改善を図る変形の矯正を目的とした施術でありマッサージと併せて行うことから，マッサージの加算とする取扱いとして同一部位にマッサージ及び変形徒手矯正術の両方を行った場合に限り，両方の料金を算定すること。

　　また，変形徒手矯正術は，6大関節（肩，肘，手首，股関節，膝，足首）を対象とし1肢（右上肢，左上肢，右下肢，左下肢）毎に支給すること。

　　なお変形徒手矯正術と温罨法の併施は認められない。

6　保険医療機関に入院中の患者の施術は，当該保険医療機関に往療した場合，患者が施術所に出向いてきた場合のいずれであっても療養費の支給はできないこと。

7　訪問施術料は，歩行困難等，真に安静を必要とするやむを得ない理由等により通所して治療を受けることが困難な場合（往療料の支給が行われる場合を除く。）に，患家の求めに応じて患家に赴き定期的ないし計画的に施術を行った場合に支給できること。

8　訪問施術料は，治療上真に必要があると認められる場合に支給できること。治療上真に必要があると認められない場合，単に患家の求めに応じた場合又は患家の求めによらず定期的ないし計

画的に行う場合については，訪問施術料は支給できないこと。

9　訪問施術料は，同一日に同一の建築物（建築基準法（昭和25年法律第201号）第2条第一号に規定する建築物をいい，介護保険法（平成9年法律第123号）第8条第27項に規定する介護老人福祉施設等の施設を含む。）で施術を行った患者数が，1人の場合は訪問施術料1，2人の場合は訪問施術料2，3人以上の場合はその人数に応じた訪問施術料3の各区分により，支給すること。

10　特別地域〔＊→359頁〕に居住する患者の患家に赴き，訪問施術料の支給要件を満たして施術を行った場合，特別地域加算として所定額を加算すること。

11　片道16kmを超える患家への訪問については，第9章2に掲げる施術所の所在地又は届け出た住所地からの往療を必要とする絶対的な理由がある場合に認められるものであるが，かかる理由がなく，患家の希望により16kmを超える訪問施術をした場合，訪問施術料の支給は認められないこと。この場合の訪問施術料は，16kmを超えた分のみではなく全額が認められないこと。

　なお片道16kmを超える訪問施術とは，第9章2に掲げる施術所の所在地又は届け出た住所地と患家の直線距離であること。

12　訪問施術料を支給しようとする場合は，施術の同意をおこなった医師の往療に関する同意が必要であること。ただし，同意を求めることができないやむを得ない事由がある場合はこの限りでないこと。

13　訪問施術料を支給する療養費支給申請書には，施術者に施術内容と併せて訪問施術を行った日及び訪問施術を必要とした理由の記入を受ける取扱いとすること。

14　訪問施術に要した交通費については，患家の負担とすること。

　訪問施術時に要したバス，タクシー，鉄道，船等の交通費は，その実費とすること。自転車，スクーター等の場合は，土地の慣例，当事者間の合議によるべきであるが，通例は交通費に該当しないこと。

第6章　往療料〔※令和6年10月1日適用〕

1　往療料は，歩行困難等，真に安静を必要とするやむを得ない理由等が突発的に発生したことにより通所して治療を受けることが困難な場合に，患家の求めに応じて患家に赴き施術を行った場合に支給できること。なお，この場合にあっては，同意医師へ報告を行うなど連携した旨を施術録に記載すること。

2　往療料は，治療上真に必要があると認められる場合に支給できること。治療上真に必要があると認められない場合又は単に患家の求めに応じた場合については，往療料は支給できないこと。

3　往療料を支給しようとする場合は，施術の同意をおこなった医師の往療に関する同意が必要であること。ただし同意を求めることができないやむを得ない事由がある場合はこの限りでないこと。

4　往療料は，その突発的に発生した往療を行った日の翌日から起算して14日以内については，往

あん摩・マッサージ・指圧

第4　あん摩・マッサージ・指圧師の施術

療料は支給できないこと。

5　第5章に規定する定期的ないし計画的な訪問施術を行っている期間において突発的に発生した往療については，訪問施術料は支給せず，施術料及び往療料を支給する。ただし，当該患者が当該往療の後も引き続き，通所して治療を受けることが困難な状況で，患家の求めに応じて患家に赴き定期的ないし計画的に行う施術については，訪問施術料の支給対象とする。

6　片道16kmを超える往療については，第9章2に掲げる施術所の所在地又は届け出た住所地からの往療を必要とする絶対的な理由がある場合に認められるものであるが，かかる理由がなく，患家の希望により16kmを超える往療をした場合，往療料の支給は認められないこと。この場合の往療料は，16kmを超えた分のみではなく全額が認められないこと。

なお片道16kmを超える往療とは，第9章2に掲げる施術所の所在地又は届け出た住所地と患家の直線距離であること。

7　往療料を支給する療養費支給申請書には，施術者に施術内容と併せて突発的に発生した往療を行った日及び当該往療を必要とした理由の記入を受ける他，「摘要」欄に連携した医師の氏名及び保険医療機関名等の記入を受ける取扱いとすること。

8　往療に要した交通費については，患家の負担とすること。

往療時に要したバス，タクシー，鉄道，船等の交通費は，その実費とすること。自転車，スクーター等の場合は，土地の慣例，当事者間の合議によるべきであるが，通例は交通費に該当しないこと。

第5章　往療料〔※**令和6年9月30日までの規定**〕

1　往療料は，歩行困難等，真に安静を必要とするやむを得ない理由等により通所して治療を受けることが困難な場合に，患家の求めに応じて患家に赴き施術を行った場合に支給できること。

2　往療料は，治療上真に必要があると認められる場合（定期的・計画的に行う場合を含む。）に支給できること。治療上真に必要があると認められない場合，単に患家の求めに応じた場合又は患家の求めによらず定期的・計画的に行う場合については，往療料は支給できないこと。

3　往療料を支給しようとする場合は，施術の同意をおこなった医師の往療に関する同意が必要であること。ただし同意を求めることができないやむを得ない事由がある場合はこの限りでないこと。

4　「はり師・きゅう師及びあん摩・マッサージ・指圧師の施術に係る療養費の支給について」（平成4年5月22日保発第57号）により，2戸以上の患家に対して引き続き往療を行った場合の往療順位第2位以降の患家に対する往療距離の計算は，第8章2に掲げる施術所の所在地又は届け出た住所地を起点とせず，それぞれ先順位の患家の所在地を起点とするものとされているところであるが，先順位の患家から次順位の患家への距離が第8章2に掲げる施術所の所在地又は届け出た住所地から次順位の患家への距離に比べ遠距離になる場合は，第8章2に掲げる施術所の所在地又は届け出た住所地からの距離により往療料を支給すること。

5　往療の距離は，第8章2に掲げる施術所の所在地又は届け出た住所地と患家の直線距離を原則として支給

すること。ただし，直線距離による支給が実態に比べ著しく不合理と考えられる場合は，合理的な方法により算出した距離によって差し支えないこと。

6 片道16kmを超える往療については，第8章2に掲げる施術所の所在地又は届け出た住所地からの往療を必要とする絶対的な理由がある場合に認められるものであるが，かかる理由がなく，患家の希望により16kmを超える往療をした場合，往療料の支給は認められないこと。この場合の往療料は，16kmを超えた分のみではなく全額が認められないこと。

　なお片道16kmを超える往療とは，2戸以上の患家に対して引き続き往療を行った場合の往療順位第2位以下の患家に対する往療距離の計算ではなく，第8章2に掲げる施術所の所在地又は届け出た住所地と患家の直線距離であること。

7 同一の建築物（建築基準法（昭和25年法律第201号）第2条第1号に規定する建築物をいい，介護保険法（平成9年法律第123号）第8条第27項に規定する介護老人福祉施設等の施設を含む。）に居住する複数の患者を同一日に施術した場合の往療料は，別々に支給できないこと。ただし，やむを得ない理由があって，同一の建築物に複数回赴いて施術した場合はこの限りでないこと。

8 往療に要した交通費については，患家の負担とすること。

　往療時に要したバス，タクシー，鉄道，船等の交通費は，その実費とすること。自転車，スクーター等の場合は，土地の慣例，当事者間の合議によるべきであるが，通例は交通費に該当しないこと。

〔※以下〔　〕内の網掛けの章番は令和6年9月30日までの適用〕

第7章〔第6章〕　施術報告書交付料

1 施術報告書交付料は，一の同意書，診断書により支給可能な期間を超えて更に施術を受けるため医師の再同意が必要な場合に，別紙6の施術報告書に施術の内容，施術の頻度（月平均○回実施というように1ヶ月の平均施術回数を明記すること），患者の状態・経過等を記入し，当該報告書及び直近の診察に基づき医師が再同意を判断する旨を患者に説明したうえで交付した場合（又はその旨を患者に説明したうえで支給申請書に添付するために必要な写しを交付し，患者に代わり患者が診察を受ける医師に原本を送付した場合）に支給できること。

　なお，施術報告書交付料は，一の同意書，診断書により支給可能な期間の施術について，施術報告書を患者に複数回交付した場合であっても，支給は1回に限ること。また，初療若しくは直前の医師による再同意日の属する月の5ヶ月後（初療若しくは再同意日が月の16日以降の場合は6ヶ月後）の月に施術報告書を交付した場合又は施術報告書を交付した月の前5ヶ月の期間に係る療養費の支給で施術報告書交付料が支給されていない場合に支給するものであること。ただし，変形徒手矯正術については，初療又は再同意日から起算して1ヶ月の期間の施術について施術報告書を交付した場合に1回に限り支給するものであること。

2 施術者は，やむを得ず，施術報告書を作成しない場合であっても，医師との連携が図られるよう，患者を診察する医師からの施術に関する問合せに応じるべきものであること。

第8章〔第7章〕　施術録

　療養費の円滑な運用をするためには，施術者の行った施術の内容について確認する必要が生じる場合が考えられるが，公益社団法人日本鍼灸師会，公益社団法人全日本鍼灸マッサージ師会，公益社団法人日本あん摩マッサージ指圧師会，社会福祉法人日本盲人会連合の会員である施術者には，当該法人より別紙3の施術録を整備すること，保険者等からの施術録の提示及び閲覧等を求められた場合は速やかに応じること，施術録を施術完結の日から5年間保管すること，が周知指導されているので参考にされたい。

施術録の記載事項（例）
　(1)　受給資格の確認
　　ア　保険等の種類
　　　①健康保険（協・組・日）　②船員保険　③国民健康保険（退）　④共済組合
　　　⑤後期高齢者医療　⑥その他
　　イ　被保険者証等
　　　①記号・番号　②氏名　③住所・電話番号　④資格取得年月日　⑤有効期限
　　　⑥保険者・事業所名称及び所在地　⑦保険者番号等
　　ウ　公費負担
　　　①公費負担者番号　②公費負担の受給者番号
　　エ　施術を受ける者
　　　①氏名　②性別　③生年月日　④続柄　⑤住所
　　　◎月初めに適宜，保険証を確認するなど，必要な措置を講ずること。
　(2)　同意した医師の住所，氏名と同意年月日及び再同意した医師の住所，氏名と再同意年月日
　(3)　同意疾病名
　(4)　初療年月日，施術終了年月日
　(5)　転帰欄には，治癒，中止，転医の別を記載すること。
　(6)　施術回数
　(7)　施術の内容，経過等
　　施術月日，施術の内容，経過等を具体的に順序よく記載すること。
　(8)　施術明細
　　①往療料　km，その他
　　②マッサージ局所数，温罨法，電気光線器具，変形徒手矯正術数
　　③上記について施術後その都度，必要事項及び金額を記入すること。
　　④施術所見を記入すること。

第9章〔第8章〕　支給事務手続き

1　療養費支給申請書の基準様式をそれぞれ別紙4のとおりとしたので参考とされたいこと。

　　なお，必要に応じ保険者において必要な欄を追加することは差し支えないこと。

2　療養費支給申請書の施術証明欄の施術者住所は，保健所等に開設の届けを行っている施術所の所在地とすること。なお，専ら出張のみによってその業務に従事することとして保健所等へ届けを行っている施術者にあっては，届け出た住所地とすること。

3　療養費支給申請書は，暦月を単位として作成すること。

4　同一月内の施術については，施術を受けた施術所が変わらない限り，申請書を分けず，一の療養費支給申請書において作成すること。

　　なお，施術を行った施術者が同一月内に複数人いる場合は，「摘要」欄等にそれぞれの施術者氏名とその施術日について，施術者に記入を受ける取扱いとすること。

5　初療の日から1年以上経過している患者であって，かつ，1月間の施術を受けた回数が16回以上の者は，施術者に別紙5の1年以上・月16回以上施術継続理由・状態記入書の記入を受け，療養費支給申請書に添付する取扱いとすること。

　　なお，1年以上・月16回以上施術継続理由・状態記入書については，患者の状態の評価を行った施術者に評価内容と併せて評価日及び月16回以上の施術が必要な理由の記入を受ける取扱いとすること。

6　施術報告書交付料を支給する療養費支給申請書には，施術者より記入を受けた別紙6の施術報告書の写しを添付する取扱いとすること。また，一連の施術において既に施術報告書交付料が支給されている場合は，直前の当該支給に係る施術の年月を記入する取扱いとすること。

7　あん摩・マッサージ・指圧師の継続施術中に保険種別等の変更があった場合で，被保険者又は変更後の保険者から同意書の写しの請求を受けた変更前保険者は，速やかに同意書の写しを交付すること。

あん摩・マッサージ・指圧

第4 あん摩・マッサージ・指圧師の施術

〔※令和6年10月1日適用〕 別添2（別紙1）

同 意 書 <small>(あん摩マッサージ指圧療養費用)</small>

患 者	住 所	
	氏 名	
	生 年 月 日	明・大・昭・平・令　　　年　　　　月　　　　日

傷 病 名	

発病年月日	昭・平・令　　　年　　　　月　　　　日

同意区分	初回の同意 ・ 再 同 意 　（○をつけて下さい）

診 察 日	令 和　　　年　　　　月　　　　日

症 状	筋麻痺 筋萎縮	(筋麻痺又は筋萎縮のある部位について、○をつけて下さい) 躯幹 ・ 右上肢 ・ 左上肢 ・ 右下肢 ・ 左下肢
	関節拘縮	(関節拘縮のある部位について、○をつけて下さい) 右肩・右肘・右手首・右股関節・右膝・右足首　　その他 左肩・左肘・左手首・左股関節・左膝・左足首　（　　　　　　）
	その他	(筋麻痺、筋萎縮又は関節拘縮のある部位以外に施術を必要とする場合には記載下さい)

施術の種類 施術部位	マッサージ　（　躯幹　右上肢　左上肢　右下肢　左下肢　）
	変形徒手矯正術（　　右上肢　左上肢　右下肢　左下肢　　）

訪問又は 往療	1．必要とする　　　2．必要としない
	訪問又は往療を必要とする理由　　介護保険の要介護度　（　　　　　　）分かれば記載 下さい 　1．独歩による公共交通機関を使っての外出が困難 　2．認知症や視覚、内部、精神障害などにより単独での外出が困難 　3．その他 　（　　　　　　　　　　　　　　　　　　　　　　　　　　　　　）

注意事項等	施術に当たって注意すべき事項等があれば記載して下さい（任意）

　上記の者については、頭書の疾病により療養のための医療上の
マッサージが必要と認め、マッサージの施術に同意する。

　　令 和　　　年　　　月　　　日
　　保 険 医 療 機 関 名
　　所　　在　　地
　　保 険 医 氏 名

※　保険医が、当該疾病について診察の上で同意書を交付する必要があります。（裏面参照）
　　保険医氏名は、診察した医師の氏名を記載して下さい。

〔※令和6年9月30日までの様式〕　　　　　　　　　　　　　　別添2（別紙1）

同　意　書　(あん摩マッサージ指圧療養費用)

患　者	住　所	
	氏　名	
	生年月日	明・大・昭・平・令　　　年　　　月　　　日

傷　病　名	

発病年月日	昭・平・令　　　年　　　月　　　日

同意区分	初回の同意　・　再　同　意　　（○をつけて下さい）

診　察　日	令　和　　　年　　　月　　　日

症　状	筋麻痺 筋萎縮	(筋麻痺又は筋萎縮のある部位について、○をつけて下さい) 躯幹　・　右上肢　・　左上肢　・　右下肢　・　左下肢
	関節拘縮	(関節拘縮のある部位について、○をつけて下さい) 右肩・右肘・右手首・右股関節・右膝・右足首　　その他 左肩・左肘・左手首・左股関節・左膝・左足首　（　　　　　）
	その他	(筋麻痺、筋萎縮又は関節拘縮のある部位以外に施術を必要とする場合には記載下さい)

施術の種類 施術部位	マッサージ　　（　躯幹　右上肢　左上肢　右下肢　左下肢　）
	変形徒手矯正術（　　右上肢　左上肢　右下肢　左下肢　　）

往　療	1．必要とする　　　2．必要としない
	往療を必要とする理由　　介護保険の要介護度　（　　　　　　）分かれば記載下さい 1．独歩による公共交通機関を使っての外出が困難 2．認知症や視覚、内部、精神障害などにより単独での外出が困難 3．その他 （　　　　　　　　　　　　　　　　　　　　　　　　　　　　）

注意事項等	施術に当たって注意すべき事項等があれば記載して下さい（任意）

　　上記の者については、頭書の疾病により療養のための医療上の マッサージが必要と認め、マッサージの施術に同意する。

　　令　　和　　　年　　　月　　　日

　　保険医療機関名

　　所　在　地

　　保険医氏名

※　保険医が、当該疾病について診察の上で同意書を交付する必要があります。（裏面参照） 　　保険医氏名は、診察した医師の氏名を記載して下さい。

あん摩・マッサージ・指圧

同意書の交付について

（裏面）

〇同意書交付の留意点

1　患者があん摩マッサージ指圧の施術を受け、その施術について、療養費の支給を受けるためには、あらかじめ保険医が、当該疾病について診察の上で同意をし、当該同意書を患者へ交付する必要があります。

2　あん摩マッサージ指圧の療養費の支給対象となる適応症は、一律にその診断名によることなく筋麻痺・筋萎縮・関節拘縮等、医療上マッサージ又は変形徒手矯正術を必要とする症例です。

3　貴院にて患者に治療を行う場合であっても、患者に同一疾病の同意書を交付することは可能ですが、同一疾病の場合、貴院での治療が優先されるため、貴院にて患者に医療上のマッサージを行う日に患者があん摩マッサージ指圧の療養費の支給を受けることはできません。

4　来院した患者から同意書の発行の依頼があった場合、患者を診察し、患者に同意書を交付するようお願いします。

※　これにより同意書の交付を行う場合、同意した保険医は、あん摩マッサージ指圧の施術結果に対して責任を負うものではありません。また、無診察同意を禁じた保険医療機関及び保険医療養担当規則第17条の「保険医は、（中略）同意を与えてはならない。」に違反するものではありません。なお、同意書の交付は、初診であっても治療の先行が条件とはなりません。

5　「症状」欄の３段目の「その他」欄は、１段目又は２段目の筋麻痺・筋萎縮・関節拘縮以外の医療上マッサージを必要とする症状がある場合、当該症状と該当する部位（部位が特定できる場合）を記載してください。また、「症状」欄の部位と「施術の種類・施術部位」欄の部位が異なり、「症状」欄の部位以外への施術が必要な場合には、「その他」欄にその施術が必要な理由を記載してください。

6　あん摩マッサージ指圧の施術に当たって注意すべき事項や要加療期間等がある場合には、「注意事項等」欄に記載するようお願いします。

〇再同意（貴院において「初回の同意」の場合を含む。）の留意点

7　保険医から同意書の交付を受け、あん摩マッサージ指圧の施術を受けている患者が、6ヶ月を超えて引き続きマッサージを受けようとする場合又は1ヶ月を超えて引き続き変形徒手矯正術を受けようとする場合、再度、保険医から同意書の交付を受ける必要があります。

8　上記7の再同意に当たり、患者があん摩マッサージ指圧師の作成した施術報告書を持参している場合（又はあん摩マッサージ指圧師が患者に代わり施術報告書を事前に貴院に送付している場合）は、施術報告書の内容をご確認願います。

9　上記7の再同意に当たっても、患者を診察し、患者に同意書を交付するようお願いします。

※　この同意書は、「はり師、きゅう師及びあん摩・マッサージ・指圧師の施術に係る療養費の支給の留意事項等について」（平成16年10月1日付保医発第1001002号）に基づくものです。
　　療養費の支給決定は、健康保険法、船員保険法、国民健康保険法又は高齢者の医療の確保に関する法律により保険者（後期高齢者医療広域連合を含む。）が行うとされておりますが、療養費の支給は療養の給付の補完的役割を果たすものであり、保険者ごとにその取扱いに差異が生じないよう、取扱い指針としての支給基準等を厚生労働省が通知等により定めております。

診　断　書 <small>（あん摩マッサージ指圧療養費用）</small>

患　者	住　　　所	
	氏　　　名	
	生 年 月 日	明・大・昭・平・令　　　年　　　月　　　日

傷　病　名	

発病年月日	昭・平・令　　　年　　　月　　　日

診察区分	初　診　・　再　診　　（○をつけて下さい）

診　察　日	令　和　　　年　　　月　　　日

症　状	筋麻痺 筋萎縮	(筋麻痺又は筋萎縮のある部位について、○をつけて下さい) 躯幹　・　右上肢　・　左上肢　・　右下肢　・　左下肢
	関節拘縮	(関節拘縮のある部位について、○をつけて下さい) 右肩・右肘・右手首・右股関節・右膝・右足首　　その他 左肩・左肘・左手首・左股関節・左膝・左足首　（　　　　）
	その他	

歩行等 の状態	介護保険の要介護度　（　　　　　　　）分かれば記載下さい １．独歩による公共交通機関を使っての外出が困難 ２．認知症や視覚、内部、精神障害などにより単独での外出が困難 ３．その他 （　　　　　　　　　　　　　　　　　　　　　　　　　　　）

注意事項等	注意すべき事項等があれば記載して下さい（任意）

令　和　　　年　　　月　　　日

保 険 医 療 機 関 名

所　在　地

保 険 医 氏 名

※　保険医が、当該疾病について診察の上で記載する必要があります。保険医氏名は、診察
　した医師の氏名を記載して下さい。

マッサージの施術

NO.＿＿＿＿＿＿＿　（表　面）

施　術　録

健康保険（協・組・日）・船員保険
国民健保・退　職　者・共済組合
後期高齢・自衛隊　等・公費負担
自　　費

一部負担割合			
0割	1割	2割	3割

公費負担医療	公費負担者番号							
	公費負担受給者番号							

被保険者証	記　号		施術を受ける者	氏　　名	（フリガナ）	男女	続柄	
	番　号			生年月日	年　　月　　日			

被保険者	氏　名	（フリガナ） 男女	事業所	所在地	
	生年月日	年　　月　　日		名　称	
	有効期限	年　　月　　日			
	住　所	（フリガナ） 〒　　　　　　TEL	保険者	所在地	
				名　称	
	資格取得 年月日	年　　月　　日		番　号	

病　名	発病年月日	初療年月日	施術終了年月日	日　数	施術回数	転　帰
		年　月　日	年　月　日			治癒・中止・転医
		年　月　日	年　月　日			治癒・中止・転医

同意記録	病医院名		発病の原因	
	住　所		第三者行為	業務上・第三者行為・その他
	電　話		同意症状	
	フリガナ 同意医師名			

施術者 患者	同　意	年　　月　　日	施術の種類	マッサージ	躯幹・右上肢・左上肢・右下肢・左下肢
	施術期間	自　年　　月　　日 至　年　　月　　日		変形徒手矯正術	右上肢・左上肢・右下肢・左下肢
				温　罨　法	温罨法・電気光線器具
				往療距離	km

既往症・主要症状・経過等

施術の部位（図解）

この施術録は施術完結の日から5年間保管のこと　　公益社団法人　全日本鍼灸マッサージ師会　会員用

月／日	施　術　の　内　容				合計金額	施術経過所見（再同意の記録を含む）
	マッサージ部位	変形徒手矯正術部位	温罨法又は電気光線器具	往　療　km		
／					円	
／					円	
／					円	
／					円	
／					円	
／					円	
／					円	
／					円	
／					円	
／					円	
／					円	
／					円	
／					円	
／					円	
／					円	
／					円	
／					円	
／					円	
／					円	
／					円	
／					円	
／					円	
／					円	
／					円	
／					円	
／					円	
／					円	
／					円	
／					円	
／					円	
／					円	

月	合計回数	回	合計金額	円	請求期間	自　年　月　日　至　年　月　日	日間	請求金額	円
月	合計回数	回	合計金額	円	請求期間	自　年　月　日　至　年　月　日	日間	請求金額	円
月	合計回数	回	合計金額	円	請求期間	自　年　月　日　至　年　月　日	日間	請求金額	円

請求年月日	年　　月　　日	年　　月　　日	年　　月　　日
領収年月日	年　　月　　日	年　　月　　日	年　　月　　日

あん摩・マッサージ・指圧

第4　あん摩・マッサージ・指圧師の施術

〔※令和6年10月1日適用〕

別添2（別紙4）

療養費支給申請書（　　年　　月分）（あんま・マッサージ用）

<table>
<tr><td rowspan="3">被保険者欄</td><td colspan="3">○被保険者証等の記号番号</td><td colspan="2">○発病又は負傷年月日</td><td colspan="3">○傷病名、発症又は負傷の原因及びその経過</td></tr>
<tr><td colspan="3"></td><td colspan="2">年　　月　　日</td><td colspan="3"></td></tr>
<tr><td rowspan="2">療養を受けた者の氏名</td><td colspan="2">（フリガナ）</td><td>続柄</td><td colspan="2">○業務上・外、第三者行為の有無
（ 1. 業務上　2. 第三者行為　3. その他（　　　　　　）　）</td></tr>
<tr><td colspan="2">男・女</td><td colspan="3">○施術した場所（入居施設や住所地特例等、保険証住所地と異なる場合に記載）</td></tr>
</table>

（療養を受けた者の氏名欄）明・大・昭・平・令　　年　　月　　日生

<table>
<tr><td rowspan="23">施術内容欄</td><td colspan="4">初療年月日</td><td colspan="5">施術期間</td><td colspan="2">実日数</td><td colspan="2">請求区分</td></tr>
<tr><td colspan="4">（　）　年　月　日</td><td colspan="5">自・令和　年　月　日～至・令和　年　月　日</td><td colspan="2">日</td><td colspan="2">新規・継続</td></tr>
<tr><td colspan="4" rowspan="2">傷病名及び症状</td><td colspan="5" rowspan="2"></td><td colspan="2" rowspan="2"></td><td colspan="2">転　帰
継続・治癒・中止・転医</td></tr>
<tr><td colspan="2" rowspan="2">摘要</td></tr>
<tr><td rowspan="2" colspan="2">マッサージ（施術料）</td><td>同意部位</td><td>（躯幹）</td><td>（右上肢）</td><td>（左上肢）</td><td>（右下肢）</td><td>（左下肢）</td><td></td></tr>
<tr><td>施術回数</td><td>回</td><td>回</td><td>回</td><td>回</td><td></td></tr>
<tr><td rowspan="15">施術料</td><td>通所</td><td colspan="3">円×</td><td colspan="2">回＝</td><td colspan="2">円</td><td></td></tr>
<tr><td>訪問施術料　1</td><td colspan="3">円×</td><td colspan="2">回＝</td><td colspan="2">円</td><td></td></tr>
<tr><td>訪問施術料　2</td><td colspan="3">円×</td><td colspan="2">回＝</td><td colspan="2">円</td><td></td></tr>
<tr><td>訪問施術料　3（3人～9人）</td><td colspan="3">円×</td><td colspan="2">回＝</td><td colspan="2">円</td><td></td></tr>
<tr><td>訪問施術料　3（10人以上）</td><td colspan="3">円×</td><td colspan="2">回＝</td><td colspan="2">円</td><td></td></tr>
<tr><td colspan="2">温罨法（加算）</td><td colspan="2">円×</td><td colspan="2">回＝</td><td colspan="2">円</td><td></td></tr>
<tr><td colspan="2">温罨法・電機光線器具（加算）</td><td colspan="2">円×</td><td colspan="2">回＝</td><td colspan="2">円</td><td></td></tr>
<tr><td colspan="2" rowspan="2">変形徒手矯正術（加算）
※温罨法との併施は不可</td><td>同意部位</td><td>（右上肢）</td><td>（左上肢）</td><td>（右下肢）</td><td>（左下肢）</td><td></td></tr>
<tr><td>施術回数</td><td>回</td><td>回</td><td>回</td><td>回</td><td></td></tr>
<tr><td colspan="2"></td><td colspan="2">円×</td><td colspan="2">回＝</td><td colspan="2">円</td><td></td></tr>
<tr><td colspan="2">特別地域（加算）</td><td colspan="2">円×</td><td colspan="2">回＝</td><td colspan="2">円</td><td></td></tr>
<tr><td colspan="2">往療料</td><td colspan="2">円×</td><td colspan="2">回＝</td><td colspan="2">円</td><td></td></tr>
<tr><td colspan="2">施術報告書交付料（前回支給：　年　月分）</td><td colspan="2">円×</td><td colspan="2">回＝</td><td colspan="2">円</td><td></td></tr>
<tr><td colspan="4">合　　計</td><td colspan="2"></td><td colspan="2">円</td><td></td></tr>
</table>

施術日　訪問①◯　通所◯　訪問②②　往療◎　訪問3③　月
1	2	3	4	5	6	7	8	9	10	11	12	13	14	15	16	17	18	19	20	21	22	23	24	25	26	27	28	29	30	31

○往療又は訪問の理由（ 1. 独歩による公共交通機関を使っての外出困難　2. 認知症や視覚、内部、精神障害などにより独歩による外出困難　3. その他（　　　　）　）

<table>
<tr><td rowspan="3">施術証明欄</td><td colspan="2">上記のとおり施術を行い、その費用を領収しました。</td><td>保険所登録区分
〒　-</td><td>1. 施術所所在地　2. 出張専門施術者住所地</td></tr>
<tr><td colspan="2">令和　　年　　月　　日</td><td colspan="2">住所</td></tr>
<tr><td>免許登録番号</td><td>あん摩マッサージ指圧師</td><td>氏名</td><td>電話</td></tr>
</table>

<table>
<tr><td rowspan="3">申請欄</td><td colspan="2">上記の療養に要した費用に関して、療養費の支給を申請します。</td><td>〒　-</td></tr>
<tr><td colspan="2">令和　　年　　月　　日</td><td>住所</td></tr>
<tr><td>殿</td><td>申請者
（被保険者）</td><td>氏名　　　　　　　　　　　電話</td></tr>
</table>

<table>
<tr><td rowspan="3">支払機関欄</td><td colspan="2">支払区分</td><td colspan="2">預金の種類</td><td>金融機関名</td><td colspan="2"></td></tr>
<tr><td colspan="2">1. 振　　込　　2. 銀 行 送 金
3. 郵 便 局 送 金　4. 当 地 払</td><td colspan="2">1. 普通　　2. 当座
3. 通知　　4. 別段</td><td></td><td>銀行　　金庫
農協</td><td>本店　　支店
出張所
郵便局</td></tr>
<tr><td>口座名義
カタカナで記入</td><td></td><td colspan="2">口座番号</td><td colspan="3"></td></tr>
</table>

<table>
<tr><td rowspan="2">同意記録</td><td>同意医師の氏名</td><td>住　　　所</td><td>同意年月日</td><td>傷　病　名</td><td>要加療期間</td></tr>
<tr><td></td><td></td><td>令和　　年　　月　　日</td><td></td><td></td></tr>
</table>

本申請書に基づく給付金に関する受領を代理人に委任します。　　　　　　令和　　年　　月　　日

申請者
（被保険者）　住所

氏名

代理人　　住所

氏名

※　給付金に関する受領を代理人に委任する（申請者名義以外の口座に振込を希望される）場合に記入してください。

〔※令和６年９月30日までの様式〕

別添２（別紙４）

療養費支給申請書（　　年　　月分）（あんま・マッサージ用）

被保険者欄	○被保険者証等の記号番号				○発病又は負傷年月日　　年　　月　　日	○傷病名	

<table>
<tr><td rowspan="2">被保険者欄</td><td rowspan="2">療養を受けた者の氏名</td><td>（フリガナ）</td><td>男・女</td><td>続柄</td><td>○発症又は負傷の原因及びその経過</td></tr>
<tr><td colspan="2">明・大・昭・平・令　　年　　月　　日生</td><td colspan="2">○業務上・外、第三者行為の有無
１．業務上　２．第三者行為である　３．その他</td></tr>
</table>

<table>
<tr><td rowspan="2">施術内容欄</td><td colspan="2">初療年月日</td><td colspan="2">施術期間</td><td>実日数</td><td>請求区分</td></tr>
<tr><td colspan="2">（　）年　　月　　日</td><td colspan="2">自・令和　　年　　月　　日〜至・令和　　年　　月　　日</td><td>日</td><td>新規・継続</td></tr>
</table>

		転　　　　帰
傷病名又は症状		継続・治癒・中止・転医

マッサージ	躯　幹	円×	回＝	円	摘　　　要
	右上肢	円×	回＝	円	
	左上肢	円×	回＝	円	
	右下肢	円×	回＝	円	
	左下肢	円×	回＝	円	
温罨法（加算）		円×	回＝	円	
温罨法・電気光線器具（　加　算　）		円×	回＝	円	
変形徒手矯正術（　加　算　）※温罨法との併施は不可	右上肢	円×	回＝	円	
	左上肢	円×	回＝	円	
	右下肢	円×	回＝	円	
	左下肢	円×	回＝	円	
往療料　　4km まで		円×	回＝	円	
往療料　　4km 超		円×	回＝	円	
施術報告書交付料（前回支給：　年 月分）		円×	回＝	円	
合　　　計				円	

施術日　通院○　往療◎	月	1 2 3 4 5 6 7 8 9 10 11 12 13 14 15 16 17 18 19 20 21 22 23 24 25 26 27 28 29 30 31

施術証明欄	上記のとおり施術を行い、その費用を領収しました。 　　令和　　年　　月　　日 免許登録番号 ＿＿＿＿＿＿＿＿　あん摩マッサージ指圧師	保健所登録区分	1.施術所所在地　　2.出張専門施術者住所地
		住所 氏名　　　　　　　　　　電話	

申請欄	上記の療養に要した費用に関して、療養費の支給を申請します。 　　令和　　年　　月　　日 　　　　　　　　　　殿	申請者（被保険者） 〒　－ 住所 氏名　　　　　　　　　　電話

支払機関欄	支払区分 1．振　込　　2．銀行送金 3．郵便局送金　4．当地払	預金の種類 1．普通　　2．当座 3．通知　　4．別段	金融機関名	銀行　　本店 金庫　　支店 農協　　出張所
	口座名義 カタカナで記入	口座番号		郵便局

同意記録	同意医師の氏名	住　　　　所	同意年月日 令和　　年　　月　　日	傷　病　名	要加療期間

本申請書に基づく給付金に関する受領を代理人に委任します。　　令和　　年　　月　　日

申請者（被保険者）　住所＿＿＿＿＿
氏名＿＿＿＿＿＿＿＿＿＿＿＿＿＿＿＿

代理人　住所＿＿＿＿＿
氏名＿＿＿＿＿＿＿＿＿＿＿＿＿＿＿＿

※　給付金に関する受領を代理人に委任する（申請者名義以外の口座に振込を希望される）場合に記入してください。

あん摩・マッサージ・指圧

別添２（別紙５）

１年以上・月１６回以上施術継続理由・状態記入書

（マッサージ用）

（　　　年　　　月分）

患　　者	氏　名						
	生年月日	明・大・昭・平・令　　　年　　　月　　　日					

傷　病　名	

症　　　　　状	１．筋麻痺　　２．関節拘縮　　３．その他（　　　　　　　　　　　　　　　　）
施術の種類	１．マッサージ　　　　　　　　　２．変形徒手矯正術
施術部位	１．躯幹　　２．右上肢　　３．左上肢　　４．右下肢　　５．左下肢
初療年月日	年　　　　月　　　　日

施術月	上記初療日以降で直近2年間に、月16回以上の施術が5か月以上実施されている施術月
	令和　年　月 ｜ 令和　年　月 ｜ 令和　年　月 ｜ 令和　年　月 ｜ 令和　年　月
施術回数	月　　　　　回　　（当該月の施術回数を記載）

患者の状態の評価		評価日	令和　　　年　　　月　　　日		
基本動作	寝返り	１．自立	２．一部介助	３．全介助	
	起き上がり	１．自立	２．一部介助	３．全介助	
	座位	１．自立	２．一部介助	３．全介助	
	立ち上がり	１．自立	２．一部介助	３．全介助	
	立位	１．自立	２．一部介助	３．全介助	
前月の評価の有無		１．有り　　　　２．無し			

前月の状態からの改善や変化（前月の評価の有無が「有り」の場合に記入）

　　１．悪化　　　２．維持　　　３．改善小　　　４．改善中　　　５．改善大

（症状、経過及び初療の日から１年以上経過して、月１６回以上の施術が必要な理由）

　　上記のとおりであります。

　　　　　令和　　　年　　　月　　　日

　　　　　あん摩マッサージ指圧師氏名 _____

備考　　この用紙は、Ａ列４番とすること。

施術報告書

_____ 医師　様

○　以下のとおり、施術の状況を御報告いたします。

○　本報告を御覧いただくとともに、直近の診察に基づいて、施術継続の再同意の可否について御判断いただきますようお願いいたします。

○　御不明の点や特段の注意事項等ありましたら下記まで御連絡いただきますようお願いいたします。

患者氏名	
患者生年月日	年　　　　月　　　　日
施術の内容	
施術の頻度	月　平均　　　　　回
患者の状態・経過	
特記すべき事項	

　　年　　　月　　　日　　　施術所名
　　　　　　　　　　　　　　　住所
　　　　　　　　　　　　　　　電話・ＦＡＸ番号
　　　　　　　　　　　　　　　メールアドレス

　　　　　　　　　　　　　　　施術者氏名 _____

【疑義解釈】

○はり，きゅう及びあん摩・マッサージの施術に係る療養費の取扱いに関する疑義解釈資料の送付について

（平24．2.13　医療課事務連絡）
（平28.10.19　医療課事務連絡）
（平30.10. 1　医療課事務連絡）

　はり，きゅう及びあん摩・マッサージの施術に係る療養費の取扱いについては，「はり師，きゅう師及びあん摩・マッサージ・指圧師の施術に係る療養費の支給の留意事項等について」（平成16年10月1日保医発第1001002号）等により実施しているところであるが，今般，その取扱い等に係る疑義解釈資料を別添1（鍼灸に係る療養費関係）及び別添2（マッサージに係る療養費関係）のとおり取りまとめたので，関係者に周知を図るとともに窓口での相談対応等にご活用いただき，個々の事案の状況により判断する際の参考とされますようお願いいたします。

〈別添1〉

鍼灸に係る療養費関係　　（略）

〈別添2〉

マッサージに係る療養費関係

【療養費の算定関係】

（問1）　マッサージの施術に係る療養費の支給対象はどのようなものか。

（答）　療養費の支給対象となる適応症は，一律にその診断名によることなく筋麻痺・関節拘縮等であって，医療上マッサージを必要とする症例について支給対象とされており，脱臼や骨折はもとより，脳出血による片麻痺，神経麻痺，神経痛などの症例に対しても医師の同意により必要性が認められる場合は療養費の支給対象となる。（「はり師，きゅう師及びあん摩・マッサージ・指圧師の施術に係る療養費の支給の留意事項等について」（平成16年10月1日保医発第1001002号　厚生労働省保険局医療課長通知　以下「留意事項通知」という。）別添2第2章）

（問2）　マッサージに係る療養費の算定部位はどのような単位になっているか。

（答）　頭から尾頭までの躯幹，右上肢，左上肢，右下肢及び左下肢をそれぞれ1単位として，最大5箇所となっている。（留意事項通知別添2第4章の2）

（問3）　マッサージの施術において，傷病名で療養費の支給の可否が判断されることがあるか。

（答）　マッサージの施術については，療養費の支給対象となる傷病名を限定していないため，筋

麻痺や関節拘縮等であって，医療上マッサージを必要とする医師の指示または同意により判断されるものである。（留意事項通知別添2第2章）

（問4）	変形徒手矯正術の最大算定局所（部位）数は，何肢となるか。

（答） 　左右の上肢，左右の下肢で最大4肢の算定が可能である。（留意事項通知別添2第4章の5）

【同意書関係】

（問5）	削除

（問6）	マッサージと鍼灸，それぞれ別々の疾患で同意書の交付を受けたが，両方とも算定は可能か。

（答） 　同一病名または症例でなく，それぞれ施術を行った場合はそれぞれ要件を満たせば算定可能である。

（問7）	施術継続中の患者の保険者に変更があった場合，新たに同意書を再発行して貰わなければならないのか。

（答） 　被保険者又は変更後の保険者が同意書の写しを変更前の保険者に請求した場合は，請求を受けた変更前の保険者は速やかに交付しなければならないこととしているので，患者が保険医に同意書の再発行を依頼する必要はない。（留意事項通知別添2第7章の4）

（問8）	削除

（問9）	削除

（問10）	削除

（問11）	削除

（問12）	削除

（問13）	削除

（問14）	変形徒手矯正術にかかる同意書の有効期間は何日か。

（答） 　初療時の有効期間は初療の日から起算して1カ月であり，引き続き療養費の支給が必要な場合は新たに医師の同意書が必要となるが，この場合，前回の同意書の有効満了日からではなく，再同意日から起算して1カ月となる。（留意事項通知別添2第4章の1）

（問15）	削除

（問16）	同意日から何日で施術開始するのが望ましいか？

あん摩・マッサージ・指圧

（答）　施術の必要があるために同意していることから，同意が行われた後すみやかに開始するのが適当である。（2週間以内が望ましい。）

（問17）　医師の同意書作成から1カ月以上経過して施術を開始した場合，同意書の有効期間はどのように取り扱ったらよいか。

（答）　同意を受けてから施術が行われるまで相当の期間（1ヶ月以上）が開いている場合は，「初療の日」を同意書の起算日とするのではなく，「同意書作成日」を同意書の起算日とすることが適当である。

（問18）　保険医療養担当規則第十七条で，「保険医は，患者の疾病又は負傷が自己の専門外にわたるものであるという理由によって，みだりに，施術業者の施術を受けさせることに同意を与えてはならない。」とは具体的にどのような事を指し示すのか。

（答）　医師が専門外である事を理由に診察を行わずに同意を行なう，いわゆる無診察同意を禁じたものである。医師の診察の上で適切に同意書の交付を行う事が求められる。

（問19）　マッサージの同意は保険医療機関での一定期間の治療を行った後になされるべきものか。

（答）　医師の適切な診断を受け同意を受けたものであれば，治療の先行が条件とはならない。

（問20）　同意を行った医師は施術結果に対しても責任を負うものか。

（答）　同意した医師は施術に対する同意を行うものであり，施術結果に対して責任を負うものではない。

【往療料関連】

（問21）　「歩行困難等，真に安静を必要とするやむを得ない理由等」とは，どのような理由を指すのか。

（答）　疾病や負傷のため自宅で静養している場合等，外出等が制限されている状況をいうものであり，例えば，循環器系疾患のため在宅療養中で医師の指示等により外出等が制限されている場合に認められる。したがって，単に施術所に赴くことが面倒である等の自己都合による理由は療養費の支給対象とならない。

　また，全盲の患者や認知症の患者等，歩行は可能であっても，患者自身での行動が著しく制限されるような場合は，保険者等において通所できない状況等を個々に判断されたい。（留意事項通知別添2第5章の1）

（問22）　公民館等に患者を集めて，そこに赴き施術した場合，往療料は算定できるか。

（答）　往療は，施術所に出向けない特段の理由のある者に対して実施するものであり，患者を公民館等に集めている場合は，往療料は算定できない。（留意事項通知別添2第5章の1）

| （問23） | 病院の入院患者に往療はできるのか。 |

（答）　保険医療機関に入院中の患者に対し，当該医療機関に往療した場合，患者が施術所に出向いてきた場合のいずれであっても療養費の支給はできない。（留意事項通知別添2第4章の6）

| （問24） | 削除 |

| （問25） | 往療の距離の算定において，「直線距離による支給が実態に比べ著しく不合理と考えられる場合は，合理的な方法により算出した距離によって差し支えないこと。」とあるが，「直線距離による支給が実態に比べ著しく不合理と考えられる場合」とは，どのような状態を指すのか。 |

（答）　施術所の所在地から患家の所在地までの間に大きく迂回しなければならない場所や難所がある場合等，直線距離により算定することが著しく不合理であることをいい，例えば，離島に出向いて施術を行う場合の往療料を直線距離で算定した場合，直線距離と実行程距離（船着き場を経由して離島へ到着するまでの距離）の間に大きな差が生じるため，このような場合は，保険者判断として実行程の算定も可とするものである。（留意事項通知別添2第5章の5）

| （問26） | 往療の直線上の測定はどのような方法で行うのか。 |

（答）　往療の直線上の距離については，地図上で縮尺率を基に計測する方法が一般的に多く用いられている。（留意事項通知別添2第5章の5）

| （問27） | 片道16kmを超える往療は，往療を必要とする絶対的な理由が必要であるが，「絶対的な理由」とは，どのような理由を指すのか。 |

（答）　「絶対的な理由」の例としては，患家の所在地から片道16km以内に保険医療機関や施術所が存在せず，当該患家の所在地に最も近い施術所からの往療を受けざるを得ない事情が存在するなどがあげられる。（留意事項通知別添2第5章の6）

| （問28） | 往療の距離の起点は施術所の所在地でよいか。 |

（答）　往療を行った際の起点は施術所の所在地とするが，施術所を有さない施術者については，保健所等に届出されている住所地を起点としている。（留意事項通知別添2第5章の5）

| （問29） | 片道16kmを超える往療で，絶対的な理由が乏しく，往療料が算定できない場合，施術料については算定できるのか。 |

（答）　施術料も算定できない。

| （問30） | 削除 |

あん摩・マッサージ・指圧

（問31）　削除

（問32）　施術者が事前に施術を行う日を患者に伝えて患者の了承を得られた場合，往療料は算定できるのか。

（答）　往療料は，歩行困難等，真に安静を必要とするやむを得ない理由により通所して治療を受けることが困難な場合に，患家の求めに応じて患家に赴き施術を行った場合に支給できるものであり，そのような往療の認められる対象患家の求めに応じ事前に施術日の日程調整をして赴かなければならない個別の状況があると認められるのであれば往療料の算定は可能である。

（問33）　医療機関等へ付き添い等の補助を受けて通院している場合，また，歩行が不自由であるためタクシー等を使用して通院している場合等の状況において，マッサージに係る往療料は算定できるのか。

（答）　「独歩による通所」が可能であるか否か等を勘案し，個別に判断されたい。事例のケースをもって一律に施術所に通所可能又は通所不可として取り扱うのは適切ではない。

以上

○はり，きゅう及びあん摩・マッサージの施術に係る療養費の取扱いに関する疑義解釈資料の送付について

（平28.10.19　医療課事務連絡）

　はり，きゅう及びあん摩・マッサージの施術に係る療養費の取扱いについては，「「はり師，きゅう師及びあん摩・マッサージ・指圧師の施術に係る療養費の支給の留意事項等について」の一部改正について」（平成28年9月30日保医発0930第4号）等により，平成28年10月1日より実施しているところであるが，今般，その取扱い等に係る疑義解釈資料を別添1（鍼灸に係る療養費関係）及び別添2（マッサージに係る療養費関係）のとおり取りまとめたので，関係者に周知を図るとともに窓口での相談対応等にご活用いただき，個々の事案の状況により判断する際の参考とされますようお願いいたします。

　なお，この事務連絡は，平成28年10月1日から適用することとし，従前の「はり，きゅう及びあん摩・マッサージの施術に係る療養費の取扱いに関する疑義解釈資料の送付について」（平成24年2月13日付事務連絡）の別添1（鍼灸に係る療養費関係）の問24，問30及び問31並びに別添2（マッサージに係る療養費関係）の問24，問30及び問31は，削除とします。

〈別添1〉

鍼灸に係る療養費関係　　（略）

〈別添2〉

マッサージに係る療養費関係

【往療料関連】

> **（問1）** 平成28年10月1日からの留意事項の改正で，往療料の支給要件の一つである，治療上真に必要があると認められる場合中に，「定期的・計画的に行う場合を含む。」ことが明記されたが，取扱いに変更があったのか。

（答） 従前から，往療料は，①通所して治療を受けることが困難であること，②患家の求めがあること，③治療上真に必要があること，の3つの要件を満たしている場合に支給できるものとされており，通所して治療を受けることが困難な患者に対して，患家の求めがあって，治療上真に必要があると認められる場合に定期的・計画的に行う往療については，これまでも往療料の支給対象としていたところである。今回の改正は，留意事項にこれを明記することで，この取扱いを改めて明確にしたものである。また，治療上真に必要があると認められない場合の往療や，単に患家の求めに応じた場合の往療，患家の求めによらず定期的・計画的に行う場合の往療については，往療料の支給対象外であることを明確にし，併せて周知することとしたものであり，これにより従前の取扱いに変更があったわけではない。（留意事項通知別添2第5章の2）

> **（問2）** 「治療上真に必要があると認められない場合」とは，どのような場合を指すのか。

（答） 「治療上真に必要があると認められない場合」とは，例えば，定期的・計画的に往療を行う必要がない患者であるにもかかわらず，往療を定期的・計画的に行う場合等をいう。定期的・計画的に往療を行う必要があるかどうかの判断は，患者の症例が，他職種とも連携しながら，定期的・計画的に往療を行うことが望ましい症例であるか否か等を勘案し，個別に判断されたい。なお，往療自体の必要性に関しては，医師の往療に関する同意によって判断されるところである。（留意事項通知別添2第5章の2）

> **（問3）** 同一の建物に居住する複数の患者を同一日に施術した場合の往療料の考え方は如何か。

（答） 同一の建物内に居住する複数の患者を同一日に施術した場合の往療料は，原則として別々に算定するのではなく，1人分の往療料のみが算定できることとしている。（最初から按分して算定することはできないものである。）（留意事項通知別添2第5章の7）

> **（問4）** 同一の建物に午前と午後等，2回以上に分けて赴き患者を施術した場合，それぞれの訪問に対して1人分の往療料を算定できるのか。

（答） 患家の求めに応じて往療を行った後，その建物に居住する患者から，急な往療の求めがあり，治療上真に必要があって，再度同一の建物に赴いて施術した場合や，患者側のやむを得

あん摩・マッサージ・指圧

ない理由等により，同一の建物に複数回赴いて施術した場合など，同一建物への複数回の訪問がやむを得ないものと認められる場合は，それぞれの訪問に対して1人分の往療料を算定して差し支えない。単に施術者側の都合で2回以上に分けて訪問した場合などについては，訪問回数にかかわらず，同一建物について1人分の往療料しか算定できない。（留意事項通知別添2第5章の7）

（**問5**）　同一の建物において，複数の施術者が同時に訪問した場合の往療料については，それぞれ施術者ごとに算定できるのか。

（**答**）　患者側のやむを得ない理由等により，同一の建物において，複数の患者をそれぞれ複数の施術者が施術を行った場合の往療料は，それぞれの施術者ごとに算定可能である。（留意事項通知別添2第5章の7）

（**問6**）　同一敷地内又は隣接地に棟が異なる建物が集まったマンション群や公団住宅等の場合の同一建物の考え方は如何か。

（**答**）　それぞれの棟ごとに，別の建物として取り扱う。（留意事項通知別添2第5章の7）

（**問7**）　外観上明らかに別の建物であるが，渡り廊下で繋がっている場合，同一の建物として取り扱うのか。

（**答**）　外観上明らかに別の建物であり，それぞれの建物が渡り廊下のみで繋がっているような場合は，それぞれ別の建物として取り扱う。（留意事項通知別添2第5章の7）

〈参考1〉

「はり，きゅう及びあん摩・マッサージの施術に係る療養費の取扱いに関する疑義解釈資料の送付について」（平成24年2月13日付事務連絡）　別添1　鍼灸に係る療養費関係（改正前）　　（略）

〈参考2〉

「はり，きゅう及びあん摩・マッサージの施術に係る療養費の取扱いに関する疑義解釈資料の送付について」（平成24年2月13日付事務連絡）

別添2　マッサージに係る療養費関係（改正前）

【往療料関連】

（**問24**）　「定期的若しくは計画的に患家に赴いて施術を行った場合には，支給できないこと」の「定期的若しくは計画的」とは，どのようなものを指すのか。

（**答**）　「定期的若しくは計画的」とは，往療の認められる対象患者からの要請がない状況において，患家に赴いて施術を行った場合をいう。

定期的若しくは計画的に該当するか否かは，「患家の求め」の状況により判断されたい。（留

意事項通知別添2第5章の2）

> **（問30）** 同一家屋内で複数の患者を施術した場合の往療料の考え方は如何か。

（答） 同一家屋内で複数の患者を施術した場合の往療料は，別々に算定するのではなく，1人分の往療料のみが算定できることとしている。（最初から按分して算定することはできないものである。）（留意事項通知別添2第5章の7）

> **（問31）** 同一家屋に複数の施術者が同時に訪問した場合の往療料については，それぞれ施術者ごとに算定できるのか。

（答） 患者側のやむを得ない理由等により，同一家屋で複数の患者をそれぞれ複数の施術者が施術を行った場合の往療料は，それぞれの施術者ごとに算定可能である。

○はり，きゅう及びあん摩・マッサージの施術に係る療養費の取扱いに関する疑義解釈資料の送付について
（平29．2.28　医療課事務連絡）
（平30.10.1　医療課事務連絡）

　はり，きゅう及びあん摩・マッサージの施術に係る療養費の取扱いについては，「はり師，きゅう師及びあん摩・マッサージ・指圧師の施術に係る療養費の支給の留意事項等について」（平成16年10月1日保医発第1001002号）等により実施しているところであるが，今般，その取扱い等に係る疑義解釈資料を別添1（鍼灸に係る療養費関係）及び別添2（マッサージに係る療養費関係）のとおり取りまとめたので，「はり，きゅう及びあん摩・マッサージの施術に係る療養費の取扱いに関する疑義解釈資料の送付について」（平成24年2月13日付事務連絡）等と併せて，関係者に周知を図るとともに窓口での相談対応等にご活用いただき，個々の事案の状況により判断する際の参考とされますようお願いいたします。

〈別添1〉

鍼灸に係る療養費関係　　（略）

〈別添2〉

マッサージに係る療養費関係

【通則関係】

> **（問1）** 法律上，療養費については保険者が認めた場合に支給することができるものとされているが，一方で療養費の取扱いに係る各種の通知等が発出されている。法律の規定とこれらの通知等との関係はどのように考えたらよいか。

（答） 療養費の支給の可否を決定するのは保険者であるため，支給決定に当たっての最終的な判

第4　あん摩・マッサージ・指圧師の施術

断は保険者に委ねられているが，療養費の支給は療養の給付の補完的役割を果たすものであり，保険者ごとにその取扱いにおいて差異が生じないよう，取扱い指針としての支給基準等を国が通知等により定めているところである。その趣旨をご理解いただいた上で，通知等に沿った適切な取扱いを行っていただきたい。

（問2）　「施術者に対しては，本留意事項の周知を図り，連携して円滑な運用に努めること」とあるが，具体的にはどのようなことか。

（答）　例えば，講習会等の場で留意事項についての周知を図り，施術者に対して，患者の施術前に療養費制度の趣旨やルールについて説明してもらうようにすることなどが考えられる。なお，講習会等の実施に当たっては，必要に応じて施術者団体等に協力を求めるなど円滑な実施に努められたい。（「はり師，きゅう師及びあん摩・マッサージ・指圧師の施術に係る療養費の支給の留意事項等について」（平成16年10月1日保医発第1001002号。以下「留意事項通知」という。）別添2第1章の3）

（問3）　「請求のあった療養費は，適正な支給を確保しつつ速やかに支給決定するよう努めること」とあるが，「速やか」とは，具体的にどのくらいの期間を指すか。

（答）　具体的に「何日以内」と確定的に期限を示すものではないが，可能な限り速く支給決定するよう保険者に対して求めたものである。（留意事項通知別添2第1章の4）

【医師の同意関係】

（問4）　療養費支給申請書には，毎回同意書の写しを添付する必要があるか。

（答）　療養費の支給が可能とされる期間内における2回目以降の請求にあっては，その添付を省略して差し支えない。

なお，変形徒手矯正術については，初療の日又は再同意日から起算して1ヶ月を超える場合は，改めて同意書の添付を必要とする。（留意事項通知別添2第3章の5，第4章の1）

（問5）　削除

（問6）　削除

（問7）　削除

（問8）　「保険者が同意医師に対し行う照会等は，必要に応じて行われるべきものであること」とあるが，具体的にはどのようなことか。

（答）　例えば，療養費の適正給付のために保険者が同意内容を確認する必要がある場合を指す。（留意事項通知別添2第3章の7）

【療養費の算定関係】

（問9）	療養費の支給にあたり患者への照会を行うことは差し支えないか。

（答）　療養費の支給の可否にかかる判断に疑義が生じた場合等，必要に応じて患者に対して照会等を行い，療養費の適正な支給を行うよう努められたい。ただし，患者照会等にあたっては，支給決定がいたずらに遅れることがないよう，審査上，不必要な事項についての照会や患者や施術者にとって過度の負担となるような内容での照会は避けるなどの配慮をされたい。（健康保険法第59条・国民健康保険法第66条・高齢者の医療の確保に関する法律第60条，留意事項通知別添2第1章の4）

【往療料関連】

（問10）	特別養護老人ホーム等の施設に赴いた場合に往療料は算定できるか。

（答）　特別養護老人ホーム，養護老人ホーム，ケアハウス，グループホーム等の施設に入所している患者に対する往療に関しては，往療料の支給基準を満たす患者であれば，算定して差し支えない。老人保健施設，介護療養型医療施設に往療を行った場合は往療料のみならず，施術料も算定できない。（留意事項通知別添2第5章の7）

以上

○はり，きゅう及びあん摩・マッサージの施術に係る療養費の取扱いに関する疑義解釈資料の送付について　　　　　　　　　　　　　　　　　　　　（平29．6．26　医療課事務連絡）

　はり，きゅう及びあん摩・マッサージの施術に係る療養費の取扱いについては，「「はり師，きゅう師及びあん摩・マッサージ・指圧師の施術に係る療養費の支給の留意事項等について」の一部改正について」（平成29年6月26日保医発0626第3号）等により，平成29年7月1日より実施することとしているところであるが，今般，その取扱い等に係る疑義解釈資料を別添のとおり取りまとめたので，関係者に周知を図るとともに窓口での相談対応等にご活用いただき，個々の事案の状況により判断する際の参考とされますようお願いいたします。

〈別添〉

鍼灸・マッサージに係る療養費関係

【支給申請書関係】

（問1）	療養費支給申請書の施術証明欄については，施術者が記載することになっているが，当該欄については「上記の通り施術を行い，その費用を領収しました。」とある。 　施術を行った者とは別の者が施術費用の収受を行っており，施術を行った者において施術費用を領収したことを証明できない場合については，施術所の代表者が代わりに証明を行っても差し支えないか。

(答)　施術証明欄は施術を行った者による施術内容の証明欄として設けられているため，本来，施術を行った者が証明するものであるが，当該欄については，同時に施術費用を領収したことを証明する欄でもあるため，当該施術を行った者において施術費用を領収したことを証明することができない場合は，施術所の代表者（有資格者に限る。）もしくはこれに準ずる立場にある有資格者が代わりに証明を行っても差し支えない。この場合，実際に施術を行った施術者氏名が確認できるよう摘要欄（備考欄）に記載するか，それを証する書類を添付するようにされたい。（「はり師，きゅう師及びあん摩・マッサージ・指圧師の施術に係る療養費の支給の留意事項等について」（平成16年10月1日保医発第1001002号。以下「留意事項通知」という。）別添1第8章の1，別紙4／別添2第7章の1，別紙4）

(問2)　一つの療養費支給申請書で複数月にまたがる療養費の支給申請を行うことは認められるか。

(答)　認められない。（留意事項通知別添1第8章の3／別添2第7章の3）

(問3)　同一月に複数の施術所で施術を受けた場合の療養費の支給申請方法は如何か。

(答)　施術所単位で支給申請を行う。（留意事項通知別添1第8章の4／別添2第7章の4）

(問4)　同時に複数の施術所で施術を受け，それぞれ療養費の支給申請を行うことは認められるか。

(答)　必ずしも制限されていないが，患者の疾病管理上望ましいこととは言えず，例えば，施術所の休診日等の関係で，複数の施術所で施術を受ける必要があるなど，やむを得ない事情がある場合を除き，保険者において患者に対する指導等を行う必要があると考える。（留意事項通知別添1第8章の4／別添2第7章の4）

(問5)　同一の患者に対して，同一月内に複数の施術者がそれぞれ施術を行った場合，療養費支給申請書の施術証明欄は，誰が記載するのか。

(答)　当該患者に対して，中心的に施術を行った施術者が代表して記載する。なお，施術者ごとの施術日が分かるように，それぞれの施術者氏名とその施術日について，摘要欄（備考欄）に記載するか，それを証する書類を添付するものとする。（留意事項通知別添1第8章の4，別紙4／別添2第7章の4，別紙4）

(問6)　同一の患者に対して，同一月内に複数の施術者がそれぞれ施術を行った場合において，それぞれの施術者氏名とその施術日について，療養費支給申請書の摘要欄に記載する場合，どのように記載したらよいか。

(答)　下記記載例を参考に記載されたい。なお，あくまで参考例であり，保険者において，記載要領等によりこの場合における記載方法等を独自に定めている場合は，保険者が定める記載

方法等により取り扱うこととして差し支えない。（留意事項通知別添1第8章の4，別紙4／別添2第7章の4，別紙4）

（記載例）　当該患者に対して施術を行った日が，2，9，16，23，30日であり，あはき一郎とあはき二郎が分担して施術を行った場合

```
          摘　　　要
あはき　一郎
　2，9，23日
あはき　二郎
　16，30日
```

【1年以上・月16回以上施術継続理由・状態記入書関係】

（問7）　施術継続中の患者で，途中で施術所を変更している患者の場合，初療の日から1年の起算日は，いつになるのか。

（答）　初療の日については，施術所単位で考える。（留意事項通知別添1第8章の5，別紙5／別添2第7章の5，別紙5）

（問8）　1月間の施術回数は，暦月を単位とするのか。

（答）　そのとおり。（留意事項通知別添1第8章の5，別紙5／別添2第7章の5，別紙5）

（問9）　同一月に複数の施術所で施術を受けている場合の施術回数の考え方は，如何か。

（答）　施術回数については，施術所単位で考える。（留意事項通知別添1第8章の5，別紙5／別添2第7章の5，別紙5）

（問10）　初療の日から1年を経過していない患者であっても，1月間の施術回数が16回以上の場合，1年以上・月16回以上施術継続理由・状態記入書を療養費支給申請書に添付しなければならないのか。

（答）　初療の日から1年以上経過している患者であって，かつ，1月間の施術回数が16回以上の患者が対象であるため，添付の必要はない。（留意事項通知別添1第8章の5，別紙5／別添2第7章の5，別紙5）

（問11）　月の途中で初療の日から1年を経過する場合の1月間の施術回数の考え方は如何か。

（答）　月の途中で初療の日から1年を経過する場合においては，当該月における初療の日から1

年を経過した日以降に行われた施術回数が16回以上か否かで考える。

　例えば，初療の日が前年の7月10日であれば7月10日に「1年を経過した」こととなるため，7月10日から7月31日の間に16回以上の施術が行われれば，1年以上・月16回以上施術継続理由・状態記入書を療養費支給申請書に添付することとなる。（留意事項通知別添1第8章の5，別紙5／別添2第7章の5，別紙5）

（問12）　初療の日から1年を経過して，毎月16回以上の施術を受けている患者の場合，毎月，1年以上・月16回以上施術継続理由・状態記入書を施術者に記入してもらい，療養費支給申請書に添付する必要があるのか。

（答）　そのとおり。（留意事項通知別添1第8章の5，別紙5／別添2第7章の5，別紙5）

（問13）　初療の日から1年を経過している患者であって，普段は月に16回未満の施術回数である患者が，急性増悪等により，1月間の施術回数が16回以上になった場合であっても，1年以上・月16回以上施術継続理由・状態記入書を施術者に記入してもらい，療養費支給申請書に添付する必要があるのか。

（答）　そのとおり。（留意事項通知別添1第8章の5，別紙5／別添2第7章の5，別紙5）

（問14）　毎月の療養費支給申請書について，1年以上・月16回以上施術継続理由・状態記入書を添付するにあたり，毎月施術者に患者の状態の評価を行ってもらう必要があるのか。

（答）　1月間の施術回数が16回以上となる月については，原則として毎月施術者に患者の状態の評価を行ってもらう必要がある。（留意事項通知別添1第8章の5，別紙5／別添2第7章の5，別紙5）

（問15）　1年以上・月16回以上施術継続理由・状態記入書については，当該月に施術を受けた施術者に記入してもらう必要があるのか。

（答）　記入を求める施術者は，原則として当該月に施術を受けた施術者とする。ただし，休職・退職・転勤・長期不在である等，当該施術者に記入を求めることができない場合には，当該月に施術を受けた施術所の他の施術者による記入であっても差し支えない。この場合，代わりに記入することとなる施術者に，当該月に施術を受けた施術者が記入できない理由についても，併せて記入してもらうこととする。また，閉院等により，記入を求めること自体が困難な場合は，申請者（被保険者等）から1年以上・月16回以上施術継続理由・状態記入書を添付できない理由として，その旨の申し出があれば，支給申請書を受理して差し支えない。（留意事項通知別添1第8章の5，別紙5／別添2第7章の5，別紙5）

（問16）　同一の患者に対して，同一月内に複数の施術者がそれぞれ施術を行った場合，1年以上・月16回以上施術継続療養費支給申請書は，誰が記入するのか。

(答)　当該患者に対して，中心的に施術を行った施術者が代表して記入することでよい。（留意事項通知別添1第8章の5，別紙5／別添2第7章の5，別紙5）

(問17)　1年以上・月16回以上施術継続理由・状態記入書について，「患者の状態の評価」と「月16回以上の施術が必要な理由」を別々の施術者が記入してもよいか。

(答)　患者の状態の評価を行う施術者が月16回以上の施術の必要性についても判断すべきであることから，必ず患者の状態の評価を行った施術者に評価内容と併せて月16回以上の施術が必要な理由の記入を受ける必要がある。（留意事項通知別添1第8章の5，別紙5／別添2第7章の5，別紙5）

(問18)　1年以上・月16回以上施術継続理由・状態記入書については，当該月の施術回数が確定した後で施術者に記入を受けなければならないのか。

(答)　あらかじめ当該月に16回以上の施術が予想される場合は，月の途中であっても差し支えない。なお，この場合，施術回数の欄については，当該月の施術回数の確定後に改めて施術者に記入を受ける必要がある。（留意事項通知別添1第8章の5，別紙5／別添2第7章の5，別紙5）

(問19)　1年以上・月16回以上施術継続理由・状態記入書に記載する評価日については，当該書類を記入した日付を記載するのか。それとも実際に患者の状態の評価を行った日付を記載するのか。

(答)　実際に患者の状態の評価を行った年月日を記載する。なお，当該書類の施術者氏名を記載する証明欄の日付については，当該書類を記入した年月日を記載するものであり，評価日と証明欄の日付は，必ずしも一致するものではない。（留意事項通知別添1第8章の5，別紙5／別添2第7章の5，別紙5）

(問20)　1年以上・月16回以上施術継続理由・状態記入書の添付は，写しの添付でもよいか。

(答)　原本を添付する必要がある。（留意事項通知別添1第8章の5，別紙5／別添2第7章の5，別紙5）

(問21)　1年以上・月16回以上施術継続理由・状態記入書に記載する施術者の氏名について，署名である場合，押印を省略してもよいか。

(答)　施術者による署名の場合，押印を省略して差し支えない。記名の場合は，押印が必要である。（留意事項通知別添1第8章の5，別紙5／別添2第7章の5，別紙5）

【編注；令和3年3月24日保医発0324第2号により，現在の様式では押印欄は削除されている】

(問22)　1年以上・月16回以上施術継続理由・状態記入書に記載する項目について，療養費支給申請書（別紙4）の記載項目と重複する項目があるが，当該重複する項目について

あん摩・マッサージ・指圧

記載を省略してもよいか。

（答）　すべての項目について記載するようにされたい。（留意事項通知別添1第8章の5，別紙5／別添2第7章の5，別紙5）

（問23）　初療の日から1年以上経過している患者であって，1月間の施術回数が16回以上の患者について，療養費支給申請書に1年以上・月16回以上施術継続理由・状態記入書の添付がない場合の取扱いは如何か。

（答）　1年以上・月16回以上施術継続理由・状態記入書の添付がない場合，申請書の不備として返戻を行い，速やかに療養費支給申請書への添付を求めるようにされたい。また，申請日時点において当該月に対する患者の状態の評価が行われていない場合であっても，このことを理由として不支給とする取扱いとはせず，返戻後，速やかに施術者に患者の状態の評価を受け，再申請を求めるようにされたい。なお，1年以上・月16回以上施術継続理由・状態記入書の患者の状態の評価を記載させる目的は，厚生労働省において疾病名と合わせてその結果を分析したうえで，施術回数の取扱いについて検討することにあり，現時点の取扱いとして，患者の状態の評価の内容により支給の可否の判断を行うものではないことに留意されたい。（留意事項通知別添1第8章の5，別紙5／別添2第7章の5，別紙5）

（問24）　1年以上・月16回以上施術継続理由・状態記入書に記載された，月16回以上の施術が必要な理由についての判断に疑義が生じた場合の取扱いは如何か。

（答）　記載された月16回以上の施術が必要な理由の内容のみをもって，療養費の支給の可否を判断する取扱いは適当でなく，改めて施術者や患者への照会等を行ったうえで適切に支給の可否を判断されたい。（留意事項通知別添1第5章の3）

以　上

〇はり，きゅう及びあん摩・マッサージの施術に係る療養費の取扱いに関する疑義解釈資料の送付について
（平30.5.24　医療課事務連絡）

　はり，きゅう及びあん摩・マッサージの施術に係る療養費の取扱いについては，「「はり師，きゅう師及びあん摩・マッサージ・指圧師の施術に係る療養費の支給の留意事項等について」の一部改正について」（平成30年5月24日保医発0524第2号）等により，平成30年6月1日より実施することとしているところであるが，今般，その取扱い等に係る疑義解釈資料を別添のとおり取りまとめたので，関係者に周知を図るとともに窓口での相談対応等にご活用いただき，個々の事案の状況により判断する際の参考とされますようお願いいたします。

〈別添〉

鍼灸・マッサージに係る療養費関係

【支給申請書関係】

> **（問1）** 往療料の改定により，支給申請書の様式が変更となったが，印刷済みの従来の支給申請書がなくなるまでの間，従来の様式を使用して差し支えないか。

（答） 従来の様式を訂正する必要はなく，従来の様式をそのまま使用して差し支えない。

なお，この場合，往療距離が片道4kmまでの場合には，従来の様式の「往療料2kmまで」の欄に改定後の往療料の金額「2,300円」と往療の回数を記載し，また，往療距離が片道4kmを超えた場合には，従前の様式の「加算」の欄に改定後の往療料の金額「2,700円」と往療の回数を記載する。

> **（問2）** 往療料の改定により，支給申請書の様式が変更となったが，印字する支給申請書の様式が従来の様式であり，様式の修正が困難な場合，従来の様式を使用して差し支えないか。

（答） 従来の様式を訂正する必要はなく，従来の様式をそのまま使用して差し支えない。

なお，この場合，印刷済みの従来の支給申請書への記載方法により記載する。

> **（問3）** 往療料の改定により，往療料の金額が変更となったが，支給申請書の作成の際に改定前の金額が印字されるなど改定後の往療料による金額の記載が困難な場合，どのように記載すればよいか。

（答） 印刷済みの従来の支給申請書への記載方法によることが困難な場合，往療距離が片道4kmまでの場合には，従来の様式の「往療料2kmまで」の欄と「加算」の欄に合計で2,300円となるよう記載し，また，往療距離が片道4kmを超えた場合には，従来の様式の「往療料2kmまで」の欄と「加算」の欄に合計で2,700円となるよう記載する方法によっても差し支えない。

なお，この方法によっても改定後の往療料による金額を記載することが困難であり，金額の訂正の必要がある場合は，取消線で抹消し正しい金額を記載すること（訂正印は不要）。

○はり，きゅう及びあん摩・マッサージの施術に係る療養費の取扱いに関する疑義解釈資料の送付について

（平30.10.1 医療課事務連絡）

はり，きゅう及びあん摩・マッサージの施術に係る療養費の取扱いについては，「はり師，きゅう師及びあん摩・マッサージ・指圧師の施術に係る療養費の支給の留意事項等について」（平成16年10月1日保医発第1001002号）等により実施しているところであり，「「はり師，きゅう師及びあん摩・マッ

サージ・指圧師の施術に係る療養費の支給の留意事項等について」の一部改正について」（平成30年
6月20日保医発0620第1号）により，平成30年10月1日からその取扱いが変更されますが，今般，そ
の取扱い等に係る疑義解釈資料を別添1（鍼灸に係る療養費関係）及び別添2（マッサージに係る療
養費関係）のとおり取りまとめたので，関係者に周知を図るとともに窓口での相談対応等にご活用い
ただき，個々の事案の状況により判断する際の参考とされますようお願いいたします。

　なお，従前の「はり，きゅう及びあん摩・マッサージの施術に係る療養費の取扱いに関する疑義解
釈資料の送付について」（平成24年2月13日付事務連絡）の別添1（鍼灸に係る療養費関係）及び別
添2（マッサージに係る療養費関係）の問5，問8から問13及び問15並びに「はり，きゅう及びあん
摩・マッサージの施術に係る療養費の取扱いに関する疑義解釈資料の送付について」（平成29年2月
28日付事務連絡）の別添1（鍼灸に係る療養費関係）及び別添2（マッサージに係る療養費関係）の
問5から問7は，平成30年10月1日をもって削除とします。

〈別添1〉

鍼灸に係る療養費関係　　（略）

〈別添2〉

マッサージに係る療養費関係

【保険医の同意関係】

> **（問1）**　新しい同意書，診断書の様式について，様式に独自の記入欄を設ける等，適宜変更し
> てよいか。

　（答）　新しい同意書（裏面を含む。），診断書の様式について，記入方法（手書き，パソコン等）
　や様式の作成方法（複写機，ワード，エクセル等）の定めはないが，様式に独自の記入欄を
　設ける等，保険医療機関，保険者又は施術者ごとに様式が異なり取扱いに差異が生じること
　は適当でないので，（厚生労働省のウェブページに掲載されている様式を使用するなど）新
　しい様式を使用することが望ましい。ただし，新しい様式に記載されている項目をすべて満
　たしていれば，各医療機関独自の項目を設けることも可能である。なお，新しい同意書の裏
　面については，同意書を記載する保険医に対する留意事項を記載したものであり，必ずしも
　両面印刷でなくとも差し支えないが，保険医は同意に際して当該留意事項を確認するもので
　あるため，当該裏面を見開きや別紙に印刷するなど，保険医が当該裏面の内容を確認できる
　ものであること。（「はり師，きゅう師及びあん摩・マッサージ・指圧師の施術に係る療養費
　の支給の留意事項等について」（平成16年10月1日保医発第1001002号。以下「留意事項通知」
　という。）別添2第3章の7，別紙1，別紙2）

> **（問2）**　平成30年10月1日以降，保険医は，必ず新しい様式で同意書（又は診断書）を交付す

ることが必要か。

(**答**)　同意書（又は診断書）の様式について，従来は参考様式とされていたが，同意書（又は診断書）は，施術が療養費の支給対象に当たるかどうかを保険者が判断するために重要なものであることから，通知により参考様式ではない新しい様式を示したものである。従って，平成30年10月1日以降は，保険医は，新しい様式（少なくとも新しい様式に記載されている項目をすべて満たしている様式）で同意書（又は診断書）を交付する必要がある。ただし，例えば保険医療機関においてシステムを使用し同意書（又は診断書）を発行しておりシステムの改修が必要である場合等，やむを得ない事情がある場合は，当該支障が解消するまでの間，従来使用していた様式と新しい様式とを比較し不足する事項を追記するなどにより，取り繕って使用して差し支えない（平成31年10月までに様式変更することが望ましい）。なお，新しい同意書の裏面について，保険医は同意に際して当該裏面の留意事項を確認する必要があるが，従来使用していた様式を取り繕う場合，当該裏面を追加しなくとも差し支えない。(留意事項通知別添2第3章の7，別紙1，別紙2)

(**問3**)　保険医は，平成30年9月以前に，新しい様式の同意書（又は診断書）を交付してよいか。

(**答**)　平成30年9月以前であっても新しい様式の同意書（又は診断書）を交付して差し支えない。ただし，その場合，療養費の支給が可能な期間は従来どおり（マッサージは3ヶ月，変形徒手矯正術は1ヶ月）となる。

(**問4**)　施術者の施術への保険医の同意とは，どのようなものか。

(**答**)　医療上のマッサージは，保険医療機関において行われた場合，療養の給付として行われ，また，保険医の同意の下に施術者が施術を行った場合は，療養費の支給対象とされている。保険医の同意は，患者の適応症が療養費の支給対象の要件に該当するものとして施術に同意するものである。

(**問5**)　療養費の支給対象はどのようなものか。

(**答**)　療養費の支給対象となる適応症は，一律にその診断名によることなく，筋麻痺・筋萎縮・関節拘縮等，医療上マッサージを必要とする症例であり，例えば，筋麻痺，片麻痺に代表されるような麻痺の緩解措置としての医療マッサージ，あるいは，関節拘縮や筋萎縮が起こり，その制限されている関節可動域の拡大を促し症状の改善を図る変形の矯正を目的とした医療マッサージ（変形徒手矯正術）などが支給対象となる。また，脳出血による片麻痺，神経麻痺，神経痛などの症例に対しても医師の同意により必要性が認められる場合は療養費の支給対象となる。ただし，単に疲労回復や慰安を目的としたものや，疾病予防のマッサージ等は療養費の支給対象とはならない。(留意事項通知別添2第2章)

（問6）　変形徒手矯正術が療養費の支給対象とされた経緯は，どのようなものか。

（答）　変形徒手矯正術は，当初，保険医療機関において，四肢の6大関節のように日常生活上重要な運動機能を営む大関節につき，変形，拘縮があり，整形外科的に専門の複雑な矯正手技を行った場合などに算定されており，療養費の支給対象外の取扱いとされてきたが，昭和47年3月1日から，医師の同意書の発行を受けて行った場合に療養費の支給対象とされたものである。（留意事項通知別添2第3章の4，第4章の5）

（問7）　変形徒手矯正術の施術部位はどこか。

（答）　変形徒手矯正術は，6大関節が対象であり，具体的には，上肢であれば肩関節，肘関節及び手関節であり，下肢であれば股関節，膝関節及び足関節である。マッサージと異なり，関節のみに対して施術を行うものである。（留意事項通知別添2第4章の5）

（問8）　同意する疾病について，保険医が処置や投薬等の治療を行う場合，患者は療養費の支給を受けることは可能か。

（答）　療養費の支給対象となる医療上のマッサージは，保険医療機関において療養の給付として行われるものであることから，投薬等による患者の治療期間中に，保険医療機関に代わり施術者が医療上のマッサージを行う場合，患者は療養費の支給を受けることが可能である。ただし，療養費は，療養の給付等に代えて支給するものであることから，同意した疾病か否かにかかわらず，保険医療機関において療養の給付として医療上のマッサージが行われた日については，患者は療養費の支給を受けることができない。

（問9）　保険医の同意又は再同意には，保険医の診察が必要か。

（答）　保険医の診察が必要であり，診察日を記載した同意書の交付が必要である。なお，保険医療機関においては，診察に係る初診料，再診料，外来診療料又は在宅患者訪問診療料（及び必要に応じて検査）と同意書の交付に係る療養費同意書交付料（算定要件を満たす場合）がそれぞれ算定されることとなる（診察日と同意書の交付日が異なり，診察日の後日，初診，再診又は訪問診療に附随する一連の行為として同意書の交付のみを行った場合は，別に再診料等は算定できない。）。（留意事項通知別添2第3章の10）

（問10）　同意書（又は診断書）の「発病年月日」欄について，同意書（又は診断書）を交付する保険医療機関で初めて診察する等の理由により発病年月日が分からない場合，どのように記載されるものであるか。

（答）　保険医療機関で発病年月日が分からない場合もあり得るため，「発病年月日」欄に「○年○月頃」，「不詳」等と記載して差し支えないものである。（留意事項通知別添2第3章の1，別紙1，別紙2）

(問11)　同意書の「同意区分」欄について，保険医療機関で初めて同意書を発行する患者が過去に他の保険医療機関で同意を受けている場合，「初回の同意」と「再同意」のどちらに○をつけるものであるか。

(答)　患者が過去に他の保険医療機関で同意を受けている場合であっても，同意書を交付する保険医療機関で同意する疾病の初回の同意となる場合には，「初回の同意」に○をつけるものである。（留意事項通知別添2別紙1）

(問12)　同意書の「同意区分」欄について，過去に同意書を発行した保険医療機関で，同意書の疾病が治癒した後，新たな疾病または再発した疾病について同意書を発行する場合，「初回の同意」に○をつけるものであるか。

(答)　そのとおり。（留意事項通知別添2別紙1）

(問13)　同意書の「同意区分」欄について，複数の保険医が勤務する保険医療機関で引き続き同一疾病について同意書を発行する場合であって，初めて患者を診察する保険医が同意書を発行する場合，「再同意」に○をつけるものであるか。

(答)　そのとおり。（留意事項通知別添2別紙1）

(問14)　同意書の「診察日」欄と保険医の同意の欄には，どのような年月日を記入するものであるか。

(答)　「診察日」欄には，実際に患者に対して，同意する疾病に係る診察をした直近の年月日を記入し，保険医の同意の欄の同意日には，実際に同意し，同意書を交付した年月日を記入するものである。保険医療機関の都合により同意書の発行に一定期間がかかる場合等，診察日の後日に同意書を交付することもあり得ることから，診察日と同意書の交付日が同日とは限らない。なお，診察日の後日，初診，再診又は訪問診療に附随する一連の行為として同意書の交付のみを行った場合は，別に再診料等は算定できないものである。（留意事項通知別添2別紙1）

(問15)　同意書（又は診断書）の交付のための保険医の診察について，電話等による再診により同意書（又は診断書）を交付することは可能か。

(答)　交付できない。なお，電話等による再診（A001再診料の注9）については，当該保険医療機関で初診を受けた患者であって，再診以後，当該患者又はその看護を行っている者から直接又は間接に治療上の意見を求められ，必要な指示をした場合に算定できるものであり，一定の緊急性が伴う予定外の受診を想定していることから，当該受診に基づく同意書（又は診断書）の交付はできないものである。（留意事項通知別添2第3章の10）

(問16)　新しい同意書の様式の「往療」欄に「往療を必要とする理由」欄が追加されたが，施

あん摩・マッサージ・指圧

術の同意を行った保険医の往療に関する同意の判断基準はどのようなものか。

(答)　往療が必要な状況とは，患者が疾病や負傷のため自宅で静養している場合等，外出等が制限されている状況をいうものである。保険医は，例えば，患者が独歩による公共交通機関を使用した保険医療機関や施術所への通院や通所が困難な状況（付き添い等の補助が必要，歩行が不自由であるためタクシー等の使用が必要等）であるか否か，患者が認知症や視覚，内部，精神障害などにより単独での外出が困難な状況（全盲の患者や認知症の患者等，歩行は可能であっても患者自身での行動が著しく制限されている，循環器系疾患のため在宅療養中で医師の指示等により外出等が制限されている等）であるか否か，介護保険の要介護度や他職種との連携状況等を踏まえ，往療に関する同意を行うものである。（留意事項通知別添2第3章の7，第5章の1，第5章の2，第5章の3，別紙1）

(問17)　保険医が同意書（又は診断書）を訂正する場合，どのように訂正するものであるか。

(答)　保険医が記名押印している場合は二重線及び訂正印により訂正し，保険医が署名している場合は二重線及び当該保険医の署名により訂正して差し支えないものである。（留意事項通知別添2第3章の7）

(問18)　平成30年10月1日以降，新しい様式の同意書（又は診断書）により療養費の支給が可能な期間は，従来の3ヶ月から6ヶ月となるのか。

(答)　マッサージについては，そのとおり。施術者による初療の日又は医師による再同意日が，月の15日以前の場合は当該月の5ヶ月後の月の末日，月の16日以降の場合は当該月の6ヶ月後の月の末日まで療養費の支給が可能となる。なお，平成30年9月以前の保険医の同意による場合，療養費の支給が可能な期間は従来どおり（3ヶ月）である。また，変形徒手矯正術については，平成30年10月1日以降，新しい様式の同意書を使用することとなるが，療養費の支給が可能な期間は，従来どおり1ヶ月である。（留意事項通知別添2第4章の1）

(問19)　変形徒手矯正術の療養費の支給が可能な期間は，なぜ従来どおり1ヶ月なのか。

(答)　変形徒手矯正術という手技は，無理な力を加えないで段階的に矯正を行うものであり，次第に理想的肢位に近づけるものであるが，症状が概ね固定されているとはいえ，運動機能の回復に重大な影響を及ぼすことがあることから，保険医がその効果を短期的に確認する必要があるためである。

(問20)　平成30年10月1日以降，療養費の支給に必要な保険医の再同意について，文書によらない口頭などによる再同意は認められないのか。

(答)　そのとおり。保険医が新しい様式の同意書（又は新しい様式に記載されている項目をすべて満たしている様式）を交付する必要がある。なお，脱臼又は骨折に施術するマッサージ及

び変形徒手矯正術については，従来同意書により取り扱うこととされており，平成30年10月１日以降，保険医は，新しい様式の同意書を交付することが必要となる。（留意事項通知別添２第３章の３，第３章の４，第３章の６）

【療養費の審査関係】

(問21)　支給申請書に添付されている同意書（又は診断書）について，平成30年10月１日以降に交付された同意書（又は診断書）が従来の様式であった場合，保険者はどのように取り扱うか。

(答)　平成30年10月１日以降に保険医が同意書（又は診断書）を交付する場合，保険者の審査に資するため，診察区分及び診察日の明記された新しい様式（少なくとも新しい様式に記載されている項目をすべて満たしている様式）での交付が必要となることから，申請者に返戻し，新しい様式（又は従来の様式を取り繕った様式）の同意書（又は診断書）の添付を求めることとなる。なお，従来の様式の同意書（又は診断書）の交付に際し保険医が患者を診察している場合，新しい様式（又は従来の様式を取り繕った様式）による同意書（又は診断書）の年月日は，交付済の従来の様式の同意書（又は診断書）の年月日と同日で交付して差し支えない。（留意事項通知別添２第３章の１，第３章の７，別紙１，別紙２）

(問22)　平成30年10月以降の施術分の支給申請書について，平成30年９月以前の同意の場合，どのように取り扱うか。

(答)　平成30年９月以前の保険医の同意（初回の同意（同意書の交付）が平成30年９月以前であり初療日が10月以降である場合を含む。）について，文書によらない再同意，文書による同意（診察のうえ新しい様式で受けた同意を含む。）などにかかわらず，療養費の支給可能な期間は従来どおりの期間（マッサージは３ヶ月，変形徒手矯正術は１ヶ月）である（平成30年10月１日以降の施術に際し，保険医が新しい様式の同意書（又は診断書）を改めて交付する必要はない。）。

(問23)　整形外科医以外の医師の同意書は有効か。また，歯科医師の同意書は有効か。

(答)　同意又は再同意を求める医師は，「当該疾病について現に診察を受けている主治の医師とすること。」とされており，整形外科医に限定したものではなく，現に診察を受けている医師から得ることとしている。なお，歯科医師の同意書は認められない。（留意事項通知別添２第３章の９）

(問24)　保険医から同意書の交付を受け，マッサージや変形徒手矯正術の施術を受けている患者が，支給可能期間を超えて引き続き施術を受けようとする場合，再度，保険医から同意書の交付を受ける必要があるが，支給可能期間が終了した後，一定日数経過後に医師

あん摩・マッサージ・指圧

の再同意があった場合，支給可能期間終了から再同意取得までの間の施術は，療養費の支給の対象外となるのか。

（答）　そのとおり。（留意事項通知別添2第3章の6，第4章の1）

【施術報告書交付料関係】

（問25）　施術報告書の目的はどのようなものか。

（答）　施術が支給対象に当たるかどうかを保険者が判断するため，医師の同意・再同意は重要である。そのため，医師は，再同意に当たり，施術者の作成した施術報告書により施術の内容や患者の状態等を確認するとともに直近の診察に基づき再同意する。また，医師は，施術に当たって注意すべき事項等があれば同意書の「注意事項等」欄に記載し施術者に連絡する。このように，医師と施術者が文書によるコミュニケーションを図り，連携を緊密にすることにより患者に必要な施術が行われる仕組みの一環として，施術報告書の取扱いを導入したところである。（留意事項通知別添2第3章の11）

（問26）　施術報告書の様式について，様式に独自の記入欄を設ける等，適宜変更してよいか。

（答）　施術報告書の様式について，記入方法（手書き，パソコン等）や様式の作成方法（複写機，ワード，エクセル等）の定めはないが，様式に独自の記入欄を設ける等，施術者，保険者又は保険医療機関ごとに様式が異なり医師に提供される情報に差異が生じることは適当でないので，施術者が視覚障害者であり定められた様式への記入が困難である等やむを得ない場合を除き，（厚生労働省のウェブページに掲載されている様式を使用するなど）様式を変更せずに使用することが望ましい。（留意事項通知別添2第6章の1，別紙6）

（問27）　施術報告書の「施術の内容・頻度」欄及び「患者の状態・経過」欄は，記入する必要があるか。

（答）　施術報告書は，医師の再同意に資するものであり，記入して交付する必要がある。なお，保険者は，支給申請書に添付された施術報告書の写しに当該各欄の記入がない場合，施術報告書交付料を不支給として差し支えない。（留意事項通知別添2第6章の1）

（問28）　マッサージの施術報告書が毎月交付された場合，施術報告書交付料は，毎月支給できるか。

（答）　毎月の支給はできない。マッサージの施術報告書交付料は，「一の同意書，診断書により支給可能な期間の施術について，施術報告書を患者に複数回交付した場合であっても，支給は1回に限る」こととされており，具体的な取扱いとしては，6ヶ月以上の期間に対して1回支給するものである。（留意事項通知別添2第6章の1）

(問29)　マッサージの施術報告書交付料の支給の基準について，「初療若しくは直前の医師による再同意日の属する月の5ヶ月後（初療若しくは再同意日が月の16日以降の場合は6ヶ月後）の月に施術報告書を交付した場合」とはどのような場合か。

(答)　マッサージの施術報告書交付料は，療養費の支給可能期間（6ヶ月）の最終月（暦月）の施術における状況等を施術報告書に記入し同月中に交付した場合に支給できるものであり，例えば平成30年10月初めに医師から再同意を受けた患者について，施術者が支給可能期間の最終月である平成31年3月下旬の施術における状況等を施術報告書に記入し同日以降の同月中に患者に交付した場合に支給できる。（留意事項通知別添2第6章の1）

	9月	10月	11月	12月	1月	2月	3月	4月
療養費				支給可能期間			（最終月）	
交付料		再同意					交付（支給）	

(問30)　マッサージの施術報告書交付料の支給の基準について，「施術報告書を交付した月の前5ヶ月の期間に係る療養費の支給で施術報告書交付料が支給されていない場合」とはどのような場合か。

(答)　マッサージの療養費の支給可能期間（6ヶ月）の最終月（暦月）より前に医師の再同意が行われた場合，医師の再同意日から新たな支給可能期間となり，当初の最終月は最終月に該当しなくなるため，施術報告書交付料は支給できない。

（31年3月下旬に施術報告書を交付した場合）

　例えば，平成30年10月末までが支給可能期間であり，平成30年10月下旬の施術について施術報告書交付料が支給され同月末に医師から再同意を受けた患者について，引き続き平成31年3月下旬の医師の再同意に際し施術者が施術報告書を交付した場合，当初の療養費の支給可能期間は平成31年4月末までであり，3月は最終月ではないため支給ができない。また，4月の施術報告書交付料については3月下旬に医師の再同意が行われているため，4月は医師の再同意後となり，新たな支給可能期間は3月下旬の再同意日からとなり4月は最終月ではなくなるため，支給できない。

　また，前回施術報告書を交付した月から4ヶ月の支給期間であり，5ヶ月の期間に係る療養費の支給で施術報告書交付料が支給されていない場合という要件を満たさないため施術報告書交付料は支給できない。

（平成31年7月下旬に施術報告書を交付した場合）

　ただし，その後，平成31年7月下旬の医師の再同意に際し施術者が施術報告書を交付した場合，療養費の支給可能期間は平成31年9月末までであり，当月は療養費の支給可能期間の最終月ではないが，施術報告書交付料の前回支給が平成30年10月分であるため，前回施術報

告書を交付した月から8ヶ月（5ヶ月（暦月）以上）の療養費の支給期間で施術報告書交付料が支給されていないこととなり支給ができる。（留意事項通知別添2第6章の1）

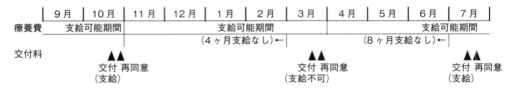

（問31）　マッサージの初療後の初回の施術報告書交付料の支給の基準は，どのようなものか。

（答）　例えば，平成30年10月初めに医師から同意を受け平成30年10月初めが初療の患者について，平成31年2月下旬の医師の再同意に際し施術者が施術報告書を交付した場合，療養費の支給可能期間は平成31年3月末までであり，当月は療養費の支給可能期間の最終月ではないため支給はできない。また，施術報告書を交付した平成31年2月の前の療養費の支給期間は初療月の平成30年10月から4ヶ月間であり5ヶ月に満たないため支給はできない。このように，施術報告書交付料は，初療月を含め5ヶ月間は支給できない。（留意事項通知別添2第6章の1）

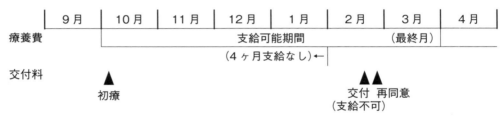

（問32）　マッサージの平成30年10月以降の初回の施術報告書交付料の支給の基準は，どのようなものか。

（答）　例えば，平成30年9月以前から施術が継続しており平成30年10月初めに医師から再同意を受けた患者について，平成31年2月下旬の医師の再同意に際し施術者が施術報告書を交付した場合，療養費の支給可能期間は平成31年3月末までであり，当月は最終月にあたらないが，平成30年9月分以前にも療養費の支給があれば平成31年2月の前の療養費の支給期間は5ヶ月以上でありその間施術報告書交付料が支給されていない場合は支給できる。（留意事項通知別添2第6章の1）

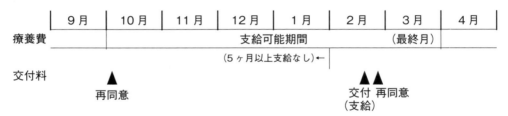

(問33) マッサージの施術報告書交付料の支給の基準について，「施術報告書を交付した月の前５ヶ月の期間に係る療養費の支給で施術報告書交付料が支給されていない場合」とあるが，当該５ヶ月の期間に療養費の支給がない月がある場合，どのように取り扱うか。

(答) 初療月又は前回支給月以降の療養費の支給がない月も５ヶ月（暦月）の期間に含める。（留意事項通知別添２第６章の１）

（11月施術・療養費支給なし）

	9月	10月	11月	12月	1月	2月	3月	4月	5月
療養費		支給可能期間			支給可能期間				

（5ヶ月支給なし）←

交付料　　　　　　▲　　　　　　　　　▲　　　　　　　　　▲▲
　　　　　　　　初療　　　　　　再同意　　　　　　交付 再同意
　　　　　　　　　　　　　　　　　　　　　　　　（支給）

(問34) マッサージの施術報告書交付料の支給の基準について，「初療若しくは直前の医師による再同意日の属する月の５ヶ月後（初療若しくは再同意日が月の16日以降の場合は６ヶ月後）の月に施術報告書を交付した場合」とあるが，施術者の施術報告書の交付について，当月中であれば，いつ交付してもよいのか。

(答) 当月中に施術日があり，施術日以降の当月中の交付であれば支給は可能であるが，医師の再同意に資するため，医師の再同意（予定）の直前の施術における状況等を記載することが望ましい。（留意事項通知別添２第６章の１）

(問35) 変形徒手矯正術の施術報告書交付料の支給の基準とはどのようなものか。

(答) 療養費の支給可能期間（１ヶ月）内の施術における状況等を施術報告書に記入し，当該施術日の同月中に交付した場合に，当該支給可能期間中に１回に限り支給できるものである。（留意事項通知別添２第６章の１）

(問36) 変形徒手矯正術の施術報告書交付料の支給の基準について，「初療又は再同意日から起算して１ヶ月の期間の施術について施術報告書を交付した場合」とあるが，施術者の施術報告書の交付について，療養費の支給可能期間（１ヶ月）内であれば，いつ交付してもよいのか。

(答) 医師の再同意の判断に資するため，医師の再同意（予定）の直前の施術における状況等を記載することが望ましい。（留意事項通知別添２第６章の１）

(問37) 施術報告書の交付日は，どのような日付を記入するか。

(答) 施術報告書の交付日は，施術を行った日ではなく，実際に施術報告書を交付した日付を記入する。（留意事項通知別添２第６章の１，別紙６）

(問38) 施術報告書の交付について，医師の再同意（予定）の直前の施術日を予定していたが，

患者の都合により施術が中止となった場合，施術報告書について，どのように取り扱えばよいか。

（答）　そのような場合，速やかに直前の施術（同月中に限る。）における状況等に基づき施術報告書を交付して差し支えない。また，当該直前の施術日より後の日付で交付して差し支えない。ただし，その場合，施術者は，電話等にて患者に必要な説明を行い同月中に交付し，別途患者から施術報告書交付料に係る料金について徴収する必要がある。（留意事項通知別添2第6章の1）

（問39）　施術報告書交付料の支給の基準について，施術のない月に施術報告書を交付した場合，施術報告書交付料は支給できるか。

（答）　施術報告書交付料は，施術の月単位で支給する取扱いとしており，施術のない月（施術予定が中止となった場合を含む。）に施術報告書を交付した場合や施術月に施術報告書を交付していない場合は支給できない。（留意事項通知別添2第6章の1）

（問40）　医師の同意より後に施術報告書は交付できるか。

（答）　施術報告書は，医師の再同意に資するために交付するものであり，再同意より後に交付することは適当でない。そのため，施術者は，患者への説明に際し，医師の再同意を受ける前であることを確認したうえで交付する必要がある。（留意事項通知別添2第3章の11，第6章の1）

（問41）　施術報告書が医師に到達しなかった場合，施術報告書交付料は支給できるか。

（答）　施術報告書は，交付時に患者から交付に係る費用を徴収することとなるため，施術報告書交付料の支給の基準は，患者に説明したうえで施術報告書を患者に交付又は医師に送付した場合に支給するものとしている。そのため，例えば患者が医師への持参を忘れる，医師に送付した文書が送達不能となる，患者が自ら施術を中止し医師に再同意を求めなかった等により結果として医師に到達しなかった場合であっても支給できるものである。（留意事項通知別添2第6章の1）

（問42）　マッサージについて，医師の再同意（予定）が療養費の支給可能期間の最終月から一定期間経過後に予定されている場合，施術報告書交付料は支給できるか。

（答）　支給できる。その場合，施術報告書は，当該最終月（暦月）中（同月中に施術がある場合に限る。）に交付する。また，施術報告書には，当該最終月の最終の施術における状況等を記載することが望ましい。（留意事項通知別添2第6章の1）

（問43）　変形徒手矯正術について，医師の再同意（予定）が療養費の支給可能期間（1ヶ月）から一定期間経過後に予定されている場合，施術報告書交付料は支給できるか。

（答）　支給できる。その場合，施術報告書は，施術した月中に交付する。また，施術報告書には，療養費の支給可能期間（１ヶ月）の最終の施術における状況等を記載することが望ましい。（留意事項通知別添２第６章の１）

（問44）　施術報告書交付料は，いつから支給できるか。

（答）　施術報告書交付料は，平成30年10月以降の施術における状況等を施術報告書に記入し，同月中に交付した場合に支給できる。そのため，９月以前の施術について施術報告書に記入する場合や９月以前に交付した場合は支給できない。（留意事項通知別添２第６章の１）

（問45）　マッサージの施術報告書交付料は，「初療若しくは直前の医師による再同意日の属する月」が平成30年９月以前の場合であっても支給できるか。

（答）　支給できる。なお，その場合，療養費の支給可能期間は３ヶ月であることから，初療若しくは直前の医師による再同意日の属する月の翌々月（初療若しくは再同意日が月の16日以降の場合は３ヶ月後）の月（具体的には平成30年10月から12月）の施術について同月中に施術報告書を交付した場合に支給できる。（留意事項通知別添２第６章の１）

（問46）　変形徒手矯正術の施術報告書交付料は，初療若しくは直前の医師による再同意日の属する月が平成30年９月の場合であっても支給できるか。

（答）　変形徒手矯正術の支給可能期間内である平成30年10月の施術について同月中に施術報告書を交付した場合に支給できる。（留意事項通知別添２第６章の１）

（問47）　変形徒手矯正術と麻痺の緩解措置等のマッサージをそれぞれ実施した場合，施術報告書交付料をそれぞれ支給することは可能か。

（答）　それぞれ実施した場合，変形徒手矯正術の施術報告書交付料を支給し，マッサージの施術報告書交付料は支給できない。ただし，その場合であっても，変形徒手矯正術に関する施術報告書にマッサージについても適宜記載することが望ましい。なお，変形徒手矯正術の施術の中止後，マッサージの施術のみが実施される場合，マッサージの施術報告書を交付した月の前５ヶ月の期間に変形徒手矯正術の施術報告書交付料が支給されていない場合には，マッサージの施術報告書交付料を支給して差し支えない。（留意事項通知別添２第６章の１）

（問48）　患者が別々の疾患ではりきゅうとマッサージの同意書の交付を受けそれぞれ療養費の支給を受ける場合，施術報告書交付料についてもそれぞれ支給できるか。

（答）　それぞれ支給できる。（留意事項通知別添２第６章の１）

（問49）　施術報告書を交付する月の施術について，複数の施術者がそれぞれ施術を行った場合，施術報告書は，誰が記載するのか。

（答）　患者に対して，中心的に施術を行った施術者が代表して記載する。（留意事項通知別添２

あん摩・マッサージ・指圧

第6章の1）

（問50） 施術報告書について，施術者の押印は必要ないのか。

（答） 施術報告書は，施術者と医師の連携を緊密にすることにより患者に必要な施術が行われることを目的とし，医師の再同意に資するために交付するものであり，施術者の証明ではないため，施術者の押印は必要ない。なお，交付した施術者は，患者を診察する医師からの施術に関する問い合わせに応じるべきものである。（留意事項通知別添2第6章の1，別紙6）

（問51） 施術報告書について，施術者が患者に交付する際に，患者が再同意を受ける医師が不明な場合，施術報告書の医師名の記入がなくてもよいか。

（答） 差し支えない。（留意事項通知別添2第6章の1，別紙6）

（問52） 施術報告書について，施術所にメールアドレスがない場合，メールアドレスの記入がなくてもよいか。

（答） 差し支えない。ただし，交付した施術者が，患者を診察する医師からの施術に関する問い合わせに応じられるよう，何らかの連絡先の記入は必要である。（留意事項通知別添2第6章の1，別紙6）

（問53） 施術報告書の作成について，「やむを得ず，施術報告書を作成しない場合」とあるが，やむを得ず作成しない場合とは，どのような場合か。

（答） 例えば，施術者が視覚障害者であり，施術報告書の作成に係る負担が大きい場合等が考えられる。なお，施術報告書は，施術者と医師の連携を緊密にすることにより患者に必要な施術が行われることを目的とするものであり，特段の事情がない限り，施術者において交付するよう努めるべきものである。また，施術報告書を作成しない場合であっても，施術者は，患者を診察する医師からの施術に関する問い合わせに応じるべきものである。（留意事項通知別添2第6章の2）

【支給申請書関係】

（問54） 平成30年10月1日以降，「一の同意書，診断書により支給可能な期間」内における1回目の請求については，療養費支給申請書に，新しい様式の同意書（又は診断書）の原本を添付する必要があるのか。

（答） 同意書（又は診断書）の交付年月日が平成30年10月1日以降であれば，そのとおり。保険医の同意年月日が平成30年9月以前の場合，従来の取扱いで差し支えない。その場合，療養費の支給可能期間は従来どおり（マッサージは3ヶ月，変形徒手矯正術は1ヶ月）となる。（留意事項通知別添2第3章の5，第3章の6）

(問55) 平成30年10月１日以降，マッサージの「一の同意書，診断書により支給可能な期間」内における２回目以降の請求（同意書（又は診断書）の原本を添付しない療養費支給申請書）については，どのように取り扱うものであるか。

(答) 保険者の審査に資するため，申請者が，療養費支給申請書の「同意記録」の各欄に同意をした保険医の氏名，住所，同意年月日（同意書の交付年月日），傷病名を記載し，要加療期間の指示がある場合はその期間を付記するものである。なお，当該２回目以降の請求について，保険者は既に一の支給可能な期間に係る同意書（又は診断書）の原本を保管していることから，申請者に対し改めて同意書（又は診断書）の写しの添付を求めることは適当でない。（留意事項通知別添２第３章の５，第３章の６）

(問56) 平成30年10月１日以降，「一の同意書，診断書により支給可能な期間を超えて更に施術を受ける場合は，当該期間を超えた療養費支給申請については，医師の同意書を添付すること」とされたが，マッサージの支給可能期間（６ヶ月）の最終月中に保険医より同意書（又は診断書）が交付された場合，どのように取り扱うものであるか。

(答) 当該最終月（暦月）の翌月分の支給申請書に同意書（又は診断書）の原本を添付するものであるが，同意書（又は診断書）の交付により「一の同意書，診断書により支給可能な期間」が変更されるので，当該最終月分の支給申請書に添付しても差し支えないものである。（留意事項通知別添２第３章の６）

(問57) 平成30年10月１日以降，「一の同意書，診断書により支給可能な期間内における２回目以降の請求にあっては，その添付を省略して差し支えない」とされたが，マッサージの支給可能期間（６ヶ月）の最終月より前に保険医より同意書（又は診断書）が交付された場合，支給申請書に当該同意書（又は診断書）の添付は必要ないのか。

(答) 同意書（又は診断書）の交付により「一の同意書，診断書により支給可能な期間」が変更されるので，同意書（又は診断書）の交付年月日を含む月分の支給申請書に当該同意書（又は診断書）の原本を添付するものである。（留意事項通知別添２第３章の５，第３章の６）

(問58) 平成30年10月１日以降，「一の同意書，診断書により支給可能な期間を超えて更に施術を受ける場合は，当該期間を超えた療養費支給申請については，医師の同意書を添付すること」とされたが，変形徒手矯正術については，どのように取り扱うものであるか。

(答) 同意書の交付により「一の同意書，診断書により支給可能な期間」が変更されるので，同意書の交付年月日を含む月分の支給申請書に当該同意書の原本を添付するものである。また，当該支給申請書について，当該同意書の交付年月日より前に前月分に添付の同意書に基づく施術がある場合，保険者の審査に資するため，申請者が，療養費支給申請書の「同意記録」の各欄に前回添付の同意書に係る保険医の氏名，住所，同意年月日（同意書の交付年月

あん摩・マッサージ・指圧

日），傷病名を記載し，要加療期間の指示がある場合はその期間を付記するものである。なお，前月分に添付の同意書について，保険者は既に一の支給可能な期間に係る同意書の原本を保管していることから，申請者に対し改めて同意書の写しの添付を求めることは適当でない。（留意事項通知別添2第3章の5，第3章の6）

（問59）　療養費支給申請書の様式については，同意書，診断書，施術報告書と異なり，平成30年10月1日以降も参考様式とされているが，従来どおり，必要に応じ保険者において必要な欄を追加することは差し支えないのか。

（答）　そのとおり。なお，受領委任の取扱いに係る療養費支給申請書の様式（「はり師，きゅう師及びあん摩マッサージ指圧師の施術に係る療養費に関する受領委任の取扱いについて」（平成30年6月12日保発0612第2号。別添1様式第6号の2）は，参考様式ではない統一の様式であるので留意されたい。（留意事項通知別添2第8章の1）

（問60）　施術報告書交付料は，どのように請求するものであるか。

（答）　施術報告書には施術日の記載を要さないため，施術報告書に係る施術日が確認できるよう，施術報告書交付料は，施術報告書に係る施術を行った日の属する月の施術料を請求する支給申請書にて合わせて請求するものである。また，支給申請書の「施術報告書交付料」欄の「（前回支給：　　年　　月分）」欄に直前に支給された施術報告書交付料に係る施術の年月を記入し，その次の欄に「300円×1回＝300円」（変形徒手矯正術で同月に2回請求する場合は「300円×2回＝600円」）と記入する。なお，当該支給申請書には，施術報告書の写しを添付のうえ請求する。（留意事項通知別添2第8章の1，第8章の6，別紙4，別紙6）

（問61）　変形徒手矯正術で施術報告書交付料を同月に2回請求する場合とは，どのような場合か。

（答）　例えば，療養費の支給可能期間（1ヶ月）が5日までの患者について，施術者が3日の施術における状況等を施術報告書に記入し，同日患者に交付し，患者が6日に保険医より同意書の交付を受け，その後，施術者が30日の施術における状況等を施術報告書に記入し，同日患者に交付した場合である。（留意事項通知別添2第6章の1，第8章の6）

（問62）　施術報告書交付料を請求する支給申請書について，施術報告書交付料の前回支給がない場合，「（前回支給：　　年　　月分）」欄にはどのように記入するものであるか。

（答）　初療月以降に施術報告書交付料が支給されていない場合，例えば「（前回支給：――年―月分）」のように抹消（抹消印は不要）する。（留意事項通知別添2第8章の1，第8章の6，別紙4）

（問63）　支給申請書の参考様式に「施術報告書交付料」欄が追加されたが，従来の様式を使用

して差し支えないか。

(答)　印刷済みの従来の支給申請書がなくなるまでの間，又は印字する支給申請書の様式が従来の様式であり様式の修正が困難な場合，従来の様式をそのまま使用して差し支えない。なお，従来の様式を使用し施術報告書交付料を請求する場合，摘要欄に「施術報告書交付料（前回支給：なし又は〇年〇月分）300円」等と記入する。（留意事項通知別添2第8章の1，第8章の6）

(問64)　施術者が施術報告書を交付しない場合や交付しても患者等から料金を徴収しない場合は施術報告書交付料を請求できないが，施術報告書交付料を請求しない支給申請書については，施術報告書の写しの添付は必要ないか。

(答)　そのとおり。（留意事項通知別添2第8章の6）

(問65)　施術報告書交付料を請求した月の施術料が不支給となった場合，施術報告書交付料のみを支給することは可能か。

(答)　施術報告書交付料は，施術の月単位で支給する取扱いとしており，支給申請書の請求年月の施術のうち施術報告書の交付日以前の同月の施術に係るすべての施術料が不支給となった場合，当該施術に係る施術報告書交付料は支給できないものである。（留意事項通知別添2第6章の1）

(問66)　施術を中止し，しばらくして再開する場合の同意の取り扱いは如何か。

(答)　「一の同意書，診断書により支給可能な期間」内であれば，当該同意書において再開は可能である。（留意事項通知別添2第4章の1）

以　上

〈参考1〉

「はり，きゅう及びあん摩・マッサージの施術に係る療養費の取扱いに関する疑義解釈資料の送付について」（平成24年2月13日付事務連絡）　別添1　鍼灸に係る療養費関係（改正前）　（略）

〈参考2〉

「はり，きゅう及びあん摩・マッサージの施術に係る療養費の取扱いに関する疑義解釈資料の送付について」（平成24年2月13日付事務連絡）

別添2　マッサージに係る療養費関係（改正前）

【同意書関係】

(問5)　同意書でなく診断書でも取り扱いは可能か。

(答)　病名・症状（主訴を含む）及び発病年月日が明記され，保険者において療養費の施術対象の適否の判断ができる診断書であれば，同意書に代えて差し支えないこととしている。

　　　　ただし，脱臼又は骨折に施術するマッサージ及び変形徒手矯正術については，医師の同意書により取り扱うこととされている。（留意事項通知別添2第3章の1～4）

(問8)　再同意を得る場合，必ず医師の診察が必要か。

(答)　医師の判断により診察を必要とせず再同意が与えられる場合もあるが，医師が再同意を与える際に診察が必要と判断された場合等は，その指示に従っていただきたい。

　　　　なお，施術者が患者に代わって再同意の確認をしても差し支えないこととしているので，この場合も同様に取り扱われたい。（留意事項通知別添2第3章の6）

(問9)　整形外科医以外の医師の同意書は有効か。

(答)　「同意を求める医師は，原則として当該疾病にかかる主治の医師とすること。」とされており，整形外科医に限定したものではなく，現に治療を受けている医師から得ることを原則としている。（留意事項通知別添2第3章の9）

(問10)　複数の医師が勤務する病院より同意書の発行を受け，その後再同意の時に担当医が変更となった場合，新たに同意書の発行は必要か。

(答)　同意書を発行した前任の医師から患者を引き継いだ担当の医師であれば，新たに同意書の発行の必要はなく，引き続きその医師より同意を得ればよい。

(問11)　施術を中止し，しばらくして再開する場合の同意の取り扱いは如何か。

(答)　療養費の支給可能期間（初療の日が月の15日以前の場合は当該月の翌々月の末日とし，初療の日が月の16日以降の場合は当該月の3カ月後の月の末日とする。）内であれば，当該同意書において再開は可能である。（留意事項通知別添2第3章の6）

(問12)　同意書に要加療期間の記載がない場合，いつまで継続できるのか。

(答)　加療期間の記載がない場合は，初療の日から3ケ月（初療の日が月の15日以前の場合は当該月の翌々月の末日とし，初療の日が月の16日以降の場合は当該月の3カ月後の月の末日とする。）としている。（留意事項通知別添2第4章の1）

(問13)　初療日より長期間に及んで再同意が行われている場合，その同意はいつまで有効か。

(答)　実際に医師から同意を得ていれば，その都度支給期間を延長して差し支えない。ただし，一定期間ごとに医師の診察を受けることが望ましい。（留意事項通知別添2第3章の6）

(問15)　再同意を得るにはどのような方法があるか。

(答)　再同意を得る方法について特に決まったものはないが，電話や口頭による確認でも差し支

えないこととしている。（留意事項通知別添2第3章の6）

〈参考3〉

「はり，きゅう及びあん摩・マッサージの施術に係る療養費の取扱いに関する疑義解釈資料の送付について」（平成29年2月28日付事務連絡）　別添1　鍼灸に係る療養費関係（改正前）　（略）

〈参考4〉

「はり，きゅう及びあん摩・マッサージの施術に係る療養費の取扱いに関する疑義解釈資料の送付について」（平成29年2月28日付事務連絡）

別添2　マッサージに係る療養費関係（改正前）

【医師の同意関係】

> **（問5）**　支給申請書に記載する再同意の日付については，いつの日付を記載するのか。

（答）　再同意の日付については，実際に医師が再同意を行った年月日を記載する。（留意事項通知別添2第3章の6，第4章の1）

> **（問6）**　初回に取得した同意書に基づく支給可能期間が終了した後，一定日数経過後に医師の再同意があった場合には，改めて同意書を添付することが必要か。

（答）　支給可能期間終了後，再同意取得までの間の施術に対する療養費の支給は当然認められないが，支給申請書に再同意に関する記載が適切になされており，再同意日以降の施術が前回療養費の支給対象とした施術から継続して行われているものと客観的に認められると保険者が判断した場合は，再同意書の添付がなくても再同意日以降の施術に対する療養費を支給して差し支えない。ただし，変形徒手矯正術については，改めて同意書の添付を必要とする。（留意事項通知別添2第3章の6，第4章の1）

> **（問7）**　同意書の様式について，保険者の判断により項目を追加することは可能か。

（答）　必要に応じて保険者において基準として掲げた項目以外の項目を追加することは差し支えないが，あくまで支給の可否を判断するうえで必要な項目に留めるべきであり，また医師が回答できる範囲とすべきである。なお，保険者独自の様式を使用しないことのみをもって不支給とすることや返戻を行うべきではない。（留意事項通知別添2第3章の7，別紙2）

あん摩・マッサージ・指圧

【業務に関する関係法令・通知】

○あん摩マッサージ指圧師，はり師，きゅう師等に関する法律（抄）

（　昭22.12.20　法律第217号
改正昭63. 5.31　法律第 71号）

第1条（免許） 医師以外の者で，あん摩，マッサージ若しくは指圧，はり又はきゅうを業としようとする者は，それぞれ，あん摩マッサージ指圧師免許，はり師免許又はきゅう師免許（以下免許という。）を受けなければならない。

第4条（外科手術等の禁止） 施術者は，外科手術を行い，又は薬品を投与し，若しくはその指示をする等の行為をしてはならない。

第5条（施術の制限） あん摩マッサージ指圧師は，医師の同意を得た場合の外，脱臼又は骨折の患部に施術をしてはならない。

第6条（消毒） はり師は，はりを施そうとするときは，はり，手指及び施術の局部を消毒しなければならない。

第12条（医業類似行為の制限） 何人も，第1条に掲げるものを除く外，医業類似行為を業としてはならない。ただし，柔道整復を業とする場合については，柔道整復師法（昭和45年法律第19号）の定めるところによる。

○脱臼骨折等に対する手当について

（昭25.2.16　医収　97）

照会

1　あん摩，はり，きゅう，柔道整復等営業法第5条によればあん摩師及び柔道整復師は原則として医師の同意を得た場合の外脱臼又は骨折の患部に施術さしてはならないとあるが右患部に対する施術は医師法第17条に所謂「医業」と看做されるのであるかどうか。

2　若し看做されるとせば免許を受けずして柔道整復を業としている者が業として右患部に対して施術する行為は医師法第17条違反として処罰すべきであるか，それとも概括的にあん摩，はり，きゅう，柔道整復等営業法第1条違反として処罰すべきであるか。

回答

1　あん摩，はり，きゅう，柔道整復等営業法第5条に「施術」とあるのは，当然「あん摩術又は柔道整復術」を意味するが，これらの施術を業として行うことは理論上医師法第17条に所謂「医業」の一部と看做される。

2　然しながらあん摩，はり，きゅう，柔道整復等営業法第1条の規定は，医師法第17条に対する特別法的規定であり，従って免許を受けないで，あん摩，はり，きゅう又は柔道整復を業として行った場合は脱臼又は骨折の患部に行ったと否とを問わず同法第1条違反として同法第14条第1号により処罰されるべきであり，医師法第17条違反として処罰さるべきではない。

第5　はり師，きゅう師の施術

1　支給対象

　はり師，きゅう師の施術において，療養費の支給対象となる疾病は，慢性病（慢性的な疼痛を主訴とする疾病）であって保険医による適当な治療手段のないものとされており，具体的には，神経痛，リウマチ，頸腕症候群，五十肩，腰痛症，頸椎捻挫後遺症について，保険医より同意書の交付を受けて施術を受けた場合は，保険者は保険医による適当な治療手段のないものとし療養費の支給対象として差し支えないものとされている。また，それ以外の疾病による同意書が提出された場合は，記載内容等から保険医による適当な治療手段のないものであるか支給要件を保険者が個別に判断し，支給の適否が決定されるものとされている。その他の疾病として変形性膝関節症含む関節症を多くの保険者で支給を認めているが，これらの支給の適否についても保険者において個別に判断されたい。なお，それらの疾病については，慢性期に至らないものであっても差し支えないものとされている。

　療養費請求の際には医師の発行した同意書（病名，症状，発病年月日，診察区分，診察日が記載されているものであって，療養費払いの適否が判断できる医師の診断書でも良い。）の添付が必要とされている。

　なお，はり師，きゅう師の施術を受けている患者については，医師の同意ごとに医師の診察を受ける必要があり，施術者は，医師との連携が図られるよう医師の再同意に当たっては，施術報告書を交付することが望ましい。このことから，医師照会等はその趣旨を踏まえ，いたずらに調査することなく必要に応じてなされるべきである。

　平成14年6月からは，個別の症状を勘案し，従来の支給期間や支給回数の限度を超えて支給しても差し支えないものとされたことにより，支給期間や支給回数の制限が撤廃された（平成14年5月24日付保険局長通知）。

　また，平成30年10月からは，初療の日から6ヵ月を経過した時点（初療の日が月の15日以前の場合は当該月の5ヵ月後の月の末日，初療の日が月の16日以降の場合は当該月の6ヵ月後の月の末日）において更に施術を続ける場合には，医師の同意書を添付することと通知されている。また，給付手続に際し，特別な場合を除いて患者（被保険者）の経済的負担等を考慮すれば，できる限り速やかに償還手続をすべきである。

　前回の施術後，例えば2ヵ月経過していれば，再発として新たに療養費として支給する保険者もあるが，このように一定期間施術を受けていない場合に，再発とみるか又は前回からの継続とするかについては，一律に取扱うことなく，医師の同意内容等により，適宜判断し，患者及び施術者との無用の疑義が生じることのないようにすることが望まれる。

　療養費については，患者の負担が軽減され，患者が施術者から適切に施術を受けられ，施術者から

はり，きゅう

第5　はり師，きゅう師の施術

保険者に対して適切に療養費が請求されるよう，受領委任の取扱いが導入された（平成30年6月12日付保険局長通知）。

　受領委任の取扱いにおいては，令和3年7月から，長期・頻回施術等について償還払いに戻すことができる仕組みが導入された。

2　療養費の額

　はり師，きゅう師の施術料金の算定は，令和6年6月1日（一部は令和6年10月1日）から次の基準により取り扱われている。

　1　施術料金について

　（1）　初検料

　　①　1術（はり又はきゅうのいずれか一方）の場合

　　　1,950円

　　②　2術（はり，きゅう併用）の場合

　　　2,230円

　（2）　施術料

　　①　1術（はり又はきゅうのいずれか一方）の場合

　　　1回につき　1,610円

　　②　2術（はり，きゅう併用）の場合

　　　1回につき　1,770円

　　　注1　はり又はきゅうと併せて，施術効果を促進するため，それぞれ，はり又はきゅうの業務の範囲内において人の健康に危害を及ぼすおそれのない電気針，電気温灸器又は電気光線器具を使用した場合は，電療料として1回につき100円を加算する。

　　　注2　特別地域の患家で施術を行った場合は，特別地域加算として1回につき250円を加算する。なお，片道16キロメートルを超える場合の特別地域加算は，往療を必要とする絶対的な理由がある場合以外は認められないこと。〔※「注2」は令和6年10月1日適用〕

　（3）　訪問施術料〔※令和6年10月1日適用〕

　　訪問施術料1

　　①　1術（はり又はきゅうのいずれか一方）の場合

　　　1回につき　3,910円

　　②　2術（はり，きゅう併用）の場合

　　　1回につき　4,070円

　　訪問施術料2

　　①　1術（はり又はきゅうのいずれか一方）の場合

　　　　１回につき　2,760円

② 　２術（はり，きゅう併用）の場合

　　　　１回につき　2,920円

訪問施術料３

（３人～９人の場合）

① 　１術（はり又はきゅうのいずれか一方）の場合

　　　　１回につき　2,070円

② 　２術（はり，きゅう併用）の場合

　　　　１回につき　2,230円

（10人以上の場合）

① 　１術（はり又はきゅうのいずれか一方）の場合

　　　　１回につき　1,760円

② 　２術（はり，きゅう併用）の場合

　　　　１回につき　1,920円

　　注１　はり又はきゅうと併せて，施術効果を促進するため，それぞれ，はり又はきゅうの業
　　　　　務の範囲内において人の健康に危害を及ぼすおそれのない電気針，電気温灸器又は電気
　　　　　光線器具を使用した場合は，電療料として１回につき100円を加算する。

　　注２　特別地域の患家で施術を行った場合は，特別地域加算として１回につき250円を加算
　　　　　する。

　　注３　片道16キロメートルを超える場合の訪問施術料及び特別地域加算は，訪問施術を必要
　　　　　とする絶対的な理由がある場合以外は認められないこと。

(4)　往療料〔**※令和６年10月１日適用**〕

　　１回につき　2,300円

　　注　片道16キロメートルを超える場合の往療料は往療を必要とする絶対的な理由がある場合以
　　　外は認められないこと。

〔**※令和６年９月30日までの規定**〕

(3)　往療料　　　　2,300円

　　注１　往療距離が片道４キロメートルを超えた場合は，2,550円とする。

　　注２　片道16キロメートルを超える場合の往療料は往療を必要とする絶対的な理由がある場合以
　　　　外は認められないこと。

(5)〔④〕　施術報告書交付料　　　480円〔**※〔　〕内の網掛けの項番は令和６年９月30日までの
適用**〕

２　施術回数

　　同意期間内において，施術に必要な回数が支給できることとされている。

第5　はり師，きゅう師の施術

　　ただし，疾病の種類，疾病の数及び部位数にかかわらず１日当たり１回に限って算定できるものであることに注意する必要がある。

　　医師の同意書又は診断書に加療期間の記載のあるときは，その期間内が支給期間であるが，初療の日から起算して６ヵ月（初療の日が月の15日以前の場合は当該月の５ヵ月後の月の末日とし，初療の日が月の16日以降の場合は当該月の６ヵ月後の月の末日とする。）を超える期間が記載されていてもその超える期間については，別途，医師の同意を得なければならない。

【関係通知】

○按摩，鍼灸術にかかる健康保険の療養費について

（昭25．1．19　保発　4）

　標記については療術業者の団体と契約の下に，これを積極的に支給する向もあるやに聞き及んでいるが，本件については従前通り御取り扱いを願いたい。

　従つて，この施術に基いて療養費の請求をなす場合においては，緊急その他真に已むを得ない場合を除いては，すべて医師の同意書を添付する等，医師の同意があつたことを確認するに足る証憑を添えるよう指導することとして，その支給の適正を期することと致されたい。

○あんま・はり灸，マッサージの施術にかかる健康保険の療養費について

（昭26．3．9　保発　14）

　標記については客年１月19日保発第４号をもって通知したにも拘らず，いまなお施術業者の団体との契約を続行し，甚しきは新たに契約を締結しているところがあるやに聞き及んでいるが，若しかかる事実の存する場合はその事情の如何を問わず，至急これを破棄するよう御措置願いたい。

○はり師，きゅう師及びあん摩・マッサージ・指圧師の施術に係る療養費の支給について

（令6．5．31　保発0531　1）

　はり，きゅう及びあん摩・マッサージ・指圧に係る療養費の算定については，今般，従前の施術料金等を下記のとおり改め，本年６月１日以降（１の(2)注２に係る部分，(3)及び(4)並びに２の(1)注に係る部分，(2)及び(5)に係る改正については本年10月１日以降）の施術分から適用することとしたので，関係者に対して周知徹底を図るとともに，その取扱いに遺漏のないよう御配慮願いたい。

記

１　はり，きゅう

　(1)　初検料

　　①　１術（はり又はきゅうのいずれか一方）の場合

　　　1,950円

　　②　２術（はり，きゅう併用）の場合

2,230円

(2) 施術料

① 1術（はり又はきゅうのいずれか一方）の場合

1回につき　1,610円

② 2術（はり，きゅう併用）の場合

1回につき　1,770円

注1　はり又はきゅうと併せて，施術効果を促進するため，それぞれ，はり又はきゅうの業務の範囲内において人の健康に危害を及ぼすおそれのない電気針，電気温灸器又は電気光線器具を使用した場合は，電療料として1回につき100円を加算する。

注2　特別地域の患家で施術を行った場合は，特別地域加算として1回につき250円を加算する。なお，片道16キロメートルを超える場合の特別地域加算は，往療を必要とする絶対的な理由がある場合以外は認められないこと。〔※**「注2」は令和6年10月1日適用**〕

(3) 訪問施術料〔※**令和6年10月1日適用**〕

訪問施術料1

① 1術（はり又はきゅうのいずれか一方）の場合

1回につき　3,910円

② 2術（はり，きゅう併用）の場合

1回につき　4,070円

訪問施術料2

① 1術（はり又はきゅうのいずれか一方）の場合

1回につき　2,760円

② 2術（はり，きゅう併用）の場合

1回につき　2,920円

訪問施術料3

（3人〜9人の場合）

① 1術（はり又はきゅうのいずれか一方）の場合

1回につき　2,070円

② 2術（はり，きゅう併用）の場合

1回につき　2,230円

（10人以上の場合）

① 1術（はり又はきゅうのいずれか一方）の場合

1回につき　1,760円

② 2術（はり，きゅう併用）の場合

1回につき　1,920円

はり，きゅう

第5　はり師，きゅう師の施術

　　　注1　はり又はきゅうと併せて，施術効果を促進するため，それぞれ，はり又はきゅうの業務
　　　　　の範囲内において人の健康に危害を及ぼすおそれのない電気針，電気温灸器又は電気光線
　　　　　器具を使用した場合は，電療料として1回につき100円を加算する。

　　　注2　特別地域の患家で施術を行った場合は，特別地域加算として1回につき250円を加算す
　　　　　る。

　　　注3　片道16キロメートルを超える場合の訪問施術料及び特別地域加算は，訪問施術を必要と
　　　　　する絶対的な理由がある場合以外は認められないこと。

　(4)　往療料〔※令和6年10月1日適用〕

　　　1回につき　2,300円

　　　注　片道16キロメートルを超える場合の往療料は往療を必要とする絶対的な理由がある場合以外
　　　は認められないこと。

　〔※令和6年9月30日までの規定〕

　(3)　往療料　　　　2,300円

　　　注1　往療距離が片道4キロメートルを超えた場合は，2,550円とする。

　　　注2　片道16キロメートルを超える場合の往療料は往療を必要とする絶対的な理由がある場合以外は認め
　　　　　られないこと。

　(5)〔(4)〕　施術報告書交付料　　　　480円〔※〔　〕内の網掛けの項番は令和6年9月30日まで
　　の適用〕

　2　あん摩・マッサージ（略）

○はり・きゅう及びあんま・マッサージの施術に係る診断書について

　　　　　　　　　　　　　　　　　　　　　　　　（平 5.10.29　医事　93，保険発　116）

　標記については，昭和42年9月18日保発第32号，平成元年9月4日保険発第85号及び平成4年5月
22日保険発第75号通知により実施しているところであるが，施術の円滑な実施を図るため，下記の点
について御了知のうえ，関係者への周知徹底及び指導に遺憾のないよう配慮されるとともに，今後と
も療養費支給の適正化に御尽力賜りたい。

　　　　　　　　　　　　　　　　　　　　　　記

　はり・きゅう及びあんま・マッサージの施術に係る診断書の交付を患者から医師が求められた場合
には，適切な対処がなされるよう配慮されたいこと。

○はり師，きゅう師及びあん摩・マッサージ・指圧師の施術に係る療養費の支給の留意事項等について

（平16.10. 1	保医発1001002）	（平30. 5 .24	保医発0524 2）
（平17. 3 .30	保医発0330001）	（平30. 6 .20	保医発0620 1）
（平20. 5 .26	保医発0526002）	（令 2 .11.25	保医発1125 1）
（平22. 5 .24	保医発0524 4）	（令 3 . 3 .24	保医発0324 2）
（平25. 4 .24	保医発0424 2）	（令 3 . 4 .28	保医発0428 1）
（平28. 9 .30	保医発0930 4）	（令 6 . 5 .31	保医発0531 7）
（平29. 6 .26	保医発0626 3）		

　はり師，きゅう師及びあん摩・マッサージ・指圧師の施術に係る療養費の取扱いの適正を図るため，留意事項等に関する既通知を整理し，別添のとおりとしたので貴管下の関係者に周知徹底を図るとともに，その取扱いに遺漏のないよう御配意願いたい。

　なお，下記の通知は，平成16年10月 1 日をもって廃止する。

記

あんま，マッサージに係る療養費の支給について

（昭和33年 9 月30日保険発126号）

あん摩マッサージ指圧師に係る療養費の支給について

（昭和40年 4 月 8 日保険発37号）

はり，きゅう及びマッサージの施術に係る療養費の取扱いについて

（昭和46年 4 月 1 日保険発28号）

はり・きゅう及びあんま・マッサージに係る療養費の支給について

（昭和47年 2 月28日保険発22号）

あんま・マッサージの施術について

（昭和63年 6 月 6 日保険発59号）

はり・きゅう及びあんま・マッサージの施術に係る医師の同意書の取扱いについて

（平成元年 9 月 4 日保険発85号）

はり・きゅうの施術に係る医師の診断書について

（平成 4 年 5 月22日保険発75号）

はり，きゅう及びあんま・マッサージに係る療養費の支給の取扱いについて

（平成 8 年 5 月24日保険発84号）

はり，きゅう及びあんま・マッサージの施術に係る療養費の取扱いについて

（平成 9 年12月 1 日保険発150号）

別添 1

はり，きゅうの施術に係る療養費の取扱いに関する留意事項等

第5　はり師，きゅう師の施術

第1章　通則

1　はり，きゅうの施術に係る療養費（以下「療養費」という。）の対象となる施術は，「あん摩マッサージ指圧師，はり師，きゅう師等に関する法律」（昭和22年12月20日法律第217号）に反するものであってはならないこと。

2　患者が施術者から健康保険事業の健全な運営を損なうおそれのある経済上の利益の提供を受けて，当該施術者を選択し，施術を受けた場合は，療養費の支給の対象外とする。

3　療養費の適正な支給を確保するためには，施術を行う者の協力が不可欠であることから，療養費の対象となる施術を行う機会のある施術者に対しては，本留意事項の周知を図り，連携して円滑な運用に努めること。

4　請求のあった療養費は，適正な支給を確保しつつ速やかに支給決定するよう努めること。

第2章　療養費の支給対象

1　療養費の支給対象となる疾病は，慢性病であって医師による適当な治療手段のないものであり，主として神経痛・リウマチなどであって類症疾患については，これら疾病と同一範ちゅうと認められる疾病（頸腕症候群・五十肩・腰痛症及び頸椎捻挫後遺症等の慢性的な疼痛を主症とする疾患）に限り支給の対象とすること。

2　神経痛，リウマチ，頸腕症候群，五十肩，腰痛症，頸椎捻挫後遺症について，保険医より同意書の交付を受けて施術を受けた場合は，医師による適当な治療手段のないものとし療養費の支給対象として差し支えないこと。

3　神経痛，リウマチ，頸腕症候群，五十肩，腰痛症，頸椎捻挫後遺症以外の疾病による同意書又は慢性的な疼痛を主症とする6疾病以外の類症疾患について診断書が提出された場合は，記載内容等から医師による適当な治療手段のないものであるか支給要件を個別に判断し，支給の適否を決定する必要があること。

4　支給の対象となる疾病は慢性病であるが，これら疾病については，慢性期に至らないものであっても差し支えないものであること。

第3章　医師の同意書，診断書の取扱い

1　病名・症状（主訴を含む），発病年月日，診察区分及び診察日の明記され，保険者において療養費の施術対象の適否の判断が出来る診断書は，医師の同意書に代えて差し支えないこと。

2　同意書に代える診断書は，療養費払の施術の対象の適否に関する直接的な記述がなくても，保険者において当該適否の判断が出来る診断書であれば足りること。

3　同意書又は診断書は，療養費支給申請の都度これを添付することを原則としているが，第5章1又は第6章1の療養費の支給が可能とされる期間（以下「一の同意書，診断書により支給可能

な期間」という。）内における２回目以降の請求にあっては，その添付を省略して差し支えないこと。〔**※網掛けの箇所は令和６年10月１日適用**〕

4　一の同意書，診断書により支給可能な期間を超えて更に施術を受ける場合は，当該期間を超えた療養費支給申請については，医師の同意書を添付すること。なお，当該同意による一の同意書，診断書により支給可能な期間内における２回目以降の請求にあっては，その添付を省略して差し支えないこと。

5　医師の同意書及び診断書の基準様式をそれぞれ別紙１及び別紙２のとおりとしたこと。

6　同意書は，医師の医学的所見，症状経緯等から判断して発行されるものであり，同意書発行の趣旨を勘案し判断を行うこと。なお，保険者が同意医師に対し行う照会等は，必要に応じて行われるべきものであること。

7　同意又は再同意を求める医師は，緊急その他やむを得ない場合を除き，当該疾病について現に診察を受けている主治の医師とすること。

8　医師の同意又は再同意は，医師の診察を受けたものでなければならないこと。医師が診察を行わずに同意を行う，いわゆる無診察同意が行われないよう徹底されるべきものであること。

9　医師と施術者との連携が図られるよう，医師の再同意に当たっては，医師が，施術者の作成した施術報告書により施術の内容や患者の状態等を確認するとともに，直近の診察に基づき同意をするべきものであること。また，施術に当たって注意すべき事項等がある場合には，同意書等により医師から施術者に連絡されるべきものであること。

　　なお，医師が，施術報告書の提供を受けていない場合であっても，施術に当たって注意すべき事項等がある場合には，同意書等により医師から施術者に連絡されるべきものであること。

10　はり，きゅうの施術に係る診断書の交付を患者から医師が求められた場合は，円滑に交付されるようご指導願いたいこと。

第4章　初検料

1　初検料は，初回の場合にのみ支給できること。

2　患者の疾病が治癒した後，同一月内に新たな同意に基づき新たな疾患に対して施術を行った場合の初検料は支給できること。

3　現に施術継続中に他の疾病につき初回施術を行った場合は，それらの疾病に係る初検料は併せて１回とし，新たな初検料は支給できないこと。

4　再発の場合は初検料が支給できること。なお再発として取り扱う基準は，一律に設けることはできないことから，同意書等により適宜判断すること。

5　施術継続中に保険種別に変更があった場合の初検料は，支給できないこと。

第5章　施術料

第5　はり師，きゅう師の施術

1　同意書又は診断書に加療期間の記載のあるときは，その期間内は療養費を支給して差し支えないこと。

　　ただし，初療又は医師による再同意日から起算して6ヶ月（初療又は再同意日が月の15日以前の場合は当該月の5ヶ月後の月の末日とし，月の16日以降の場合は当該月の6ヶ月後の月の末日とする。）を超える期間が記載されていても，その超える期間は療養費の支給はできないものであり，引き続き支給を行おうとする場合は，改めて医師の同意を必要とすること。

　　加療期間の記載のない同意書，診断書に基づき支給を行おうとする場合，初療又は医師による再同意日が，月の15日以前の場合は当該月の5ヶ月後の月の末日，月の16日以降の場合は当該月の6ヶ月後の月の末日までの期間内は療養費を支給して差し支えないこと。

2　療養費は，同一疾病にかかる療養の給付（診察・検査及び療養費同意書交付を除く。）との併用は認められないこと。

　　なお，診療報酬明細書において併用が疑われても，実際に治療を受けていない場合もあることに留意すること。

3　「はり師，きゅう師及びあん摩・マッサージ・指圧師の施術に係る療養費の支給について」（平成14年5月24日保発第0524003号）により療養費の施術期間及び回数の限度は設けず，個別のケースに応じて，必要性を十分考慮して対応すべきであるので，療養費の支給決定にあたって，必要に応じ申請者に施術者が作成した施術内容のわかる文書の提出を求めるなど，その適正な支給に万全を期すこととされていること。

4　保険医療機関に入院中の患者の施術は，当該保険医療機関に往療した場合，患者が施術所に出向いてきた場合のいずれであっても療養費の支給はできないこと。

5　施術料（初回を含む。）は，疾病の種類，疾病の数及び部位数にかかわらず1日1回に限り支給するものであること。なお，同日に行われたはり術，きゅう術の施術は，それぞれ1術で支給を行うことなく2術として支給が行われるものであること。

6　「特掲診療料の施設基準等」（平成20年厚生労働省告示第63号）第四の四の三の三に規定する地域（以下「特別地域」という。）〔*→359頁〕に居住する患者の患家に赴き，第7章に掲げる往療料の支給要件を満たして施術を行った場合，特別地域加算として所定額を加算すること。〔※「6」は令和6年10月1日適用〕

7　片道16kmを超える往療による施術については，第10章2に掲げる施術所の所在地又は届け出た住所地からの往療を必要とする絶対的な理由がある場合に認められるものであるが，かかる理由がなく，患家の希望により16kmを超える往療をした場合，施術料は，全額が認められないこと。

　　なお，片道16kmを超える往療とは，第10章2に掲げる施術所の所在地又は届け出た住所地と患家の直線距離であること。〔※「7」は令和6年10月1日適用〕

第 6 章　訪問施術料〔**※令和 6 年10月 1 日適用**〕

1　同意書又は診断書に加療期間の記載のあるときは，その期間内は療養費を支給して差し支えないこと。

　　ただし，初療又は医師による再同意日から起算して 6 ヶ月（初療又は再同意日が月の15日以前の場合は当該月の 5 ヶ月後の月の末日とし，月の16日以降の場合は当該月の 6 ヶ月後の月の末日とする。）を超える期間が記載されていても，その超える期間は療養費の支給はできないものであり，引き続き支給を行おうとする場合は，改めて医師の同意を必要とすること。

　　加療期間の記載のない同意書，診断書に基づき支給を行おうとする場合，初療又は医師による再同意日が，月の15日以前の場合は当該月の 5 ヶ月後の月の末日，月の16日以降の場合は当該月の 6 ヶ月後の月の末日までの期間内は療養費を支給して差し支えないこと。

2　療養費は，同一疾病にかかる療養の給付（診察・検査及び療養費同意書交付を除く。）との併用は認められないこと。

　　なお，診療報酬明細書において併用が疑われても，実際に治療を受けていない場合もあることに留意すること。

3　「はり師，きゅう師及びあん摩・マッサージ・指圧師の施術に係る療養費の支給について」（平成14年 5 月24日保発第0524003号）により療養費の施術期間及び回数の限度は設けず，個別のケースに応じて，必要性を十分考慮して対応すべきであるので，療養費の支給決定にあたって，必要に応じ申請者に施術者が作成した施術内容のわかる文書の提出を求めるなど，その適正な支給に万全を期すこととされていること。

4　保険医療機関に入院中の患者の施術は，当該保険医療機関に往療した場合，患者が施術所に出向いてきた場合のいずれであっても療養費の支給はできないこと。

5　訪問施術料（初回を含む。）は，疾病の種類，疾病の数及び部位数にかかわらず 1 日 1 回に限り支給するものであること。なお，同日に行われたはり術，きゅう術の施術は，それぞれ 1 術で支給を行うことなく 2 術として支給が行われるものであること。

6　訪問施術料は，歩行困難等，真に安静を必要とするやむを得ない理由等により通所して治療を受けることが困難な場合（往療料の支給が行われる場合を除く。）に，患家の求めに応じて患家に赴き定期的ないし計画的に施術を行った場合に支給できること。

7　訪問施術料は，治療上真に必要があると認められる場合に支給できること。治療上真に必要があると認められない場合，単に患家の求めに応じた場合又は患家の求めによらず定期的ないし計画的に行う場合については，訪問施術料は支給できないこと。

8　訪問施術料は，同一日に同一の建築物（建築基準法（昭和25年法律第201号）第 2 条第 1 号に規定する建築物をいい，介護保険法（平成 9 年法律第123号）第 8 条第27項に規定する介護老人福祉施設等の施設を含む。）で施術を行った患者数が 1 人の場合は訪問施術料 1 ， 2 人の場合は

はり，きゅう

第5 はり師，きゅう師の施術

訪問施術料2，3人以上の場合はその人数に応じた訪問施術料3の各区分により，支給すること。

9 特別地域加算は，特別地域〔＊→359頁〕に居住する患者の患家に赴き，訪問施術料の支給要件を満たして施術を行った場合，特別地域加算として所定額を加算すること。

10 片道16kmを超える患家への訪問については，第10章2に掲げる施術所の所在地又は届け出た住所地からの訪問施術を必要とする絶対的な理由がある場合に認められるものであるが，かかる理由がなく，患家の希望により16kmを超える訪問施術をした場合，訪問施術料の支給は認められないこと。この場合の訪問施術料は，16kmを超えた部分のみではなく全額が認められないこと。

なお，片道16kmを超える訪問施術とは，第10章2に掲げる施術所の所在地又は届け出た住所地と患家の直線距離であること。

11 訪問施術料を支給する療養費支給申請書には，施術者に施術内容と併せて訪問施術を行った日及び訪問施術を必要とした理由の記入を受ける取扱いとすること。

12 訪問施術に要した交通費については，患家の負担とすること。

訪問施術時に要したバス，タクシー，鉄道，船等の交通費は，その実費とすること。自転車，スクーター等の場合は，土地の慣例，当事者間の合議によるべきであるが，通例は交通費に該当しないこと。

第7章 往療料〔※令和6年10月1日適用〕

1 往療料は，歩行困難等，真に安静を必要とするやむを得ない理由等が突発的に発生したことにより通所して治療を受けることが困難な場合に，患家の求めに応じて患家に赴き施術を行った場合に支給できること。なお，この場合にあっては，同意医師へ報告を行うなど連携した旨を施術録に記載すること。

2 往療料は，治療上真に必要があると認められる場合に支給できること。治療上真に必要があると認められない場合又は単に患家の求めに応じた場合については，往療料は支給できないこと。

3 往療料は，その突発的に発生した往療を行った日の翌日から起算して14日以内については，往療料は支給できないこと。

4 第6章に規定する定期的ないし計画的な訪問施術を行っている期間において突発的に発生した往療については，訪問施術料は支給せず，施術料及び往療料を支給する。ただし，当該患者が当該往療の後も引き続き，通所して治療を受けることが困難な状況で，患家の求めに応じて患家に赴き定期的ないし計画的に行う施術については，訪問施術料の支給対象とする。

5 片道16kmを超える往療については，第10章2に掲げる施術所の所在地又は届け出た住所地からの往療を必要とする絶対的な理由がある場合に認められるものであるが，かかる理由がなく，患家の希望により16kmを超える往療をした場合，往療料の支給は認められないこと。この場合の往療料は，16kmを超えた部分のみではなく全額が認められないこと。

なお，片道16kmを超える往療とは，第10章2に掲げる施術所の所在地又は届け出た住所地と患家の直線距離であること。

6　往療料を支給する療養費支給申請書には，施術者に施術内容と併せて突発的に発生した往療を行った日及び当該往療を必要とした理由の記入を受ける他，「摘要」欄に連携した医師の氏名及び保険医療機関名等の記入を受ける取扱いとすること。

7　往療に要した交通費については，患家の負担とすること。

往療時に要したバス，タクシー，鉄道，船等の交通費は，その実費とすること。自転車，スクーター等の場合は，土地の慣例，当事者間の合議によるべきであるが，通例は交通費に該当しないこと。

第6章　往療料〔※令和6年9月30日までの規定〕

1　往療料は，歩行困難等，真に安静を必要とするやむを得ない理由等により通所して治療を受けることが困難な場合に，患家の求めに応じて患家に赴き施術を行った場合に支給できること。

2　往療料は，治療上真に必要があると認められる場合（定期的・計画的に行う場合を含む。）に支給できること。治療上真に必要があると認められない場合，単に患家の求めに応じた場合又は患家の求めによらず定期的・計画的に行う場合については，往療料は支給できないこと。

3　「はり・きゅう師及びあん摩・マッサージ・指圧師の施術に係る療養費の支給について」（平成4年5月22日保発第57号）により，2戸以上の患家に対して引き続き往療を行った場合の往療順位第2位以降の患家に対する往療距離の計算は，第9章2に掲げる施術所の所在地又は届け出た住所地を起点とせず，それぞれ先順位の患家の所在地を起点とするものとされているところであるが，先順位の患家から次順位の患家への距離が第9章2に掲げる施術所の所在地又は届け出た住所地から次順位の患家への距離に比べ遠距離になる場合は，第9章2に掲げる施術所の所在地又は届け出た住所地からの距離により往療料を支給すること。

4　往療の距離は，第9章2に掲げる施術所の所在地又は届け出た住所地と患家の直線距離を原則として支給すること。ただし，直線距離による支給が実態に比べ著しく不合理と考えられる場合は，合理的な方法により算出した距離によって差し支えないこと。

5　片道16kmを超える往療については，第9章2に掲げる施術所の所在地又は届け出た住所地からの往療を必要とする絶対的な理由がある場合に認められるものであるが，かかる理由がなく，患家の希望により16kmを超える往療をした場合，往療料の支給は認められないこと。この場合の往療料は，16kmを超えた部分のみではなく全額が認められないこと。

なお，片道16kmを超える往療とは，2戸以上の患家に対して引き続き往療を行った場合の往療順位第2位以下の患家に対する往療距離の計算ではなく，第9章2に掲げる施術所の所在地又は届け出た住所地と患家の直線距離であること。

6　同一の建築物（建築基準法（昭和25年法律第201号）第2条第1号に規定する建築物をいい，介護保険法（平成9年法律第123号）第8条第27項に規定する介護老人福祉施設等の施設を含む。）に居住する複数の患者を

はり，きゅう

第5 はり師，きゅう師の施術

同一日に施術した場合の往療料は，別々に支給できないこと。ただし，やむを得ない理由があって，同一の建築物に複数回赴いて施術した場合はこの限りでないこと。

7 往療料を支給する療養費支給申請書には，施術者に施術内容と併せて「摘要」欄等に往療日及び往療を必要とした理由の記入を受ける取扱いとすること。

8 往療に要した交通費については，患家の負担とすること。

往療時に要したバス，タクシー，鉄道，船等の交通費は，その実費とすること。自転車，スクーター等の場合は，土地の慣例，当事者間の合議によるべきであるが，通例は交通費に該当しないこと。

〔※以下〔 〕内の網掛けの章番は令和6年9月30日までの適用〕

第8章〔第7章〕 施術報告書交付料

1 施術報告書交付料は，一の同意書，診断書により支給可能な期間を超えて更に施術を受けるため医師の再同意が必要な場合に，別紙6の施術報告書に施術の内容，施術の頻度（月平均〇回実施というように1ヶ月の平均施術回数を明記すること），患者の状態・経過等を記入し，当該報告書及び直近の診察に基づき医師が再同意を判断する旨を患者に説明したうえで交付した場合（又はその旨を患者に説明したうえで支給申請書に添付するために必要な写しを交付し，患者に代わり患者が診察を受ける医師に原本を送付した場合）に支給できること。

なお，施術報告書交付料は，一の同意書，診断書により支給可能な期間の施術について，施術報告書を患者に複数回交付した場合であっても，支給は1回に限ること。また，初療若しくは直前の医師による再同意日の属する月の5ヶ月後（初療若しくは再同意日が月の16日以降の場合は6ヶ月後）の月に施術報告書を交付した場合又は施術報告書を交付した月の前5ヶ月の期間に係る療養費の支給で施術報告書交付料が支給されていない場合に支給するものであること。

2 施術者は，やむを得ず，施術報告書を作成しない場合であっても，医師との連携が図られるよう，患者を診察する医師からの施術に関する問合せに応じるべきものであること。

第9章〔第8章〕 施術録

療養費の円滑な運用をするためには，施術者の行った施術の内容について確認する必要が生じる場合が考えられるが，公益社団法人日本鍼灸師会，公益社団法人全日本鍼灸マッサージ師会，公益社団法人日本あん摩マッサージ指圧師会，社会福祉法人日本盲人会連合の会員である施術者には，当該法人より別紙3の施術録を整備すること，保険者等から施術録の提示及び閲覧等を求められた場合は速やかに応じること，施術録を施術完結の日から5年間保管すること，が周知指導されているので参考にされたい。

施術録の記載事項（例）

(1) 受給資格の確認

　ア　保険等の種類

　　①健康保険（協・組・日）　②船員保険　③国民健康保険（退）　④共済組合

　　⑤後期高齢者医療　⑥その他

　イ　被保険者証等

　　①記号・番号　②氏名　③住所・電話番号　④資格取得年月日　⑤有効期限

　　⑥保険者・事業所名称及び所在地　⑦保険者番号等

　ウ　公費負担

　　①公費負担者番号　②公費負担の受給者番号

　エ　施術を受ける者

　　①氏名　②性別　③生年月日　④続柄　⑤住所

　　◎月初めに適宜，保険証を確認するなど，必要な措置を講ずること。

(2)　同意した医師の住所，氏名と同意年月日及び再同意した医師の住所，氏名と再同意年月日

(3)　同意疾病名

(4)　初療年月日，施術終了年月日

(5)　転帰欄には，治癒，中止，転医の別を記載すること。

(6)　施術回数

(7)　施術の内容，経過等

　　施術月日，施術の内容，経過等を具体的に順序よく記載すること。

(8)　施術明細

　　①往療料　km，その他

　　②はり，きゅう，電気鍼又は電灸器及び電気光線器具

　　③上記について施術後その都度，必要事項及び金額を記入すること。

　　④施術所見を記入すること。

第10章〔第 9 章〕　支給事務手続き

1　療養費支給申請書の基準様式をそれぞれ別紙 4 のとおりとしたので参考とされたいこと。

　　なお，必要に応じ保険者において必要な欄を追加することは差し支えないこと。

2　療養費支給申請書の施術証明欄の施術者住所は，保健所等に開設の届けを行っている施術所の所在地とすること。なお，専ら出張のみによってその業務に従事することとして保健所等へ届けを行っている施術者にあっては，届け出た住所地とすること。

3　療養費支給申請書は，暦月を単位として作成すること。

4　同一月内の施術については，施術を受けた施術所が変わらない限り，申請書を分けず，一の療養費支給申請書において作成すること。

　　なお，施術を行った施術者が同一月内に複数人いる場合は，「摘要」欄等にそれぞれの施術者

はり，きゅう

第5　はり師，きゅう師の施術

　氏名とその施術日について，施術者に記入を受ける取扱いとすること。

5　初療の日から1年以上経過している患者であって，かつ，1月間の施術を受けた回数が16回以上の者は，施術者に別紙5の1年以上・月16回以上施術継続理由・状態記入書の記入を受け，療養費支給申請書に添付する取扱いとすること。

　なお，1年以上・月16回以上施術継続理由・状態記入書については，患者の状態の評価を行った施術者に評価内容と併せて評価日及び月16回以上の施術が必要な理由の記入を受ける取扱いとすること。

6　施術報告書交付料を支給する療養費支給申請書には，施術者より記入を受けた別紙6の施術報告書の写しを添付する取扱いとすること。また，一連の施術において既に施術報告書交付料が支給されている場合は，直前の当該支給に係る施術の年月を記入する取扱いとすること。

7　はり師，きゅう師の継続施術中に保険種別等の変更があった場合で，被保険者又は変更後の保険者から同意書の写しの請求を受けた変更前保険者は，速やかに同意書の写しを交付すること。

8　同意期間中に対診を行った場合であっても，対診が診察又は検査のみであって，対診時の病名で施術を再開した場合は，当初の同意期間内であれば改めて同意は不要として差し支えないこと。

　また，施術の転帰が中止であれば，同意期間中の施術の再開は差し支えがないこと。

別添2

マッサージの施術に係る療養費の取扱いに関する留意事項等　　（略）

同　意　書 (はり及びきゅう療養費用)		
患　者	住　　所	
	氏　　名	
	生 年 月 日	明・大・昭・平・令　　　年　　　月　　　日
病　　名	1．神経痛 2．リウマチ 3．頸腕症候群 4．五十肩 5．腰痛症 6．頸椎捻挫後遺症 7．その他（　　　　　　　　　　　　　　　　　　　　） 　※　1〜6は、当てはまるものに〇をつけて下さい。 　　　7は、慢性的な疼痛を主訴とする疾病で鍼灸の施術に同意する病名を記載下さい。	
発病年月日	昭・平・令　　　年　　　月　　　日	
同意区分	初 回 の 同 意　・　再　同　意　　（〇をつけて下さい）	
診　察　日	令 和　　　年　　　月　　　日	
注意事項等	施術に当たって注意すべき事項等があれば記載して下さい（任意）	

上記の者については、頭書の疾病により鍼灸の施術に同意する。

令　　和　　　年　　　月　　　日

保 険 医 療 機 関 名

所　　在　　地

保 険 医 氏 名

※　保険医が、当該疾病について診察の上で同意書を交付する必要があります。（裏面参照）
　　保険医氏名は、診察した医師の氏名を記載して下さい。

はり，きゅう

同意書の交付について

○同意書交付の留意点

1　患者がはり、きゅうの施術を受け、その施術について、療養費の支給を受けるためには、あらかじめ保険医が、当該疾病について診察の上で同意をし、当該同意書を患者へ交付する必要があります。

2　はり、きゅうの療養費の支給対象となる疾病は、慢性病（慢性的な疼痛を主訴とする疾病）であって保険医による適当な治療手段のないものです。具体的には、

ア　神経痛、リウマチ、頸腕症候群、五十肩、腰痛症、頸椎捻挫後遺症について、保険医より同意書の交付を受けて施術を受けた場合は、保険者は保険医による適当な治療手段のないものとし療養費の支給対象として差し支えないものとされています。（「病名」欄1～6）

イ　ア以外の疾病による同意書が提出された場合は、記載内容等から保険医による適当な治療手段のないものであるか支給要件を保険者が個別に判断し、支給の適否が決定されます。（「病名」欄7）

ウ　ア及びイの疾病については、慢性期に至らないものであっても差し支えないものとされています。

3　同意する疾病について、処置や投薬等の治療（ただし、同意書の交付に必要な診察・検査及び療養費同意書交付は除く。）を行う場合には、治療が優先されるため、患者ははり、きゅうの療養費の支給を受けることができません。

4　来院した患者から同意書の発行の依頼があった場合、患者を診察し、患者に同意書を交付するようお願いします。

※　これにより同意書の交付を行う場合、同意した保険医は、はり、きゅうの施術結果に対して責任を負うものではありません。また、無診察同意を禁じた保険医療機関及び保険医療養担当規則第17条の「保険医は、（中略）同意を与えてはならない。」に違反するものではありません。なお、同意書の交付は、初診であっても治療の先行（一定期間の治療の有無）が要件ではありません。

5　はり、きゅうの施術に当たって注意すべき事項や要加療期間等がある場合には、「注意事項等」欄に記載するようお願いします。

○再同意（貴院において「初回の同意」の場合を含む。）の留意点

6　保険医から同意書の交付を受け、はり、きゅうの施術を受けている患者が、6ヶ月を超えて引き続きはり、きゅうを受けようとする場合、再度、保険医から同意書の交付を受ける必要があります。

7　上記6の再同意に当たり、患者がはり師、きゅう師の作成した施術報告書を持参している場合（又ははり師、きゅう師が患者に代わり施術報告書を事前に貴院に送付している場合）は、施術報告書の内容をご確認願います。

8　上記6の再同意に当たっても、患者を診察し、患者に同意書を交付するようお願いします。

※　この同意書は、「はり師、きゅう師及びあん摩・マッサージ・指圧師の施術に係る療養費の支給の留意事項等について」（平成16年10月1日付保医発第1001002号）に基づくものです。

療養費の支給決定は、健康保険法、船員保険法、国民健康保険法又は高齢者の医療の確保に関する法律により保険者（後期高齢者医療広域連合を含む。）が行うとされておりますが、療養費の支給は療養の給付の補完的役割を果たすものであり、保険者ごとにその取扱いに差異が生じないよう、取扱い指針としての支給基準等を厚生労働省が通知等により定めております。

診 断 書 <small>（はり及びきゅう療養費用）</small>

患　者	住　　所	
	氏　　名	
	生年月日	明・大・昭・平・令　　　　年　　　　月　　　　日

病　　名	1．神経痛 2．リウマチ 3．頸腕症候群 4．五十肩 5．腰痛症 6．頸椎捻挫後遺症 7．その他（　　　　　　　　　　　　　　　　　　　　　　　　　　） ※　1～6は、当てはまるものに○をつけて下さい。 　　　7は、慢性的な疼痛を主訴とする病名を記載下さい。
発病年月日	昭・平・令　　　　年　　　　月　　　　日
診察区分	初　診　・　再　診　　（○をつけて下さい）
診　察　日	令和　　　　年　　　　月　　　　日
症　　状 （主訴を含む）	
注意事項等	注意すべき事項等があれば記載して下さい（任意）

令　　和　　　　年　　　　月　　　　日

保 険 医 療 機 関 名

所　　在　　地

保 険 医 氏 名

※　保険医が、当該疾病について診察の上で記載する必要があります。保険医氏名は、診察
　した医師の氏名を記載して下さい。

鍼・灸の施術

NO._____　（表　面）

施　術　録

健康保険（協・組・日）・船員保険
国民健保・退　職　者・共済組合
後期高齢・自　衛　隊　等・公費負担
自　　費

一部負担割合			
0割	1割	2割	3割

公費負担医療	公費負担者番号							
	公費負担受給者番号							

被保険者証	記　　号		施術を受ける者	氏　　名	（フリガナ）		男女	続柄
	番　　号			生年月日	年　　月　　日			

被保険者	氏　　名	（フリガナ）	男女	事業所	所在地	
	生年月日	年　　月　　日			名　称	
	有効期限	年　　月　　日		保険者	所在地	
	住　　所	（フリガナ）〒　　　　　　TEL			名　称	
	資格取得年月日	年　　月　　日			番　号	

病　　名	発病年月日	初療年月日	施術終了年月日	日　数	施術回数	転　帰
		年　月　日	年　月　日			治癒・中止・転医
		年　月　日	年　月　日			治癒・中止・転医

同意記録	病医院名		発病の原因	
	住　　所		第三者行為	業務上・第三者行為・その他
	電　　話			
	フリガナ同意医師名			
施術者患者	同　意	年　　月　　日		
	施術期間	自　　年　　月　　日至　　年　　月　　日		

施術の部位（図解）

既往症・主要症状・経過等

この施術録は施術完結の日から5年間保管のこと　　　　公益社団法人　日本鍼灸師会　会員用

月／日	施 術 の 内 容					合計金額	施術経過所見（再同意の記録を含む）
	はり	灸	はり灸	電気針又は電気温灸器及び電気光線器具	往　療km		
／						円	
／						円	
／						円	
／						円	
／						円	
／						円	
／						円	
／						円	
／						円	
／						円	
／						円	
／						円	
／						円	
／						円	
／						円	
／						円	
／						円	
／						円	
／						円	
／						円	
／						円	
／						円	
／						円	
／						円	
／						円	
／						円	
／						円	
／						円	

	合計回数		合計金額		請求期間	自　　　年　　月　　日	日間	請求金額	
月		回		円		至　　　年　　月　　日			円
月	合計回数	回	合計金額	円	請求期間	自　　　年　　月　　日 / 至　　　年　　月　　日	日間	請求金額	円
月	合計回数	回	合計金額	円	請求期間	自　　　年　　月　　日 / 至　　　年　　月　　日	日間	請求金額	円
請　求　年　月　日		年　　　月　　　日		年　　　月　　　日		年　　　月　　　日			
領　収　年　月　日		年　　　月　　　日		年　　　月　　　日		年　　　月　　　日			

はり，きゅう

第5　はり師，きゅう師の施術

〔※令和6年10月1日適用〕　　　　　　　　　　　　　　　　　　　　　　　　　　別添1（別紙4）

療養費支給申請書（　年　月分）（はり・きゅう用）

<table>
<tr><td rowspan="4">被保険者欄</td><td colspan="2">○被保険者証等の記号番号</td><td colspan="2">○発病又は負傷年月日</td><td colspan="3">○傷病名、発症又は負傷の原因及びその経過</td></tr>
<tr><td colspan="2"></td><td colspan="2">年　月　日</td><td colspan="3"></td></tr>
<tr><td rowspan="2">療養を受けた者の氏名</td><td>（フリガナ）</td><td>続柄</td><td colspan="2">○業務上・外、第三者行為の有無</td></tr>
<tr><td>男・女</td><td></td><td colspan="2">（ 1．業務上　2．第三者行為　3．その他（ 　）</td></tr>
</table>

○被保険者証等の記号番号	○発病又は負傷年月日	○傷病名、発症又は負傷の原因及びその経過
	年　月　日	

療養を受けた者の氏名	（フリガナ）		続柄	○業務上・外、第三者行為の有無
		男・女		（ 1．業務上　2．第三者行為　3．その他（　））
	明・大・昭・平・令　年　月　日生			○施術した場所（入居施設や住所地特例等、保険証住所地と異なる場合に記載）

初療年月日	施術期間	実日数	請求区分
（　）年　月　日	自・令和　年　月　日～至・令和　年　月　日	日	新規・継続

傷病名	1．神経痛　2．リウマチ　3．頸腕症候群　4．五十肩	転帰
	5．腰痛症　6．頸椎捻挫後遺症　7．その他（　）	継続・治癒・中止・転医

初検料　1はり　2きゅう　3はりきゅう併用	円	摘要

はり・きゅう	施術の種類	1術　　回	2術　　回
通所		円×　回＝	円
訪問施術料　1		円×　回＝	円
訪問施術料　2		円×　回＝	円
訪問施術料　3（3人～9人）		円×　回＝	円
訪問施術料　3（10人以上）		円×　回＝	円
電療料（加算／　1電気針　2電気温灸器　3電気光線器具）		円×　回＝	円
特別地域（加算）		円×　回＝	円
往療料		円×　回＝	円
施術報告書交付料（前回支給：　年　月分）		円×　回＝	円
費用額計			円

施術日　訪問1① 通所○　訪問2② 往療◎　訪問3③	月	1	2	3	4	5	6	7	8	9	10	11	12	13	14	15	16	17	18	19	20	21	22	23	24	25	26	27	28	29	30	31

○往療又は訪問の理由（　1．独歩による公共交通機関を使っての外出困難　2．認知症や視覚、内部、精神障害などにより独歩による外出困難　3．その他（　　　　）　）

施術証明欄　上記のとおり施術を行い、その費用を領収しました。

	保健所登録区分	1．施術所所在地　2．出張専門施術者住所地

令和　年　月　日　　　はり師　住所　〒　－
免許登録番号＿＿＿＿＿＿＿＿＿＿＿＿＿＿
免許登録番号＿＿＿＿＿＿＿＿＿＿＿＿＿＿　　きゅう師　氏名　　　　　　　電話

申請欄　上記の療養に要した費用に関して、療養費の支給を申請します。

令和　年　月　日　　　申請者（被保険者）　住所　〒　－
　　　　　　　　　　　　　殿　　　　　　　氏名　　　　　　　電話

支払機関欄

支払区分	預金の種類	金融機関名	銀行	本店
1．振込　2．銀行送金	1．普通　2．当座		金庫	支店
3．郵便局送金　4．当地払	3．通知　4．別段		農協	出張所
口座名義　カタカナで記入	口座番号			郵便局

同意記録

同意医師の氏名	住所	同意年月日	傷病名	要加療期間
		令和　年　月　日		

本申請書に基づく給付金に関する受領を代理人に委任します。　　　　　　令和　年　月　日

申請者（被保険者）　住所
　　　　　　　　　　氏名＿＿＿＿＿＿＿＿＿＿＿＿＿＿＿

代理人　住所
　　　　氏名＿＿＿＿＿＿＿＿＿＿＿＿＿＿＿

※　給付金に関する受領を代理人に委任する（申請者名義以外の口座に振込を希望される）場合に記入してください。

〔※令和６年９月30日までの様式〕

別添１（別紙４）

療養費支給申請書（　　年　　月分）（はり・きゅう用）

被保険者欄	○被保険者証等の記号番号		○発病又は負傷年月日 年　　月　　日	○傷病名

被保険者欄

療養を受けた者の氏名	（フリガナ）	続柄 男・女	○発症又は負傷の原因及びその経過
	明・大・昭・平・令　年　月　日生		○業務上・外、第三者行為の有無　１．業務上　２．第三者行為である　３．その他

施術内容欄

初療年月日 （　　）　年　月　日	施術期間 自・令和　年　月　日～至・令和　年　月　日	実日数 日	請求区分 新規・継続
傷病名　1.神経痛　2.リウマチ　3.頸腕症候群　4.五十肩　5.腰痛症　6.頸椎捻挫後遺症　7.その他（　　）			転帰 継続・治癒・中止・転医

摘要

初検料　1はり　2きゅう　3はりきゅう併用	円

施術料	はり	円×　回＝　円
	きゅう	円×　回＝　円
	はり・きゅう併用	円×　回＝　円
	電療料　1電気針　2電気温灸器　3電気光線器具	円×　回＝　円

往療料　4km まで	円×　回＝　円
往療料　4km 超	円×　回＝　円
施術報告書交付料（前回支給：　年　月分）	円×　回＝　円
費用額計	円

施術日 通院○ 往療◎　　月　1 2 3 4 5 6 7 8 9 10 11 12 13 14 15 16 17 18 19 20 21 22 23 24 25 26 27 28 29 30 31

施術証明欄

上記のとおり施術を行い、その費用を領収しました。
令和　年　月　日

保健所登録区分　1.施術所所在地　2.出張専門施術者住所地

免許登録番号＿＿＿＿＿はり師　　住所
免許登録番号＿＿＿＿＿きゅう師　氏名　　電話

申請欄

上記の療養に要した費用に関して、療養費の支給を申請します。
令和　年　月　日　　　　　〒　－
　　　　　　　殿　　申請者（被保険者）住所
　　　　　　　　　　　　氏名　　電話

支払機関欄

支払区分　1.振込　2.銀行送金　3.郵便局送金　4.当地払	預金の種類　1.普通　2.当座　3.通知　4.別段	金融機関名	銀行　本店／金庫　支店／農協　出張所
口座名義 カタカナで記入	口座番号		郵便局

同意記録

同意医師の氏名	住所	同意年月日 令和　年　月　日	傷病名	要加療期間

本申請書に基づく給付金に関する受領を代理人に委任します。　令和　年　月　日

申請者（被保険者）住所　氏名＿＿＿
代理人　住所　氏名＿＿＿

※　給付金に関する受領を代理人に委任する（申請者名義以外の口座に振込を希望される）場合に記入してください。

はり，きゅう

１年以上・月１６回以上施術継続理由・状態記入書

（はり・きゅう用）

（　　　年　　　月分）

患　　者	氏　名	
	生年月日	明・大・昭・平・令　　　年　　　月　　　日

傷　病　名	1．神経痛　　2．リウマチ　　3．頸腕症候群　　4．五十肩 5．腰痛症　　6．頸椎捻挫後遺症　　7．その他（　　　　　　　）
施術の種類	1．はり　　　　　2．きゅう　　　　　3．はり・きゅう併用
初療年月日	年　　　月　　　日
施術月	上記初療日以降で直近2年間に、月16回以上の施術が5か月以上実施されている施術月
	令和　年　月｜令和　年　月｜令和　年　月｜令和　年　月｜令和　年　月
施術回数	月　　　　回　　（当該月の施術回数を記載）

患者の状態の評価	評価日	令和　　年　　月　　日

痛みの強さ

0　1　2　3　4　5　6　7　8　9　10

ＮＲＳ（Numerical Rating Scale：ニューメリカル レーティング スケール）による評価

（注）全く痛みがない状態を「0」、自分が考え想像しうる最悪の痛みを「10」として、今感じている痛みの点数を患者に聞き、該当の点数に印をつけること。

前月の評価の有無	1．有り　　　　2．無し

前月の状態からの改善や変化（前月の評価の有無が「有り」の場合に記入）

1．悪化　　2．維持　　3．改善小　　4．改善中　　5．改善大

（症状、経過及び初療の日から１年以上経過して、月１６回以上の施術が必要な理由）

上記のとおりであります。

令和　　年　　月　　日

はり師・きゅう師氏名　　　　　　　　　　　

備考　　この用紙は、A列4番とすること。

施術報告書

_____ 医師　様

○　以下のとおり、施術の状況を御報告いたします。

○　本報告を御覧いただくとともに、直近の診察に基づいて、施術継続の再同意の可否について御判断いただきますようお願いいたします。

○　御不明の点や特段の注意事項等ありましたら下記まで御連絡いただきますようお願いいたします。

患者氏名	
患者生年月日	年　　　　月　　　　日
施術の内容	
施術の頻度	月　平均　　　　回
患者の状態・経過	
特記すべき事項	

　　　年　　　月　　　日　　施術所名
　　　　　　　　　　　　　　住所
　　　　　　　　　　　　　　電話・ＦＡＸ番号
　　　　　　　　　　　　　　メールアドレス

　　　　　　　　　　　　　　施術者氏名_____

はり，きゅう

第5　はり師，きゅう師の施術

【疑義解釈】

○はり，きゅう及びあん摩・マッサージの施術に係る療養費の取扱いに関する疑義解釈資料の送付に
　ついて

（平24. 2.13　医療課事務連絡）

（平28.10.19　医療課事務連絡）

（平30.10. 1　医療課事務連絡）

　はり，きゅう及びあん摩・マッサージの施術に係る療養費の取扱いについては，「はり師，きゅう
師及びあん摩・マッサージ・指圧師の施術に係る療養費の支給の留意事項等について」（平成16年10
月1日保医発第1001002号）等により実施しているところであるが，今般，その取扱い等に係る疑義
解釈資料を別添1（鍼灸に係る療養費関係）及び別添2（マッサージに係る療養費関係）のとおり取
りまとめたので，関係者に周知を図るとともに窓口での相談対応等にご活用いただき，個々の事案の
状況により判断する際の参考とされますようお願いいたします。

〈別添1〉

鍼灸に係る療養費関係

【療養費の算定関係】

> **（問1）**　鍼灸の施術に係る療養費の支給対象はどのようなものか。

　（答）　療養費の支給対象となる疾病は，慢性病であって医師による適当な治療手段がないものと
されており，主として神経痛，リウマチなどであって類症疾患については，これら疾病と同一
範ちゅうの疾病（頸腕症候群，五十肩，腰痛症及び頸椎捻挫後遺症等の慢性的な疼痛を主症と
する疾患）に限り支給の対象とされている。（「はり師，きゅう師及びあん摩・マッサージ・指
圧師の施術に係る療養費の支給の留意事項等について」（平成16年10月1日保医発第1001002
号　厚生労働省保険局医療課長通知　以下「留意事項通知」という。）別添1第2章の1）

> **（問2）**　初診の診察のみで発行された6疾病（神経痛，リウマチ，頸腕症候群，五十肩，腰痛
症及び頸椎捻挫後遺症）の同意書の場合，療養費の支給対象としてよいか。

　（答）　6疾病については，保険医より同意書の交付を受けて施術を受けた場合は，医師による適当な
手段のないものとして療養費の支給対象として差し支えない。（留意事項通知別添1第2章の2）

> **（問3）**　6疾病以外の病名の同意書又は診断書が提出された場合，どのような病名が療養費の
支給対象となるのか。

　（答）　6疾病以外の病名であっても，慢性的な（必ずしも慢性期に至らない場合もある。以下同
じ。）疼痛を主症とする疾患であれば療養費の支給対象としても差し支えないが，症状（主
訴を含む。）の記載内容等から医師による適当な治療手段のないものかを判断し，支給すべ

きである。（留意事項通知別添1第2章の3）

（問4） 電療料の1電気針，2電気温灸器，3電気光線器具は，それぞれ行ったとしてもそれぞれ加算できないのか。

（答） 電療料は1～3の器具を用いたとしても1回分のみの加算ができることとなっている。（「はり師，きゅう師及びあん摩・マッサージ・指圧師の施術に係る療養費の支給について」（平成4年5月22日保発第57号　厚生労働省保険局長通知）

【同意書関係】

（問5） 削除

（問6） 鍼灸とマッサージ，それぞれ別々の疾患で同意書の交付を受けたが，両方とも算定は可能か。

（答） 同一病名または症例でなく，それぞれ施術を行った場合はそれぞれ要件を満たせば算定可能である。

（問7） 施術継続中の患者の保険者に変更があった場合，新たに同意書を再発行して貰わなければならないのか。

（答） 被保険者又は変更後の保険者が同意書の写しを変更前の保険者に請求した場合には，請求を受けた変更前の保険者は速やかに交付しなければならないこととしているので，患者が保険医に同意書の再発行を依頼する必要はない。（留意事項通知別添1第8章の4）

（問8） 削除

（問9） 削除

（問10） 削除

（問11） 削除

（問12） 削除

（問13） 削除

（問14） 同意書に2つ以上の病名に印がついているが，療養費を支給できるのは一施術料のみなのか。

（答） 病名数に関係なく，一施術料のみの療養費を支給できることとなっている。（留意事項通知別添1第5章の5）

はり，きゅう

(問15)　　削除

(問16)　　同意日から何日で施術開始するのが望ましいか？

(答)　　施術の必要があるために同意していることから，同意が行われた後すみやかに開始するのが適当である。（2週間以内が望ましい。）

(問17)　　医師の同意書作成から1カ月以上経過して施術を開始した場合，同意書の有効期間はどのように取り扱ったらよいか。

(答)　　同意を受けてから施術が行われるまで相当の期間（1ヶ月以上）が開いている場合は，「初療の日」を同意書の起算日とするのではなく，「同意書作成日」を同意書の起算日とすることが適当である。

(問18)　　保険医療養担当規則第十七条で，「保険医は，患者の疾病又は負傷が自己の専門外にわたるものであるという理由によって，みだりに，施術業者の施術を受けさせることに同意を与えてはならない。」とは具体的にどのような事を指し示すのか。

(答)　　医師が専門外である事を理由に診察を行わずに同意を行なう，いわゆる無診察同意を禁じたものである。医師の診察の上で適切に同意書の交付を行う事が求められる。

(問19)　　鍼灸の同意は保険医療機関での一定期間の治療を行った後になされるべきものか。

(答)　　医師の適切な診断を受け同意を受けたものであれば，治療の先行が条件とはならない。（留意事項通知別添1第2章の2）

(問20)　　同意を行った医師は施術結果に対しても責任を負うものか。

(答)　　同意した医師は施術に対する同意を行うものであり，施術結果に対して責任を負うものではない。

【往療料関連】

(問21)　　「歩行困難等，真に安静を必要とするやむを得ない理由等」とは，どのような理由を指すのか。

(答)　　疾病や負傷のため自宅で静養している場合等，外出等が制限されている状況をいうものであり，例えば，循環器系疾患のため在宅療養中で医師の指示等により外出等が制限されている場合に認められる。したがって，単に施術所に赴くことが面倒である等の自己都合による理由は療養費支給の対象とならない。

　　また，全盲の患者や認知症の患者等，歩行は可能であっても，患者自身での行動が著しく制限されるような場合は，保険者等において通所できない状況等を個々に判断されたい。

（留意事項通知別添1第6章の1）

（問22）　公民館等に患者を集めてそこに赴き施術した場合，往療料は算定できるか。

（答）　往療は，施術所に出向けない特段の理由のある者に対して実施するものであり，患者を公民館等に集めている場合は，往療料は算定できない。（留意事項通知別添１第６章の１）

（問23）　病院の入院患者に往療はできるのか。

（答）　保険医療機関に入院中の患者に対し，当該医療機関に往療した場合，患者が施術所に出向いてきた場合のいずれであっても療養費の支給はできない。（留意事項通知別添１第５章の４）

（問24）　削除

（問25）　往療の距離の算定において，「直線距離による支給が実態に比べ著しく不合理と考えられる場合は，合理的な方法により算出した距離によって差し支えないこと。」とあるが，「直線距離による支給が実態に比べ著しく不合理と考えられる場合」とは，どのような状態を指すのか。

（答）　施術所の所在地から患家の所在地までの間に大きく迂回しなければならない場所や難所がある場合等，直線距離により算定することが著しく不合理であることをいい，例えば，離島に出向いて施術を行う場合の往療料を直線距離で算定した場合，直線距離と実行程距離（船着き場を経由して離島へ到着するまでの距離）の間に大きな差が生じるため，このような場合は，保険者判断として実行程の算定も可とするものである。（留意事項通知別添１第６章の４）

（問26）　往療の直線上の測定はどのような方法で行うのか。

（答）　往療の直線上の距離については，地図上で縮尺率を基に計測する方法が一般的に多く用いられている。（留意事項通知別添１第６章の４）

（問27）　片道16kmを超える往療は，往療を必要とする絶対的な理由が必要であるが，「絶対的な理由」とは，どのような理由を指すのか。

（答）　「絶対的な理由」の例としては，患家の所在地から片道16km以内に保険医療機関や施術所が存在せず，当該患家の所在地に最も近い施術所からの往療を受けざるを得ない事情が存在するなどがあげられる。（留意事項通知別添１第６章の５）

（問28）　往療の距離の起点は施術所の所在地でよいか。

（答）　往療を行った際の起点は施術所の所在地とするが，施術所を有さない施術者については，保健所等に届出されている住所地を起点としている。（留意事項通知別添１第６章の４）

（問29）　片道16kmを超える往療で，絶対的な理由が乏しく，往療料が算定できない場合，施術料については算定できるのか。

（答）　施術料も算定できない。

はり，きゅう

第5　はり師，きゅう師の施術

> **(問30)** 削除

> **(問31)** 削除

> **(問32)** 施術者が事前に施術を行う日を患者に伝えて患者の了承を得られた場合，往療料は算定できるのか。

(答) 往療料は，歩行困難等，真に安静を必要とするやむを得ない理由により通所して治療を受けることが困難な場合に，患家の求めに応じて患家に赴き施術を行った場合に支給できるものであり，そのような往療の認められる対象患家の求めに応じ事前に施術日の日程調整をして赴かなければならない個別の状況があると認められるのであれば往療料の算定は可能である。

> **(問33)** 医療機関等へ付き添い等の補助を受けて通院している場合，また，歩行が不自由であるためタクシー等を使用して通院している場合等の状況において，はりきゅうに係る往療料は算定できるのか。

(答) 「独歩（公共交通機関等の利用を含む）による通所」が可能であるか否か等を勘案し，個別に判断されたい。事例のケースをもって一律に施術所に通所可能又は通所不可として取り扱うのは適切ではない。

以上

〈別添2〉

マッサージに係る療養費関係　（略）

○はり，きゅう及びあん摩・マッサージの施術に係る療養費の取扱いに関する疑義解釈資料の送付について

（平28.10.19　医療課事務連絡）

　はり，きゅう及びあん摩・マッサージの施術に係る療養費の取扱いについては，「「はり師，きゅう師及びあん摩・マッサージ・指圧師の施術に係る療養費の支給の留意事項等について」の一部改正について」（平成28年9月30日保医発0930第4号）等により，平成28年10月1日より実施しているところであるが，今般，その取扱い等に係る疑義解釈資料を別添1（鍼灸に係る療養費関係）及び別添2（マッサージに係る療養費関係）のとおり取りまとめたので，関係者に周知を図るとともに窓口での相談対応等にご活用いただき，個々の事案の状況により判断する際の参考とされますようお願いいたします。

　なお，この事務連絡は，平成28年10月1日から適用することとし，従前の「はり，きゅう及びあん摩・マッサージの施術に係る療養費の取扱いに関する疑義解釈資料の送付について」（平成24年2月13日付事務連絡）の別添1（鍼灸に係る療養費関係）の問24，問30及び問31並びに別添2（マッサージに係る療養費関係）の問24，問30及び問31は，削除とします。

〈別添1〉

鍼灸に係る療養費関係

【往療料関連】

> **（問1）** 平成28年10月1日からの留意事項の改正で，往療料の支給要件の一つである，治療上真に必要があると認められる場合中に，「定期的・計画的に行う場合を含む。」ことが明記されたが，取扱いに変更があったのか。

（答） 従前から，往療料は，①通所して治療を受けることが困難であること，②患家の求めがあること，③治療上真に必要があること，の3つの要件を満たしている場合に支給できるものとされており，通所して治療を受けることが困難な患者に対して，患家の求めがあって，治療上真に必要があると認められる場合に定期的・計画的に行う往療については，これまでも往療料の支給対象としていたところである。今回の改正は，留意事項にこれを明記することで，この取扱いを改めて明確にしたものである。また，治療上真に必要があると認められない場合の往療や，単に患家の求めに応じた場合の往療，患家の求めによらず定期的・計画的に行う場合の往療については，往療料の支給対象外であることを明確にし，併せて周知することとしたものであり，これにより従前の取扱いに変更があったわけではない。（留意事項通知別添1第6章の2）

> **（問2）** 「治療上真に必要があると認められない場合」とは，どのような場合を指すのか。

（答） 「治療上真に必要があると認められない場合」とは，例えば，定期的・計画的に往療を行う必要がない患者であるにもかかわらず，往療を定期的・計画的に行う場合等をいう。定期的・計画的に往療を行う必要があるかどうかの判断は，患者の症例が，他職種とも連携しながら，定期的・計画的に往療を行うことが望ましい症例であるか否か等を勘案し，個別に判断されたい。（留意事項通知別添1第6章の2）

> **（問3）** 同一の建物に居住する複数の患者を同一日に施術した場合の往療料の考え方は如何か。

（答） 同一の建物内に居住する複数の患者を同一日に施術した場合の往療料は，原則として別々に算定するのではなく，1人分の往療料のみが算定できることとしている。（最初から按分して算定することはできないものである。）（留意事項通知別添1第6章の6）

> **（問4）** 同一の建物に午前と午後等，2回以上に分けて赴き患者を施術した場合，それぞれの訪問に対して1人分の往療料を算定できるのか。

（答） 患家の求めに応じて往療を行った後，その建物に居住する患者から，急な往療の求めがあり，治療上真に必要があって，再度同一の建物に赴いて施術した場合や，患者側のやむを得ない理由等により，同一の建物に複数回赴いて施術した場合など，同一建物への複数回の訪

はり，きゅう

第5　はり師，きゅう師の施術

問がやむを得ないものと認められる場合は，それぞれの訪問に対して1人分の往療料を算定して差し支えない。単に施術者側の都合で2回以上に分けて訪問した場合などについては，訪問回数にかかわらず，同一建物について1人分の往療料しか算定できない。（留意事項通知別添1第6章の6）

> **（問5）**　同一の建物において，複数の施術者が同時に訪問した場合の往療料については，それぞれ施術者ごとに算定できるのか。

（答）　患者側のやむを得ない理由等により，同一の建物において，複数の患者をそれぞれ複数の施術者が施術を行った場合の往療料は，それぞれの施術者ごとに算定可能である。（留意事項通知別添1第6章の6）

> **（問6）**　同一敷地内又は隣接地に棟が異なる建物が集まったマンション群や公団住宅等の場合の同一建物の考え方は如何か。

（答）　それぞれの棟ごとに，別の建物として取り扱う。（留意事項通知別添1第6章の6）

> **（問7）**　外観上明らかに別の建物であるが，渡り廊下で繋がっている場合，同一の建物として取り扱うのか。

（答）　外観上明らかに別の建物であり，それぞれの建物が渡り廊下のみで繋がっているような場合は，それぞれ別の建物として取り扱う。（留意事項通知別添1第6章の6）

〈別添2〉

マッサージに係る療養費関係　（略）

〈参考1〉

「はり，きゅう及びあん摩・マッサージの施術に係る療養費の取扱いに関する疑義解釈資料の送付について」（平成24年2月13日付事務連絡）

別添1　鍼灸に係る療養費関係（改正前）

【往療料関連】

> **（問24）**　「定期的若しくは計画的に患家に赴いて施術を行った場合には，支給できないこと」の「定期的若しくは計画的」とは，どのようなものを指すのか。

（答）　「定期的若しくは計画的」とは，往療の認められる対象患者からの要請がない状況において，患家に赴いて施術を行った場合をいう。
　定期的若しくは計画的に該当するか否かは，「患家の求め」の状況により判断されたい。（留意事項通知別添1第6章の2）

(問30)　同一家屋内で複数の患者を施術した場合の往療料の考え方は如何か。

(答)　同一家屋内で複数の患者を施術した場合の往療料は，別々に算定するのではなく，１人分の往療料のみが算定できることとしている。（最初から按分して算定することはできないものである。）（留意事項通知別添１第６章の６）

(問31)　同一家屋に複数の施術者が同時に訪問した場合の往療料については，それぞれ施術者ごとに算定できるのか。

(答)　患者側のやむを得ない理由等により，同一家屋で複数の患者をそれぞれ複数の施術者が施術を行った場合の往療料は，それぞれの施術者ごとに算定可能である。

〈参考２〉

「はり，きゅう及びあん摩・マッサージの施術に係る療養費の取扱いに関する疑義解釈資料の送付について」（平成24年２月13日付事務連絡）　別添２　マッサージに係る療養費関係（改正前）　　（略）

○はり，きゅう及びあん摩・マッサージの施術に係る療養費の取扱いに関する疑義解釈資料の送付について

（平29．2.28　医療課事務連絡）

（平30.10．1　医療課事務連絡）

はり，きゅう及びあん摩・マッサージの施術に係る療養費の取扱いについては，「はり師，きゅう師及びあん摩・マッサージ・指圧師の施術に係る療養費の支給の留意事項等について」（平成16年10月１日保医発第1001002号）等により実施しているところであるが，今般，その取扱い等に係る疑義解釈資料を別添１（鍼灸に係る療養費関係）及び別添２（マッサージに係る療養費関係）のとおり取りまとめたので，「はり，きゅう及びあん摩・マッサージの施術に係る療養費の取扱いに関する疑義解釈資料の送付について」（平成24年２月13日付事務連絡）等と併せて，関係者に周知を図るとともに窓口での相談対応等にご活用いただき，個々の事案の状況により判断する際の参考とされますようお願いいたします。

〈別添１〉

鍼灸に係る療養費関係

【通則関係】

(問１)　法律上，療養費については保険者が認めた場合に支給することができるものとされているが，一方で療養費の取扱いに係る各種の通知等が発出されている。法律の規定とこれらの通知等との関係はどのように考えたらよいか。

(答)　療養費の支給の可否を決定するのは保険者であるため，支給決定に当たっての最終的な判断は保険者に委ねられているが，療養費の支給は療養の給付の補完的役割を果たすものであ

り，保険者ごとにその取扱いにおいて差異が生じないよう，取扱い指針としての支給基準等を国が通知等により定めているところである。その趣旨をご理解いただいた上で，通知等に沿った適切な取扱いを行っていただきたい。

（問2）　「施術者に対しては，本留意事項の周知を図り，連携して円滑な運用に努めること」とあるが，具体的にはどのようなことか。

（答）　例えば，講習会等の場で留意事項についての周知を図り，施術者に対して，患者の施術前に療養費制度の趣旨やルールについて説明してもらうようにすることなどが考えられる。なお，講習会等の実施に当たっては，必要に応じて施術者団体等に協力を求めるなど円滑な実施に努められたい。（「はり師，きゅう師及びあん摩・マッサージ・指圧師の施術に係る療養費の支給の留意事項等について」（平成16年10月1日保医発第1001002号。以下「留意事項通知」という。）別添1第1章の3）

（問3）　「請求のあった療養費は，適正な支給を確保しつつ速やかに支給決定するよう努めること」とあるが，「速やか」とは，具体的にどのくらいの期間を指すか。

（答）　具体的に「何日以内」と確定的に期限を示すものではないが，可能な限り速く支給決定するよう保険者に対して求めたものである。（留意事項通知別添1第1章の4）

【医師の同意関係】

（問4）　療養費支給申請書には，毎回同意書の写しを添付する必要があるか。

（答）　療養費の支給が可能とされる期間内における2回目以降の請求にあっては，その添付を省略して差し支えない。（留意事項通知別添1第3章の3，第5章の1）

（問5）　削除

（問6）　削除

（問7）　削除

（問8）　保険者が同意医師に対して行う照会等について，6疾病（神経痛，リウマチ，頸腕症候群，五十肩，腰痛症及び頸椎捻挫後遺症）に対するものと6疾病以外の疾病に対するものとで，その取扱いに違いはあるか。

（答）　6疾病以外の疾病については，保険医より同意書の交付を受けて行われた施術であっても，同意書の記載内容等から，保険者が改めて慢性的な疼痛を主症とするものかどうか，医師による適当な治療手段のないものであるかどうかといった支給要件を個別に判断し，支給の適否を決定することとされている。

　　　一方，6疾病については，その傷病名から慢性的な疼痛を主症とすることが明らかであり，

かつ施術による効果が期待できる疾病であることから，保険医より同意書の交付を受けて行われた施術であれば，医師による適当な治療手段のないものとして療養費の支給対象として差し支えないこととされている。

　なお，6疾病以外の疾病・6疾病ともに，治療の先行（一定期間の治療の有無）については，要件とされていないところである。

　6疾病に対するものと6疾病以外に対するものとでは，上記のとおりその取扱いに違いがあるため，審査上の必要があって照会等を行う場合には，当該同意書発行の趣旨を踏まえ，適切な照会等の内容とするよう配慮されたい。再同意があった場合も同様である。

　また，鍼灸の施術に係る医師の同意は，鍼灸の施術の適否や必要性について同意するものではないことに留意し，その趣旨を逸脱した照会等の内容とならないよう努められたい。（留意事項通知別添1第2章の1，第2章の2，第2章の3，第3章の5，第3章の6，別紙1）

（問9）　「保険者が同意医師に対し行う照会等は，必要に応じて行われるべきものであること」とあるが，具体的にはどのようなことか。

（答）　例えば，療養費の適正給付のために保険者が同意内容を確認する必要がある場合や，6疾病以外の疾病に対して同意書が交付された場合において保険者が支給要件を個別に判断する必要がある場合を指す。（留意事項通知別添1第3章の6）

【療養費の算定関係】

（問10）　「同一疾病にかかる療養の給付（診察・検査及び療養費同意書交付を除く。）との併用」とは，どのようなことを指すのか。

（答）　同意を受けて施術が行われた疾病と同一の疾病に対して処置や投薬が行われた場合をいう。（留意事項通知別添1第5章の2）

（問11）　投薬に関して同意書に記載された病名以外の病名で痛み止め等が処方されている場合，鍼灸の施術に係る療養費を支給してよいか。

（答）　痛み止めや湿布薬等が医療機関から処方されている場合は，患者本人，あるいは処方した医師に投薬の目的が同意書に記載された病名に対するものかどうかを確認し，当該病名以外の病名に対するものであることが確認できれば，支給して差し支えない。（留意事項通知別添1第5章の2）

（問12）　療養費の支給にあたり患者への照会を行うことは差し支えないか。

（答）　療養費の支給の可否にかかる判断に疑義が生じた場合等，必要に応じて患者に対して照会等を行い，療養費の適正な支給を行うよう努められたい。ただし，患者照会等にあたっては，支給決定がいたずらに遅れることがないよう，審査上，不必要な事項についての照会や患者や施術者にとって過度の負担となるような内容での照会は避けるなどの配慮をされたい。

はり，きゅう

第5　はり師，きゅう師の施術

（健康保険法第59条・国民健康保険法第66条・高齢者の医療の確保に関する法律第60条，留意事項通知別添1第1章の4，第5章の3）

【往療料関連】

> **（問13）**　特別養護老人ホーム等の施設に赴いた場合に往療料は算定できるか。

（答）　特別養護老人ホーム，養護老人ホーム，ケアハウス，グループホーム等の施設に入所している患者に対する往療に関しては，往療料の支給基準を満たす患者であれば，算定して差し支えない。老人保健施設，介護療養型医療施設に往療を行った場合は往療料のみならず，施術料も算定できない。（留意事項通知別添1第6章の6）

以上

〈別添2〉

マッサージに係る療養費関係　　（略）

○はり，きゅう及びあん摩・マッサージの施術に係る療養費の取扱いに関する疑義解釈資料の送付について
　　　　　　　　　　　　　　　　　　　　　　　　　　　　（平29．6.26　医療課事務連絡）

　はり，きゅう及びあん摩・マッサージの施術に係る療養費の取扱いについては，「「はり師，きゅう師及びあん摩・マッサージ・指圧師の施術に係る療養費の支給の留意事項等について」の一部改正について」（平成29年6月26日保医発0626第3号）等により，平成29年7月1日より実施することとしているところであるが，今般，その取扱い等に係る疑義解釈資料を別添のとおり取りまとめたので，関係者に周知を図るとともに窓口での相談対応等にご活用いただき，個々の事案の状況により判断する際の参考とされますようお願いいたします。

〈別添〉

鍼灸・マッサージに係る療養費関係

【支給申請書関係】

> **（問1）**　療養費支給申請書の施術証明欄については，施術者が記載することになっているが，当該欄については「上記の通り施術を行い，その費用を領収しました。」とある。
> 　施術を行った者とは別の者が施術費用の収受を行っており，施術を行った者において施術費用を領収したことを証明できない場合については，施術所の代表者が代わりに証明を行っても差し支えないか。

（答）　施術証明欄は施術を行った者による施術内容の証明欄として設けられているため，本来，施術を行った者が証明するものであるが，当該欄については，同時に施術費用を領収したことを証明する欄でもあるため，当該施術を行った者において施術費用を領収したことを証明することができない場合は，施術所の代表者（有資格者に限る。）もしくはこれに準ずる立

場にある有資格者が代わりに証明を行っても差し支えない。この場合，実際に施術を行った施術者氏名が確認できるよう摘要欄（備考欄）に記載するか，それを証する書類を添付するようにされたい。（「はり師，きゅう師及びあん摩・マッサージ・指圧師の施術に係る療養費の支給の留意事項等について」（平成16年10月1日保医発第1001002号。以下「留意事項通知」という。）別添1第8章の1，別紙4／別添2第7章の1，別紙4）

（問2）　一つの療養費支給申請書で複数月にまたがる療養費の支給申請を行うことは認められるか。

（答）　認められない。（留意事項通知別添1第8章の3／別添2第7章の3）

（問3）　同一月に複数の施術所で施術を受けた場合の療養費の支給申請方法は如何か。

（答）　施術所単位で支給申請を行う。（留意事項通知別添1第8章の4／別添2第7章の4）

（問4）　同時に複数の施術所で施術を受け，それぞれ療養費の支給申請を行うことは認められるか。

（答）　必ずしも制限されていないが，患者の疾病管理上望ましいこととは言えず，例えば，施術所の休診日等の関係で，複数の施術所で施術を受ける必要があるなど，やむを得ない事情がある場合を除き，保険者において患者に対する指導等を行う必要があると考える。（留意事項通知別添1第8章の4／別添2第7章の4）

（問5）　同一の患者に対して，同一月内に複数の施術者がそれぞれ施術を行った場合，療養費支給申請書の施術証明欄は，誰が記載するのか。

（答）　当該患者に対して，中心的に施術を行った施術者が代表して記載する。なお，施術者ごとの施術日が分かるように，それぞれの施術者氏名とその施術日について，摘要欄（備考欄）に記載するか，それを証する書類を添付するものとする。（留意事項通知別添1第8章の4，別紙4／別添2第7章の4，別紙4）

（問6）　同一の患者に対して，同一月内に複数の施術者がそれぞれ施術を行った場合において，それぞれの施術者氏名とその施術日について，療養費支給申請書の摘要欄に記載する場合，どのように記載したらよいか。

（答）　下記記載例を参考に記載されたい。なお，あくまで参考例であり，保険者において，記載要領等によりこの場合における記載方法等を独自に定めている場合は，保険者が定める記載方法等により取り扱うこととして差し支えない。（留意事項通知別添1第8章の4，別紙4／別添2第7章の4，別紙4）

（記載例）　当該患者に対して施術を行った日が，2，9，16，23，30日であり，あはき一

はり，きゅう

第5　はり師，きゅう師の施術

郎とあはき二郎が分担して施術を行った場合

```
┌─────────────────────────────┐
│           摘　　要          │
│  あはき　一郎               │
│    2，9，23日               │
│  あはき　二郎               │
│    16，30日                 │
└─────────────────────────────┘
```

【1年以上・月16回以上施術継続理由・状態記入書関係】

（問7）　施術継続中の患者で，途中で施術所を変更している患者の場合，初療の日から1年の起算日は，いつになるのか。

（答）　初療の日については，施術所単位で考える。（留意事項通知別添1第8章の5，別紙5／別添2第7章の5，別紙5）

（問8）　1月間の施術回数は，暦月を単位とするのか。

（答）　そのとおり。（留意事項通知別添1第8章の5，別紙5／別添2第7章の5，別紙5）

（問9）　同一月に複数の施術所で施術を受けている場合の施術回数の考え方は，如何か。

（答）　施術回数については，施術所単位で考える。（留意事項通知別添1第8章の5，別紙5／別添2第7章の5，別紙5）

（問10）　初療の日から1年を経過していない患者であっても，1月間の施術回数が16回以上の場合，1年以上・月16回以上施術継続理由・状態記入書を療養費支給申請書に添付しなければならないのか。

（答）　初療の日から1年以上経過している患者であって，かつ，1月間の施術回数が16回以上の患者が対象であるため，添付の必要はない。（留意事項通知別添1第8章の5，別紙5／別添2第7章の5，別紙5）

（問11）　月の途中で初療の日から1年を経過する場合の1月間の施術回数の考え方は如何か。

（答）　月の途中で初療の日から1年を経過する場合においては，当該月における初療の日から1年を経過した日以降に行われた施術回数が16回以上か否かで考える。

　　　例えば，初療の日が前年の7月10日であれば7月10日に「1年を経過した」こととなるため，7月10日から7月31日の間に16回以上の施術が行われれば，1年以上・月16回以上施術継続理由・状態記入書を療養費支給申請書に添付することとなる。（留意事項通知別添1第

8章の5，別紙5／別添2第7章の5，別紙5）

(問12)	初療の日から1年を経過して，毎月16回以上の施術を受けている患者の場合，毎月，1年以上・月16回以上施術継続理由・状態記入書を施術者に記入してもらい，療養費支給申請書に添付する必要があるのか。

(答)　そのとおり。（留意事項通知別添1第8章の5，別紙5／別添2第7章の5，別紙5）

(問13)	初療の日から1年を経過している患者であって，普段は月に16回未満の施術回数である患者が，急性増悪等により，1月間の施術回数が16回以上になった場合であっても，1年以上・月16回以上施術継続理由・状態記入書を施術者に記入してもらい，療養費支給申請書に添付する必要があるのか。

(答)　そのとおり。（留意事項通知別添1第8章の5，別紙5／別添2第7章の5，別紙5）

(問14)	毎月の療養費支給申請書について，1年以上・月16回以上施術継続理由・状態記入書を添付するにあたり，毎月施術者に患者の状態の評価を行ってもらう必要があるのか。

(答)　1月間の施術回数が16回以上となる月については，原則として毎月施術者に患者の状態の評価を行ってもらう必要がある。（留意事項通知別添1第8章の5，別紙5／別添2第7章の5，別紙5）

(問15)	1年以上・月16回以上施術継続理由・状態記入書については，当該月に施術を受けた施術者に記入してもらう必要があるのか。

(答)　記入を求める施術者は，原則として当該月に施術を受けた施術者とする。ただし，休職・退職・転勤・長期不在である等，当該施術者に記入を求めることができない場合には，当該月に施術を受けた施術所の他の施術者による記入であっても差し支えない。この場合，代わりに記入することとなる施術者に，当該月に施術を受けた施術者が記入できない理由についても，併せて記入してもらうこととする。また，閉院等により，記入を求めること自体が困難な場合は，申請者（被保険者等）から1年以上・月16回以上施術継続理由・状態記入書を添付できない理由として，その旨の申し出があれば，支給申請書を受理して差し支えない。（留意事項通知別添1第8章の5，別紙5／別添2第7章の5，別紙5）

(問16)	同一の患者に対して，同一月内に複数の施術者がそれぞれ施術を行った場合，1年以上・月16回以上施術継続療養費支給申請書は，誰が記入するのか。

(答)　当該患者に対して，中心的に施術を行った施術者が代表して記入することでよい。（留意事項通知別添1第8章の5，別紙5／別添2第7章の5，別紙5）

(問17)	1年以上・月16回以上施術継続理由・状態記入書について，「患者の状態の評価」と「月16回以上の施術が必要な理由」を別々の施術者が記入してもよいか。

はり，きゅう

(答)　患者の状態の評価を行う施術者が月16回以上の施術の必要性についても判断すべきであることから，必ず患者の状態の評価を行った施術者に評価内容と併せて月16回以上の施術が必要な理由の記入を受ける必要がある。（留意事項通知別添1第8章の5，別紙5／別添2第7章の5，別紙5）

(問18)　1年以上・月16回以上施術継続理由・状態記入書については，当該月の施術回数が確定した後で施術者に記入を受けなければならないのか。

(答)　あらかじめ当該月に16回以上の施術が予想される場合は，月の途中であっても差し支えない。なお，この場合，施術回数の欄については，当該月の施術回数の確定後に改めて施術者に記入を受ける必要がある。（留意事項通知別添1第8章の5，別紙5／別添2第7章の5，別紙5）

(問19)　1年以上・月16回以上施術継続理由・状態記入書に記載する評価日については，当該書類を記入した日付を記載するのか。それとも実際に患者の状態の評価を行った日付を記載するのか。

(答)　実際に患者の状態の評価を行った年月日を記載する。なお，当該書類の施術者氏名を記載する証明欄の日付については，当該書類を記入した年月日を記載するものであり，評価日と証明欄の日付は，必ずしも一致するものではない。（留意事項通知別添1第8章の5，別紙5／別添2第7章の5，別紙5）

(問20)　1年以上・月16回以上施術継続理由・状態記入書の添付は，写しの添付でもよいか。

(答)　原本を添付する必要がある。（留意事項通知別添1第8章の5，別紙5／別添2第7章の5，別紙5）

(問21)　1年以上・月16回以上施術継続理由・状態記入書に記載する施術者の氏名について，署名である場合，押印を省略してもよいか。

(答)　施術者による署名の場合，押印を省略して差し支えない。記名の場合は，押印が必要である。（留意事項通知別添1第8章の5，別紙5／別添2第7章の5，別紙5）

【編注；令和3年3月24日保医発0324第2号により，現在の様式では押印欄は削除されている】

(問22)　1年以上・月16回以上施術継続理由・状態記入書に記載する項目について，療養費支給申請書（別紙4）の記載項目と重複する項目があるが，当該重複する項目について記載を省略してもよいか。

(答)　すべての項目について記載するようにされたい。（留意事項通知別添1第8章の5，別紙5／別添2第7章の5，別紙5）

(問23)　初療の日から1年以上経過している患者であって，1月間の施術回数が16回以上の

患者について，療養費支給申請書に１年以上・月16回以上施術継続理由・状態記入書の添付がない場合の取扱いは如何か。

(答)　１年以上・月16回以上施術継続理由・状態記入書の添付がない場合，申請書の不備として返戻を行い，速やかに療養費支給申請書への添付を求めるようにされたい。また，申請日時点において当該月に対する患者の状態の評価が行われていない場合であっても，このことを理由として不支給とする取扱いとはせず，返戻後，速やかに施術者に患者の状態の評価を受け，再申請を求めるようにされたい。なお，１年以上・月16回以上施術継続理由・状態記入書の患者の状態の評価を記載させる目的は，厚生労働省において疾病名と合わせてその結果を分析したうえで，施術回数の取扱いについて検討することにあり，現時点の取扱いとして，患者の状態の評価の内容により支給の可否の判断を行うものではないことに留意されたい。
(留意事項通知別添１第８章の５，別紙５／別添２第７章の５，別紙５)

(問24)　１年以上・月16回以上施術継続理由・状態記入書に記載された，月16回以上の施術が必要な理由についての判断に疑義が生じた場合の取扱いは如何か。

(答)　記載された月16回以上の施術が必要な理由の内容のみをもって，療養費の支給の可否を判断する取扱いは適当でなく，改めて施術者や患者への照会等を行ったうえで適切に支給の可否を判断されたい。(留意事項通知別添１第５章の３)

以　上

○はり，きゅう及びあん摩・マッサージの施術に係る療養費の取扱いに関する疑義解釈資料の送付について
(平30．5．24　医療課事務連絡)

はり，きゅう及びあん摩・マッサージの施術に係る療養費の取扱いについては，「「はり師，きゅう師及びあん摩・マッサージ・指圧師の施術に係る療養費の支給の留意事項等について」の一部改正について」(平成30年５月24日保医発0524第２号)等により，平成30年６月１日より実施することとしているところであるが，今般，その取扱い等に係る疑義解釈資料を別添のとおり取りまとめたので，関係者に周知を図るとともに窓口での相談対応等にご活用いただき，個々の事案の状況により判断する際の参考とされますようお願いいたします。

〈別添〉

鍼灸・マッサージに係る療養費関係

【支給申請書関係】

(問１)　往療料の改定により，支給申請書の様式が変更となったが，印刷済みの従来の支給申請書がなくなるまでの間，従来の様式を使用して差し支えないか。

（**答**）　従来の様式を訂正する必要はなく，従来の様式をそのまま使用して差し支えない。

　　　なお，この場合，往療距離が片道4kmまでの場合には，従来の様式の「往療料2kmまで」の欄に改定後の往療料の金額「2,300円」と往療の回数を記載し，また，往療距離が片道4kmを超えた場合には，従前の様式の「加算」の欄に改定後の往療料の金額「2,700円」と往療の回数を記載する。

（**問2**）　往療料の改定により，支給申請書の様式が変更となったが，印字する支給申請書の様式が従来の様式であり，様式の修正が困難な場合，従来の様式を使用して差し支えないか。

（**答**）　従来の様式を訂正する必要はなく，従来の様式をそのまま使用して差し支えない。

　　　なお，この場合，印刷済みの従来の支給申請書への記載方法により記載する。

（**問3**）　往療料の改定により，往療料の金額が変更となったが，支給申請書の作成の際に改定前の金額が印字されるなど改定後の往療料による金額の記載が困難な場合，どのように記載すればよいか。

（**答**）　印刷済みの従来の支給申請書への記載方法によることが困難な場合，往療距離が片道4kmまでの場合には，従来の様式の「往療料2kmまで」の欄と「加算」の欄に合計で2,300円となるよう記載し，また，往療距離が片道4kmを超えた場合には，従来の様式の「往療料2kmまで」の欄と「加算」の欄に合計で2,700円となるよう記載する方法によっても差し支えない。

　　　なお，この方法によっても改定後の往療料による金額を記載することが困難であり，金額の訂正の必要がある場合は，取消線で抹消し正しい金額を記載すること（訂正印は不要）。

○はり，きゅう及びあん摩・マッサージの施術に係る療養費の取扱いに関する疑義解釈資料の送付について

（平30.10.1　医療課事務連絡）

　はり，きゅう及びあん摩・マッサージの施術に係る療養費の取扱いについては，「はり師，きゅう師及びあん摩・マッサージ・指圧師の施術に係る療養費の支給の留意事項等について」（平成16年10月1日保医発第1001002号）等により実施しているところであり，「「はり師，きゅう師及びあん摩・マッサージ・指圧師の施術に係る療養費の支給の留意事項等について」の一部改正について」（平成30年6月20日保医発0620第1号）により，平成30年10月1日からその取扱いが変更されますが，今般，その取扱い等に係る疑義解釈資料を別添1（鍼灸に係る療養費関係）及び別添2（マッサージに係る療養費関係）のとおり取りまとめたので，関係者に周知を図るとともに窓口での相談対応等にご活用いただき，個々の事案の状況により判断する際の参考とされますようお願いいたします。

　なお，従前の「はり，きゅう及びあん摩・マッサージの施術に係る療養費の取扱いに関する疑義解釈資料の送付について」（平成24年2月13日付事務連絡）の別添1（鍼灸に係る療養費関係）及び別

添2（マッサージに係る療養費関係）の問5，問8から問13及び問15並びに「はり，きゅう及びあん摩・マッサージの施術に係る療養費の取扱いに関する疑義解釈資料の送付について」（平成29年2月28日付事務連絡）の別添1（鍼灸に係る療養費関係）及び別添2（マッサージに係る療養費関係）の問5から問7は，平成30年10月1日をもって削除とします。

〈別添1〉

鍼灸に係る療養費関係

【保険医の同意関係】

> **（問1）** 新しい同意書，診断書の様式について，様式に独自の記入欄を設ける等，適宜変更してよいか。

（答） 新しい同意書（裏面を含む。），診断書の様式について，記入方法（手書き，パソコン等）や様式の作成方法（複写機，ワード，エクセル等）の定めはないが，様式に独自の記入欄を設ける等，保険医療機関，保険者又は施術者ごとに様式が異なり取扱いに差異が生じることは適当でないので，（厚生労働省のウェブページに掲載されている様式を使用するなど）新しい様式を使用することが望ましい。ただし，新しい様式に記載されている項目をすべて満たしていれば，各医療機関独自の項目を設けることも可能である。なお，新しい同意書の裏面については，同意書を記載する保険医に対する留意事項を記載したものであり，必ずしも両面印刷でなくとも差し支えないが，保険医は同意に際して当該留意事項を確認するものであるため，当該裏面を見開きや別紙に印刷するなど，保険医が当該裏面の内容を確認できるものであること。（「はり師，きゅう師及びあん摩・マッサージ・指圧師の施術に係る療養費の支給の留意事項等について」（平成16年10月1日保医発第1001002号。以下「留意事項通知」という。）別添1第3章の5，別紙1，別紙2）

> **（問2）** 平成30年10月1日以降，保険医は，必ず新しい様式で同意書（又は診断書）を交付することが必要か。

（答） 同意書（又は診断書）の様式について，従来は参考様式とされていたが，同意書（又は診断書）は，施術が療養費の支給対象に当たるかどうかを保険者が判断するために重要なものであることから，通知により参考様式ではない新しい様式を示したものである。従って，平成30年10月1日以降は，保険医は，新しい様式（少なくとも新しい様式に記載されている項目をすべて満たしている様式）で同意書（又は診断書）を交付する必要がある。ただし，例えば保険医療機関においてシステムを使用し同意書（又は診断書）を発行しておりシステムの改修が必要である場合等，やむを得ない事情がある場合は，当該支障が解消するまでの間，従来使用していた様式と新しい様式とを比較し不足する事項を追記するなどにより，取り繕って使用して差し支えない（平成31年10月までに様式変更することが望ましい）。なお，

はり，きゅう

　新しい同意書の裏面について，保険医は同意に際して当該裏面の留意事項を確認する必要があるが，従来使用していた様式を取り繕う場合，当該裏面を追加しなくとも差し支えない。（留意事項通知別添 1 第 3 章の 5，別紙 1，別紙 2）

（問 3） 　保険医は，平成30年 9 月以前に，新しい様式の同意書（又は診断書）を交付してよいか。

（答） 　平成30年 9 月以前であっても新しい様式の同意書（又は診断書）を交付して差し支えない。ただし，その場合，療養費の支給が可能な期間は従来どおり（ 3 ヶ月）となる。

（問 4） 　保険医の同意又は再同意には，保険医の診察が必要か。

（答） 　保険医の診察が必要であり，診察日を記載した同意書の交付が必要である。なお，保険医療機関においては，診察に係る初診料，再診料，外来診療料又は在宅患者訪問診療料（及び必要に応じて検査）と同意書の交付に係る療養費同意書交付料（算定要件を満たす場合）がそれぞれ算定されることとなる（診察日と同意書の交付日が異なり，診察日の後日，初診，再診又は訪問診療に附随する一連の行為として同意書の交付のみを行った場合は，別に再診料等は算定できない。）。（留意事項通知別添 1 第 3 章の 8）

（問 5） 　療養費同意書交付料の算定に際しては，保険医療機関が作成する診療報酬明細書において，同意書又は診断書の病名欄に記載した病名を記載することとされているが，はりきゅうの支給要件に該当する「頸腕症候群」が診療報酬請求における病名ではないため，同意書及び診断書の様式について，「病名」欄の「 3 ．頸腕症候群」を「 3 ．頸肩腕症候群」としてよいか。

（答） 　療養費の支給対象として留意事項通知に定められているものは頸腕症候群であり，同意書及び診断書の様式の「病名」欄については「 3 ．頸腕症候群」であるが，頸肩腕症候群は頸腕症候群の別名であるため，「 3 ．頸肩腕症候群」に変更して差し支えない。（留意事項通知別添 1 第 2 章の 1，第 3 章の 5，別紙 1，別紙 2）

（問 6） 　同意書（又は診断書）の「発病年月日」欄について，同意書（又は診断書）を交付する保険医療機関で初めて診察する等の理由により発病年月日が分からない場合，どのように記載されるものであるか。

（答） 　保険医療機関で発病年月日が分からない場合もあり得るため，「発病年月日」欄に「○年○月頃」，「不詳」等と記載して差し支えないものである。（留意事項通知別添 1 第 3 章の 1，別紙 1，別紙 2）

（問 7） 　同意書の「同意区分」欄について，保険医療機関で初めて同意書を発行する患者が過去に他の保険医療機関で同意を受けている場合，「初回の同意」と「再同意」のどちら

に○をつけるものであるか。

(答)　患者が過去に他の保険医療機関で同意を受けている場合であっても，同意書を交付する保険医療機関で同意する疾病の初回の同意となる場合には，「初回の同意」に○をつけるものである。（留意事項通知別添1別紙1）

(問8)　同意書の「同意区分」欄について，過去に同意書を発行した保険医療機関で，同意書の疾病が治癒した後，新たな疾病または再発した疾病について同意書を発行する場合，「初回の同意」に○をつけるものであるか。

(答)　そのとおり。（留意事項通知別添1別紙1）

(問9)　同意書の「同意区分」欄について，複数の保険医が勤務する保険医療機関で引き続き同一疾病について同意書を発行する場合であって，初めて患者を診察する保険医が同意書を発行する場合，「再同意」に○をつけるものであるか。

(答)　そのとおり。（留意事項通知別添1別紙1）

(問10)　同意書の「診察日」欄と保険医の同意の欄には，どのような年月日を記入するものであるか。

(答)　「診察日」欄には，実際に患者に対して，同意する疾病に係る診察をした直近の年月日を記入し，保険医の同意の欄の同意日には，実際に同意し，同意書を交付した年月日を記するものである。保険医療機関の都合により同意書の発行に一定期間がかかる場合等，診察日の後日に同意書を交付することもあり得ることから，診察日と同意書の交付日が同日とは限らない。なお，診察日の後日，初診，再診又は訪問診療に附随する一連の行為として同意書の交付のみを行った場合は，別に再診料等は算定できないものである。（留意事項通知別添1別紙1）

(問11)　同意書（又は診断書）の交付のための保険医の診察について，電話等による再診により同意書（又は診断書）を交付することは可能か。

(答)　交付できない。なお，電話等による再診（A001再診料の注9）については，当該保険医療機関で初診を受けた患者であって，再診以後，当該患者又はその看護を行っている者から直接又は間接に治療上の意見を求められ，必要な指示をした場合に算定できるものであり，一定の緊急性が伴う予定外の受診を想定していることから，当該受診に基づく同意書（又は診断書）の交付はできないものである。（留意事項通知別添1第3章の8）

(問12)　保険医が同意書（又は診断書）を訂正する場合，どのように訂正するものであるか。

(答)　保険医が記名押印している場合は二重線及び訂正印により訂正し，保険医が署名している場合は二重線及び当該保険医の署名により訂正して差し支えないものである。（留意事項通

はり，きゅう

知別添1第3章の5）

（問13）　平成30年10月1日以降，療養費の支給に必要な保険医の再同意について，文書によらない口頭などによる再同意は認められないのか。

（答）　そのとおり。保険医が新しい様式の同意書（又は新しい様式に記載されている項目をすべて満たしている様式）を交付する必要がある。（留意事項通知別添1第3章の4）

（問14）　平成30年10月1日以降，療養費の支給に必要な保険医の再同意について，診察のない再同意は認められないのか。

（答）　そのとおり。（留意事項通知別添1第3章の8）

【療養費の審査関係】

（問15）　支給申請書に添付されている同意書（又は診断書）について，平成30年10月1日以降に交付された同意書（又は診断書）が従来の様式であった場合，保険者はどのように取り扱うか。

（答）　平成30年10月1日以降に保険医が同意書（又は診断書）を交付する場合，保険者の審査に資するため，診察区分及び診察日の明記された新しい様式（少なくとも新しい様式に記載されている項目をすべて満たしている様式）での交付が必要となることから，申請者に返戻し，新しい様式（又は従来の様式を取り繕った様式）の同意書（又は診断書）の添付を求めることとなる。なお，従来の様式の同意書（又は診断書）の交付に際し保険医が患者を診察している場合，新しい様式（又は従来の様式を取り繕った様式）による同意書（又は診断書）の年月日は，交付済の従来の様式の同意書（又は診断書）の年月日と同日で交付して差し支えない。（留意事項通知別添1第3章の1，第3章の5，別紙1，別紙2）

（問16）　平成30年10月以降の施術分の支給申請書について，平成30年9月以前の同意の場合，どのように取り扱うか。

（答）　平成30年9月以前の保険医の同意（初回の同意（同意書の交付）が平成30年9月以前であり初療日が10月以降である場合を含む。）について，文書によらない再同意，文書による同意（診察のうえ新しい様式で受けた同意を含む。）などにかかわらず，療養費の支給可能な期間は従来どおりの期間（3ヶ月）である（平成30年10月1日以降の施術に際し，保険医が新しい様式の同意書（又は診断書）を改めて交付する必要はない。）。

（問17）　6疾病以外の療養費の審査の基準はどのようなものか。

（答）　保険医の同意は，鍼灸の施術の適否について同意するものではないため，保険者においては，医師の同意書発行の趣旨を踏まえ，「6疾病と同一範ちゅうと認められる疾病であるか」，「慢性的な（必ずしも慢性期に至らない場合もある。）疼痛を主症とする疾患であるか」が判

断できない場合に医師に対して照会等を行うことが適切であると考えられる。（留意事項通知別添1第2章の1，第2章の3，第3章の6）

（問18）　整形外科医以外の医師の同意書は有効か。また，歯科医師の同意書は有効か。

（答）　同意又は再同意を求める医師は，「当該疾病について現に診察を受けている主治の医師とすること。」とされており，整形外科医に限定したものではなく，現に診察を受けている医師から得ることとしている。なお，歯科医師の同意書は認められない。（留意事項通知別添1第3章の7）

（問19）　保険医から同意書の交付を受け，はり，きゅうの施術を受けている患者が，支給可能期間（6ヶ月）を超えて引き続きはり，きゅうを受けようとする場合，再度，保険医から同意書の交付を受ける必要があるが，支給可能期間が終了した後，一定日数経過後に保険医の再同意があった場合，支給可能期間終了から再同意取得までの間の施術は，療養費の支給の対象外となるのか。

（答）　そのとおり。（留意事項通知別添1第3章の4，第5章の1）

【施術料関係】

（問20）　きゅうについて，もぐさを使用しない場合，療養費の支給は可能か。

（答）　もぐさを使用せず，電気温灸器を使用した場合であっても支給して差し支えない。

【施術報告書交付料関係】

（問21）　施術報告書の目的はどのようなものか。

（答）　施術が支給対象に当たるかどうかを保険者が判断するため，医師の同意・再同意は重要である。そのため，医師は，再同意に当たり，施術者の作成した施術報告書により施術の内容や患者の状態等を確認するとともに直近の診察に基づき再同意する。また，医師は，施術に当たって注意すべき事項等があれば同意書の「注意事項等」欄に記載し施術者に連絡する。このように，医師と施術者が文書によるコミュニケーションを図り，連携を緊密にすることにより患者に必要な施術が行われる仕組みの一環として，施術報告書の取扱いを導入したところである。（留意事項通知別添1第3章の9）

（問22）　施術報告書の様式について，様式に独自の記入欄を設ける等，適宜変更してよいか。

（答）　施術報告書の様式について，記入方法（手書き，パソコン等）や様式の作成方法（複写機，ワード，エクセル等）の定めはないが，様式に独自の記入欄を設ける等，施術者，保険者又は保険医療機関ごとに様式が異なり医師に提供される情報に差異が生じることは適当でないので，施術者が視覚障害者であり定められた様式への記入が困難である等やむを得ない場合を除き，（厚生労働省のウェブページに掲載されている様式を使用するなど）様式を変更せ

はり，きゅう

　　ずに使用することが望ましい。（留意事項通知別添1第7章の1，別紙6）

（問23）　施術報告書の「施術の内容・頻度」欄及び「患者の状態・経過」欄は，記入する必要
　　　　があるか。

（答）　施術報告書は，医師の再同意に資するものであり，記入して交付する必要がある。なお，
　　保険者は，支給申請書に添付された施術報告書の写しに当該各欄の記入がない場合，施術報
　　告書交付料を不支給として差し支えない。（留意事項通知別添1第7章の1）

（問24）　施術報告書が毎月交付された場合，施術報告書交付料は，毎月支給できるか。

（答）　毎月の支給はできない。施術報告書交付料は，「一の同意書，診断書により支給可能な期
　　間の施術について，施術報告書を患者に複数回交付した場合であっても，支給は1回に限る」
　　こととされており，具体的な取扱いとしては，6ヶ月以上の期間に対して1回支給するもの
　　である。（留意事項通知別添1第7章の1）

（問25）　施術報告書交付料の支給の基準について，「初療若しくは直前の医師による再同意日
　　　　の属する月の5ヶ月後（初療若しくは再同意日が月の16日以降の場合は6ヶ月後）の月
　　　　に施術報告書を交付した場合」とはどのような場合か。

（答）　施術報告書交付料は，療養費の支給可能期間（6ヶ月）の最終月（暦月）の施術における
　　状況等を施術報告書に記入し同月中に交付した場合に支給できるものであり，例えば平成30
　　年10月初めに医師から再同意を受けた患者について，施術者が支給可能期間の最終月である
　　平成31年3月下旬の施術における状況等を施術報告書に記入し同日以降の同月中に患者に交
　　付した場合に支給できる。（留意事項通知別添1第7章の1）

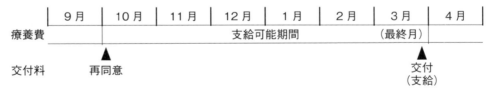

（問26）　施術報告書交付料の支給の基準について，「施術報告書を交付した月の前5ヶ月の期
　　　　間に係る療養費の支給で施術報告書交付料が支給されていない場合」とはどのような場
　　　　合か。

（答）　療養費の支給可能期間（6ヶ月）の最終月（暦月）より前に医師の再同意が行われた場合，
　　医師の再同意日から新たな支給可能期間となり，当初の最終月は最終月に該当しなくなるた
　　め，施術報告書交付料は支給できない。

　　（平成31年3月下旬に施術報告書を交付した場合）

　　　例えば，平成30年10月末までが支給可能期間であり，平成30年10月下旬の施術について施
　　術報告書交付料が支給され同月末に医師から再同意を受けた患者について，引き続き平成31

年3月下旬の医師の再同意に際し施術者が施術報告書を交付した場合，当初の療養費の支給可能期間は平成31年4月末までであり，3月は最終月ではないため支給ができない。また，4月の施術報告書交付料については3月下旬に医師の再同意が行われているため，4月は医師の再同意後となり，新たな支給可能期間は3月下旬の再同意日からとなり4月は最終月ではなくなるため，支給できない。

また，前回施術報告書を交付した月から4ヶ月の支給期間であり，5ヶ月の期間に係る療養費の支給で施術報告書交付料が支給されていない場合という要件を満たさないため施術報告書交付料は支給できない。

（平成31年7月下旬に施術報告書を交付した場合）

ただし，その後，平成31年7月下旬の医師の再同意に際し施術者が施術報告書を交付した場合，療養費の支給可能期間は平成31年9月末までであり，当月は療養費の支給可能期間の最終月ではないが，施術報告書交付料の前回支給が平成30年10月分であるため，前回施術報告書を交付した月から8ヶ月（5ヶ月（暦月）以上）の療養費の支給期間で施術報告書交付料が支給されていないこととなり支給ができる。（留意事項通知別添1第7章の1）

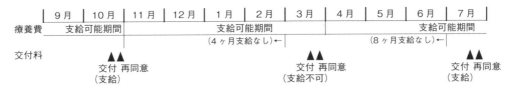

（問27） 初療後の初回の施術報告書交付料の支給の基準は，どのようなものか。

（答） 例えば，平成30年10月初めに医師から同意を受け平成30年10月初めが初療の患者について，平成31年2月下旬の医師の再同意に際し施術者が施術報告書を交付した場合，療養費の支給可能期間は平成31年3月末までであり，当月は療養費の支給可能期間の最終月ではないため支給はできない。また，施術報告書を交付した平成31年2月の前の療養費の支給期間は初療月の平成30年10月から4ヶ月間であり5ヶ月に満たないため支給はできない。このように，施術報告書交付料は，初療月を含め5ヶ月間は支給できない。（留意事項通知別添1第7章の1）

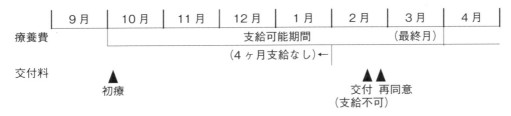

（問28） 平成30年10月以降の初回の施術報告書交付料の支給の基準は，どのようなものか。

（答） 例えば，平成30年9月以前から施術が継続しており平成30年10月初めに医師から再同意を

受けた患者について，平成31年2月下旬の医師の再同意に際し施術者が施術報告書を交付した場合，療養費の支給可能期間は平成31年3月末までであり，当月は最終月にあたらないが，平成30年9月分以前にも療養費の支給があれば平成31年2月の前の療養費の支給期間は5ヶ月以上でありその間施術報告書交付料が支給されていない場合は支給できる。（留意事項通知別添1第7章の1）

	9月	10月	11月	12月	1月	2月	3月	4月
療養費				支給可能期間			（最終月）	

（5ヶ月以上支給なし）←

交付料　　　　　　▲　　　　　　　　　　　　　　　　　　▲▲
　　　　　　　　　再同意　　　　　　　　　　　　　　　　交付 再同意
　　　　　　　　　　　　　　　　　　　　　　　　　　　　（支給）

（問29） 施術報告書交付料の支給の基準について，「施術報告書を交付した月の前5ヶ月の期間に係る療養費の支給で施術報告書交付料が支給されていない場合」とあるが，当該5ヶ月の期間に療養費の支給がない月がある場合，どのように取り扱うか。

（答） 初療月又は前回支給月以降の療養費の支給がない月も5ヶ月（暦月）の期間に含める。（留意事項通知別添1第7章の1）

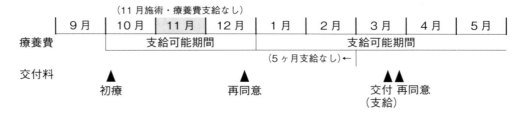

（11月施術・療養費支給なし）

	9月	10月	11月	12月	1月	2月	3月	4月	5月
療養費		支給可能期間			支給可能期間				

（5ヶ月支給なし）←

交付料　　　　　　▲　　　　　　　　　▲　　　　　　　　　▲▲
　　　　　　　　　初療　　　　　　　　再同意　　　　　　　交付 再同意
　　　　　　　　　　　　　　　　　　　　　　　　　　　　　（支給）

（問30） 施術報告書交付料の支給の基準について，「初療若しくは直前の医師による再同意日の属する月の5ヶ月後（初療若しくは再同意日が月の16日以降の場合は6ヶ月後）の月に施術報告書を交付した場合」とあるが，施術者の施術報告書の交付について，当月中であれば，いつ交付してもよいのか。

（答） 当月中に施術日があり，施術日以降の当月中の交付であれば支給は可能であるが，医師の再同意に資するため，医師の再同意（予定）の直前の施術における状況等を記載することが望ましい。（留意事項通知別添1第7章の1）

（問31） 施術報告書の交付日は，どのような日付を記入するか。

（答） 施術報告書の交付日は，施術を行った日ではなく，実際に施術報告書を交付した日付を記入する。（留意事項通知別添1第7章の1，別紙6）

（問32） 施術報告書の交付について，医師の再同意（予定）の直前の施術日を予定していたが，患者の都合により施術が中止となった場合，施術報告書について，どのように取り扱え

ばよいか。

(答) そのような場合，速やかに直前の施術（同月中に限る。）における状況等に基づき施術報告書を交付して差し支えない。また，当該直前の施術日より後の日付で交付して差し支えない。ただし，その場合，施術者は，電話等にて患者に必要な説明を行い同月中に交付し，別途患者から施術報告書交付料に係る料金について徴収する必要がある。（留意事項通知別添1第7章の1）

(問33) 施術報告書交付料の支給の基準について，施術のない月に施術報告書を交付した場合，施術報告書交付料は支給できるか。

(答) 施術報告書交付料は，施術の月単位で支給する取扱いとしており，施術のない月（施術予定が中止となった場合を含む。）に施術報告書を交付した場合や施術月に施術報告書を交付していない場合は支給できない。（留意事項通知別添1第7章の1）

(問34) 医師の同意より後に施術報告書は交付できるか。

(答) 施術報告書は，医師の再同意に資するために交付するものであり，再同意より後に交付することは適当でない。そのため，施術者は，患者への説明に際し，医師の再同意を受ける前であることを確認したうえで交付する必要がある。（留意事項通知別添1第3章の9，第7章の1）

(問35) 施術報告書が医師に到達しなかった場合，施術報告書交付料は支給できるか。

(答) 施術報告書は，交付時に患者から交付に係る費用を徴収することとなるため，施術報告書交付料の支給の基準は，患者に説明したうえで施術報告書を患者に交付又は医師に送付した場合に支給するものとしている。そのため，例えば患者が医師への持参を忘れる，医師に送付した文書が送達不能となる，患者が自ら施術を中止し医師に再同意を求めなかった等により結果として医師に到達しなかった場合であっても支給できるものである。（留意事項通知別添1第7章の1）

(問36) 医師の再同意（予定）が療養費の支給可能期間の最終月から一定期間経過後に予定されている場合，施術報告書交付料は支給できるか。

(答) 支給できる。その場合，施術報告書は，当該最終月（暦月）中（同月中に施術がある場合に限る。）に交付する。また，施術報告書には，当該最終月の最終の施術における状況等を記載することが望ましい。（留意事項通知別添1第7章の1）

(問37) 施術報告書交付料は，いつから支給できるか。

(答) 施術報告書交付料は，平成30年10月以降の施術における状況等を施術報告書に記入し，同月中に交付した場合に支給できる。そのため，9月以前の施術について施術報告書に記入す

第5 はり師，きゅう師の施術

る場合や9月以前に交付した場合は支給できない。（留意事項通知別添1第7章の1）

（問38） 施術報告書交付料は，「初療若しくは直前の医師による再同意日の属する月」が平成30年9月以前の場合であっても支給できるか。

（答） 支給できる。なお，その場合，療養費の支給可能期間は3ヶ月であることから，初療若しくは直前の医師による再同意日の属する月の翌々月（初療若しくは再同意日が月の16日以降の場合は3ヶ月後）の月（具体的には平成30年10月から12月）の施術について同月中に施術報告書を交付した場合に支給できる。（留意事項通知別添1第7章の1）

（問39） 患者が別々の疾患ではりきゅうとマッサージの同意書の交付を受けそれぞれ療養費の支給を受ける場合，施術報告書交付料についてもそれぞれ支給できるか。

（答） それぞれ支給できる。（留意事項通知別添1第7章の1）

（問40） 施術報告書を交付する月の施術について，複数の施術者がそれぞれ施術を行った場合，施術報告書は，誰が記載するのか。

（答） 患者に対して，中心的に施術を行った施術者が代表して記載する。（留意事項通知別添1第7章の1）

（問41） 施術報告書について，施術者の押印は必要ないのか。

（答） 施術報告書は，施術者と医師の連携を緊密にすることにより患者に必要な施術が行われることを目的とし，医師の再同意に資するために交付するものであり，施術者の証明ではないため，施術者の押印は必要ない。なお，交付した施術者は，患者を診察する医師からの施術に関する問い合わせに応じるべきものである。（留意事項通知別添1第7章の1，別紙6）

（問42） 施術報告書について，施術者が患者に交付する際に，患者が再同意を受ける医師が不明な場合，施術報告書の医師名の記入がなくてもよいか。

（答） 差し支えない。（留意事項通知別添1第7章の1，別紙6）

（問43） 施術報告書について，施術所にメールアドレスがない場合，メールアドレスの記入がなくてもよいか。

（答） 差し支えない。ただし，交付した施術者が，患者を診察する医師からの施術に関する問い合わせに応じられるよう，何らかの連絡先の記入は必要である。（留意事項通知別添1第7章の1，別紙6）

（問44） 施術報告書の作成について，「やむを得ず，施術報告書を作成しない場合」とあるが，やむを得ず作成しない場合とは，どのような場合か。

（答） 例えば，施術者が視覚障害者であり，施術報告書の作成に係る負担が大きい場合等が考え

られる。なお，施術報告書は，施術者と医師の連携を緊密にすることにより患者に必要な施術が行われることを目的とするものであり，特段の事情がない限り，施術者において交付するよう努めるべきものである。また，施術報告書を作成しない場合であっても，施術者は，患者を診察する医師からの施術に関する問い合わせに応じるべきものである。（留意事項通知別添1第7章の2）

【支給申請書関係】

(問45)　平成30年10月1日以降，「一の同意書，診断書により支給可能な期間」内における1回目の請求については，療養費支給申請書に，新しい様式の同意書（又は診断書）の原本を添付する必要があるのか。

(答)　同意書（又は診断書）の交付年月日が平成30年10月1日以降であれば，そのとおり。保険医の同意年月日が平成30年9月以前の場合，従来の取扱いで差し支えない。その場合，療養費の支給可能期間は従来どおり（3ヶ月）となる。（留意事項通知別添1第3章の3，第3章の4）

(問46)　平成30年10月1日以降，「一の同意書，診断書により支給可能な期間」内における2回目以降の請求（同意書（又は診断書）の原本を添付しない療養費支給申請書）については，どのように取り扱うものであるか。

(答)　保険者の審査に資するため，申請者が，療養費支給申請書の「同意記録」の各欄に同意をした保険医の氏名，住所，同意年月日（同意書の交付年月日），傷病名を記載し，要加療期間の指示がある場合はその期間を付記するものである。なお，当該2回目以降の請求について，保険者は既に一の支給可能な期間に係る同意書（又は診断書）の原本を保管していることから，申請者に対し改めて同意書（又は診断書）の写しの添付を求めることは適当でない。（留意事項通知別添1第3章の3，第3章の4）

(問47)　平成30年10月1日以降，「一の同意書，診断書により支給可能な期間を超えて更に施術を受ける場合は，当該期間を超えた療養費支給申請については，医師の同意書を添付すること」とされたが，支給可能期間（6ヶ月）の最終月中に保険医より同意書（又は診断書）が交付された場合，どのように取り扱うものであるか。

(答)　当該最終月（暦月）の翌月分の支給申請書に同意書（又は診断書）の原本を添付するものであるが，同意書（又は診断書）の交付により「一の同意書，診断書により支給可能な期間」が変更されるので，当該最終月分の支給申請書に添付しても差し支えないものである。（留意事項通知別添1第3章の4）

(問48)　平成30年10月1日以降，「一の同意書，診断書により支給可能な期間内における2回目以降の請求にあっては，その添付を省略して差し支えない」とされたが，支給可能期

間（6ヶ月）の最終月より前に保険医より同意書（又は診断書）が交付された場合，支
給申請書に当該同意書（又は診断書）の添付は必要ないのか。

（答）　同意書（又は診断書）の交付により「一の同意書，診断書により支給可能な期間」が変更
されるので，同意書（又は診断書）の交付年月日を含む月分の支給申請書に当該同意書（又
は診断書）の原本を添付するものである。（留意事項通知別添1第3章の3，第3章の4）

（問49）　療養費支給申請書の様式については，同意書，診断書，施術報告書と異なり，平成30
年10月1日以降も参考様式とされているが，従来どおり，必要に応じ保険者において必
要な欄を追加することは差し支えないのか。

（答）　そのとおり。なお，受領委任の取扱いに係る療養費支給申請書の様式（「はり師，きゅう
師及びあん摩マッサージ指圧師の施術に係る療養費に関する受領委任の取扱いについて」（平
成30年6月12日保発0612第2号。別添1様式第6号）は，参考様式ではない統一の様式であ
るので留意されたい。（留意事項通知別添1第9章の1）

（問50）　施術報告書交付料は，どのように請求するものであるか。

（答）　施術報告書には施術日の記載を要さないため，施術報告書に係る施術日が確認できるよう，
施術報告書交付料は，施術報告書に係る施術を行った日の属する月の施術料を請求する支給
申請書にて合わせて請求するものである。また，支給申請書の「施術報告書交付料」欄の「（前
回支給：　　年　月分）」欄に直前に支給された施術報告書交付料に係る施術の年月を記入し，
その次の欄に「300円×1回＝300円」と記入する。なお，当該支給申請書には，施術報告書
の写しを添付のうえ請求する。（留意事項通知別添1第9章の1，第9章の6，別紙4，別
紙6）

（問51）　施術報告書交付料を請求する支給申請書について，施術報告書交付料の前回支給がな
い場合，「（前回支給：　　年　月分）」欄にはどのように記入するものであるか。

（答）　初療月以降に施術報告書交付料が支給されていない場合，例えば「（前回支給：──年──
月分）」のように抹消（抹消印は不要）する。（留意事項通知別添1第9章の1，第9章の6，
別紙4）

（問52）　支給申請書の参考様式に「施術報告書交付料」欄が追加されたが，従来の様式を使用
して差し支えないか。

（答）　印刷済みの従来の支給申請書がなくなるまでの間，又は印字する支給申請書の様式が従来
の様式であり様式の修正が困難な場合，従来の様式をそのまま使用して差し支えない。なお，
従来の様式を使用し施術報告書交付料を請求する場合，施術内容欄の「はり」，「きゅう」，「は
り・きゅう併用」欄のうち施術料の請求のない欄を「施術報告書交付料（前回支給：なし又

は○年○月分）」等に修正（修正印は不要）して使用するか，又は摘要欄に「施術報告書交付料（前回支給：なし又は○年○月分）300円」等と記入する。（留意事項通知別添1第9章の1，第9章の6）

（問53） 施術者が施術報告書を交付しない場合や交付しても患者等から料金を徴収しない場合は施術報告書交付料を請求できないが，施術報告書交付料を請求しない支給申請書については，施術報告書の写しの添付は必要ないか。

（答） そのとおり。（留意事項通知別添1第9章の6）

（問54） 施術報告書交付料を請求した月の施術料が不支給となった場合，施術報告書交付料のみを支給することは可能か。

（答） 施術報告書交付料は，施術の月単位で支給する取扱いとしており，支給申請書の請求年月の施術のうち施術報告書の交付日以前の同月の施術に係るすべての施術料が不支給となった場合，当該施術に係る施術報告書交付料は支給できないものである。（留意事項通知別添1第7章の1）

（問55） 施術を中止し，しばらくして再開する場合の同意の取り扱いは如何か。

（答） 「一の同意書，診断書により支給可能な期間」内であれば，当該同意書において再開は可能である。（留意事項通知別添1第5章の1，第9章の8）

〈別添2〉

マッサージに係る療養費関係　　（略）

〈参考1〉

「はり，きゅう及びあん摩・マッサージの施術に係る療養費の取扱いに関する疑義解釈資料の送付について」（平成24年2月13日付事務連絡）

別添1　鍼灸に係る療養費関係（改正前）

【同意書関係】

（問5） 同意書でなく診断書でも取り扱いは可能か。

（答） 病名・症状（主訴を含む）及び発病年月日が明記され，保険者において療養費の施術対象の適否の判断ができる診断書であれば，同意書に代えて差し支えないこととしている。（留意事項通知別添1第3章の1）

（問8） 再同意を得る場合，必ず医師の診察が必要か。

はり，きゅう

第5　はり師，きゅう師の施術

(答)　医師の判断により診察を必要とせず再同意が与えられる場合もあり得るが，医師が再同意を与える際に診察が必要と判断された場合等は，その指示に従っていただきたい。

なお，施術者が患者に代わって再同意の確認をしても差し支えないこととしているので，この場合も同様に取り扱われたい。(留意事項通知別添1第3章の4)

(問9)　整形外科医以外の医師の同意書は有効か。また，歯科医師の同意書は有効か。

(答)　「同意を求める医師は，原則として当該疾病にかかる主治の医師とすること。」とされており，整形外科医に限定したものではなく，現に治療を受けている医師から得ることを原則としている。なお，歯科医師の同意書は認められない。(留意事項通知別添1第3章の7)

(問10)　複数の医師が勤務する病院より同意書の発行を受け，その後再同意の時に担当医が変更となった場合，新たに同意書の発行は必要か。

(答)　同意書を発行した前任の医師から患者を引き継いだ担当の医師であれば，新たに同意書の発行の必要はなく，引き続きその医師より同意を得ればよい。

(問11)　施術を中止し，しばらくして再開する場合の同意の取り扱いは如何か。

(答)　療養費の支給可能期間（初療の日が月の15日以前の場合は当該月の翌々月の末日とし，初療の日が月の16日以降の場合は当該月の3カ月後の月の末日とする。）内であれば，当該同意書において再開は可能である。(留意事項通知別添1第8章の5)

(問12)　同意書に加療期間の記載がない場合，いつまで継続できるのか。

(答)　加療期間の記載がない場合は，初療の日から3ヶ月（初療の日が月の15日以前の場合は当該月の翌々月の末日とし，初療の日が月の16日以降の場合は当該月の3カ月後の月の末日とする。）としている。(留意事項通知別添1第5章の1)

(問13)　初療日より長期間に及んで再同意が行われている場合，その同意はいつまで有効か。

(答)　実際に医師から同意を得ていれば，その都度支給可能期間を延長して差し支えない。ただし，他の疾病が考えられる場合には患者に医師の診察を促すことが望ましい。(留意事項通知別添1第3章の4)

(問15)　再同意を得るにはどのような方法があるか。

(答)　再同意を得る方法について特に決まったものはないが，電話や口頭による確認でも差し支えないこととしている。(留意事項通知別添1第3章の4)

〈参考2〉

「はり，きゅう及びあん摩・マッサージの施術に係る療養費の取扱いに関する疑義解釈資料の送付について」(平成24年2月13日付事務連絡)　別添2　マッサージに係る療養費関係（改正前）　（略)

〈参考3〉

「はり，きゅう及びあん摩・マッサージの施術に係る療養費の取扱いに関する疑義解釈資料の送付について」（平成29年2月28日付事務連絡）

別添1　鍼灸に係る療養費関係（改正前）

【医師の同意関係】

> **（問5）**　　支給申請書に記載する再同意の日付については，いつの日付を記載するのか。

（答）　　再同意の日付については，実際に医師が再同意を行った年月日を記載する。（留意事項通知別添1第3章の4，第5章の1）

> **（問6）**　　初回に取得した同意書に基づく支給可能期間が終了した後，一定日数経過後に医師の再同意があった場合には，改めて同意書を添付することが必要か。

（答）　　支給可能期間終了後，再同意取得までの間の施術に対する療養費の支給は当然認められないが，支給申請書に再同意に関する記載が適切になされており，再同意日以降の施術が前回療養費の支給対象とした施術から継続して行われているものと客観的に認められると保険者が判断した場合は，再同意書の添付がなくても再同意日以降の施術に対する療養費を支給して差し支えない。（留意事項通知別添1第3章の4，第5章の1）

> **（問7）**　　同意書の様式について，保険者の判断により項目を追加することは可能か。

（答）　　必要に応じて保険者において基準として掲げた項目以外の項目を追加することは差し支えないが，あくまで支給の可否を判断するうえで必要な項目に留めるべきであり，また医師が回答できる範囲とすべきである。なお，保険者独自の様式を使用しないことのみをもって不支給とすることや返戻を行うべきではない。（留意事項通知別添1第3章の5，別紙1）

〈参考4〉

「はり，きゅう及びあん摩・マッサージの施術に係る療養費の取扱いに関する疑義解釈資料の送付について」（平成29年2月28日付事務連絡）　別添2　マッサージに係る療養費関係（改正前）　　（略）

はり，きゅう

第5　はり師，きゅう師の施術

【業務に関する関係法令・通知】

○あん摩マッサージ指圧師，はり師，きゅう師等に関する法律（抄）

$$\left(\begin{array}{ll} \text{改正} & \text{昭22.12.20　法律第217号} \\ & \text{昭63. 5.31　法律第 71号} \end{array}\right)$$

第1条（免許）医師以外の者で，あん摩，マッサージ若しくは指圧，はり又はきゅうを業としようとする者は，それぞれ，あん摩マッサージ指圧師免許，はり師免許又はきゅう師免許（以下免許という。）を受けなければならない。

第4条（外科手術等の禁止）施術者は，外科手術を行い，又は薬品を投与し，若しくはその指示をする等の行為をしてはならない。

第5条（施術の制限）あん摩マッサージ指圧師は，医師の同意を得た場合の外，脱臼又は骨折の患部に施術をしてはならない。

第6条（消毒）はり師は，はりを施そうとするときは，はり，手指及び施術の局部を消毒しなければならない。

第12条（医業類似行為の制限）何人も，第1条に掲げるものを除く外，医業類似行為を業としてはならない。ただし，柔道整復を業とする場合については，柔道整復師法（昭和45年法律第19号）の定めるところによる。

○はり師等の業務に関する件

(昭24.11.24　医発　931)

　聞くところによれば若干の府県においては，はり師，きゅう師等が性病患者の治療を目的として施術を行っている向があるようであるが，はり，きゅう等の施術が性病の治療に効果のないことは科学的に明らかであるばかりでなく，性病の治療及び予防に関する国の方針に鑑みても望ましくないことであるので，今後かようなことのないよう関係者に対し厳に注意を喚起されたい。なお施術者が「性病治療」等の広告をなす場合は，あん摩，はり，きゅう，柔道整復等営業法第7条の規定により厳格に取り締られたい。

○はり師，きゅう師が電気，光線器具を使用することの可否について

(昭39. 8.14　医事　59)

照会

　社団法人大阪府鍼灸師会長小田原秋太郎から，別紙のとおり小職あて照会がありましたが，はり師，きゅう師の電気，光線器具の使用につきましては，法意に照し，なお疑義がありましたので，何分の御回示をいただきたく照会いたします。

（別紙）

　現在当会員であるはり師，きゅう師のなかには，はり術，きゅう術施術業務の範囲内において，例えば電気鍼，電気温灸器等の電気，光線を使用しておりますが，この行為は法意に照し許されるべきではなかろうかと存じますが，貴職の御意見を承りたく御照会いたします。

　なお，会員の使用いたしております前記の電気，光線器具は人の健康に害を及ぼすものでなく，かつこれらの器具は施術業務の範囲を越すものでないことを申し添えます。

回答

　昭和39年7月27日39医第4,074号をもって照会のあった標記については，電気，光線器具の使用が，はり術又はきゅう術の施行業務の範囲内で行われるものに限って，使用しても差し支えないと解する。

あん摩・マッサージ・指圧師，はり師，きゅう師の施術に係る療養費に関する受領委任の取扱い

【関係通知】

○はり師，きゅう師及びあん摩マッサージ指圧師の施術に係る療養費に関する受領委任の取扱いについて

（平30. 6.12　保発0612　2）

（令 2. 3. 4　保発0304　3）

（令 2.11.25　保発1125　7）

（令 3. 3.24　保発0324　2）

（令 3. 4.28　保発0428　1）

（令 4. 5.31　保発0531　3）

（令 6. 2. 9　保発0209　2）

（令 6. 5.31　保発0531　2）

　はり師，きゅう師及びあん摩マッサージ指圧師（以下「施術者」という。）の施術に係る療養費（健康保険法（大正11年法律第70号）及び船員保険法（昭和14年法律第73号）に基づく全国健康保険協会管掌健康保険，組合管掌健康保険及び船員保険の被保険者又は被扶養者に係る療養費並びに国民健康保険法（昭和33年法律第192号）及び高齢者の医療の確保に関する法律（昭和57年法律第80号）に基づく国民健康保険及び後期高齢者医療の被保険者に係る療養費。以下「療養費」という。）については，患者の負担が軽減され，患者が施術者から適切に施術を受けられ，施術者から保険者（国民健康保険法に基づき療養費の支給を行う国民健康保険の保険者は，市町村（特別区を含む。）及び国民健康保険組合）又は後期高齢者医療広域連合（以下「保険者等」という。）に対して適切に療養費が請求されるよう，今般，受領委任の取扱いを導入し，下記のとおり取り扱うこととしたので，遺漏のないよう御配慮願いたい。

記

1　受領委任の契約の締結について

　　受領委任は，施術者と地方厚生（支）局長及び都道府県知事が受領委任の契約を締結することにより，患者の施術料支払や療養費請求手続に係る負担が軽減され，保険者等への療養費請求手続が明確化され，必要に応じて地方厚生（支）局及び都道府県から施術者や開設者に対して指導監督が行われ，療養費の不正又は不当な請求への対応が行われることを目的とするものである。

　　施術者と地方厚生（支）局長及び都道府県知事の受領委任の契約の締結は，施術者や開設者に対

受領委任の取扱い（あん摩・マッサージ・指圧師，はり師，きゅう師）

して，一定のルールに基づく施術や療養費の請求等を行うことを求め，施術者等がこれを約束した
ことを認める行為であり，形式的には契約という形態をとっているが，受領委任の取扱いが認めら
れた施術所の施術者であることを行政として公に認める行為である。

　また，受領委任の取扱いを認めることが不適当な施術所の施術者に対してはその取扱いを中止し，
中止を受け5年間を経過しない者など不適当な施術者や開設者に対しては受領委任の取扱いを認め
ないものであり，さらに，中止を受けた施術者に対しては国家資格についての行政処分を行う場合
もあり，このように，施術者との受領委任の契約の締結は，本来的に行政が行うべきものである。

　なお，地方厚生（支）局長及び都道府県知事が施術者と締結する受領委任の契約の内容（受領委
任の取扱規程）については，別添1のとおりであること。

2　受領委任の契約に係る保険者等からの委任について

　受領委任の取扱いは，施術者が，療養費の請求権者である被保険者等から療養費の受領の委任を
受け，保険者等に請求する場合の取扱いであり，施術者と地方厚生（支）局長及び都道府県知事と
の受領委任の契約の締結は，地方厚生（支）局長又は都道府県知事が保険者等から受領委任の契約
に係る委任を受けたうえで行われる。

　この委任は，個別の施術者等について，受領委任の取扱いを認めるか否かの判断を保険者等から
地方厚生（支）局長又は都道府県知事に委ね，保険者等は，地方厚生（支）局長及び都道府県知事
が契約を締結した施術所の施術者については，原則，受領委任の取扱いを認めるとともに，地方厚
生（支）局長及び都道府県知事が契約に基づき実施する施術者等に対する指導及び監査に必要な療
養費の支給申請書等の提供を行政に対して約束するものであり，保険者等における療養費の支給決
定の権限の委任ではない。

　なお，保険者等の委任等に係る具体的な手続は，別添2のとおりであること。

3　受領委任の取扱いの導入当初における対応について

(1)　施術者における対応

　受領委任の取扱いを希望する施術者は，別添1のとおり，地方厚生（支）局（地方厚生（支）
局が所在しない都府県にあっては地方厚生（支）局都府県事務所）へ申出に関する書類一式を提
出することとなるが，受領委任の取扱いを開始する平成31年1月1日から受領委任の取扱いを希
望する施術者は，平成30年7月2日から平成30年10月31日までの間に提出し，また，平成31年1
月4日以降に受領委任の取扱いを希望する施術者は，平成31年1月4日以降，随時提出するもの
であること。

　当該申出に関する具体的な手続については，平成30年6月下旬までに各地方厚生（支）局のウェ
ブページで掲示し，受領委任の取扱いを希望する施術者は，申出を行う施術所の所在地（出張専
門施術者の場合は自宅住所）を管轄する地方厚生（支）局のウェブページを確認するものである
こと。

　なお，当該申出に対する地方厚生（支）局長及び都道府県知事の承諾については，平成31年1

月初旬以降，申出を行った施術者に対して通知するとともに，地方厚生（支）局のウェブページ
で受領委任を取り扱う施術所（施術者）の一覧を掲示する予定であること。

(2) 保険者等における対応

受領委任を取り扱う保険者等は，別添2のとおり，健康保険組合は健康保険組合連合会会長に
対し，市町村（特別区を含む。）及び国民健康保険組合並びに後期高齢者医療広域連合は国民健
康保険中央会理事長に対して，委任を開始する日付の3ヶ月前までにそれぞれ委任する旨を通知
することとなるが，受領委任の取扱いの導入当初においては，保険者等が委任を開始する日付は，
平成31年1月1日又は平成31年4月1日とするので，平成31年1月1日より委任を開始する保険
者等については平成30年10月1日までに，平成31年4月1日より委任を開始する保険者等につい
ては平成30年12月28日までにそれぞれ委任する旨を通知するものであること。

また，平成31年5月1日以降に委任を開始（その後は暦月単位で各月の1日に委任を開始）す
る保険者等についても，委任を開始する日付の3ヶ月前までに随時委任する旨を通知するもので
あること。

なお，厚生労働省は，各保険者等の委任の状況について，状況が変更される日付の1ヶ月前ま
でに厚生労働省のウェブページに掲示するものであり，平成31年1月1日より委任を開始する保
険者等については平成30年11月30日までに，平成31年4月1日より委任を開始する保険者等につ
いては平成31年3月1日までに厚生労働省のウェブページで掲示する予定であること。

受領委任の取扱い（あん摩・マッサージ・指圧師，はり師，きゅう師）

別添1

受領委任の取扱規程

第1章　総則

（目的）

1　この規程（施行後の変更及び改訂等を含み，以下「本規程」という。）は，はり師，きゅう師及びあん摩マッサージ指圧師（以下「施術者」という。）が健康保険法（大正11年法律第70号）及び船員保険法（昭和14年法律第73号）に基づく全国健康保険協会管掌健康保険，組合管掌健康保険及び船員保険の被保険者又は被扶養者に係る療養費並びに国民健康保険法（昭和33年法律第192号）及び高齢者の医療の確保に関する法律（昭和57年法律第80号。以下「高齢者医療確保法」という。）に基づく国民健康保険及び後期高齢者医療の被保険者に係る療養費（以下「療養費」という。）の受領の委任を被保険者又は被扶養者から受け，保険者（国民健康保険法に基づき療養費の支給を行う国民健康保険の保険者は，市町村（特別区を含む。）及び国民健康保険組合）又は後期高齢者医療広域連合（以下「保険者等」という。）に請求する場合の取扱い（以下「受領委任の取扱い」という。）を定めることを目的とする。

（委任）

2　本規程に基づく契約の締結を行うに当たっては，地方厚生（支）局長（以下「厚生（支）局長」という。）は，全国健康保険協会都道府県支部長（以下「健保協会支部長」という。）から受領委任の契約に係る委任を受けるとともに，健康保険組合からの委任を受けた健康保険組合連合会会長から受領委任の契約に係る委任を受けること。また，都道府県知事は，市町村（特別区を含む。）及び国民健康保険組合並びに後期高齢者医療広域連合からの委任を受けた国民健康保険中央会理事長から，受領委任の契約に係る委任を受けること。

　なお，保険者等が，受領委任の契約に係る委任をするか否か，また，委任を終了し，施術者との受領委任の契約を終了するか否かについては，保険者等の裁量によるものであること。

　保険者等が，当該委任をし又は委任を終了する場合は，健保協会支部長は厚生（支）局長に対し，健康保険組合は健康保険組合連合会会長に対し，市町村（特別区を含む。）及び国民健康保険組合並びに後期高齢者医療広域連合は国民健康保険中央会理事長に対し，書面により当該委任をし又は委任を終了する旨及びその日付を通知すること。

　当該通知を受けた健康保険組合連合会会長は厚生（支）局長に対し，国民健康保険中央会理事長は都道府県知事に対し，その旨を書面により通知すること。

　厚生労働省は，各保険者等の委任の状況について，状況が変更される日付の1ヶ月前までに，厚生労働省のウェブページに掲示するものであること。

3　2の委任は，第2章，第8章及び第9章に係る事務等の本規程に基づく受領委任の契約の締結及び履行に関する事務等の委任であって，保険者等における療養費の支給決定の権限の委任ではない

— 474 —

こと。

　なお，当該委任を受けて，地方厚生（支）局及び都道府県は共同して本規程に基づく事務等を行うものであること。

（受領委任の施術所及び施術管理者）

4　施術所の開設者である者を受領委任に係る施術管理者（第2章に定める手続を行い，11の承諾を受けたことにより第4章に定める療養費の請求の事務を行う施術者をいう。ただし，11の承諾を受ける前においては，当該承諾を受けることを予定する施術者を含め，以下「施術管理者」という。）とすること。

　ただし，開設者が施術者でない場合又は開設者である施術者が施術所で施術を行わない場合は，当該施術所に勤務する施術者の中から開設者が選任した者を施術管理者とすること。

　施術管理者は，はり師，きゅう師又はあん摩マッサージ指圧師の免許を有していない場合，保有していない免許に係る10の申出はできないこと。

　はり，きゅう又はあん摩マッサージ指圧の施術について，それぞれの施術毎に施術管理者を配置することは可能であるが，それぞれの施術に係る施術管理者を複数配置することはできないこと。なお，施術所に複数の施術管理者を配置する場合，10の申出は，各施術管理者が取り扱う施術に応じてそれぞれ行うこと。

　開設者である施術管理者がはり師，きゅう師又はあん摩マッサージ指圧師のいずれかの免許を有していない場合は，当該保有していない免許を保有する施術者を開設者が施術管理者として選任し，施術所に複数の施術管理者を配置すること。

　開設者は，この契約により受領委任を取り扱う施術管理者及び勤務する施術者が行った保険施術及び療養費支給申請について，これらの者を適切に監督する義務を負うとともに，これらの事項については，これらの者と同等の責任を負うものとする。

5　施術管理者は，本規程に基づく受領委任の契約の締結に際しては，第2章に定める手続を行うこと。ただし，4の開設者が選任した者が施術管理者である場合については，開設者が当該施術者を施術管理者として選任したこと及び開設者が本規程に基づく受領委任の契約の当事者として本規程に定める開設者としての義務及び責任を負担することを確認した旨を証明する施術管理者選任等証明を7の確約を行うに当たって施術所の所在地の厚生（支）局長及び都道府県知事に提出すること。なお，開設者が個人の場合は，様式第1号の2を提出し，開設者が法人等（個人以外）の場合は，様式第1号の3を提出すること。

6　施術管理者は，自ら又は当該施術所に勤務する他の施術者が行う施術を含め，当該施術所における受領委任に係る取扱い全般を管理する者であることから，同一人が複数の施術所の施術管理者となることは原則として認められないものであること。例外的に複数の施術所の施術管理者となる場合は，10によること。

あはき受領委任

第2章　契約

（確約）

7　施術管理者は，様式第1号により，本規程に定める事項を遵守することについて，施術所の所在地の厚生（支）局長及び都道府県知事に確約しなければならないこと。

（不正請求の返還等）

8　本規程に基づく受領委任の取扱いを行う施術管理者が，不正又は不当な請求（関係法令，通達等又は本規程に違反した療養費の請求等）を行ったことにより，当該療養費が保険者等により支給された場合において，保険者等から当該不正又は不当な請求に係る療養費相当額の全部又は一部について返還を求められたときは，当該施術管理者，施術所（法人等の権利義務の主体である場合）及び開設者は，当該療養費の支給決定の取消し又は変更の有無にかかわらず，保険者等が別途定める方法により，保険者等に対して当該療養費相当額の全部又は一部について賠償し又は補償する義務を負う。

（療養費支給決定取消又は変更時の返還に係る取扱い）

9　本規程に基づく受領委任の取扱いに係る療養費の支給決定が関係法令，通達若しくは保険者等の定める規定等又は本規程に基づき取り消され又は変更された場合において，保険者等が，当該療養費に係る請求権者又は施術管理者，施術所（法人等の権利義務の主体である場合）若しくは開設者に対して当該療養費相当額の全部又は一部について返還請求権を有するときに，保険者等から当該療養費相当額の全部又は一部について返還を求められたときは，当該施術管理者，施術所（法人等の権利義務の主体である場合）及び開設者は，当該請求権者に代わり又は自らが負う療養費相当額の全部又は一部の返還債務の履行として，当該療養費相当額の全部又は一部を保険者等が別途定める方法により保険者等に対して返還する義務を負う。なお，本規定は，8の適用を妨げるものではない。ただし，本規定の適用を受ける場合において8に基づき保険者等が当該施術管理者等から当該療養費相当額の全部又は一部の賠償又は補償を受けたときにおいては，保険者等は，当該賠償又は補償をもって，本規定に基づく施術管理者等の義務の履行に充当し，その余の施術管理者等の債務を免除することができるものとする。

（受領委任の申出）

10　施術管理者は，様式第2号の2により，当該施術所において勤務する他の施術者（以下，様式第2号の2に記載された施術管理者以外の施術者を「勤務する施術者」という。）から，本規程に基づく受領委任の契約の当事者として第3章に定める事項を遵守し，本規程の適用を受けることについて同意を受け，様式第2号及び様式第2号の2により，当該施術所，施術管理者及び当該勤務する施術者に関する事項について，当該施術所の所在地の厚生（支）局長及び都道府県知事に申し出ること。

　　施術管理者について，例外的に複数の施術所の施術管理者となる場合は，各施術所間の距離等を

勘案のうえ，様式第2号の3による勤務形態確認票により各施術所における管理を行う日（曜日）及び時間を明確にさせる必要があること。

　また，専ら出張のみにより自ら施術を行う施術者（以下「出張専門施術者」という。）については，自らを施術管理者として申し出るとともに，自らが待機等する一つの拠点（出張の起点であり，自宅の住所とする。）を施術所とみなして本規程を適用すること。

　出張専門施術者について，当該申出とは別の申出で施術管理者又は勤務する施術者として申出され複数の箇所で勤務する場合，当該申出において，各施術所（上記の拠点を含む。）間の距離等を勘案のうえ，様式第2号の3による勤務形態確認票により各施術所における管理又は施術を行う日（曜日）及び時間が重複しないよう明確にさせる必要があること。

（受領委任の承諾）

11　厚生（支）局長及び都道府県知事は，10の申出を行った施術管理者について，次の(1)から(14)の事項に該当する場合を除き，受領委任の取扱いを承諾すること。また，その場合は，様式第3号により，承諾された当該施術管理者に承諾した旨を通知すること。

　受領委任の取扱いが承諾された後において，次の(1)から(14)の事項に該当することが判明した場合，当該承諾は無効であること。

　なお，次の(1)から(3)及び(5)の中止については，はり師，きゅう師又はあん摩マッサージ指圧師のうち，いずれに係るものであるかは問わないこと。

(1)　施術管理者である施術者又は勤務する施術者が受領委任の取扱いの中止を受け，原則として中止後5年を経過しないとき。

(2)　当該申出を行った施術管理者が勤務し又はしようとする当該施術所の開設者がこれまで開設していた施術所の施術に関し，当該開設していた施術所に勤務していた施術者が受領委任の取扱いの中止を受け，当該中止後，原則として5年を経過しないとき。

(3)　受領委任の取扱いの中止を受けた施術管理者に代えて当該施術所の開設者から施術管理者に選任された者であるとき。

(4)　不正又は不当な請求に係る返還金を納付しないとき。

(5)　二度以上重ねて受領委任の取扱いを中止されたとき。

(6)　施術管理者又は当該施術所の開設者が第8章40の指導を重ねて受けたとき。

(7)　施術管理者又は当該施術所の開設者が健康保険法，同法第65条第3項第3号に規定する政令で定める国民の保健医療に関する法律又はあん摩マッサージ指圧師，はり師，きゅう師等に関する法律（昭和22年法律第217号）に違反し罰金刑に処せられ，その執行を終わり，又は執行を受けることがなくなるまでの者であるとき。

(8)　施術管理者又は当該施術所の開設者が禁固以上の刑に処せられ，その執行を終わり，又は執行を受けることがなくなるまでの者であるとき。

(9)　施術管理者又は当該施術所の開設者が健康保険法，同法第65条第3項第5号に規定する社会保

受領委任の取扱い（あん摩・マッサージ・指圧師，はり師，きゅう師）

険各法に基づく滞納処分を受け，かつ，当該処分を受けた日から3ヶ月以上の期間にわたり，当該処分を受けた日以降に納期限の到来した社会保険料のすべてを引き続き滞納している者であるとき。

⑽　受領委任の取扱いの中止を逃れるために承諾を辞退して，その後しばらくして受領委任の取扱いについて申出をしてきたとき。

⑾　指導監査を再三受けているにも関わらず，指示事項について改善が見られず，再申出時を迎えたとき。

⑿　令和3年1月1日以降に10の申出を行った施術管理者について，「はり師，きゅう師及びあん摩マッサージ指圧師の施術に係る療養費の受領委任を取り扱う施術管理者の要件について」（令和2年3月4日保発0304第1号厚生労働省保険局長通知）による実務に従事した経験を一年以上有しないとき。

⒀　令和3年1月1日以降に10の申出を行った施術管理者について，⑿の通知による研修の課程を修了していないとき。

⒁　その他，受領委任の取扱いを認めることが不適当と認められるとき。（厚生（支）局長及び都道府県知事が，受領委任の取扱いを辞退した施術者若しくは廃止された施術所について，受領委任の取扱いを中止すべき案件（以下「中止相当」という。）である旨決定した場合において，上記(1)から(3)及び(5)に該当する場合を含む。）

（施術者の施術）

12　11により受領委任の申出が承諾された場合，当該申出を行った施術管理者及び勤務する施術者は，受領委任の取扱いに係る施術を行うことができること。その場合，当該施術に係る療養費の請求は，施術管理者が行うこと。

（施術所の制限）

13　受領委任の取扱いは，11により承諾された施術所（以下「承諾施術所」という。）において行われる施術（訪問及び往療を含む。）のみ認められること。

　　施術管理者が承諾施術所以外の施術所において受領委任の取扱いを行う場合は，別途，7及び10の手続を経て，厚生（支）局長及び都道府県知事から，受領委任の取扱いの承諾を受ける必要があること。〔※網掛けの箇所は令和6年10月1日適用〕

（申出事項の変更等）

14　施術管理者は，10により申し出ている当該施術所，施術管理者及び当該勤務する施術者に関する事項の内容に変更が生じたとき又は受領委任の取扱いを行うことができなくなったときは，様式第4号により，速やかに厚生（支）局長及び都道府県知事に申し出ること。

　　ただし，承諾施術所の住所（出張専門施術者の住所を除く。）が変更となった場合には，改めて7及び10の手続を経て，厚生（支）局長及び都道府県知事から，受領委任の取扱いの承諾を受ける必要があること。

（受領委任の取扱いの中止）

15　厚生（支）局長及び都道府県知事は，施術管理者，開設者又は勤務する施術者が次の事項に該当する場合は，本規程に基づき締結した受領委任の契約に係る受領委任の取扱いを中止することができること。

（1）　本規程に定める事項を遵守しなかったとき。

（2）　療養費の請求内容に不正又は著しい不当の事実が認められたとき。

（3）　その他，受領委任の取扱いを認めることが不適当と認められるとき。

　　なお，複数の施術管理者を配置する施術所について受領委任の取扱いを中止（中止相当を含む。）する場合，当該施術所のはり，きゅう及びあん摩マッサージ指圧のすべての施術について受領委任の取扱いを中止する。

第3章　保険施術の取扱い

（施術の担当方針）

16　施術管理者及び勤務する施術者は，関係法令，「はり師，きゅう師及びあん摩・マッサージ・指圧師の施術に係る療養費の支給について」（平成4年5月22日保発第57号，その後の改正を含み，以下「算定基準」という。）及び「はり師，きゅう師及びあん摩・マッサージ・指圧師の施術に係る療養費の支給の留意事項等について」（平成16年10月1日保医発第1001002号，その後の改正を含み，以下「留意事項」という。）その他の通達等並びに本規程を遵守し，懇切丁寧にはり，きゅう及びあん摩マッサージ指圧に係る施術（以下「施術」という。）及び療養費の請求に係る事務を行うこと。

　　この場合，施術は，被保険者又は被扶養者等である患者（以下「患者」という。）の療養上妥当適切なものとすること。

　　なお，健康保険事業の健全な運営を損なうおそれのある経済上の利益の提供又は違法な広告若しくは通達，ガイドライン等（その後の変更若しくは改訂及び新たに規定されるものを含む。）に違反する広告により，患者が自己の施術所において施術を受けるように誘引してはならないこと。

　　また，施術所が，集合住宅・施設・請求代行の事業者若しくはその従事者，医療機関，医師又はその関係者等に対して金品（いわゆる紹介料その他の経済上の利益）を提供し，患者の紹介を受け，その結果なされた施術については，療養費支給の対象外とすること。

　　さらに，施術所が，医療機関，医師又はその関係者等に対して金品等を提供し，療養費の請求に必要となる留意事項に基づく同意書又は診断書（以下「同意書等」という。）の交付を受け，その結果なされた施術については，療養費支給の対象外とすること。

（施術者の氏名の掲示）

17　施術管理者は，施術所内の見やすい場所に，施術管理者及び勤務する施術者の氏名及びはり師，きゅう師又はあん摩マッサージ指圧師の別を掲示すること。

あはき受領委任

受領委任の取扱い（あん摩・マッサージ・指圧師，はり師，きゅう師）

（受給資格の確認等）

18　受給資格の確認等については，以下に定めるとおりとすること。

(1)　施術管理者は，自らが又は勤務する施術者が患者から施術を求められた場合は，オンライン資格確認又はその者の提出する被保険者証（健康保険被保険者受給資格者票，健康保険被保険者特別療養費受給票，船員保険被扶養者証を含む。以下同じ。）によって療養費を受領する資格があることを確認すること。

　　ただし，緊急やむを得ない事由によって当該確認を行うことができない患者であって，療養費を受領する資格が明らかなものについてはこの限りでないが，この場合には，その事由がなくなった後，遅滞なく当該確認を行うこと。

〔※(2)・(3)は令和6年12月2日適用〕

(2)　施術管理者は，自らが又は勤務する施術者が患者から施術を求められた場合であって，患者がオンライン資格確認により療養費を受領する資格があることの確認を求めた場合においては，(1)の規定にかかわらず，オンライン資格確認により療養費を受領する資格があることを確認すること。

　　ただし，やむを得ない事由によってオンライン資格確認により当該確認を行うことができない患者であって，療養費を受領する資格が明らかなものについてはこの限りでないが，この場合には，その事由がなくなった後，遅滞なく当該確認を行うこと。

(3)　施術管理者は，やむを得ない場合を除き，(2)に規定する場合において，患者がオンライン資格確認によって療養費を受領する資格があることの確認を受けることができるよう，あらかじめ必要な体制を整備しなければならないこと。

---

(4)〔(2)〕　施術管理者は，オンライン資格確認の利用に当たって「資格確認限定型オンライン資格確認等システム利用規約」を遵守すること。〔※〔　〕内の網掛けの項番は令和6年12月1日までの適用〕

（療養費の算定，一部負担金の受領等）

19　施術管理者は，療養費に係る施術に要する費用について，算定基準により算定した額を保険者等に請求するとともに，患者から健康保険法，船員保険法，国民健康保険法及び高齢者医療確保法その他の関係法令に定める一部負担金に相当する金額の支払を受けるものとすること。

　　なお，患者から支払を受ける当該療養費に係る一部負担金については，これを減免又は超過して徴収しないこと。

　　また，請求に当たって他の療法に係る費用を請求しないこと。

（領収証及び明細書の交付）

20　施術管理者は，患者から一部負担金の支払を受けるときは，正当な理由がない限り，領収証を無償で交付するとともに，患者から求められたときは，当該一部負担金の計算の基礎となった項目ご

とに記載した様式第5号による一部負担金明細書（1日分）又は様式第5号の2による一部負担金明細書（1月分）を交付すること。

（施術録の記載等）

21　開設者及び施術管理者は，受領委任に係る施術に関する施術録（様式は留意事項を参考）をその他の施術録と区別して整理し，施術管理者及び勤務する施術者が患者に施術を行った場合は，当該施術に関し，必要な事項を受領委任に係る施術に関する施術録に遅滞なく記載させるとともに，施術が完結した日から5年間保存すること。

　　また，開設者及び施術管理者は，当該患者に係るすべての同意書等の写し（紙での出力が可能な電子的記録によるものを含む。）を上記の施術録の保存と合わせて施術が完結した日から5年間保存すること。

（個人情報の取扱い）

21の2　施術管理者は，療養費の受領等の業務のために知り得た患者に関する個人情報について，適切に取り扱うものとすること。

（保険者等への通知）

22　施術管理者は，患者が次の事項に該当する場合は，遅滞なく意見を附してその旨を保険者等に通知すること。

（1）　闘争，泥酔又は著しい不行跡によって事故を起こしたと認められたとき。

（2）　正当な理由がなくて，施術に関する指揮に従わないとき。

（3）　詐欺その他不正な行為により，施術を受け，又は受けようとしたとき。

（施術の方針）

23　施術管理者及び勤務する施術者は，施術の必要があると認められる疾病又は適応症に対して，的確な判断のもとに患者の健康の保持増進上妥当適切に施術を行うほか，以下の方針によること。

（1）　施術に当たっては，懇切丁寧を旨とし，患者の療養上必要な事項は理解しやすいように指導すること。

　　　また，療養費の支給対象等，療養費を請求する上での注意事項について説明をすること。

（2）　施術は療養上必要な範囲及び限度で行うものとし，とりわけ，長期又は過度な施術とならないよう努めること。

（3）　あん摩マッサージ指圧師，はり師，きゅう師等に関する法律等の関係法令及び通達等に照らして医師の診療を受けさせることが適当であると判断される場合は，医師の診療を受けさせること。

第4章　療養費の請求

（申請書の作成）

24　施術管理者は，保険者等に療養費を請求する場合は，次に掲げる方式により療養費支給申請書（以下「申請書」という。）を作成し，速やかな請求に努めること。

受領委任の取扱い（あん摩・マッサージ・指圧師，はり師，きゅう師）

(1)　申請書の様式は，はり，きゅうの施術に係る療養費については様式第6号，あん摩マッサージ指圧の施術に係る療養費については様式第6号の2とすること。

(2)　申請書は，暦月を単位として作成すること。

(3)　同一月内の施術については，施術を受けた施術所が変わらない限り，申請書を分けず，一の申請書において作成すること。なお，施術を行った施術者が同一月内に複数人いる場合は，「摘要」欄等にそれぞれの施術者氏名とその施術日について記入すること。

(4)　申請書の申請欄の申請者は，療養費の請求権者（以下「被保険者等」という。）に係る住所，氏名，申請年月日を記入するものであり，被保険者等又は被保険者等から許可を受けた患者（以下，本規程において「患者」という。）より記入を受けること。ただし，当該各事項について，当該患者より依頼を受けた場合や当該患者が記入することができないやむを得ない理由がある場合には，施術者等が代理記入し当該患者から押印を受けること。

(5)　施術管理者は，毎月，申請書を患者又はその家族に提示し，施術を行った具体的な日付や施術内容の確認を受けたうえで申請書の代理人欄の申請者欄に署名を求めること。併せて，被保険者等に係る住所，委任年月日について患者より記入を受けること。ただし，当該各事項について，当該患者より依頼を受けた場合や当該患者が記入することができないやむを得ない理由がある場合には，施術者等が代理記入し当該患者から押印を受けること。

　　そのうえで，施術者は，毎月，申請書の写し（添付書類は除く。）又は施術日数や回数，施術内容のわかる様式第5号の2による「一部負担金明細書（1月分）」を，患者又は家族に交付すること（20により，既にすべての施術について明細書を交付している場合を除く。）。

(6)　施術管理者は，初療の日から1年以上経過している患者であって，かつ，1月間の施術を受けた回数が16回以上の者の申請書については，留意事項に基づく「1年以上・月16回以上施術継続理由・状態記入書」を添付すること。

(7)　施術管理者は，訪問施術料又は往療料を請求する申請書について，施術者が訪問又は往療した日付，同一日同一建物への訪問かどうか，同一日同一建物への訪問の場合に訪問施術料を算定しているか否か，施術者名，施術した場所及び訪問又は往療が必要な理由並びに要介護度が分かる場合は要介護度を申請書に記入すること。〔※(7)は**令和6年10月1日適用**〕

〔※**令和6年9月30日までの規定**〕

(7)　施術管理者は，往療料を請求する申請書について，施術者が往療した日付，同一日同一建物への往療かどうか，同一日同一建物への往療の場合に往療料を算定しているか否か，施術者名，往療の起点，施術した場所及び往療が必要な理由並びに要介護度が分かる場合は要介護度を記入した様式第7号による往療内訳表を添付すること。

(8)　施術管理者は，同意書等により支給可能な期間のうち初回の施術を含む申請書に当該同意書等の原本を添付すること。

(9)　施術管理者は，施術報告書交付料を請求する申請書について，施術報告書の写しを添付し，同

一患者に係る一連の施術において既に施術報告書交付料が支給されている場合は，直前の当該支給に係る施術の年月を記載すること。

⑽　施術管理者は，患者の施術継続中に患者の保険種別等の変更があり，当該変更後の初回の施術が同意書等により支給可能な期間内である場合，当該同意書等の写しを変更後の保険者等への初回の申請書に添付すること。

⑾　施術日がわかるよう申請書に記載すること。

（申請書の送付）

25　施術管理者は，申請書を保険者等毎に取りまとめ，様式第8号及び様式第9号又はそれに準ずる様式の総括票を記入のうえ，それぞれを添付し，原則として，毎月10日までに，保険者等へ送付すること。ただし，27により国民健康保険等の療養費審査委員会が設置されている場合は，施術管理者単位に保険者等毎に取りまとめ国民健康保険団体連合会（以下「国保連合会」という。）へ送付すること。

（申請書の返戻）

26　保険者等又は国保連合会は，申請書の事前点検を行い，申請書に不備がある場合は，施術管理者に返戻すること。

第5章　審査会

（審査会の設置）

27　健保協会支部長は，全国健康保険協会管掌健康保険に係る申請書を審査するため，全国健康保険協会都道府県支部（以下「健保協会支部」という。）にはり，きゅう及びあん摩マッサージ指圧療養費審査委員会を設置することができること。

　ただし，船員保険に係る申請書の審査は，全国健康保険協会東京都支部に療養費審査委員会が設置された場合，当該審査会において実施することができること。

　都道府県知事は，国民健康保険及び後期高齢者医療に係る申請書について，保険者等に代わり国保連合会に審査を行わせるため，国保連合会と協議のうえ，国保連合会に国民健康保険等の療養費審査委員会（以下，健保協会支部に設置することができるはり，きゅう及びあん摩マッサージ指圧療養費審査委員会と合わせて「審査会」という。）を設置させることができること。

　また，組合管掌健康保険に係る申請書を審査するため，都道府県健康保険組合連合会会長は健保協会支部長と協議の上，健保協会支部長に審査を委任することができること。

（審査に必要な報告等）

28　健保協会支部長，国保連合会若しくは審査会が審査会の審査に当たり必要と認める場合又は審査会に審査を委任していない保険者等が審査に当たり必要と認める場合は，開設者，施術管理者及び勤務する施術者から報告等（受領委任の契約に係る委任をしている保険者等に関するものに限る。）を徴することができるものとし，開設者，施術管理者及び勤務する施術者はこれに応ずる義務を負

— 483 —

うこと。

（守秘義務）

29　審査会の審査委員又は審査委員の職にあった者は，法令において求められる場合その他正当な理由がある場合を除き，申請書の審査に関して知得した施術者の業務上の秘密又は個人の秘密を漏らしてはならない。

第6章　療養費の支払

（療養費の支払）

30　審査会に審査を委任している保険者等（以下「審査委任保険者等」という。）は，受領委任の取扱いに係る療養費の支払を行う場合は，それぞれの審査委任保険者等が所在する都道府県の審査会の審査を経ること。

31　保険者等による点検調査の結果，申請書を返戻する必要がある場合は，26と同様の取扱いによること。

32　審査委任保険者等は，点検調査の結果，請求内容に疑義がある場合は，健保協会支部長又は国保連合会にその旨を申し出ること。

33　保険者等は，療養費の支給を決定する際には，適宜，患者等に施術の内容及び回数等を照会して，施術の事実確認に努めること。また，速やかに療養費の支給の適否を判断し処理すること。その際，審査委任保険者等は審査会の審査等を踏まえること。

　なお，保険者等が調査に基づき不支給等の決定を行う場合は，被保険者等に不支給決定通知を行う等，不支給処理を適正に行うとともに，患者が施術者に施術料金を支払う必要がある場合は，保険者等は，適宜，当該患者に対して指導を行うこと。

34　施術管理者は，申請書の記載内容等について保険者等又は審査会から照会を受けた場合は，的確に回答すること。

35　保険者等は，請求額に対する支給額の減額又は不支給等がある場合は，様式第10号又はそれに準ずる様式の書類を記入の上，申請書の写しを添えて，施術管理者へ送付すること。

36　保険者等は，申請書の支払機関欄に記載された支払機関に対して療養費を支払うこと。

第7章　再審査

（再審査の申出）

37　施術管理者は，審査委任保険者等の支給決定において，審査会の審査内容に関し不服がある場合は，その理由を附した書面により，健康保険組合（健保協会支部長に審査を委任している場合に限る。）を経由して審査委任保険者等の所在地の健保協会支部長（船員保険に係るものにあっては，全国健康保険協会東京都支部長）又は国保連合会に対して再審査を申し出ることができること。

　なお，施術管理者は，再審査の申出は早期に行うよう努めること。また，同一事項について，再

度の再審査の申出は，特別の事情がない限り認められないものであることを留意すること。

38　健保協会支部長又は国保連合会は，審査委任保険者等から請求内容に疑義がある旨及び施術管理者から再審査の申出があった場合は，審査会に対して，再審査を行わせること。

第8章　指導・監査

（指導・監査）

39　開設者，施術管理者及び勤務する施術者は，厚生（支）局長及び都道府県知事が必要があると認めて施術に関して指導又は監査を行い，帳簿及び書類を検査し，説明を求め，又は報告を徴することを要請した場合は，これに応じること。

40　開設者，施術管理者又は勤務する施術者が関係法令若しくは通達又は本規程に違反した場合は，厚生（支）局長及び都道府県知事はその是正等について指導を行うこととし，当該指導を受けた開設者，施術管理者又は勤務する施術者は当該指導に従うこと。

41　保険者等又は審査会は，療養費の請求内容に不正又は著しい不当があるかどうかを確認するために施術の事実等を確認する必要がある場合には，施術管理者に対して，領収証の発行履歴や来院簿その他通院又は訪問若しくは往療の履歴が分かる資料（受領委任の契約に係る委任をしている保険者等に関するものに限る。）の提示及び閲覧を求めることができ，当該求めを受けた施術管理者はこれに応じる義務を負うこと。〔※網掛けの箇所は令和6年10月1日適用〕

42　保険者等又は審査会は，療養費（受領委任の契約に係る委任をしている保険者等に関するものに限る。）の請求内容に不正又は著しい不当の事実が認められたときは，当該施術所を管轄する厚生（支）局長又は都道府県知事に情報提供すること。その際，不正請求について客観的な証拠があるものが複数患者分あるもの，あるいは，患者調査等の結果，不正請求の疑いが強いものが複数患者分（概ね10人の患者分あることが望ましい）あるものを優先して提供すること。

（廃止後の取扱い）

43　廃止（14による受領委任の取扱いの辞退を含む。）された施術所の開設者，施術管理者及び勤務する施術者は，受領委任の取扱いを行っていた期間の施術に関する帳簿及び書類については，施術所が廃止された後でも廃止後5年間は，厚生（支）局長及び都道府県知事が必要があると認めて施術に関してこれらを検査し，説明を求め，又は報告を徴することを要請した場合は，これに応じること。

第9章　長期・頻回な施術について（個々の患者ごとの支払方法の変更）

（保険者の行う通知・確認）

44　保険者が，施術の必要性について個々の患者ごとに確認する必要があると合理的に認めた場合については，保険者は，次に掲げる項目を通知及び確認することにより当該患者の施術について償還払いに戻すことができること。

受領委任の取扱い（あん摩・マッサージ・指圧師，はり師，きゅう師）

(1) 施行日（令和3年7月1日）以降において，初療日から2年以上施術が実施されており，かつ直近の2年のうち5ヶ月以上月16回以上の施術が実施されている患者について，施術回数が頻回であり，標準的な施術回数等から勘案して，施術効果を超えた過度・頻回な施術である可能性がある旨を事前に施術管理者及び患者に対して通知する（以下「長期・頻回警告通知」という。）。なお，患者が施術所及び保険者を変更した場合は，「初療日から2年以上」とは変更前の施術所の初療日を基準とし，変更前の保険者における月16回以上の施術月も含めることとする。

(2) (1)に該当する患者について，長期・頻回警告通知が到着した月の翌月以降に，更に月16回以上の施術が行われた場合には，「はり師，きゅう師及びあん摩・マッサージ・指圧師の施術に係る療養費の支給の留意事項等について」（平成16年10月1日付け保医発第1001002号厚生労働省保険局医療課長通知）の別添1（別紙5）の「1年以上・月16回以上施術継続理由・状態記入書（はり・きゅう用）」又は同別添2（別紙5）の「1年以上・月16回以上施術継続理由・状態記入書（マッサージ用）」を確認し，併せて施術管理者から提出させた「頻回な施術を必要とした詳細な理由及び今後の施術計画書」（別添1（様式第11号）又は同（様式第11の2号））を確認する。

(3) 上記の項目を確認した結果，施術効果を超えた過度・頻回な施術が疑われる場合は，施術管理者及び患者に対して償還払いに変更する旨を通知する（以下「償還払い変更通知」という。）。

（施術管理者の対応）

45 施術管理者は，44により保険者から通知を受けた場合に，当該患者の施術に係る療養費の請求について，次に掲げる対応を行うこと。

(1) 長期・頻回警告通知が到着した月の翌月以降に，更に月16回以上の施術を行う場合には療養費支給申請書の提出の際に「頻回な施術を必要とした詳細な理由及び今後の施術計画書」（別添1（様式第11号）又は同（様式第11の2号））を添付すること。

(2) 償還払い変更通知が到着した月の翌月以降の施術分については，受領委任払いの取扱いを中止すること。

（受領委任払いの取扱いの再開）

46 保険者は，必要に応じて同意を受けた主治の医師や施術管理者等に確認のうえ，療養上必要な範囲及び限度を超えた過度な施術でないことが判断できた場合には，償還払いから受領委任払いへの取扱いに戻すことが可能であること。また，その場合には，保険者は，事前に当該患者に対して通知する（以下「受領委任払い再開通知」という。）こと。

保険者から受領委任払い再開通知を受けた患者が，当該通知を施術管理者に示すことにより，施術管理者は次回請求分（通知年月日の翌月の施術に係る請求分）から受領委任払いの取扱いを再開できること。

第10章　その他

（情報提供等）

47 厚生（支）局長又は都道府県知事は，11の受領委任の取扱いに係る承諾を行った施術管理者に関し，所要の事項を記載した名簿を備え，当該情報を保険者等に連絡するとともに，地方厚生（支）局のウェブページにおいて掲示すること。また，15により受領委任の取扱いを中止した場合（中止相当の場合を含む。）は，速やかに保険者等及び他の厚生（支）局長又は都道府県知事にその旨を連絡すること。

　この場合において，健康保険組合に連絡する際は，都道府県健康保険組合連合会会長を経由して行うこと。

（契約期間）

48 本規程に基づく受領委任の契約の有効期間は，厚生（支）局長及び都道府県知事が施術管理者に受領委任の取扱いを承諾した承諾年月日から1年間とする。ただし，期間満了1月前までに特段の意思表示がない場合は，期間満了の日の翌日において，更に1年間順次更新したものとすること。

　本規定にかかわらず，各保険者等は，委任を終了する日付の3ヶ月前までに2により通知することにより，本規程に基づく施術者との受領委任の契約を終了することができること。

　厚生労働省は，当該委任を終了する日付の1ヶ月前までに，厚生労働省のウェブページにおいて，委任を終了し受領委任の契約を終了する保険者等及びその終了する日付を掲示するものとすること。

（受領委任導入前の取扱いに基づく一部償還払いによる請求）

49 保険者等が本規程に基づく受領委任の契約に係る委任をすることができる平成31年1月1日より前に施術者又は施術所と直接療養費の取扱いに関する契約等を締結し，当該契約等を中止している場合，当該中止した保険者等は，当該施術者又は施術所に係る施術については，本規程に関わらず，当該中止の取扱いの範囲内で第4章による施術管理者からの請求を拒否し，被保険者等からの償還払いによる請求を求めることができ，当該要請を受けた施術管理者はこれに応じること。

（検討）〔※**令和6年10月1日削除**〕

50 本規程については，施行後，以下の項目について検討し，その結果を踏まえ見直しが行われるものであること。

　施術管理者の登録を更新制とし，更新の際に研修受講を課す仕組みについて，現に施術を行っている施術所の施術者に対する影響や，新たに施術管理者となる者への研修の実施状況，さらに，施術者団体による自己研鑽のための研修の実施状況を踏まえながら，早期の導入に向けて，平成33年度中に結論を得るよう，検討する。

あはき受領委任

別添1（様式第1号）

確 約 書

　〇〇（はり、きゅう及びあん摩マッサージ指圧のうち該当するもの）の施術に係る療養費の受領委任の取扱いを申し出るに当たり、受領委任の取扱規程（平成30年6月12日保発0612第2号通知別添1、その後の変更及び改訂等を含む。）を遵守することを確約します。

　　　令和　　年　　月　　日

　　　〇　〇　厚　生（　支　）局　長
　　　　　　　　　　〇　〇　〇　〇
　　　　　　　　　　　　　　　　　　　　　殿
　　　〇　〇　都　道　府　県　知　事
　　　　　　　　　　〇　〇　〇　〇

　　　氏　　　　名

　　　住　　　　所　〒　　－

（受領委任の取扱いを行う施術所）
施術所名_____
〒　　－　　　　　　　TEL.　－　－ 住　　所

[この確約書は、地方厚生（支）局（地方厚生（支）局が所在しない都府県にあっては地方厚生（支）局都府県事務所）へ提出してください。]

別添１（様式第１号の２）

施術管理者選任等証明

　令和○年○月○日に、○○（はり、きゅう及びあん摩マッサージ指圧のうち該当するもの）の施術に係る療養費の受領委任の取扱いを申し出た○○○○については、施術所の開設者が施術管理者として選任したことを証明します。

　また、開設者が、受領委任の取扱規程（平成30年6月12日保発0612第2号通知別添1、その後の変更及び改訂等を含む。）に基づく受領委任の契約の当事者として第1章4、第2章8及び9、第3章21、第5章28並びに第8章その他の本規程に定める開設者としての義務及び責任を負担することを確認しました。

　　　　令和　　　年　　　月　　　日

　　　　○　○　厚　生　（　支　）　局　長
　　　　　　　　　　○　○　○　○
　　　　　　　　　　　　　　　　　　　　　殿

　　　　○　○　都　道　府　県　知　事
　　　　　　　　　　○　○　○　○

　　　　　開　　設　　者

　　　　　住　　　　　所　〒　　－


```
（受領委任の取扱いを行う施術所）

施術所名＿＿＿＿＿＿＿＿＿＿＿＿＿＿＿＿＿＿＿＿＿＿＿

　　　　〒　　－　　　　　　　　TEL.　　－　　－
住　　所
```

この書類は、開設者（個人）が選任した者が施術管理者である場合に、開設者が記載して下さい。また、療養費の受領委任の取扱いを申し出る施術管理者が提出する「確約書」と合わせて提出して下さい。

施術管理者選任等証明

　　令和○年○月○日に、○○（はり、きゅう及びあん摩マッサージ指圧のうち該当するもの）の施術に係る療養費の受領委任の取扱いを申し出た○○○○は、開設者が施術管理者として選任したことを証明します。

　　また、開設者が、受領委任の取扱規程（平成30年6月12日保発0612第2号通知別添1、その後の変更及び改訂等を含む。）に基づく受領委任の契約の当事者として第1章4、第2章8及び9、第3章21、第5章28並びに第8章その他の本規程に定める開設者としての義務及び責任を負担し、令和○年○月○日に申出された施術所が、同規程に基づく受領委任の契約の当事者として第2章8及び9その他の本規程に定める施術所としての義務及び責任を負担することを確認しました。

　　　　令和　　　年　　　月　　　日

　　　　○　○　厚　生　（　支　）　局　長
　　　　　　　　　　○　○　○　○

　　　　　　　　　　　　　　　　　　　　　殿

　　　　○　○　都　道　府　県　知　事
　　　　　　　　　　○　○　○　○

　　　　開設者（法人等名・代表者の役職・氏名）

　　　　法人等の所在地　〒　　　－

（受領委任の取扱いを行う施術所）
施術所名
〒　　－　　　　　　　TEL.　　－　　－ 住　　　所

（この書類は、開設者（法人等）が選任した者が施術管理者である場合に、開設者（法人等の代表者）が記載して下さい。また、療養費の受領委任の取扱いを申し出る施術管理者が提出する「確約書」と合わせて提出して下さい。）

別添1（様式第2号）

療養費の受領委任の取扱いに係る申出（施術所の申出）

療養費の種類	はり □	きゅう □	あん摩マッサージ指圧 □

		はり □	きゅう □	あん摩マッサージ指圧 □
施術管理者 □	第1	ふりがな			目が見えない者 □
		氏名			
		免許名			
		交付者名			
		番号	第　　　号	第　　　号	第　　　号
		年月日	（　）年　月　日	（　）年　月　日	（　）年　月　日
		生年月日	（　）年　月　日生	（　）年　月　日生	（　）年　月　日生
		中止	○○厚生（支）局	○○厚生（支）局	○○厚生（支）局
（他の施術所の施術管理者）□		勤務時間	午前　時　分～　時　分（月、火、水、木、金、土、日） 午後　時　分～　時　分（月、火、水、木、金、土、日）		施術者登録番号（左記4団体会員）
		所属団体	□公益社団法人全日本鍼灸師会　□公益社団法人日本鍼灸師会 □公益社団法人日本あん摩マッサージ指圧師会　□社会福祉法人日本盲人会連合 □その他（　　　　　　　　　　　　　）		電話番号 （　）　－

施術所	ふりがな		※ウェブページへの掲載（可・否）（14）
	名称		受領委任の取扱規程11（1）～（14）の事項の該当の有無
（複数施術管理者）	所在地	〒	有　□　・　無　□
（出張専門）	標務時間	午前　時　分～　時　分（月、火、水、木、金、土、日）休日（ 午後　時　分～　時　分（月、火、水、木、金、土、日）	

開設者	ふりがな		生年月日
個人 □ 法人等 □	氏名		（　）年　月　日生
	住所	〒	電話番号 （　）　－

（備考）

上記のとおり、療養費の受領委任の取扱いについて申出します。　※施術所情報のウェブページへの掲載（可・否）（否の場合の理由：　　　　　　　）

令和　年　月　日

　　○○厚生（支）局長　○○○○　殿　　　　　　　　　　氏名　○○○○
　　○○都道府県知事　○○○○　殿　　　　　　　　　　〒　－
　　　　　　　　　　　　　　　　　　　　　　　　　　　住所

　　　　　　　　　　　　　　　　　　　　　　　　　　　TEL.　－　－

（この申出は、地方厚生（支）局（地方厚生（支）局が所在しない都府県にあっては地方厚生（支）局都府県事務所）へ提出してください。）

あはき受領委任

別添1（様式第2号の2）

療養費の受領委任の取扱いに係る申出（同意書）

施術所に勤務する他の施術者として、受領委任の取扱規程（平成30年6月12日保発0612第2号厚生労働省保険局長通知別添1、その後の変更及び改訂を含む。）の第3章に定める事項を遵守し、第2章12及び15、第5章28、第8章並びに第9章45その他の同規程の適用を受けることについて同意します。

施術所に勤務するその他の施術者		はり □	きゅう □	あん摩マッサージ指圧 □	目が見えない者 □
第2	ふりがな				
	氏名	( )	( )	( )	( )
	免許 交付者名	〇〇厚生（支）局	〇〇厚生（支）局	〇〇厚生（支）局	〇〇厚生（支）局
	番号	第　　号	第　　号	第　　号	第　　号
	年月日 生年月日	年　月　日	年　月　日 生	年　月　日	年　月　日
	中止	年　月　日	年　月　日	年　月　日	年　月　日
	勤務時間	午前 時分〜時分（月，火，水，木，金，土，日）午後 時分〜時分（月，火，水，木，金，土，日）			
第3	ふりがな				
	氏名	( )	( )	( )	( )
	免許 交付者名	〇〇厚生（支）局	〇〇厚生（支）局	〇〇厚生（支）局	〇〇厚生（支）局
	番号	第　　号	第　　号	第　　号	第　　号
	年月日 生年月日	年　月　日	年　月　日 生	年　月　日	年　月　日
	中止	年　月　日	年　月　日	年　月　日	年　月　日
	勤務時間	午前 時分〜時分（月，火，水，木，金，土，日）午後 時分〜時分（月，火，水，木，金，土，日）			
第4	ふりがな				
	氏名	( )	( )	( )	( )
	免許 交付者名	〇〇厚生（支）局	〇〇厚生（支）局	〇〇厚生（支）局	〇〇厚生（支）局
	番号	第　　号	第　　号	第　　号	第　　号
	年月日 生年月日	年　月　日	年　月　日 生	年　月　日	年　月　日
	中止	年　月　日	年　月　日	年　月　日	年　月　日
	勤務時間	午前 時分〜時分（月，火，水，木，金，土，日）午後 時分〜時分（月，火，水，木，金，土，日）			

（この申出は、地方厚生（支）局（地方厚生（支）局が所在しない都府県にあっては地方厚生（支）局都府県事務所）へ提出してください。）

【様式第２号・様式第２号の２の注意事項】

(様式第２号)

1 「療養費の種類」欄は、療養費の受領委任を取り扱う施術の種類をチェックすること。(施術管理者の「免許」欄にチェックのあるものに限る。)

2 保健所に届け出た施術所開設(変更)届の副本の写し、施術管理者(予定)の免許証の写し及び確約書(様式第１号)を添付すること。

3 施術管理者が別の施術所の申出で施術管理者(出張専門施術者の場合を含む。)として申し出ている場合、「施術管理者」欄の(他の施術所の施術管理者)にチェックし、勤務形態確認票(様式第２号の３)を添付すること。

4 施術管理者の「中止」欄は、過去に受領委任の取扱いの中止(相当)年月日及び該当する地方厚生(支)局を記載すること。また、「施術者登録番号」欄は、施術管理者が公益社団法人日本鍼灸師会、公益社団法人日本あん摩マッサージ指圧師会、社会福祉法人日本盲人会連合の会員である場合に当該会員の施術者登録番号を記載すること。

5 「所属団体」欄は、所属する団体が公益社団法人日本鍼灸師会、公益社団法人日本あん摩マッサージ指圧師会、社会福祉法人日本盲人会連合である場合に当該会員の施術者登録番号を記載すること。

6 施術所には、はり、きゅう又はあん摩マッサージ指圧の複数の施術管理者を配置する場合、「施術所」欄の(複数の施術管理者)にチェックすること。

7 専ら出張のみにより施術を行う施術(出張専門施術者)として保健所に届け出た場合、「施術所」欄の(出張専門)にチェックすること。その場合、「開設者」欄の各欄の記載は不要である。また、施術所の「名称」欄には「同上」と記載し、「所在地」欄には自らが待機等する一つの拠点(出張の起点であり、自宅の住所)を記載し、住民票を添付すること。
なお、出張専門施術者が別の申出で施術管理者として申し出ている場合、勤務形態確認票(様式第２号の３)を添付すること。

8 開設者(個人)と施術管理者が同一人の場合、施術管理者選任届(様式第１号の２)を添付すること。

9 開設者(個人)と施術管理者が別人の場合、開設者の「氏名」等の「氏名」欄は開設者の役職・氏名、代表者の氏名・生年月日、「生年月日」欄はその者の「住所」「電話番号」欄のものを記載すること。

10 開設者が法人等の場合、開設者の「氏名」欄の「氏名」欄は法人の名称・所在地、開設者の「住所」欄は法人の所在地、「生年月日」欄は法人の代表者の氏名・生年月日、「電話番号」欄は法人の電話番号を記載し、施術管理者選任等証明(様式第１号の３)を記載すること。

11 施術管理者選任等証明の最下部の申出者の氏名・住所・電話番号は、施術管理者(予定者)のものを記載すること。

12 令和３年１月１日以降に申出を行う場合、「はり師、きゅう師及びあん摩マッサージ指圧師に係る施術管理者の要件について」(令和２年３月４日保発0304第１号厚生労働省保険局長通知)による実務経験を確認できる書類(「実務経験期間証明書」の写し)及び研修修了を確認できる書類(「施術管理者研修修了証」の写し)を添付すること。

※ 施術所の名称・所在地、開設者(個人・法人の場合は名称・所在地)、施術管理者の氏名・目が見えない者の各欄について、保健所に届け出た施術所開設(変更)届と同じ内容を記載すること。

(様式第２号の２)

1 施術所に勤務する他の施術者の免許証の写しを添付すること。ただし、様式第４号による申出事項の変更で勤務する他の施術者を追加する場合は、当該施術者の免許証の写しを添付すること。

2 施術者の「中止」欄は、過去に受領委任の取扱いの中止(相当)年月日及び該当する地方厚生(支)局を記載すること。

※ 施術者の氏名・目が見えない者の各欄について、保健所に届け出た施術所開設(変更)届と同じ内容を記載すること。

受領委任の取扱い（あん摩・マッサージ・指圧師，はり師，きゅう師）

勤 務 形 態 確 認 票

施術管理者氏名		自宅住所		
施術所名称				
施術所所在地				
管理・勤務の区分	管理 ・ 勤務	管理 ・ 勤務		管理 ・ 勤務
勤務時間	曜日 （　　　　　　）	曜日 （　　　　　　）		曜日 （　　　　　　）
	AM　　：　～　：	AM　　：　～　：		AM　　：　～　：
	PM　　：　～　：	PM　　：　～　：		PM　　：　～　：
勤務時間	曜日 （　　　　　　）	曜日 （　　　　　　）		曜日 （　　　　　　）
	AM　　：　～　：	AM　　：　～　：		AM　　：　～　：
	PM　　：　～　：	PM　　：　～　：		PM　　：　～　：
勤務時間	曜日 （　　　　　　）	曜日 （　　　　　　）		曜日 （　　　　　　）
	AM　　：　～　：	AM　　：　～　：		AM　　：　～　：
	PM　　：　～　：	PM　　：　～　：		PM　　：　～　：
休業日	日・月・火・水・木・金・土	日・月・火・水・木・金・土		日・月・火・水・木・金・土
	祝日 ・ 振替休日	祝日 ・ 振替休日		祝日 ・ 振替休日
	その他 （　　　　　　）	その他 （　　　　　　）		その他 （　　　　　　）

同一日に複数の施術所に勤務する必要がある場合の移動手段	①	当初勤務する施術所の所在地				
		移動先施術所の所在地				
		施術所間の距離	（　　　　　　）km（概算）			
		移動手段	区間	距離（概算）	所要時間	
		電車・バス・車・徒歩・その他（　）	（　　　　）から（　　　　）	（　　　）km	（　　　）分	
		電車・バス・車・徒歩・その他（　）	（　　　　）から（　　　　）	（　　　）km	（　　　）分	
		電車・バス・車・徒歩・その他（　）	（　　　　）から（　　　　）	（　　　）km	（　　　）分	
	②	当初勤務する施術所の所在地				
		移動先施術所の所在地				
		施術所間の距離	（　　　　　　）km（概算）			
		移動手段	区間	距離（概算）	所要時間	
		電車・バス・車・徒歩・その他（　）	（　　　　）から（　　　　）	（　　　）km	（　　　）分	
		電車・バス・車・徒歩・その他（　）	（　　　　）から（　　　　）	（　　　）km	（　　　）分	
		電車・バス・車・徒歩・その他（　）	（　　　　）から（　　　　）	（　　　）km	（　　　）分	
	③	当初勤務する施術所の所在地				
		移動先施術所の所在地				
		施術所間の距離	（　　　　　　）km（概算）			
		移動手段	区間	距離（概算）	所要時間	
		電車・バス・車・徒歩・その他（　）	（　　　　）から（　　　　）	（　　　）km	（　　　）分	
		電車・バス・車・徒歩・その他（　）	（　　　　）から（　　　　）	（　　　）km	（　　　）分	
		電車・バス・車・徒歩・その他（　）	（　　　　）から（　　　　）	（　　　）km	（　　　）分	
備　考						

※ 同一日に複数の施術所に勤務する場合は、それぞれの施術所間の移動手段、所要時間等を記載すること。

別添1（様式第3号）

療養費の受領委任の取扱いの承諾について

施術管理者氏名	
療養費の種類	
施術所	名　称	
	所在地	
備　考	

令和　　年　　月　　日付で申出のあった標記の件について、これを承諾したので通知します。

登録記号番号　○○○○○○○○○－○－⑩
承諾年月日　令和　　年　　月　　日
　　　　　　　　　　○　○　○　○　殿

○○厚生（支）局長　○○○○　印
○○都道府県知事　○○○○　印

（補足）登録記号番号の内訳について　①②③④⑤⑥⑦⑧－⑨－⑩
1　①②は、都道府県コードとする。（統計に用いる都道府県等の区域を示す標準コードとする。）
2　③～⑧は、施術者毎の番号とする。
3　⑨は、施術管理者が他の申出で施術管理者（出張専門の場合を含む。）として申し出ており、複数の施術所において受領委任の取扱いを行う場合、新たな施術所に枝番号（1～）を付すものとし、それ以外は「0」とする。
4　⑩は、受領委任を取り扱う療養費の種類が「はり・きゅう・マッサージ」の場合は「0」、「はり・きゅう」の場合は「1」、「マッサージ」の場合は「2」、「はり」の場合は「3」、「きゅう」の場合は「4」、「はり・マッサージ」の場合は「5」、「きゅう・マッサージ」の場合は「6」とする。

あはき受領委任

受領委任の取扱い（あん摩・マッサージ・指圧師，はり師，きゅう師）

別添 1 （様式第 4 号）

療養費の受領委任の取扱いに係る申出事項の変更等

施術管理者	登録記号番号	
	氏　　　名	
	施 術 所 名	（電話番号：　　（　　　）　　　）
	開設者氏名	
変更内容		（変更年月日：令和　　年　　月　　日）
理由等		
備　考		変更に伴う当初申出時における受領委任の取扱規程 11 （1） ～ （14） の事項の該当の有無　　有 □ ・ 無 □

上記のとおり申出事項の変更を申出します。

令和　　年　　月　　日

　　〇〇厚生（支）局長 〇〇〇〇　殿

　　〇〇都道府県知事 〇〇〇〇　殿

　　　　　　　　　　　　　氏名

　　　　　　　　　　　　　〒　　－

　　　　　　　　　　　　　　　　　　TEL.　　－　　　－

　　　　　　　　　　　　　住所

（この申出は、地方厚生（支）局（地方厚生（支）局が所在しない都府県にあっては地方厚生（支）局都府県事務所）へ提出してください。）

（注）受領委任の施術管理者が死亡した場合は、事実が確認できる書類として住民票等の書類を添付し、届出人の氏名及び住所並びに当該施術者との関係を記入すること。

　　また、施術所において勤務する他の施術者を追加する場合は、様式第 2 号の 2 及び当該施術者の免許証の写しを添付すること。

— 496 —

〔※令和6年10月1日適用〕

別添1（様式第5号）

一部負担金明細書
（はり・きゅう（1日分）用）

_____ 様

施術内容欄	施術料	初検料		円
		通所 （1はり　2きゅう　3はりきゅう併用）		円
		訪問施術料1 （1はり　2きゅう　3はりきゅう併用）		円
		訪問施術料2 （1はり　2きゅう　3はりきゅう併用）		円
		訪問施術料3（3人～9人） （1はり　2きゅう　3はりきゅう併用）		円
		訪問施術料3（10人以上） （1はり　2きゅう　3はりきゅう併用）		円
		電療料		円
		特別地域加算		円
	往療料			円
	施術報告書交付料			円
合計				円
一部負担金				円
保険請求額				円

年　　　月　　　日

施術所名

住所

氏名 _____

受領委任の取扱い（あん摩・マッサージ・指圧師，はり師，きゅう師）

〔※令和6年9月30日までの様式〕

別添1（様式第5号）

一部負担金明細書
（はり・きゅう（1日分）用）

_____ 様

施術内容欄	初検料			円
	施術料	はり		円
		きゅう		円
		はり・きゅう併用		円
		電療料		円
	往療料			円
	施術報告書交付料			円
合計				円
一部負担金				円
保険請求額				円

　年　　　月　　　日

施術所名

住所

氏名　_____

〔※令和 6 年10月 1 日適用〕

別添 1 （様式第 5 号）

一部負担金明細書
（あんま・マッサージ（１日分）用）

_____ 様

施術内容欄	通所	円
	訪問施術料１	円
	訪問施術料２	円
	訪問施術料３（3人~9人）	円
	訪問施術料３（10人以上）	円
	変形徒手矯正術施術	円
	温罨法	円
	温罨法・電気光線器具	円
	特別地域加算	円
	往療料	円
	施術報告書交付料	円
合計		円
一部負担金		円
保険請求額		円

年　　　月　　　日

施術所名

住所

氏名 _____

受領委任の取扱い（あん摩・マッサージ・指圧師，はり師，きゅう師）

〔※令和6年9月30日までの様式〕

別添1（様式第5号）

一部負担金明細書
（あんま・マッサージ（1日分）用）

_____　様

施術内容欄	マッサージ施術		円
	変形徒手矯正術施術		円
	温罨法		円
	温罨法・電気光線器具		円
	往療料		円
	施術報告書交付料		円
合計			円
一部負担金			円
保険請求額			円

　　年　　　月　　　日

　　　　　　　　　施術所名

　　　　　　　　　住所

　　　　　　　　　氏名 _____

〔※令和6年10月1日適用〕

別添1（様式第5号の2）

一部負担金明細書
（はり・きゅう（1か月分）用）

_____ 様

年　　月分

施術日数	日

施術内容欄	初検料		回	円
	施術料	通所 （1はり　2きゅう　3はりきゅう併用）	回	円
		訪問施術料1 （1はり　2きゅう　3はりきゅう併用）	回	円
		訪問施術料2 （1はり　2きゅう　3はりきゅう併用）	回	円
		訪問施術料3（3人～9人） （1はり　2きゅう　3はりきゅう併用）	回	円
		訪問施術料3（10人以上） （1はり　2きゅう　3はりきゅう併用）	回	円
		電療料	回	円
		特別地域加算	回	円
	往療料		回	円
	施術報告書交付料		回	円
合計				円
一部負担金				円
保険請求額				円

年　　　月　　　日

施術所名

住所

氏名 _____

受領委任の取扱い（あん摩・マッサージ・指圧師，はり師，きゅう師）

〔※令和6年9月30日までの様式〕

別添1（様式第5号の2）

一部負担金明細書
（はり・きゅう（1か月分）用）

_____ 様

年　　月分

施術日数	日

施術内容欄	初検料		回	円
	施術料	はり	回	円
		きゅう	回	円
		はり・きゅう併用	回	円
		電療料	回	円
	往療料		回	円
	施術報告書交付料		回	円
合計				円
一部負担金				円
保険請求額				円

年　　　月　　　日

施術所名

住所

氏名　_____

〔※令和6年10月1日適用〕

別添1（様式第5号の2）

一部負担金明細書
（あんま・マッサージ（1か月分）用）

_____ 様

年　　月分

施術日数	日

施術内容欄	通所	回	円
	訪問施術料1	回	円
	訪問施術料2	回	円
	訪問施術料3 （3人～9人）	回	円
	訪問施術料3 （10人以上）	回	円
	変形徒手矯正術施術	回	円
	温罨法	回	円
	温罨法・電気光線器具	回	円
	特別地域加算	回	円
	往療料	回	円
	施術報告書交付料	回	円
合計			円
一部負担金			円
保険請求額			円

　年　　　月　　　日

　　　　施術所名

　　　　住所

　　　　氏名　_____

受領委任の取扱い（あん摩・マッサージ・指圧師，はり師，きゅう師）

〔※令和6年9月30日までの様式〕

別添1（様式第5号の2）

一部負担金明細書
（あんま・マッサージ（1か月分）用）

_____ 様

年　　月分

施術日数	日

	マッサージ施術	回	円
施術内容欄	変形徒手矯正術施術	回	円
	温罨法	回	円
	温罨法・電気光線器具	回	円
	往療料	回	円
	施術報告書交付料	回	円
合計			円
一部負担金			円
保険請求額			円

年　　月　　日

施術所名

住所

氏名 _____

〔※令和6年10月1日適用〕　　　　　　　　　　　　　　　　　別添1（様式第6号）

療養費支給申請書（　　年　　月分）（はり・きゅう用）

機関コード

公費負担者番号								特記事項		1 社国　3 後高	2 本外　2 本外	4 六外　8 高外一	給付割合		
公費受給者番号										2 公費　4 退職	6 家外　0 高外7		8	9	10
区市町村番号									種類　05 鍼灸						
受給者番号								保険者番号							

被保険者欄	○被保険者証等の記号番号		○発病又は負傷年月日		○傷病名、発症又は負傷の原因及びその経過	
			年　月　日			
	療養を受けた者の氏名	（フリガナ）		男・女	続柄	○業務上・外、第三者行為の有無
						（　1．業務上　2．第三者行為　3．その他（　　　　　　　　　　））
		明・大・昭・平・令　年　月　日生				○施術した場所（入居施設や住所地特例等、保険証住所地と異なる場合に記載）

施術内容欄	初療年月日		施術期間	実日数	請求区分
	（　）　年　月　日		自・令和　年　月　日～至・令和　年　月　日	日	新規・継続
	傷病名　　1．神経痛　　2．リウマチ　　3．頸腕症候群　　4．五十肩				転　帰
	5．腰痛症　　6．頸椎捻挫後遺症　　7．その他（　　　　　　）				継続・治癒・中止・転医

	初検料（1はり　2きゅう　3はりきゅう併用）				円	摘　　要
施術料	はり・きゅう		施術の種類	1術　　回	2術　　回	
		通所		円×	回= 円	
		訪問施術料　1		円×	回= 円	
		訪問施術料　2		円×	回= 円	
		訪問施術料　3（3人～9人）		円×	回= 円	
		訪問施術料　3（10人以上）		円×	回= 円	
	電療料（加算／　1 電気針　2 電気温灸器　3 電気光線器具）			円×	回= 円	
	特別地域（加算）			円×	回= 円	
	往療料			円×	回= 円	
	施術報告書交付料（前回支給：　年　月分）			円×	回= 円	
	合　　　計				円	
	一部負担金（1割・2割・3割）				円	
	請求額				円	

施術日　訪問1① 通所○　訪問2② 往療◎　訪問3③	月	1	2	3	4	5	6	7	8	9	10	11	12	13	14	15	16	17	18	19	20	21	22	23	24	25	26	27	28	29	30	31

○往療又は訪問の理由（　1．独歩による公共交通機関を使っての外出困難　2．認知症や視覚、内部、精神障害などにより独歩による外出困難　3．その他（　　　　　　　　　　　　））

施術証明欄	上記のとおり施術を行い、その費用を領収しました。		保健所登録区分	1．施術所所在地　2．出張専門施術者住所地
	令和　年　月　日	施術所	所在地 〒　－	
	登録記号番号		名称	
		施術管理者　氏名		電話

申請欄	上記の療養に要した費用に関して、療養費の支給を申請します。			
	令和　年　月　日	申請者（被保険者）	住所 〒　－	
	殿		氏名	電話

支払機関欄	支払区分 1．振込　2．銀行送金 3．郵便局送金　4．当地払	預金の種類 1．普通　2．当座 3．通知　4．別段	金融機関名	銀行 金庫 農協	本店 支店 出張所
	口座名義 カタカナで記入	口座番号			郵便局

同意記録	同意医師の氏名	住所	同意年月日	傷病名	要加療期間
			令和　年　月　日		

本申請書に基づく給付金に関する受領を代理人に委任します。　　　　　令和　年　月　日
申請者　住所　　　　　　　　　　　　　　　　　代理人　住所
（被保険者）氏名　　　　　　　　　　　　　　　　　　　氏名

※　この給付金の受領の代理人への委任は、受領委任の取扱規程（平成30年6月12日保発0612第2号通知）に従い行われるものです。
※　給付金に関する受領を代理人に委任する（申請者名義以外の口座に振込を希望される）場合に署名してください。
※　ただし、当該患者より依頼を受けた場合や当該患者が記入することができないやむを得ない理由がある場合には、施術管理者等が代理記入をし当該患者から押印を受けてください。

あはき受領委任

受領委任の取扱い（あん摩・マッサージ・指圧師，はり師，きゅう師）

〔※令和6年9月30日までの様式〕　　　　　　　　　　　　　　　　　別添1（様式第6号）

療養費支給申請書（　　年　　月分）（はり・きゅう用）

機関コード

公費負担者番号								特記事項		1 社国　3 後高 2 公費　4 退職	2 本外 4 六外 6 家外	8 高外一 0 高外7	給付割合		
公費受給者番号													8	9	10
区市町村番号								種類	05 鍼灸						
受給者番号								保険者番号							

<table>
<tr><td rowspan="3">被保険者欄</td><td colspan="2">○被保険者証等の記号番号</td><td colspan="2">○発病又は負傷年月日
　　　年　　月　　日</td><td colspan="2">○傷病名</td></tr>
<tr><td rowspan="2">療養を
受けた者
の氏名</td><td>（フリガナ）

　　　　　　　　　　　男・女</td><td>続柄</td><td colspan="3">○発症又は負傷の原因及びその経過</td></tr>
<tr><td>明・大・昭・平・令　年　月　日生</td><td colspan="4">○業務上・外、第三者行為の有無
1．業務上　2．第三者行為である　3．その他</td></tr>
</table>

<table>
<tr><td rowspan="9">施術内容欄</td><td colspan="3">初療年月日</td><td colspan="2">施術期間</td><td>実日数</td><td colspan="3">請求区分</td></tr>
<tr><td colspan="3">（　）　年　月　日</td><td colspan="2">自・令和　年　月　日～至・令和　年　月　日</td><td>日</td><td colspan="3">新規・継続</td></tr>
<tr><td colspan="3">傷病名　　1．神経痛　　　　2．リウマチ　　　　3．頸腕症候群　4．五十肩</td><td colspan="2"></td><td></td><td colspan="3">転　　　　　　　帰</td></tr>
<tr><td colspan="3">5．腰痛症　　　6．頸椎捻挫後遺症　　7．その他（　　　　　）</td><td colspan="2"></td><td></td><td colspan="3">継続・治癒・中止・転医</td></tr>
<tr><td colspan="5">初検料（1はり　2きゅう　3はりきゅう併用）</td><td colspan="2">円</td><td colspan="2" rowspan="12">摘　　要</td></tr>
</table>

施術料	はり	円×	回＝	円
	きゅう	円×	回＝	円
	はり・きゅう併用	円×	回＝	円
	電療料（1電気針 2電気温灸器 3電気光線器具）	円×	回＝	円
往療料	4 km まで	円×	回＝	円
往療料	4 km 超	円×	回＝	円
施術報告書交付料（前回支給：　年　月分）		円×	回＝	円
合　　　　　　計				円
一部負担金（1割・2割・3割）				円
請　　求　　額				円

施術日 通院○ 往療◎	月	1 2 3 4 5 6 7 8 9 10 11 12 13 14 15 16 17 18 19 20 21 22 23 24 25 26 27 28 29 30 31

施術証明欄	上記のとおり施術を行い、その費用を領収しました。 令和　年　月　日 登録記号番号 _____	保健所登録区分	1．施術所所在地　2．出張専門施術者住所地	
	施術所	所在地 名　称 施術管理者　氏　名		電話

申請欄	上記の療養に要した費用に関して、療養費の支給を申請します。 令和　年　月　日 　　　　　　　　　　　殿	申請者 （被保険者）	住所 氏名	〒　　― 電話

支払機関欄	支払区分 1．振　込　2．銀行送金 3．郵便局送金　4．当地払	預金の種類 1．普通　　2．当座 3．通知　　4．別段	金融機関名	銀行　　　　　本店 金庫　　　　　支店 農協　　　　　出張所
	口座名義 カタカナで記入		口座番号	郵便局

同意記録	同意医師の氏名	住　　所	同意年月日	傷　病　名	要加療期間
			令和　年　月　日		

本申請書に基づく給付金に関する受領を代理人に委任します。　　　　令和　年　月　日

申請者	住所	代理人	住所
（被保険者）	氏名_____		氏名_____

※　この給付金の受領の代理人への委任は、受領委任の取扱規程（平成30年6月12日保発0612第2号通知）に従い行われるものです。
※　給付金に関する受領を代理人に委任する（申請者名義以外の口座に振込を希望される）場合に署名してください。
※　ただし、当該患者より依頼を受けた場合や当該患者が記入することができないやむを得ない理由がある場合には、施術管理者等が代理記入をし当該患者から押印を受けてください。

〔※令和6年10月1日適用〕

別添1（様式第6号の2）

療養費支給申請書（　年　　月分）（あんま・マッサージ用）

機関コード

公費負担者番号							
公費受給者番号							
区　市　町　村　番　号							
受　給　者　番　号							

特記事項

| 1 社国 | 3 後高 | 2 本外 4 六外 | 8 高外一 |
| 2 公費 | 4 退職 | 6 家外 | 0 高7 |

給付割合

| 8 | 9 | 10 |

種類　04 マ

保険者番号

| 被保険者欄 | ○被保険者証等の記号番号 | ○発病又は負傷年月日 年　月　日 | ○傷病名、発症又は負傷の原因及びその経過 |
| | 療養を受けた者の氏名 （フリガナ） 男・女 明・大・昭・平・令　年　　月　　日生 | 続柄 | ○業務上・外、第三者行為の有無 （　1．業務上　2．第三者行為　3．その他（　　　　　））
○施術した場所（入居施設や住所地特例等、保険証住所地と異なる場合に記載） |

| 施術内容欄 | 初療年月日 （　）　年　月　日 | 施術期間 自・令和　年　月　日～至・令和　年　月　日 | 実日数 日 | 請求区分 新規・継続 転帰 継続・治癒・中止・転医 |
| | 傷病名及び症状 | | | 摘要 |

施術料	マッサージ（施術料）	同意部位 施術回数	（躯幹） 回	（右上肢） 回	（左上肢） 回	（右下肢） 回	（左下肢） 回	
	通所		円×		回＝		円	
	訪問施術料　1		円×		回＝		円	
	訪問施術料　2		円×		回＝		円	
	訪問施術料　3（3人～9人）		円×		回＝		円	
	訪問施術料　3（10人以上）		円×		回＝		円	
	温罨法（加算）		円×		回＝		円	
	温罨法・電機光線器具（加算）		円×		回＝		円	
	変形徒手矯正術（加算） ※温罨法との併施は不可	同意部位 施術回数	（右上肢） 回	（左上肢） 回	（右下肢） 回	（左下肢） 回		
			円×		回＝		円	
	特別地域（加算）		円×		回＝		円	
	往療料		円×		回＝		円	
	施術報告書交付料（前回支給：　年　月分）						円	
	合計						円	
	一部負担金（1割・2割・3割）						円	
	請求額						円	

| 施術日 | 訪問1① 通所○　訪問2② 往療○　訪問3③ | 月 | 1 | 2 | 3 | 4 | 5 | 6 | 7 | 8 | 9 | 10 | 11 | 12 | 13 | 14 | 15 | 16 | 17 | 18 | 19 | 20 | 21 | 22 | 23 | 24 | 25 | 26 | 27 | 28 | 29 | 30 | 31 |

○往療又は訪問の理由（　1．独歩による公共交通機関を使っての外出困難　2．認知症や視覚、内部、精神障害などにより独歩による外出困難　3．その他（　　　　　）　）

| 施術証明欄 | 上記のとおり施術を行い、その費用を領収しました。 令和　年　月　日 登録記号番号 | 保険所登録区分 | 1．施術所所在地　2．出張専門施術者住所地 |
| | | 施術所 所在地 〒　－ 名称 施術管理者　氏名 | 電話 |

| 申請欄 | 上記の療養に要した費用に関して、療養費の支給を申請します。 令和　年　月　日 殿 | 申請者（被保険者） 住所 〒　－ 氏名 | 電話 |

| 支払機関欄 | 支払区分 1．振込　2．銀行送金 3．郵便局送金　4．当地払 | 預金の種類 1．普通　2．当座 3．通知　4．別段 | 金融機関名 | 銀行 金庫 農協 | 本店 支店 出張所 |
| | 口座名義 カタカナで記入 | 口座番号 | | | 郵便局 |

| 同意記録 | 同意医師の氏名 | 住所 | 同意年月日 令和　年　月　日 | 傷病名 | 要加療期間 |

| 本申請書に基づく給付金に関する受領を代理人に委任します。 令和　年　月　日 | |
| 申請者　住所 （被保険者）氏名 | 代理人　住所 氏名 |

※　この給付金の受領の代理人への委任は、受領委任の取扱規程（平成30年6月12日保発0612第2号通知）に従い行われるものです。
※　給付金に関する受領を代理人に委任する（申請者名義以外の口座に振込を希望される）場合に署名してください。
※　ただし、当該患者より依頼を受けた場合や当該患者が記入することができないやむを得ない理由がある場合には、施術管理者等が代理記入をし当該患者から押印を受けてください。

あはき受領委任

受領委任の取扱い（あん摩・マッサージ・指圧師，はり師，きゅう師）

〔※令和6年9月30日までの様式〕

別添1（様式第6号の2）

療養費支給申請書（　　年　　月分）（あんま・マッサージ用）

機関コード

公費負担者番号		特記事項	1 社国　3 後高 2 公費　4 退職	2 本外　8 高外一 4 六外　0 高外7 6 家外	給付割合 8　9　10		
公費受給者番号							
区市町村番号		種類　04 マ					
受給者番号			保険者番号				

被保険者欄

○被保険者証等の記号番号	○発病又は負傷年月日	○傷病名
	年　　月　　日	

療養を受けた者の氏名	（フリガナ）		続柄	○発症又は負傷の原因及びその経過
		男・女		
	明・大・昭・平・令　年　月　日生			○業務上・外、第三者行為の有無 1．業務上　2．第三者行為である　3．その他

施術内容欄

初療年月日	施術期間	実日数	請求区分
（　）年　月　日	自・令和　年　月　日〜至・令和　年　月　日	日	新規・継続
傷病名又は症状			転帰 継続・治癒・中止・転医

マッサージ	躯幹	円×	回=	円	摘要
	右上肢	円×	回=	円	
	左上肢	円×	回=	円	
	右下肢	円×	回=	円	
	左下肢	円×	回=	円	
温罨法（加算）		円×	回=	円	
温罨法・電気光線器具（加算）		円×	回=	円	
変形徒手矯正術（加算） ※温罨法との併施は不可	右上肢	円×	回=	円	
	左上肢	円×	回=	円	
	右下肢	円×	回=	円	
	左下肢	円×	回=	円	
往療料　4kmまで		円×	回=	円	
往療料　4km超		円×	回=	円	
施術報告書交付料 （前回支給：　年　月分）		円×	回=	円	
合　　　計				円	
一部負担金（1割・2割・3割）				円	
請　求　額				円	

施術日 通院○ 往療◎	月　1　2　3　4　5　6　7　8　9　10　11　12　13　14　15　16　17　18　19　20　21　22　23　24　25　26　27　28　29　30　31

施術証明欄

上記のとおり施術を行い、その費用を領収しました。

令和　　年　　月　　日　　　施術所

	保健所登録区分	1.施術所所在地　2.出張専門施術者住所地
登録記号番号	所在地	
	名称	電話
	施術管理者　氏名	

申請欄

上記の療養に要した費用に関して、療養費の支給を申請します。

令和　　年　　月　　日

　　　　　　　　　殿　　　申請者（被保険者）　〒　　−
住所
氏名　　　　　　電話

支払機関欄

支払区分	預金の種類	金融機関名	銀行　本店
1．振込　　2．銀行送金	1．普通　　2．当座		金庫　支店
3．郵便局送金　4．当地払	3．通知　　4．別段		農協　出張所
口座名義 カタカナで記入		口座番号	郵便局

同意記録

同意医師の氏名	住　　所	同意年月日	傷病名	要加療期間
		令和　年　月　日		

本申請書に基づく給付金に関する受領を代理人に委任します。　　　令和　年　月　日

申請者（被保険者）　住所 氏名	代理人　住所 氏名

※　この給付金の受領の代理人への委任は、受領委任の取扱規程（平成30年6月12日保発0612第2号通知）に従い行われるものです。
※　給付金に関する受領を代理人に委任する（申請者名義以外の口座に振込を希望される）場合に署名してください。
※　ただし、当該患者より依頼を受けた場合や当該患者が記入することができないやむを得ない理由がある場合には、施術管理者等が代理記入をし当該患者から押印を受けてください。

〔※令和6年10月1日削除〕

別添1（様式第7号）

往療内訳表

＿＿＿＿＿月分　　出張専門の施術者の場合（　　）　（患者氏名：＿＿＿＿＿＿＿＿）

日付	同一日・同一建物記入欄	施術者名	往療の起点	施術した場所
日				
日				
日				
日				
日				
日				
日				
日				
日				
日				
日				
日				
日				
日				
日				

往療を必要とする理由　　介護保険の要介護度　（　　　　　　　　　　）分かれば記載下さい

1．独歩による公共交通機関を使っての外出が困難

2．認知症や視覚、内部、精神障害などにより単独での外出が困難

3．その他（　　　　　　　　　　　　　　　　　　　　　　　）

注　・同上の場合は、「同上」や「〃」との記載で差し支えない。
　　・同一日・同一建物記入欄には、同一日に同一建物への往療に該当する場合であっ
　　　て、当該患者について往療料を算定している場合には「◎」を、算定していない
　　　場合には「〇」を記入すること。
　　・往療の起点については、個人宅は丁目までの記載で可とする。
　　・個人情報の取り扱いには、十分注意すること。
　　・出張専門の施術者の場合は、「出張専門の施術者の場合（　　）」に「〇」を記入す
　　　ること。

あはき受領委任

令和　　　年　　　月分
　　　　療養費支給申請総括票（Ⅰ）

（請求者）登録記号番号　　　　　　　　　　　　　　　－　　　　－
　　　　　施 術 管 理 者
　　　　　施 術 所 名

保険者名等	本人		家族		計	
	件数	費用額	件数	費用額	件数	費用額
	件	円	件	円	件	円
合　計						
（通信欄）						

　　備考　　この用紙は、日本工業規格A列4番とすること。

別添1（様式第9号）

令和　　　年　　　　月分
　　　　　療養費支給申請総括票（Ⅱ）

保険者名：　　　　　　　　　　　　　　　殿

（請求者）登録記号番号　　　　　　　　　　　　　　　ー　　　　ー
　　　　　施　術　管　理　者
　　　　　施　術　所　名

療養費について、別添の支給申請書のとおり請求します。

区　分		件数	費用額	一部負担金	請求金額
請求	本　人	件	円	円	円
	家　族				
※決定	本　人				
	家　族				
※返戻	事前分 本人				
	事前分 家族				
	保険者 本人				
	保険者 家族				
※誤算	本人				
	家族				
※増減	本人				
	家族				

　　　　　※印の欄は記入しないこと。

備考　　この用紙は、日本工業規格A列4番とすること。

あはき受領委任

別添1（様式第10号）

療養費の支給申請に係る増減金額等のお知らせ

施術所名
施術管理者：＿＿＿＿＿＿＿＿＿＿＿＿＿＿　殿

　療養費の支給申請について、下記のとおり支給額の減額及び不支給等の内訳をお知らせします。

　　令和　　　年　　　月　　　日

　　　保険者名：
　　　所 在 地：

氏　名 （受療者）	記号 番号	区 分	本・家 区分	増減金額 請求金額－決定金額	施術月	理　　由
		1.減額 2.不支給 3.再審査 4.		円		
		1.減額 2.不支給 3.再審査 4.				
		1.減額 2.不支給 3.再審査 4.				
		1.減額 2.不支給 3.再審査 4.				
		1.減額 2.不支給 3.再審査 4.				
		1.減額 2.不支給 3.再審査 4.				
		1.減額 2.不支給 3.再審査 4.				
		1.減額 2.不支給 3.再審査 4.				

（区分欄の減額・不支給等の理由を○で囲む。）

別添1（様式第11号）

頻回な施術を必要とした詳細な理由及び今後の施術計画書　（はり・きゅう用）		

患　　　者	氏　名	
	生年月日	明　・　大　・　昭　・　平　・　令　　　　年　　　　　月　　　　　日
傷　病　名	1．神経痛　　2．リウマチ　　3．頚腕症候群　　4．五十肩 5．腰痛症　　6．頚椎捻挫後遺症　　7．その他（　　　　　　　　）	
施術の種類	1．はり　　　　　2．きゅう　　　　　3．はり・きゅう併用	
初療年月日	平・令　　　年　　　月　　　日	
施術回数	回　　（当該月の施術回数を記載）	

1．頻回な施術を必要とした詳細な理由について

（患者の症状、経過を時系列で記載すること）

（上記に対する施術師の所見を記載すること）

（2年以上経過してもなお月16回以上の施術が必要な詳細な理由を記載すること）

【裏面へ続く】

※（患者の症状、経過を時系列で記載すること）及び（上記に対する施術師の所見を記載すること）については、施術録の（写）添付でも差し支えない。

あはき受領委任

```
2．今後の施術計画について

    （今後の施術内容及び施術の頻度（月〇回など具体的に記載すること））




    （頻回月から現在までの症状経過（症状、疼痛レベルの推移））




    （今後の施術計画(6ヶ月から1年先の目標)）




3. 今後の施術計画に関する同意及び確認

    （本人又は家族、親族の署名）


    上記のとおりであります。

        令和    年    月    日

        はり師・きゅう師氏名
```

備考   記載欄が不足する場合には、別葉にまとめて提出することは差し支えない。

別添１（様式第11号の２）

頻回な施術を必要とした詳細な理由及び今後の施術計画書 （マッサージ用）		

患　　者	氏　名	
	生年月日	明・大・昭・平・令　　　　年　　　月　　　　日

傷　病　名	
症　　　状	１．筋麻痺　　２．関節拘縮　　３．その他（　　　　　　　　　　　　）
施術の種類	１．マッサージ　　　　　　　２．変形徒手矯正術
施　術　部　位	１．躯幹　２．右上肢　　３．左上肢　　４．右下肢　　５．左下肢
初　療　年　月　日	平・令　　　年　　　月　　　　日
施　術　回　数	回　　（当該月の施術回数を記載）

１．頻回な施術を必要とした詳細な理由について

（患者の症状、経過を時系列で記載すること）

（上記に対する施術師の所見を記載すること）

（２年以上経過してもなお月16回以上の施術が必要な詳細な理由を記載すること）

【裏面へ続く】

※ （患者の症状、経過を時系列で記載すること）及び（上記に対する施術師の所見を記載すること）については、施術録の（写）添付でも差し支えない。

あはき受領委任

2．今後の施術計画について

（今後の施術内容及び施術の頻度（月○回など具体的に記載すること））

（頻回月から現在までの症状経過（筋麻痺・関節拘縮等の症状について））

（現在の状況）

☐　関節可動域制限
☐　拘縮・変形
☐　筋力低下
☐　運動機能障害
　（☐　麻痺　☐　不随意運動　☐　運動失調　☐　パーキンソニズム）
☐　筋緊張異常

（今後の施術計画（6ヶ月から1年先の目標））

3．今後の施術計画に関する同意及び確認

（本人又は家族、親族の署名）

上記のとおりであります。

令和　　　年　　　月　　　日

あん摩マッサージ指圧師氏名

備考　　記載欄が不足する場合には、別葉にまとめて提出することは差し支えない。

別添2

<h1 style="text-align:center">保険者等の委任等に係る具体的な手続</h1>

1 地方厚生（支）局長又は都道府県知事への委任

　　地方厚生（支）局長又は都道府県知事は，保険者等から受領委任の契約の締結及び履行に関する事務等の委任を受ける。

　　当該委任を受けた地方厚生（支）局長及び都道府県知事は，共同して当該委任に係る事務等を行う。

　　なお，全国健康保険協会都道府県支部長は別紙１の様式により，所在する都道府県を管轄する地方厚生（支）局長に対して委任を開始する日付の２ヶ月前（平成31年１月１日より委任を開始する場合は平成30年11月１日）までに委任する旨を通知し，健康保険組合連合会会長は別紙２の様式（委任状と健康保険組合の名称，保険者番号，委任開始年月日等が記載された一覧）により，各地方厚生（支）局長に対し，また，国民健康保険中央会理事長は別紙２の２の様式（委任状と保険者等の名称，保険者番号，委任開始年月日等が記載された一覧）により各都道府県知事に対し，委任を開始する日付の２ヶ月前（平成31年１月１日より委任を開始する場合は平成30年11月１日）までにそれぞれ委任する旨を通知する。

2 保険者等からの委任

　　受領委任を取り扱う保険者等について，全国健康保険協会は上記１により地方厚生（支）局長に対して委任する旨を通知し，その他の保険者等については，健康保険組合は別紙３の様式により健康保険組合連合会会長に対し，市町村（特別区を含む。）及び国民健康保険組合並びに後期高齢者医療広域連合は別紙３の２の様式により（所在する都道府県の国民健康保険団体連合会を経由し，当該連合会がそれらを取りまとめたうえで）国民健康保険中央会理事長に対して委任を開始する日付の３ヶ月前までにそれぞれ委任する旨を通知する。

　　なお，保険者等が，委任するか否か，また，委任を終了するか否かについては，保険者等の裁量によるものである。

3 地方厚生（支）局長又は都道府県知事への通知

　　全国健康保険協会以外の保険者等が上記２により委任をすることにより各保険者等の委任の状況が変更される場合，当該委任を受けた健康保険組合連合会会長は別紙４の様式により各地方厚生（支）局長に対し，また，国民健康保険中央会理事長は別紙４の２の様式により各都道府県知事に対して，委任が開始される日付の２ヶ月前までに通知する。

4 厚生労働省保険局医療課への委任の開始の連絡

　　上記１により全国健康保険協会都道府県支部長，健康保険組合連合会会長若しくは国民健康保険中央会理事長が委任し，又は上記３により健康保険組合連合会会長若しくは国民健康保険中央会理事長が通知する場合，全国健康保険協会の本部は各都道府県支部の委任状の写しを，健康保険組合

あはき受領委任

受領委任の取扱い（あん摩・マッサージ・指圧師，はり師，きゅう師）

連合会又は国民健康保険中央会は委任状の写し又は通知の写しを厚生労働省保険局医療課に対して，各保険者等の委任が開始される日付の2ヶ月前までに送付する。

5　厚生労働省のウェブページへの掲示

　　上記4により委任の開始の連絡を受けた厚生労働省保険局医療課は，各保険者等の委任の状況（保険者等の名称，保険者番号，委任開始年月日等）について，状況が変更される日付の1ヶ月前までに，各地方厚生（支）局及び各都道府県に対して連絡するとともに，厚生労働省のウェブページに掲示する。

6　保険者等の委任の終了

　　上記1から5により委任をしていた保険者等が，当該委任を終了する場合の手続は，上記1から5に準じて取り扱う。

　　なお，全国健康保険協会都道府県支部長は地方厚生（支）局長に対し，健康保険組合は健康保険組合連合会会長に対し，市町村（特別区を含む。）及び国民健康保険組合並びに後期高齢者医療広域連合は国民健康保険中央会理事長に対し，書面により委任を終了する旨及びその日付を当該終了する日付の3ヶ月前までに通知し，その後，厚生労働省が当該終了する日付の1ヶ月前までに厚生労働省のウェブページに掲示することにより，受領委任の取扱規程に基づき受領委任の契約を終了することができる。

委　任　状

　「はり師、きゅう師及びあん摩マッサージ指圧師の施術に係る療養費に関する受領委任の取扱いについて」（平成30年6月12日保発0612第2号通知）に基づき、平成〇年〇月〇日より、はり師、きゅう師及びあん摩マッサージ指圧師の施術に係る療養費の受領委任の契約に係る委任をいたします。

　なお、当方が保有する支給申請書等、同通知別添1の取扱規程に基づき地方厚生（支）局及び都道府県が実施する指導・監査に関し必要な情報については提供いたします。

　　平成　　年　　月　　日

　　〇 〇 厚 生 （支） 局 長　　　殿

　　　　　　　　　　　　全国健康保険協会〇〇支部長　　　印

あはき受領委任

委　任　状

　「はり師、きゅう師及びあん摩マッサージ指圧師の施術に係る療養費に関する受領委任の取扱いについて」（平成30年6月12日保発0612第2号通知）に基づき、別添のとおり、健康保険組合が取り扱うはり師、きゅう師及びあん摩マッサージ指圧師の施術に係る療養費の受領委任の契約に係る委任をいたします。

　また、別添の委任の状況が変更される場合、変更日の2ヶ月前までに通知いたします。

　なお、別添の健康保険組合が保有する支給申請書等、同通知別添1の取扱規程に基づき地方厚生（支）局及び都道府県が実施する指導・監査に関し必要な情報については提供いたします。

　　平成　　年　　月　　日

　　○ ○ 厚 生 （支）局 長　　殿

　　　　　　　　　　健 康 保 険 組 合 連 合 会 会 長　　　印

別添2（別紙2の2）

委 任 状

　「はり師、きゅう師及びあん摩マッサージ指圧師の施術に係る療養費に関する受領委任の取扱いについて」（平成30年6月12日保発0612第2号通知）に基づき、別添のとおり、市町村（特別区を含む。）及び国民健康保険組合並びに後期高齢者医療広域連合が取り扱うはり師、きゅう師及びあん摩マッサージ指圧師の施術に係る療養費の受領委任の契約に係る委任をいたします。

　また、別添の委任の状況が変更される場合、変更日の2ヶ月前までに通知いたします。

　なお、別添の市町村（特別区を含む。）及び国民健康保険組合並びに後期高齢者医療広域連合が保有する支給申請書等、同通知別添1の取扱規程に基づき地方厚生（支）局及び都道府県が実施する指導・監査に関し必要な情報については提供いたします。

　　平成　　年　　月　　日

　　○　○　知　事　　殿

国民健康保険中央会理事長　　　印

別添2（別紙3）

委　任　状

　「はり師、きゅう師及びあん摩マッサージ指圧師の施術に係る療養費に関する受領委任の取扱いについて」（平成30年6月12日保発0612第2号通知）に基づき、令和〇年〇月〇日より、はり師、きゅう師及びあん摩マッサージ指圧師の施術に係る療養費の受領委任の契約に係る委任をいたします。

　なお、当方が保有する支給申請書等、同通知別添1の取扱規程に基づき地方厚生（支）局及び都道府県が実施する指導・監査に関し必要な情報については提供いたします。

　　　　令和　　年　　月　　日

　　　健康保険組合連合会会長　　　殿

　　　　　　　　　　　　　　〇〇健康保険組合〇〇長　　　印

別添２（別紙３の２）

委　任　状

　「はり師、きゅう師及びあん摩マッサージ指圧師の施術に係る療養費に関する受領委任の取扱いについて」（平成 30 年 6 月 12 日保発 0612 第2 号通知）に基づき、令和○年○月○日より、はり師、きゅう師及びあん摩マッサージ指圧師の施術に係る療養費の受領委任の契約に係る委任をいたします。

　なお、当方が保有する支給申請書等、同通知別添 1 の取扱規程に基づき地方厚生（支）局及び都道府県が実施する指導・監査に関し必要な情報については提供いたします。

　　令和　　　年　　月　　日

　　国民健康保険中央会理事長　　　殿

　　　　　　　　　　　　　　　　　　　　　　○○長　　　印

別添2（別紙4）

令和　　年　　月　　日

○○厚生（支）局長　　殿

健康保険組合連合会会長　　印

　「はり師、きゅう師及びあん摩マッサージ指圧師の施術に係る療養費に関する受領委任の取扱いについて」（平成30年6月12日保発0612第2号通知）に基づき、平成○年○月○日付で、健康保険組合が取り扱うはり師、きゅう師及びあん摩マッサージ指圧師の施術に係る療養費の受領委任の契約に係る委任をしているところですが、当該委任の状況が別添のとおり変更されますので、通知いたします。

別添2（別紙4の2）

令和　　年　　月　　日

○○知事　　殿

　　　　　　　　国民健康保険中央会理事長　　　印

　「はり師、きゅう師及びあん摩マッサージ指圧師の施術に係る療養費に関する受領委任の取扱いについて」（平成30年6月12日保発0612第2号通知）に基づき、平成○年○月○日付で、市町村（特別区を含む。）及び国民健康保険組合並びに後期高齢者医療広域連合が取り扱うはり師、きゅう師及びあん摩マッサージ指圧師の施術に係る療養費の受領委任の契約に係る委任をしているところですが、当該委任の状況が別添のとおり変更されますので、通知いたします。

あはき受領委任

受領委任の取扱い（あん摩・マッサージ・指圧師，はり師，きゅう師）

○はり師，きゅう師及びあん摩マッサージ指圧師の施術に係る療養費の審査委員会の設置基準について

（平30. 6.12　保発0612　3）

「はり師，きゅう師及びあん摩マッサージ指圧師の施術に係る療養費に関する受領委任の取扱いについて」（平成30年6月12日保発0612第2号）の別添1「受領委任の取扱規程」によりはり，きゅう及びあん摩マッサージ指圧療養費審査委員会を設置することができる（保険者（国民健康保険法（昭和33年法律第192号）に基づき療養費の支給を行う国民健康保険の保険者は，市町村（特別区を含む。）及び国民健康保険組合）又は後期高齢者医療広域連合の判断により設置する）こととしたところであるが，療養費の支給申請書の審査を適正かつ効率的に実施するため，当該審査委員会の設置の基準を別添のとおり定めたので，その実施に遺憾のないよう御配慮願いたい。

別添

はり師，きゅう師及びあん摩マッサージ指圧師の
施術に係る療養費の審査委員会設置要綱

1　目的

　　はり師，きゅう師及びあん摩マッサージ指圧師の施術（以下「施術」という。）に係る療養費の支給申請書（以下「申請書」という。）を適正かつ効率的に審査するため，はり，きゅう及びあん摩マッサージ指圧療養費審査委員会（以下「審査会」という。）の設置要綱を定めることを目的とする。

2　組織

(1)　審査会の委員は，施術担当者を代表する者，保険者（後期高齢者医療広域連合を含む場合がある。以下同じ。）を代表する者及び学識経験者のうちから，全国健康保険協会都道府県支部長（以下「健保協会支部長」という。），都道府県民生主管部（局）長又は都道府県国民健康保険団体連合会理事長等が委嘱する。

(2)　前項の委嘱は，施術担当者を代表する者及び保険者を代表する者については，それぞれ関係団体の推薦により，行わなければならない。また，学識経験者の委嘱に当たっては，医師及び施術に係る療養費制度に精通した者であって，公平・公正な審査をなし得る者の中から選定するものとする。

(3)　前項の施術担当者を代表する者を推薦する団体は，当該団体に所属する会員等に対し，施術に係る療養費制度に関する指導や周知活動等を適切に実施しているものであること。

(4)　施術担当者を代表する者は，受領委任の取扱いの中止措置を受けていない者であること。

(5)　委員の総数は，各都道府県における申請書の審査件数等に応じて，健保協会支部長，都道府県民生主管部（局）長又は都道府県国民健康保険団体連合会理事長等が定めるものとする。

(6)　委員の構成は，次のとおりとする。

・　施術担当者を代表する者，保険者を代表する者及び学識経験者の委員は，原則としてそれぞ

―526―

れ同数とする。

- ・ 施術担当者を代表する者，保険者を代表する者の委員は，必ず同数とする。
- ・ 学識経験者の委員は，原則として複数とする。
- ・ 施術担当者を代表する者の委員は，はり師，きゅう師及びあん摩マッサージ指圧師の免許を有する者とする（複数とする場合，各委員がすべての免許を有する必要はなく，はり師，きゅう師の免許を有する委員とあん摩マッサージ指圧師の免許を有する委員等，当該複数の委員ですべての免許を有していれば差し支えない。）。

3 任期

(1) 審査委員の任期は，2年とする。ただし，欠員が生じた場合において任命された審査委員の任期は，前任者の残任期間とする。

(2) 審査委員は，再任されることができる。

(3) 健保協会支部長，都道府県民生主管部（局）長又は都道府県国民健康保険団体連合会理事長等は，審査委員が職務を怠り又は職務の遂行に堪えないときは，任期内でもこれを解嘱することができる。

4 審査委員長

(1) 審査会に学識経験者から委員の互選により審査委員長1人を置く。

(2) 審査委員長は，会務を総理し，審査会を代表する。

5 審査会の招集

審査会は，審査委員長がこれを招集するものとする。

6 審査

(1) 審査会は，健康保険法等の関係法令，施術に係る療養費の算定基準，受領委任の規程等及び健保協会支部長，都道府県知事又は都道府県国民健康保険団体連合会理事長等（以下「健保協会支部長等」という。）が別に定める審査会審査要領に基づき，申請書の審査を行う。

(2) 審査会は，審査委員の2分の1以上の出席がなければ，審査の決定をすることができない。

(3) 審査会は，公正かつ適正な審査を行わなければならない。

(4) 審査会は，審査に当たり必要と認める場合は，健保協会支部長等に対し，受領委任を取り扱う施術所のはり師，きゅう師及びあん摩マッサージ指圧師（以下「施術者」という。）並びに当該施術所の開設者（以下「開設者等」という。）から報告等（受領委任の契約に係る委任をしている保険者に関するものに限る。）を徴するよう申し出ることができる。

(5) 審査会は，審査に当たり必要と認める場合は，開設者等から報告等（受領委任の契約に係る委任をしている保険者に関するものに限る。）を徴することができる。

7 審査結果の通知等

(1) 審査委員長は，健保協会支部長等に対し，次の方法等により審査会の審査結果を報告するものとする。

受領委任の取扱い（あん摩・マッサージ・指圧師，はり師，きゅう師）

    ① 審査会は，請求額の減額又は不支給等の措置が必要な場合は，その理由を附箋等に記載し，申請書に貼付する。

    ② 審査会は，保険者が患者に対する調査を行った上で療養費の支給の適否を判断すべきものがある場合は，その理由を附箋等に記載し，申請書に貼付する。

    ③ 審査会は，保険者が施術者に対する質問を行った上で療養費の支給の適否を判断すべきものがある場合は，その理由を附箋等に記載し，申請書に貼付する。

    ④ 審査会は，申請書の内容が不正若しくは不当なものである場合又は受領委任の規程等に違反しているものと認められる場合は，速やかに書面で報告しなければならない。

(2) 審査委員長は，療養費（受領委任の契約に係る委任をしている保険者に関するものに限る。）の請求内容に不正又は著しい不当の事実が認められたときは，当該受領委任を取り扱う施術所を管轄する地方厚生（支）局又は都道府県知事に情報提供すること。その際，不正請求について客観的な証拠があるものが複数患者分あるものを優先して提供すること。

(3) 健保協会支部長等は，他の保険者から審査の委任を受けている場合，当該保険者に審査会の審査結果を通知する。

(4) 審査会は，保険者の療養費の支給決定に際し，保険者から審査の説明又は報告を求められたときは，これに応じなければならない。

8　再審査

    審査会は，保険者からの請求内容の疑義及び施術者からの再審査の申し出があった場合は，再審査を行わなければならない。この場合は，審査委員の2分の1以上の出席がなければ，再審査の決定をすることができない。

9　守秘義務

    審査委員又は審査委員の職にあった者は，法令において求められる場合その他正当な理由がある場合を除き，申請書の審査に関して知得した施術者の業務上の秘密又は個人の秘密を漏らしてはならない。

10　その他

(1) この要綱に定めるもののほか，審査会の運営に関し必要な事項は，健保協会支部長等が定めること。

(2) 保険者，施術者の関係団体等の協力を求め円滑な実施に努めること。

○はり師，きゅう師及びあん摩マッサージ指圧師の施術に係る療養費に関する指導及び監査について

（平30. 6. 12　保発0612　4）

　「はり師，きゅう師及びあん摩マッサージ指圧師の施術に係る療養費に関する受領委任の取扱いについて」（平成30年6月12日保発0612第2号）の別添1「受領委任の取扱規程」に基づき地方厚生（支）局長及び都道府県知事が実施する指導及び監査について，適正かつ効果的な実施を図るため，指導及び監査の基準を別添のとおり定めたので，その実施に遺憾のないよう御配慮願いたい。

別添

はり師，きゅう師及びあん摩マッサージ指圧師の
施術に係る療養費の指導監査要綱

1　目的

　　本要綱は，地方厚生（支）局長及び都道府県知事が受領委任の取扱いにより療養費を請求するはり師，きゅう師及びあん摩マッサージ指圧師（以下「施術管理者」という。）並びに当該施術管理者が所属する施術所の開設者及び施術所に勤務する他のはり師，きゅう師及びあん摩マッサージ指圧師（以下「施術管理者等」という。）に対して行う指導及び監査の基本的事項を定めることを目的とする。

2　指導監査委員会の設置

　　地方厚生（支）局長及び都道府県知事は，施術管理者等に対する指導及び監査の実施において，地方厚生（支）局担当課並びに各都道府県の国民健康保険主管課及び後期高齢者医療主管課（以下「関係各課」という。）で構成する指導監査委員会を設置する。

　　指導監査委員会においては，施術管理者等に対する指導及び監査の実施に係る連絡及び調整等を行うこととし，指導及び監査の円滑な実施に努める。

3　指導及び監査の担当者

　　施術管理者等に対する指導及び監査の担当者は，関係各課の指導医療官，技術吏員，事務官，吏員等とする。

4　指導

　(1)　指導の形態

　　　　指導の形態は，集団指導及び個別指導とする。

　(2)　集団指導

　　①　指導対象の選定

　　　ア　概ね1年以内に受領委任の取扱いを承諾した施術管理者を選定する。

　　　イ　受領委任の規程等の内容を遵守させる必要があると認められる施術管理者を選定する。

　　②　指導の方法

　　　ア　地方厚生（支）局長及び都道府県知事は，あらかじめ文書により，集団指導の日時及び場

あはき受領委任

　　　　所等を①ア又はイにより選定した施術管理者に通知し，施術管理者等の出席を求める。

　　イ　指導の方法は，講習会等の形式により，療養費制度の概要，受領委任の規程並びにはり師，きゅう師及びあん摩マッサージ指圧師の施術に係る算定基準等について指導する。

(3)　個別指導

　①　対象者の選定

　　ア　受領委任の規程等に違反しているものと認められる施術管理者を選定する。

　　イ　はり，きゅう及びあん摩マッサージ指圧療養費審査委員会（以下「審査会」という。），保険者（国民健康保険法に基づき療養費の支給を行う国民健康保険の保険者は，市町村（特別区を含む。）及び国民健康保険組合）若しくは後期高齢者医療広域連合（以下「保険者等」という。）又は患者等からの情報に基づき指導が必要と認められる施術管理者を選定する。

　　ウ　③アの経過観察の対象となり，改善が認められない施術管理者又は改善状況の確認を要する施術管理者を選定する。

　　エ　審査会又は保険者等から，不正又は著しい不当の事実が認められた請求として，客観的な証拠があるものが複数患者分あるもの，あるいは，患者調査等の結果，不正請求の疑いが強いものが複数患者分（概ね10人の患者分あることが望ましい）あるものの情報提供があった施術管理者を優先的に選定する。

　②　指導の方法

　　ア　地方厚生（支）局長及び都道府県知事は，あらかじめ文書により，個別指導の日時及び場所等を①アからエにより選定した施術管理者に通知し，施術管理者等の出席を求める。

　　　なお，必要に応じて，施術管理者が所属する施術所のその他の従事者の出席を求める。

　　イ　地方厚生（支）局長及び都道府県知事は，指導に当たっては，必要に応じて，患者等に係る調査を事前に行うとともに，必要に応じて，当該調査に係る保険者等の協力を求める。

　　ウ　指導の方法は，面接懇談方式により行うとともに，療養費の支給申請書（以下「申請書」という。）等の関係書類を検査した上で，個々の事例に応じて必要な事項について指導する。

　③　個別指導後の対応

　　　個別指導の後，療養費の請求内容等が妥当適切でない場合は，次のいずれかの措置を講じる。

　　ア　経過観察

　　　　療養費の請求内容等が妥当適切でないが，その程度が軽微である場合又は以後改善が期待できる場合は，経過観察とする。

　　　　なお，経過観察の結果，改善が認められない場合又は改善状況の確認を要する場合は，施術管理者等に対して再指導を行う。

　　イ　監査

　　　　療養費の請求内容等が著しく妥当適切でない場合は，速やかに監査を行う。

　④　指導記録の作成

指導担当者は，指導内容を記録する。

⑤　個別指導の結果の通知等

ア　指導担当者は，個別指導が終了した時点において，施術管理者等に対し口頭で指導の結果を説明する。

イ　地方厚生（支）局長及び都道府県知事は，個別指導の結果について文書により施術管理者に通知し，指摘した事項について改善報告書の提出を求める。

⑥　指導拒否等への対応

施術管理者等が正当な理由がなく個別指導を拒否した場合は，監査を行う。

5　監査

(1)　監査の実施

地方厚生（支）局長及び都道府県知事は，次の①から③に該当する場合は，当該施術管理者等に対し，監査を実施する。なお，①又は③に該当する場合は，4(3)を省略して差し支えない。

①　療養費の請求内容が不正又は著しい不当なものであるとの疑義を認める場合。

②　4(3)③イ又は4(3)⑥に該当する場合。

③　審査会又は保険者等から，不正又は著しい不当の事実が認められた請求として，客観的な証拠があるものが複数患者分の情報提供があり，証拠がそろっている場合。

(2)　監査の方法及び内容

①　地方厚生（支）局長及び都道府県知事は，あらかじめ文書により，監査の日時及び場所等を(1)の施術管理者に通知し，施術管理者等の出席を求める。

なお，必要に応じて，当該施術管理者が所属する施術所のその他の従事者の出席を求める。

②　地方厚生（支）局長及び都道府県知事は，監査に当たっては，必要に応じて，患者等に係る調査を事前に行うとともに，必要に応じて，当該調査に係る保険者等の協力を求める。

③　監査の方法は，療養費の請求内容等が不正又は著しく不当なものであるとの疑義を認める事例について，その事実関係の有無を確認するとともに，その他，療養費の請求内容等が妥当適切であるかについて，申請書等の関係書類を検査する。

(3)　監査後の措置

①　地方厚生（支）局長及び都道府県知事は，療養費の請求内容等に不正又は著しい不当の事実が認められた場合は，受領委任の取扱いを中止する。

なお，受領委任の取扱いの中止は，次の基準によって行う。

ア　故意に不正又は著しい不当な療養費の請求を行ったもの。

イ　重大な過失により，不正又は著しい不当な療養費の請求をしばしば行ったもの。

なお，施術管理者に対して受領委任の取扱いを中止する場合，上記の基準に該当するか否かについては，はり師，きゅう師又はあん摩マッサージ指圧師のいずれに関わるものかを区分し，はり師，きゅう師又はあん摩マッサージ指圧師のそれぞれについて措置をする。

受領委任の取扱い（あん摩・マッサージ・指圧師，はり師，きゅう師）

② 地方厚生（支）局長及び都道府県知事は，不正又は不当な請求を行った施術管理者に対し，その返還すべき金額（請求時から原則として５年間を経過しないものをいう。以下「返還金」という。）を速やかに保険者等に返還するよう指導するとともに，当該保険者等に対し，返還金の請求を行うよう指示する。

③ 地方厚生（支）局長及び都道府県知事は，返還金の返還により，患者に一部負担金の過払いが生じている場合は，施術管理者に対して，当該過払分を返還するよう指導する。

(4) 監査記録の作成

監査担当者は，監査内容を記録する。

(5) 監査結果の通知等

地方厚生（支）局長及び都道府県知事は，監査の結果について，文書により施術管理者に通知する。

6 受領委任の取扱いを辞退した場合及び施術所が廃止された場合の取扱い

(1) 地方厚生（支）局長及び都道府県知事は，5(1)①，②又は③に該当する場合であって，当該施術管理者が受領委任の取扱いを辞退した場合又は当該施術管理者が所属する施術所が廃止された場合は，当該施術管理者等に対して，5（(3)①を除く。）に準じた取扱いを行うこととする。

(2) 地方厚生（支）局長及び都道府県知事は，(1)の結果，療養費の請求内容等に不正又は著しい不当の事実が認められた場合であって，5(3)①のア又はイに該当する場合には，受領委任の取扱いを中止すべき案件である旨の意思決定を行う。

7 その他

(1) この要綱に定めるもののほか，指導及び監査の実施に当たって必要な事項は，地方厚生（支）局長及び都道府県知事が定めること。

(2) 保険者等，はり師，きゅう師及びあん摩マッサージ指圧師の関係団体等の協力を求め円滑な実施に努めること。

○はり師，きゅう師及びあん摩マッサージ指圧師の施術に係る療養費の審査委員会の審査要領について

（平31. 1.24　保医発0124　1）

「はり師，きゅう師及びあん摩マッサージ指圧師の施術に係る療養費の審査委員会の設置基準について」（平成30年6月12日保発0612第3号）の別添により「はり師，きゅう師及びあん摩マッサージ指圧師の施術に係る療養費の審査委員会設置要綱」を示したところであるが，当設置要綱に基づき，はり，きゅう及びあん摩マッサージ指圧療養費審査委員会を設置する場合，全国健康保険協会都道府県支部長，都道府県知事又は都道府県国民健康保険団体連合会理事長等は，別添審査要領（参考例）に基づき審査要領を定め，当審査委員会における審査の実施に遺憾のないよう御配慮願いたい。

別添

はり，きゅう及びあん摩マッサージ指圧
療養費審査委員会の審査要領（参考例）

　健康保険法（大正11年法律第70号），船員保険法（昭和14年法律第73号），国民健康保険法（昭和33年法律第192号）及び高齢者の医療の確保に関する法律（昭和57年法律第80号）に基づくはり師，きゅう師及びあん摩マッサージ指圧師の施術に係る療養費の支給申請書を適正かつ効率的に審査するため，毎月の審査において，以下の事項の中から任意に選択した事項を，重点的に審査するものとする。

1　医師の同意書（又は診断書）に関すること

　(1)　支給対象（傷病名又は症状）に関する事項

　(2)　症状及び施術の同意（種類・部位）に関する事項（あん摩マッサージ指圧に限る。）

　(3)　診察日及び同意日に関する事項

　(4)　同意期間に関する事項

　(5)　往療に関する事項（あん摩マッサージ指圧に限る。）

2　初検料の算定に関すること（はり，きゅうに限る。）

3　施術料の算定に関すること

【はり，きゅう】

　(1)　1術・2術に関する事項

　(2)　電療料の加算に関する事項

【あん摩マッサージ指圧】

　(1)　マッサージに関する事項

　(2)　温罨法の加算に関する事項

　(3)　変形徒手矯正術に関する事項

4　往療料の算定に関すること

　(1)　往療の必要性に関する事項

　(2)　往療距離に関する事項

受領委任の取扱い（あん摩・マッサージ・指圧師，はり師，きゅう師）

(3)　片道16kmを超える往療に関する事項

(4)　同一日・同一建物に関する事項

5　施術報告書交付料の算定に関すること

(1)　前回の支給（支給可能期間に１回支給等）に関する事項

(2)　施術報告書の交付月の施術日及び交付日に関する事項

(3)　施術報告書に係る施術の内容・頻度，患者の状態・経過の記入の有無に関する事項

また，審査の事務補助の段階で指摘された事項は，重点的に審査するものとする。

なお，上記１〜５の事項の審査は，以下の審査を組み合わせて行うこととする。

(1)　形式審査：記載内容に関する事項（支給申請書，同意書，往療内訳表，施術報告書（写）の記
　　載誤り，未記載等）

(2)　内容審査：施術内容に関する事項（医師の同意書に基づく施術であるか，往療料の請求（算定）
　　が実際の往療距離や施術所と患家との距離に対して適正か，施術報告書交付料の支給要件を満た
　　しているか等）

(3)　傾向審査：同一施術所における傾向（特定の施設に極端な偏りがないか（施術所の金品等の提
　　供による患者の誘引や紹介の疑い）等）

○はり師，きゅう師及びあん摩マッサージ指圧師の施術に係る療養費の受領委任を取り扱う施術管理
　者の要件について

（令 2 . 3 . 4　保発0304　1）

（令 3 . 3.24　保発0324　5）

　はり師，きゅう師及びあん摩マッサージ指圧師（以下「施術者」という。）の施術に係る療養費（以
下「療養費」という。）に関する受領委任については，「はり師，きゅう師及びあん摩マッサージ指圧
師の施術に係る療養費に関する受領委任の取扱いについて」（平成30年 6 月12日保発0612第 2 号。以
下「取扱通知」という。）により取り扱われているところである。

　今般，取扱通知の別添 1 （以下「受領委任の取扱規程」という。）の 4 の規定による施術管理者（以
下「施術管理者」という。）について，11の規定による施術管理者として受領委任の取扱いを承諾す
る要件（以下「施術管理者の要件」という。）に新たに実務経験と研修の受講の要件を加え，下記の
とおり取り扱うこととしたので，遺漏のないよう御配慮願いたい。

記

Ⅰ　実務経験

　1　実務に従事した経験

　　　施術管理者の要件に，実務に従事した経験（以下「実務経験」という。）を追加する。なお，
　　実務経験は，はり師，きゅう師又はあん摩マッサージ指圧師としての実務経験をそれぞれ区分す
　　る。

　2　実務経験の要件追加の目的

　　　新たに療養費の受領委任を取り扱う施術管理者が，質の高い施術を提供できるようにすること
　　を目的とする。

　3　実務経験の期間

　　　実務経験の期間は，次の事項のとおりとする。

　　　ただし，過去に施術管理者としての実務経験を有する者（出張専門施術者を含む。）については，
　　実務経験の期間に関わらず，施術管理者の要件としての実務経験を有するものとする。

　(1)　施術者の資格取得後の期間とし，はり，きゅう又はあん摩マッサージ指圧でそれぞれ 1 年間
　　　必要となる。

　　　　なお，受領委任の取扱規程に基づき受領委任の申出を行う施術者（以下「申出者」という。）
　　　が，はり，きゅう及びあん摩マッサージ指圧の施術所で 1 年間実務に従事した場合や同一の期
　　　間にはり及びきゅうの施術所とあん摩マッサージ指圧の施術所の両方で 1 年間実務に従事した
　　　場合，はり，きゅう及びあん摩マッサージ指圧の実務経験の期間をそれぞれ 1 年間有すること
　　　となる。また，申出者が，はり及びきゅうの実務経験の期間を 1 年間有し，あん摩マッサージ
　　　指圧の実務経験の期間を 1 年間有しない場合，申出者が申出可能な療養費の種類は，はり及び

— 535 —

きゅうのみであり，あん摩マッサージ指圧の申出はできない。

(2) 勤務形態（常勤，非常勤，パート，アルバイト等）や勤務時間を問わないが，施術所に勤務する施術者として実務に従事した期間であり，保健所に，業務に従事する施術者として届出されている期間とする。

なお，施術所とは，保健所へ開設を届け出た施術所であり，受領委任の取扱いを承諾されていない施術所を含む。

(3) 施術所に勤務する申出者と当該施術所の他の施術者（他の施術者は，1年以上実務に従事（当該施術所での従事期間に限らない。）した施術者に限る。また，当該施術所で業務に従事する施術者として保健所に届出されている者に限る。なお，他の施術者は複数名でも差し支えない。）の両方が当該施術所に勤務している期間（以下「申出者が施術所で経験者と勤務した期間」という。）とする。

ただし，本通知による施術管理者の要件の取扱いを実施するまでの期間については，申出者が施術所で経験者と勤務した期間でない期間（例えば施術所の施術者が開設者である申出者1名のみの期間）についても実務経験の期間に含む。

(4) 出張専門施術者について，施術所に勤務しない出張専門施術者（施術管理者である出張専門施術者を含む。）に帯同するなどして実務に従事した期間は，実務経験の期間に含まない。

ただし，本通知による施術管理者の要件の取扱いを実施するまでの期間については，施術管理者でない出張専門施術者が，施術所に勤務せず自ら出張専門施術者として実務に従事した期間（保健所に出張専門の届出をした以降の期間に限る。）についても実務経験の期間に含む。

(5) 申出者が，実務に従事する施術所を変更し，複数の施術所で実務に従事した場合，実務経験の期間は，それぞれの期間を通算する。例えば，申出者が，半年間，はり及びきゅうの施術所で実務に従事した後，はり，きゅう及びあん摩マッサージ指圧の施術所で半年間実務に従事した場合，実務経験の期間は，はり及びきゅうは1年間となり，あん摩マッサージ指圧は半年間となる。

(6) 申出者が，同一の期間に複数の施術所で実務に従事した場合，重複する期間は合算しない。例えば，申出者が，同一の期間に半年間，はり及びきゅうの施術所とはり，きゅう及びあん摩マッサージ指圧の施術所で実務に従事した場合，実務経験の期間は，はり，きゅう及びあん摩マッサージ指圧のいずれも半年間となる。

4 実務経験の期間の証明

実務経験の期間の証明は，次の事項のとおりとする。

(1) 実務経験の期間の証明は，別紙1「実務経験期間証明書」による。

なお，施術所が受領委任の取扱いを承諾されていない場合，開設者が保健所に届け出た施術所開設（変更）届の副本の写し（申出者及び他の施術者の氏名並びに取り扱う施術の種類の分かるもの）を「実務経験期間証明書」に添付する。

　　　ただし，過去に施術管理者としての実務経験を有する者については，「実務経験期間証明書」
　　は不要とする。

(2)　「実務経験期間証明書」は，申出者が施術所で経験者と勤務した期間について，申出者が実
　　務に従事した施術所の開設者（元開設者を含む。）又は施術管理者（元施術管理者を含む。）が
　　証明する。

　　　ただし，本通知による施術管理者の要件の取扱いを実施するまでの期間については，申出者
　　が施術所で経験者と勤務した期間でない期間（例えば施術所の施術者が開設者である申出者1
　　名のみの期間）であっても証明書に記載してよい。

　　　また，本通知による施術管理者の要件の取扱いを実施するまでの期間について，施術管理者
　　でない出張専門施術者は，自分自身の実務経験の期間（保健所に出張専門の届出をした以降の
　　期間に限る。）を証明することができる。

(3)　実務に従事した申出者の実務の種類がはり，きゅう及びあん摩マッサージ指圧のすべてであ
　　る場合，「実務経験期間証明書」には，はり，きゅう及びあん摩マッサージ指圧の従事期間を
　　それぞれ証明する。

(4)　実務経験の期間を証明する施術所の開設者又は施術管理者は，施術所に勤務を希望する申出
　　者に対し，不利益な取扱い（例えば証明する代わりに施術者に無償で勤務させる等）を行わな
　　い。

Ⅱ　施術管理者研修

　1　研修の課程の修了
　　　施術管理者の要件に，研修（以下「本研修」という。）の課程の修了を追加する。

　2　研修の目的
　　　本研修は，新たに療養費の受領委任を取り扱う施術管理者が，適切に療養費の支給申請を行う
　　とともに，質の高い施術を提供できるようにすることを目的とする。

　3　登録研修機関
　　　本研修の実施は，別添「受領委任を取り扱う施術管理者に係る研修実施機関の登録規程」によ
　　り登録を受けた研修実施機関（以下「登録研修機関」という。）が行う。
　　　なお，本研修は，各地方厚生局が管轄する地域（北海道，東北，関東信越，東海北陸，近畿，
　　中国四国，九州）ごとに実施することを基本とする。
　　　登録研修機関は，本研修の実施において，実施場所や受講人数等に留意し，また，開催日程等
　　の周知を十分に行い，受講希望者の受講機会を確保するよう努める。

　4　研修対象者
　　　本研修の対象者は，「あん摩マッサージ指圧師，はり師，きゅう師等に関する法律」（昭和22年
　　法律第217号）第3条の3第2項に規定する「あん摩マッサージ指圧師免許証，はり師免許証又
　　はきゅう師免許証」（同法第3条の24に規定する「あん摩マッサージ指圧師免許証明書，はり師

受領委任の取扱い（あん摩・マッサージ・指圧師，はり師，きゅう師）

免許証明書又はきゅう師免許証明書」又は同法第3条の23に規定する指定登録機関があん摩マッサージ指圧師，はり師及びきゅう師名簿に登録したことを証明する登録済証明書を含む。以下「免許証等」という。）の交付を受けた者とする。

5　受講資格の確認

　　本研修の対象者の受講資格の確認は，登録研修機関が，本研修の受講申込書に免許証等の写しを添付させることにより行う。

　　なお，免許証等の記載内容の読み取りが困難な場合，免許証等の写しに代えて，公益財団法人東洋療法研修試験財団が発行する厚生労働大臣免許保有証の写しを添付しても差し支えない。

6　研修方法

　　本研修は，16時間，2日間以上の講義による研修とする。

7　研修科目

　　本研修の研修科目は，別紙2「はり師，きゅう師及びあん摩マッサージ指圧師の施術に係る療養費に関する受領委任を取り扱う施術管理者の標準的な研修カリキュラム」を標準とする。

8　講師

　　本研修の講師は，有識者，保険者，医師又は施術者とし，教授する科目の内容について，専門的な知識又は技術を有し，研修内容を講義する能力を十分に有していると認められる者とする。

9　研修の実施日

　　本研修は，連続した実施日とすることを基本とするが，研修受講者の利便及び登録研修機関における研修実施場所や講師の確保状況を考慮し，実施日を分けて差し支えない。

10　研修受講者数

　　本研修について，講師1人につき同時に研修を受ける受講者の数は，原則として30人を下限とする。

11　受講手続き等

　　本研修の受講手続き等については，登録研修機関の定める研修業務規程に基づき行う。

12　研修修了の認定

　　登録研修機関は，研修受講者の受講を適切に確認したうえで，研修受講者に対し，研修の課程の修了（以下「研修修了」という。）の認定を行う。

　　本研修について，災害，疾病，長期の海外渡航その他の正当な事由により一部の科目の内容を受講しなかったため，修了を認められなかった受講者から当該研修に係る受講証の提示がされた場合，受講した研修の最初の受講日以降3年以内に限り，受講した科目の内容と同じものについては，受講したものとみなすことができる。

13　研修修了の証明

(1)　研修修了の証明は，次の事項を記載した別紙3「施術管理者研修修了証」（以下「研修修了証」という。）による。

① 氏名，フリガナ，生年月日

　研修修了証には氏名が記載されるため，研修受講者は，受講申込書の氏名を明瞭に記載する。

② 研修修了証番号，研修修了年月日

　研修修了証に記載する研修修了証番号は，別紙４のとおりとする。

③ 有効期間（研修修了年月日から５年間）

　なお，当有効期間は，本研修の課程を修了した証明書としての有効期間であり，施術者の資格や受領委任を取り扱う施術管理者の要件を満たしていることを保証する期間ではない。

(2) 登録研修機関は，研修修了の認定をした受講者に対し，研修修了証を交付する。

(3) 登録研修機関は，研修修了証の交付の実績を適切に管理する。

(4) 登録研修機関は，研修修了の誤認定や研修受講者の虚偽又は不正等に基づき研修修了証を交付した場合，研修修了証の交付を取り消すことができる。

(5) 登録研修機関は，研修修了証の交付を取り消した場合，速やかに当該取り消された者より研修修了証を回収するとともに，厚生労働省保険局長にその旨を連絡する。

14　研修修了証の再交付

　登録研修機関は，研修修了証を交付した者の氏名の変更や研修修了証の紛失等の申出があった場合，研修修了証の再発行を行う。

15　費用負担

　本研修に係る費用は，研修受講者及び登録研修機関の負担とする。

Ⅲ　その他

1　実施日

　本通知による施術管理者の要件の取扱い（上記Ⅰの１の実務経験及び上記Ⅱの１の研修修了の要件の追加）は，令和３年１月１日から実施する。

2　受領委任の申出

　実施開始日（令和３年１月１日）以降，申出者は，上記Ⅰの１の実務経験を有し，上記Ⅱの１の研修の課程を修了していることを示すために，受領委任の申出書に，次の書面を添付したうえで，地方厚生（支）局長及び都道府県知事へ申出を行う。

(1)　「実務経験期間証明書」の写し

　実務経験期間証明書により，１年以上の従事期間が確認できる必要があること。

　なお，過去に施術管理者としての実務経験を有する者については，「実務経験期間証明書」の写しに代えて，受領委任の取扱いの承諾に係る通知（受領委任の取扱規程様式第３号。以下「承諾通知」という。）の写し等，その旨が確認できるものを添付する。

(2)　「研修修了証」の写し

　研修修了証は，研修修了年月日から５年間の有効期間を経過していないものであること。

受領委任の取扱い（あん摩・マッサージ・指圧師，はり師，きゅう師）

3　施術管理者の要件の適用除外

(1)　実施開始日（令和3年1月1日）前において，既に受領委任の承諾を受けている施術管理者が，実施開始日以降に同じ施術所で受領委任の取扱いを継続して行う場合，当該施術管理者は，地方厚生（支）局長及び都道府県知事に対して新たに「承諾通知」の写し等及び「研修修了証」の写しを提出する必要はない。

(2)　施術管理者である者が，受領委任の取扱いの承諾を受けた施術所の所在地の変更のみを事由として新たに受領委任の申出を行い，引き続き施術管理者となる場合，受領委任の申出書に「承諾通知」の写し等及び「研修修了証」の写しを添付する必要はない。

　　なお，出張専門施術者である施術管理者が，他の都道府県への住所の変更のみを事由として新たに受領委任の申出を行い，引き続き施術管理者となる場合を含む。

4　実施当初の登録研修機関の申請期限

　本通知に基づく取扱いの実施に際し，別添「受領委任を取り扱う施術管理者に係る研修実施機関の登録規程」に基づき登録研修機関として登録を受けようとするものは，令和2年7月31日までに申請する。

5　その他

(1)　申出者は，自らの責任のもと，「実務経験期間証明書」及び「研修修了証」の原本を保管する。

(2)　受領委任の承諾を受けた施術管理者は，自らの責任のもと，承諾通知の原本を保管・管理する。

(3)　申出者が受領委任の取扱いの承諾を受けた後において，虚偽又は不正に基づく「実務経験期間証明書」の発行が判明した場合又は「研修修了証」の交付が取り消された場合，当該証明書又は修了証に基づく承諾は無効である。

　　さらに，地方厚生（支）局長及び都道府県知事は，必要に応じて，受領委任の取扱いの中止相当の措置（承諾が無効となった申出者について，受領委任の取扱いを中止すべき案件である旨の決定）を行い，措置後5年間，受領委任の取扱いを承諾しないことができる。なお，当該中止相当については，受領委任の取扱規程の11(2)の規定及び15のなお書きの規定は適用しない。

実 務 経 験 期 間 証 明 書

次の者は当施術所において、次の施術の実務に従事したことを証明します。

氏　　名	〇〇　〇〇		
生年月日	（　　　）〇年　〇月　〇日		

はり	従事期間	（　　）〇年　〇月　〇日～（　　）〇年　〇月　〇日	〇年　〇か月

		氏　　名	実務に従事した期間（1年以上）
はり	他の施術者	はり師　　　　〇〇　〇〇	※当施術所での期間に限らない。　　〇年　〇か月
		当施術所で実務に従事した期間	
		（　　）〇年　〇月　〇日～（　　）〇年　〇月　〇日	〇年　〇か月

きゅう	従事期間	（　　）〇年　〇月　〇日～（　　）〇年　〇月　〇日	〇年　〇か月

		氏　　名	実務に従事した期間（1年以上）
きゅう	他の施術者	きゅう師　　　　〇〇　〇〇	※当施術所での期間に限らない。　　〇年　〇か月
		当施術所で実務に従事した期間	
		（　　）〇年　〇月　〇日～（　　）〇年　〇月　〇日	〇年　〇か月

あん摩マッサージ指圧	従事期間	（　　）〇年　〇月　〇日～（　　）〇年　〇月　〇日	〇年　〇か月

		氏　　名	実務に従事した期間（1年以上）
あん摩マッサージ指圧	他の施術者	あん摩マッサージ指圧師　〇〇　〇〇	※当施術所での期間に限らない。　　〇年　〇か月
		当施術所で実務に従事した期間	
		（　　）〇年　〇月　〇日～（　　）〇年　〇月　〇日	〇年　〇か月

令和　〇年　〇月　〇日

　　施術所名　　　〇〇〇〇

　　【受領委任の取扱い　無：□　有：□（登録記号番号：　　　　　　　　　　　）】

　　所在地　　　　〇〇県〇〇市〇〇〇〇〇〇

　　電話番号　　　　　　　　－　　　　　－

　　職名　　　〇〇

　　氏名　　　〇〇　〇〇

あはき受領委任

（注）
1. はり師、きゅう師及びあん摩マッサージ指圧師としての従事期間をそれぞれ記載する。
2. 「他の施術者」欄は、証明を受ける施術者に対して施術に関する指導を主に行った施術者を記載する。なお、他の施術者が、退職等で途中交代した場合など複数いる場合は、該当する施術者をすべて記載する。
3. 証明を受ける施術者及び他の施術者は、業務に従事する施術者として保健所に届出されている必要がある。
4. 施術所が受領委任を取り扱わない場合は「無：□」にチェックする。また、取り扱う場合は「有：□」にチェックをしたうえで、施術所の施術管理者（複数名の場合はすべて）の登録記号番号を記載する。
5. 「職名」は、施術管理者の場合は「施術管理者」、個人開設者の場合は「開設者」と記載し、法人開設者の場合は代表者の役職を記載する。
6. 施術所が受領委任を取り扱わない場合、保健所に届け出た施術所開設（変更）届の副本の写し（証明を受ける施術者及び他の施術者の氏名並びに取り扱う施術の種類の分かるもの）を添付する。

（別紙２）

はり師、きゅう師及びあん摩マッサージ指圧師の施術に係る療養費に関する
受領委任を取り扱う施術管理者の標準的な研修カリキュラム

分野・ねらい	科目
（１）職業倫理 　施術管理者となるはり師、きゅう師、あん摩マッサージ指圧師である前に、一人の信頼される社会人として果たすべき責任や医療関係者としての倫理について学ぶ	（ア）はり師、きゅう師、あん摩マッサージ指圧師としての倫理
	（イ）医療関係者・社会人としての倫理・マナー
	（ウ）患者との接し方
	（エ）コンプライアンス（法令順守）
（２）適切な保険請求 　質の向上を図るため、何が保険請求の対象か否かの判断、施術録、支給申請書の記載の仕方など、制度について学ぶ	（ア）健康保険制度と療養費
	（イ）保険請求のできる範囲、同意書、診断書、施術録、支給事務手続き等
	（ウ）施術報告書、支給申請書の作成
	（エ）不正請求の事例
（３）適切な施術所管理 　医療機関との速やかな連携や施術所内外での的確な判断による指示と心構えなどの対応の仕方を学ぶ	（ア）医療事故・過誤の防止
	（イ）事故発生時の対応
	（ウ）医療機関等との連携
	（エ）広告の制限
（４）安全な臨床 　はり、きゅう、あん摩マッサージ指圧の施術が適用であるか否かの的確な鑑別と的確な施術を行い、患者に対し治癒過程を明確に説明し管理、指導することを学ぶ	（ア）患者の状況の的確な把握・鑑別
	（イ）はり、きゅう、あん摩マッサージ指圧の的確な施術
	（ウ）はり、きゅう、あん摩マッサージ指圧の施術に関係する最新の情報を入手する方法について
	（エ）適応疾患の経過観察に必要な検査と所見の取り方について
	（オ）勤務者への指導

○　研修は、上記の標準的な研修カリキュラムを全て実施する。

○　研修時間は、上記の科目について合計１６時間、２日間以上とする。

○　科目を教授する者は、有識者、保険者の実務担当者、医師又ははり師、きゅう師、あん摩マッサージ指圧師等とし、教授する科目の内容について、専門的な知識又は技術を有し、研修内容を講義する能力を十分に有していると認められる者であること。

施 術 管 理 者 研 修 修 了 証

研修修了証番号	○○○○○○○○○○
研修修了年月日	令和 ○年 ○月 ○日
有 効 期 間	令和 ○年 ○月 ○日まで （研修修了年月日から５年間）
フ リ ガ ナ	○○ ○○
氏 名	○○ ○○
生 年 月 日	（ ） ○年 ○月 ○日

上記の者は、施術管理者の研修を修了したことを証する。

令和 ○年 ○月 ○日

　　　　　　　　　公益財団法人　　○○○○

　　　　　　　　　代表理事　　　○○ ○○ 　㊞

（注）「有効期間」欄は、施術管理者研修の課程を修了した証明書としての有効期間
　　　であり、はり師、きゅう師及びあん摩マッサージ指圧師の資格や、受領委任を
　　　取り扱う施術管理者の要件を満たしていることを保証する期間ではない。

あはき受領委任

（別紙４）

研修修了証に記載する研修修了証番号は、次の 11 桁とする。

- ・研修修了証の発行年（西暦下 2 桁）
- ・研修機関登録番号（2 桁）
  ※厚生労働省保険局長により研修機関登録簿に登録された番号
- ・研修を実施した都道府県番号（2 桁）
- ・研修修了者の番号（5 桁）

○都道府県番号

01	北海道	25	滋賀県
02	青森県	26	京都府
03	岩手県	27	大阪府
04	宮城県	28	兵庫県
05	秋田県	29	奈良県
06	山形県	30	和歌山県
07	福島県	31	鳥取県
08	茨城県	32	島根県
09	栃木県	33	岡山県
10	群馬県	34	広島県
11	埼玉県	35	山口県
12	千葉県	36	徳島県
13	東京都	37	香川県
14	神奈川県	38	愛媛県
15	新潟県	39	高知県
16	富山県	40	福岡県
17	石川県	41	佐賀県
18	福井県	42	長崎県
19	山梨県	43	熊本県
20	長野県	44	大分県
21	岐阜県	45	宮崎県
22	静岡県	46	鹿児島県
23	愛知県	47	沖縄県
24	三重県		

（例）　令和 3 年（2021 年）に、北海道で登録番号 1 番の登録研修機関が実施した
　　　研修の最初の研修修了証番号　：21010100001

受領委任を取り扱う施術管理者に係る研修実施機関の登録規程

1　登録

　　「はり師，きゅう師及びあん摩マッサージ指圧師の施術に係る療養費の受領委任を取り扱う施術
管理者の要件について」（令和２年３月４日保発0304第１号。以下「本通知」という。）のⅡの３の
登録研修機関（以下「登録研修機関」という。）の登録について，本通知のⅡの研修（以下「本研修」
という。）を行おうとするものは，本規程に基づき厚生労働省保険局長に申請し，厚生労働省保険
局長は，当該申請及び本規程に基づき登録（以下「本登録」という。）を行う。

2　申請書類の提出

（1）申請書の提出

　　本研修を行うために本登録の申請をしようとするもの（申請したものを含み，以下「申請者」
という。）は，次の事項を記載した様式第１号による申請書（以下「申請書」という。）を厚生労
働省保険局長に提出しなければならない。

　①　法人の名称，主たる事務所の所在地及び代表者の氏名

　②　研修の業務を行おうとする事務所の名称及び所在地

　③　研修の業務を開始しようとする年月日

（2）申請書に添付する書類

　　申請書には，次の書類を添付する。

　①　法人の定款又は寄附行為及び登記事項証明書

　②　申請者が下記３の欠格事項に該当しないことを説明した書面

　③　法人の役員の氏名及び略歴を記載した書面

　④　研修の業務を管理する者の氏名及び略歴を記載した書面

　⑤　様式第２号による研修の実施に関する計画（以下「研修計画」という。）
　　　※研修の業務を開始する初年度の研修計画

　⑥　研修の業務に関する規程（以下「研修業務規程」という。）

　⑦　申請時点及び申請後においても，申請者が下記4(9)に該当しないことを誓約した書面

3　欠格事項

　　本登録を受けた登録研修機関は，本規程の規定に違反した日又は本登録を取り消された日から二
年を経過しない場合，登録を受けることができない。

4　登録基準

　　厚生労働省保険局長は，申請者が，次に掲げる要件の全て（以下「登録基準」という。）に適合
しているときは，その登録をしなければならない。

（1）申請者が，公益財団法人であること。

受領委任の取扱い（あん摩・マッサージ・指圧師，はり師，きゅう師）

(2) 申請者が，はり師，きゅう師及びあん摩マッサージ指圧師（以下「施術者」という。）の研修について次の実績があること。

① 一定期間（5年）以上，継続して研修を行った実績があること。

② 全国単位で研修を行った実績があること。

③ 一年度内に一定人数（500人程度）以上の研修を行った実績があること。

(3) 各地方厚生局の管轄する地域（北海道，東北，関東信越，東海北陸，近畿，中国四国，九州）ごとに本研修を実施することを基本とし，年複数回研修の実施が可能であるなど，申請者が，十分研修機会の確保ができると厚生労働省保険局長が判断出来ること。

(4) 本研修について，申請者が，本通知の別紙2の研修科目の内容を教授できること。なお，本研修の合計時間数は16時間以上であること。

(5) 本研修の講師は，有識者，保険者，医師又は施術者とし，教授する科目の内容について，専門的な知識又は技術を有し，研修内容を講義する能力を十分に有していると認められる者であり，申請者が，本研修の実施に際し，当該講師を確保できること。

(6) 本研修について，申請者が，適切に研修受講者の受講確認をしたうえで，研修受講者に対し，研修の課程の修了（以下「研修修了」という。）の認定を適切に行うことができること。

(7) 研修修了の認定をした受講者に対し，適切に本通知の別紙3による「施術管理者研修修了証」（以下「研修修了証」という。）を交付することができること。

(8) 研修修了証の交付の実績を適切に管理することができること。

(9) 申請者が，次の①及び②のいずれにも該当しないこと。

① 申請者として不適当な者

ア 公益財団法人（支部を含む。）の代表者，理事又はその他運営に実質的に関与している者（以下「代表者等」という。）が，暴力団（暴力団員による不当な行為の防止等に関する法律（平成3年法律第77号）第2条第2号に規定する暴力団をいう。以下同じ。）又は暴力団員（同法第2条第6号に規定する暴力団員をいう。以下同じ。）であるとき

イ 代表者等が，自己，自社若しくは第三者の不正の利益を図る目的又は第三者に損害を加える目的をもって，暴力団又は暴力団員を利用するなどしているとき

ウ 代表者等が，暴力団又は暴力団員に対して，資金等を供給し，又は便宜を供与するなど直接的あるいは積極的に暴力団の維持，運営に協力し，若しくは関与しているとき

エ 代表者等が，暴力団又は暴力団員であることを知りながらこれを不当に利用するなどしているとき

オ 代表者等が，暴力団又は暴力団員と社会的に非難されるべき関係を有しているとき

② 申請者として不適当な行為をする者

ア 暴力的な要求行為を行う者

イ 法的な責任を超えた不当な要求行為を行う者

　　ウ　脅迫的な言動をし，又は暴力を用いる行為を行う者

　　エ　偽計又は威力を用いて受領委任の取扱いに関する業務を妨害する行為を行う者

　　オ　その他前アからエまでに準ずる行為を行う者

5　登録の方法

　　厚生労働省保険局長は，研修機関登録簿に本登録を受けるものの登録番号，名称，所在地，本登録の年月日及び登録期間を記載して登録する。

6　登録の更新

　　本登録は，5年ごとにその更新を受けなければ，その期間の経過によって効力を失う。

　　また，登録研修機関の登録の更新については，上記1から5までを準用する。

7　申請事項の変更

　　登録研修機関は，申請書の記載事項のうち，法人の名称，主たる事務所の所在地，代表者の氏名，研修の業務を行おうとする事務所の名称又はその所在地のいずれかを変更するときは，変更する日の2週間前までに，その旨を厚生労働省保険局長に届け出なければならない。

8　施術管理者研修実施委員会

　　登録研修機関は，本研修を適切に実施するよう施術管理者研修実施委員会を設置する。

　　当委員会は，本研修の全国実施に関し，必要な検討を行う。

　　当委員会の委員は，登録研修機関の管理者及び本研修の講師の要件を満たす者（有識者，保険者，医師又は施術者とし，教授する科目の内容について，専門的な知識又は技術を有し，研修内容を講義する能力を十分に有していると認められる者）とする。

9　研修の実施義務

　　登録研修機関は，次の義務を負う。

⑴　正当な理由がある場合を除き，毎事業年度，研修計画を厚生労働省と協議のうえ作成し，当該研修計画に従って研修を行わなければならない。

⑵　公正にかつ本規程で定めるところにより研修を行わなければならない。

⑶　毎事業年度の開始前に，研修計画を厚生労働省保険局長に届け出なければならない。これを変更しようとするときも同様とする。

10　研修業務規程

⑴　申請者又は登録研修機関は，研修業務規程を定め，本登録の申請に際し，厚生労働省保険局長に届け出なければならない。これを変更しようとするときも同様とする。

⑵　研修業務規程には，次の事項を定めておかなければならない。

　　①　研修の実施方法

　　②　研修に関する料金

　　　　研修の受講料は，実費を勘案し適切な額とする。

　　③　研修に関する料金の収納の方法に関する事項

受領委任の取扱い（あん摩・マッサージ・指圧師，はり師，きゅう師）

④　研修修了証の発行に関する事項

⑤　研修の業務に関して知り得た秘密の保持に関する事項

⑥　研修の業務に関する帳簿及び書類の保存に関する事項

⑦　財務諸表等の請求に係る費用に関する事項

⑧　その他研修の業務の実施に関し必要な事項

11　実施状況報告書の提出

　　登録研修機関は，本研修を行ったときは，当研修が修了した日の属する月の翌月末日までに，次の事項を記載した様式第3号による「施術管理者研修実施状況報告書」（以下「実施状況報告書」という。）を厚生労働省保険局長に提出する。

①　研修の実施回数

②　研修を開催した都道府県名

③　研修の開催日

④　研修の実施会場（会場名，住所，電話番号）

⑤　定員数

⑥　研修の受講申込者数

⑦　研修の受講者数

⑧　研修の修了者数

　　登録研修機関は，実施状況報告書の写しを控え，研修の業務を廃止するまで適切に保管する。

12　帳簿の保管等

　　登録研修機関は，帳簿を備え，研修修了証を交付した受講者について，当研修が修了した日の属する月の翌月末日までに，次の事項を記載し，研修の業務を廃止するまで適切に保管しなければならない。

①　研修修了証を交付した受講者の氏名，生年月日

②　研修修了証を交付した受講者の研修修了証番号，研修修了年月日，有効期間

13　財務諸表等の備付け及び閲覧等

(1)　登録研修機関は，毎事業年度終了後3か月以内に，当該事業年度の財産目録，貸借対照表及び損益計算書又は収支計画書並びに事業報告書（以下「財務諸表等」という。）を作成し，5年間事務所に備えておかなければならない。

(2)　研修を受けようとする者その他の利害関係人は，登録研修機関の業務時間内はいつでも，次の請求をすることができる。ただし，②又は④の請求をするには，登録研修機関の定めた費用を支払わなければならない。

①　財務諸表等が書面をもって作成されているときは，当該書面の閲覧又は謄写の請求

②　①の書面の謄本又は抄本の請求

③　財務諸表等が電磁的記録をもって作成されているときは，当該電磁的記録に記録された事項

を紙面又は出力装置の映像面により表示したものの閲覧又は謄写の請求

④　③の電磁的記録に記録された事項を，次に掲げるいずれかの電磁的方法であって次により提供することの請求又は当該事項を記録した書面の交付の請求

イ　送信者の使用に係る電子計算機と受信者の使用に係る電子計算機とを電気通信回線で接続した電子情報処理組織を使用する方法であって，当該電気通信回線を通じて情報が送信され，受信者の使用に係る電子計算機に備えられたファイルに当該情報が記録されるもの

ロ　磁気ディスクその他これに準ずる方法により一定の情報を確実に記録しておくことができる物をもって調製するファイルに情報を記録したものを交付する方法

ハ　イおよびロの方法は，受信者がファイルへの記録を出力することによる書面を作成できるものでなければならない。

14　業務の休廃止

登録研修機関は，研修業務の全部又は一部を休止又は廃止しようとするときは，予め，次の事項を記載した書面を厚生労働省保険局長に届け出なければならない。

①　休止又は廃止しようとする年月日

②　休止又は廃止の理由

③　休止しようとする場合にあっては，休止の予定期間

15　改善要求に応じる義務

(1)　厚生労働省保険局長は，登録研修機関が登録基準のいずれかに適合しなくなったと認めるときは，登録研修機関に対し，適合するために必要な措置を求めることができ，登録研修機関はこれに応じなければならない。

(2)　厚生労働省保険局長は，登録研修機関が，毎事業年度の研修計画について正当な理由なく厚生労働省と協議のうえ作成しない，正当な理由なく研修計画に従って研修を行わない又は公正にかつ本規程で定めるところにより研修を行わないと認めるときは，登録研修機関に対し，研修を行うべきこと又は実施方法その他の業務の方法の改善に関し必要な措置を求めることができ，登録研修機関はこれに応じなければならない。

16　登録の取消等

厚生労働省保険局長は，登録研修機関が次のいずれかに該当するときは，その登録を取り消し，又は期間を定めて研修の業務の全部若しくは一部の停止を求めることができる。

(1)　不正の手段により登録を受けたとき。

(2)　申請書の記載事項（法人の名称，主たる事務所の所在地，代表者の氏名，研修の業務を行おうとする事務所の名称又はその所在地）の変更について，変更日の2週間前までに厚生労働省保険局長に届け出ないとき。

(3)　研修計画について，毎事業年度の開始前又は変更前に厚生労働省保険局長に届け出ないとき。

(4)　研修業務規程について，変更に際し厚生労働省保険局長に届け出ないとき。

(5)　実施状況報告書について，研修が修了した日の属する月の翌月末日までに厚生労働省保険局長に提出しないとき。

(6)　研修修了証を交付した受講者に係る帳簿について，研修が修了した日の属する月の翌月末日までに記載しない又は当該帳簿を研修の業務を廃止するまで適切に保管しないとき。

(7)　財務諸表等について，毎事業年度終了後3か月以内に作成しない又は5年間事務所に備えていないとき。

(8)　財務諸表等について，正当な理由なく，研修を受けようとする者その他の利害関係人からの閲覧若しくは謄写又は書面の交付の請求を拒んだとき。

(9)　研修業務の全部又は一部を休止又は廃止しようとする際の書面について，予め厚生労働省保険局長に届け出ないとき。

(10)　本規程に基づく厚生労働省保険局長からの改善要求に応じないとき。

17　報告

厚生労働省保険局長は，研修の業務の適正な運営を確保するために必要な限度において，登録研修機関に対し，必要と認める事項の報告を求めることができる。

18　厚生労働省ホームページへの掲載

厚生労働省保険局長は，次の場合には，その旨を厚生労働省のホームページに掲載しなければならない。

(1)　登録研修機関の登録をしたとき。

(2)　登録研修機関の登録の更新をしたとき。

(3)　登録研修機関が申請書の申請事項の変更をしたとき。

(4)　登録研修機関の登録を取り消し，又は研修の業務の停止を求めたとき。

（別添　様式第１号）

○○○○第○○号
令和○年○月○日

厚生労働省保険局長
　　　　○○　○○　殿

公益財団法人　○○○○
代表理事　○○　○○

「施術管理者研修」業務登録の申請について

　「施術管理者研修」の業務について、下記のとおり業務登録を行いたいので、「はり師、きゅう師及びあん摩マッサージ指圧師の施術に係る療養費の受領委任を取り扱う施術管理者の要件について」（令和２年３月４日保発0304第１号厚生労働省保険局長通知）のⅡの３及び別添「受領委任を取り扱う施術管理者に係る研修実施機関の登録規程」の２に基づき、登録を申請します。

記

一　法人の名称、主たる事務所の所在地及び代表者の氏名
　　　公益財団法人　○○○○
　　　東京都○○○○
　　　代表理事　○○○○

二　研修の業務を行おうとする事務所の名称及び所在地
　　　公益財団法人　○○○○
　　　東京都○○○○

三　研修の業務を開始しようとする年月日
　　　令和○年○月○日

受領委任の取扱い（あん摩・マッサージ・指圧師，はり師，きゅう師）

令和〇年度　施術管理者研修　実施計画

公益財団法人　〇〇〇〇
代表理事　〇〇〇〇

回　数	開　催都道府県名	開　催　日	会　場（会場名・住所・電話番号）	定　員	備　考
第〇回	〇〇都道府県	令和〇年〇月〇日 〜 令和〇年〇月〇日	『〇〇〇〇〇〇』 〇〇都道府県〇〇〇〇〇〇 Tel.　〇〇－〇〇〇〇－〇〇〇〇	〇〇〇名	
第〇回	〇〇都道府県	令和〇年〇月〇日 〜 令和〇年〇月〇日	『〇〇〇〇〇〇』 〇〇都道府県〇〇〇〇〇〇 Tel.　〇〇－〇〇〇〇－〇〇〇〇	〇〇〇名	
以下余白					

（注）　1．　記載は開催日順に記入すること。
　　　　2．　複数の都道府県を纏めて開催する場合は、備考欄に開催都道府県を含めた全ての都道府県名を記入すること。
　　　　3．　最終の記載以降は、「以下余白」と記入すること。

（別添　様式第3号）

令和○年度　施術管理者研修　実施状況報告書

公益財団法人　○○○○
代表理事　　　○○○○

回数	開催都道府県名	開催日	会場（会場名・住所・電話番号）	定員	受講申込者数	受講者数	修了者数	備考
第○回	○○都道府県	令和○年○月○日 ～ 令和○年○月○日	『○○○○○○』 ○○都道府県○○○○○○ TEL ○○-○○○○-○○○○	○○○名	○○○名	○○○名	○○○名	
第○回	○○都道府県	令和○年○月○日 ～ 令和○年○月○日	『○○○○○○』 ○○都道府県○○○○○○ TEL ○○-○○○○-○○○○	○○○名	○○○名	○○○名	○○○名	
以下余白								

（注）
1．記載は開催日順に記入すること。
2．複数の都道府県を纏めて開催する場合は、備考欄に開催都道府県名を含めた全ての都道府県名を記入すること。
3．最終の記載以降は、「以下余白」と記入すること。

○はり師，きゅう師及びあん摩マッサージ指圧師の施術に係る療養費の受領委任を取り扱う施術管理者の要件の特例について

（令2.3.4　保発0304　2）

（令3.3.24　保発0324　6）

　はり師，きゅう師及びあん摩マッサージ指圧師（以下「施術者」という。）の施術に係る療養費に関する受領委任については，「はり師，きゅう師及びあん摩マッサージ指圧師の施術に係る療養費に関する受領委任の取扱いについて」（平成30年6月12日保発0612第2号。以下「取扱通知」という。）により取り扱われているところである。

　今般，取扱通知の別添1（以下「受領委任の取扱規程」という。）の4の規定による施術管理者（以下「施術管理者」という。）について，11の規定による施術管理者として受領委任の取扱いを承諾する要件の追加等を「はり師，きゅう師及びあん摩マッサージ指圧師の施術に係る療養費の受領委任を取り扱う施術管理者の要件について」（令和2年3月4日保発0304第1号。以下「要件通知」という。）により示したところであるが，要件通知における取扱いについて，下記のとおり特例を設けるので，その取扱いに遺漏のないよう御配慮願いたい。

記

1　要件通知の取扱い開始当初の特例
　(1)　対象者
　　　特例となる対象者（以下「特例対象者」という。）は，令和3年1月1日から令和3年12月31日までの期間において，要件通知における新たに施術管理者となるための要件のうち，実務経験は有しており，研修の課程は修了していないが，施術管理者として受領委任の申出を行う施術者
　(2)　内容
　　　要件通知により，受領委任の申出を行う者は，研修の課程を修了し，申出書に「施術管理者研修修了証」の写しを添付する必要があるが，特例対象者は，当該写しの添付に代えて，受領委任の申出を行った日から1年以内に研修の課程を修了し，当該写しを提出する旨を確約した別紙1の「確約書（施術管理者研修）」を添付することにより，受領委任の申出を行うことができる。
　(3)　受領委任の取扱いの中止
　　　特例対象者が受領委任の申出を行った日から1年以内に「施術管理者研修修了証」の写しを提出しなかった場合には，地方厚生（支）局長及び都道府県知事は，特例により承諾した受領委任の取扱いを中止（特例対象者が既に受領委任を取り扱っていない場合は中止相当と）することができる。
2　施術管理者が死亡した場合の特例
　(1)　対象者
　　　特例対象者は，施術所の施術管理者が死亡し，その際に当該施術所に勤務する施術者として申

出されており，当該施術所の施術管理者として受領委任の申出を行う施術者

(2) 内容

ア　実務経験

　要件通知により，受領委任の申出を行う者は，実務経験の期間（1年間）を有し，申出書に「実務経験期間証明書」の写しを添付する必要があるが，特例対象者は，当該写しの添付に代えて，受領委任の申出を行った日から速やか（遅くとも2年以内）に実務経験の期間を有し，当該写しを提出する旨を確約した別紙2の「確約書（実務経験)」を添付することにより，受領委任の申出を行うことができる。

イ　施術管理者研修

　要件通知により，受領委任の申出を行う者は，研修の課程を修了し，申出書に「施術管理者研修修了証」の写しを添付する必要があるが，特例対象者は，当該写しの添付に代えて，受領委任の申出を行った日から1年以内に研修の課程を修了し，当該写しを提出する旨を確約した別紙1の「確約書（施術管理者研修)」を添付することにより，受領委任の申出を行うことができる。

(3) 実務経験の期間の証明

　死亡した施術管理者と施術所の開設者が同一人の場合，特例対象者は，当該施術所に勤務していた期間について，施術管理者（特例申出者）として「実務経験期間証明書」に自ら証明することができる。

(4) 受領委任の取扱いの中止

　特例対象者が受領委任の申出を行った日から速やか（遅くとも2年以内）に「実務経験期間証明書」の写しを提出しなかった場合，又は特例対象者が受領委任の申出を行った日から1年以内に「施術管理者研修修了証」の写しを提出しなかった場合には，地方厚生（支）局長及び都道府県知事は，特例により承諾した受領委任の取扱いを中止（中止相当を含む。）することができる。

3　中止又は中止相当の取扱い

　地方厚生（支）局長及び都道府県知事は，上記1(3)又は2(4)による中止又は中止相当の措置後，受領委任の取扱いを承諾しないことができる。

　ただし，当該中止又は中止相当は，虚偽又は不正に基づく申出や療養費の請求によるものでないことから，当該承諾しないことができる期間は，受領委任の取扱規程の11(1)及び(2)の規定にかかわらず，措置後2年とし，受領委任の取扱規程の15のなお書きの規定は適用しない。

　また，特例対象者と開設者が別人であり中止相当の措置を行った場合，開設者は既に施術所に勤務していない当該特例対象者を適切に監督できないことから，受領委任の取扱規程の11(2)の規定は適用しない。

（別紙１）

確　約　書（施術管理者研修）

　はり師、きゅう師及びあん摩マッサージ指圧師の施術に係る療養費に関する受領委任の申出を行った日から１年以内に、「はり師、きゅう師及びあん摩マッサージ指圧師の施術に係る療養費の受領委任を取り扱う施術管理者の要件について」（令和２年３月４日保発 0304 第１号）による施術管理者研修の課程を修了し、「施術管理者研修修了証」の写しを提出することを確約します。

　なお、「施術管理者研修修了証」の写しを提出しなかった場合には、上記の申出により承諾された受領委任の取扱いが中止となることに異議ありません。

　　　令和　　　年　　　月　　　日

　　○　○　厚　生　（　支　）　局　長
　　　　　　　　　○　　○　　○　　○
　　　　　　　　　　　　　　　　　　　　　　　殿
　　○　○　都　道　府　県　知　事
　　　　　　　　　○　　○　　○　　○

　　　　氏　　　　名

　　　　住　　　　所　〒　　　－

```
（受領委任の取扱いを行う施術所）

名　称 _____

　　　　〒　　　－　　　　　　　TEL.　　　－　　　－
住　所 _____
```

（別紙２）

確　約　書（実務経験）

　はり師、きゅう師及びあん摩マッサージ指圧師の施術に係る療養費に関する受領委任の申出を行った日から速やか（遅くとも２年以内）に、「はり師、きゅう師及びあん摩マッサージ指圧師の施術に係る療養費の受領委任を取り扱う施術管理者の要件について」（令和２年３月４日保発 0304 第１号）による実務経験の期間を有し、「実務経験期間証明書」の写しを提出することを確約します。
　なお、「実務経験期間証明書」の写しを提出しなかった場合には、上記の申出により承諾された受領委任の取扱いが中止となることに異議ありません。

令和　　　年　　　月　　　日

○　○　厚　生　（　支　）　局　長
　　　　　　　　○　○　○　○
　　　　　　　　　　　　　　　　　　　　殿
○　○　都　道　府　県　知　事
　　　　　　　　○　○　○　○

氏　　　　名

住　　　　所　〒　　－

（受領委任の取扱いを行う施術所）
名　称 _____
〒　　－　　　　　　　　　TEL.　　－　　－
住　所 _____

○はり師，きゅう師及びあん摩マッサージ指圧師の施術に係る療養費の受領委任を取り扱う施術管理者の要件に係る令和3年度から令和7年度までの特例について

（令3.2.10　保発0210　1）

　はり師，きゅう師及びあん摩マッサージ指圧師（以下「施術者」という。）の施術に係る療養費に関する受領委任については，「はり師，きゅう師及びあん摩マッサージ指圧師の施術に係る療養費に関する受領委任の取扱いについて」（平成30年6月12日保発0612第2号。以下「取扱通知」という。）により取り扱われているところである。

　今般，取扱通知の別添1（以下「受領委任の取扱規程」という。）の4の規定による施術管理者（以下「施術管理者」という。）について，11の規定による施術管理者として受領委任の取扱いを承諾する要件の追加等を「はり師，きゅう師及びあん摩マッサージ指圧師の施術に係る療養費の受領委任を取り扱う施術管理者の要件について」（令和2年3月4日付保発0304第1号。以下「要件通知」という。）により示したところであるが，要件通知における取扱いについて，令和3年度から令和7年度までの間，下記のとおり特例を設けるので，その取扱いに遺漏のないよう御配慮願いたい。

記

1　対象者

　　特例となる対象者（以下「特例対象者」という。）は，次の事項のとおりとする。

(1)　令和3年2月の国家試験で施術者の資格を取得した後，令和3年5月末日までに，施術管理者として受領委任の申出を行う施術者（以下「令和3年度特例対象者」という。）

(2)　令和4年2月の国家試験で施術者の資格を取得した後，令和4年5月末日までに，施術管理者として受領委任の申出を行う施術者（以下「令和4年度特例対象者」という。）

(3)　令和5年2月の国家試験で施術者の資格を取得した後，令和5年5月末日までに，施術管理者として受領委任の申出を行う施術者（以下「令和5年度特例対象者」という。）

(4)　次の各号の要件を全て満たしたうえで，令和6年5月末日までに，施術管理者として受領委任の申出を行う施術者（以下「令和6年度特例対象者」という。）

　①　令和2年4月中に学校教育法に基づく大学に入学し，令和6年3月中に卒業した者であること。若しくは，あん摩マッサージ指圧師，はり師，きゅう師等に関する法律附則第18条の2第1項の規定により，平成31年4月中にあん摩マッサージ指圧師，はり師及びきゅう師の養成施設（以下「養成施設」という。）に入学し，令和6年3月中に卒業した者であること。

　②　令和6年2月の国家試験で施術者の資格を取得した者であること。

(5)　次の各号の要件を全て満たしたうえで，令和7年5月末日までに，施術管理者として受領委任の申出を行う施術者（以下「令和7年度特例対象者」という。）

　①　あん摩マッサージ指圧師，はり師，きゅう師等に関する法律附則第18条の2第1項の規定に

より，令和2年4月中に養成施設に入学し，令和7年3月中に卒業した者であること。

② 令和7年2月の国家試験で施術者の資格を取得した者であること。

2 特例対象者に係る施術管理者の要件としての実務経験

特例対象者に係る要件として施術者の実務を研修した経験は，特例対象者が自身で管理する施術所以外の施術所（以下「研修実施施術所」という。）において，施術者の実務を研修（以下「実務研修」という。）した経験とする。

3 特例対象者に係る施術管理者の要件としての実務研修の期間

特例対象者に係る実務研修期間は，次の事項のとおりとする。

(1) 施術者の資格取得後とすること。

(2) 受領委任の申出を行った日から受領委任の申出に添付した確約書に記載のある提出期限までに，次の各号の要件を全て満たす研修実施施術所において2の実務研修を行った期間とすること。

① 保健所へ開設を届け出た施術所であること。なお，受領委任の取扱いを承諾されていない施術所を含むこと。

② 特例対象者に対して実務研修を実施した施術者は研修実施施術所において継続して1年以上実務に従事していること。また，保健所へ施術者として届出されていること。

③ 現在若しくは過去において行政処分を受けていないこと。

(3) はり，きゅう又はあん摩マッサージ指圧でそれぞれ合計7日相当（49時間程度）とすること。

(4) (3)の期間は，4による別紙1「実務研修期間証明書」の「実務研修期間」欄を通算した期間とすること。

4 実務研修期間の証明方法

実務研修期間の証明方法は，次の事項のとおりとする。

(1) 実務研修期間の証明は，別紙1「実務研修期間証明書」により取り扱うものとすること。

(2) 実務研修期間証明書は，特例対象者が実務研修をした研修実施施術所の管理者（開設者又は施術管理者）による証明とすること。

5 受領委任の申出

受領委任の申出は，次の事項のとおりとする。

(1) 令和3年度特例対象者は，受領委任の申出を行った日から令和4年3月末日までに別紙1「実務研修期間証明書」の写し及び要件通知の別紙3「施術管理者研修修了証」の写しを提出する旨を確約した別紙2―1「確約書（令和3年度特例対象者）」を添付することにより，受領委任の申出を行うことができる。

(2) 令和4年度特例対象者は，受領委任の申出を行った日から令和5年3月末日までに別紙1「実務研修期間証明書」の写し及び要件通知の別紙3「施術管理者研修修了証」の写しを提出する旨を確約した別紙2―2「確約書（令和4年度特例対象者）」を添付することにより，受領委任の申出を行うことができる。

受領委任の取扱い（あん摩・マッサージ・指圧師，はり師，きゅう師）

(3)　令和5年度特例対象者は，受領委任の申出を行った日から令和6年3月末日までに別紙1「実務研修期間証明書」の写し及び要件通知の別紙3「施術管理者研修修了証」の写しを提出する旨を確約した別紙2—3「確約書（令和5年度特例対象者）」を添付することにより，受領委任の申出を行うことができる。

(4)　令和6年度特例対象者は，受領委任の申出を行った日から令和7年3月末日までに別紙1「実務研修期間証明書」の写し及び要件通知の別紙3「施術管理者研修修了証」の写しを提出する旨を確約した別紙2—4「確約書（令和6年度特例対象者）」及び大学または養成施設の卒業証明書等の入学及び卒業が確認できる書類の写しを添付することにより，受領委任の申出を行うことができる。

(5)　令和7年度特例対象者は，受領委任の申出を行った日から令和8年3月末日までに別紙1「実務研修期間証明書」の写し及び要件通知の別紙3「施術管理者研修修了証」の写しを提出する旨を確約した別紙2—5「確約書（令和7年度特例対象者）」及び養成施設の卒業証明書等の入学及び卒業が確認できる書類の写しを添付することにより，受領委任の申出を行うことができる。

6　受領委任の取扱いの中止

　　特例対象者が受領委任の申出を行った日から，受領委任の申出を行った際に添付した確約書の指定期限までに別紙1「実務研修期間証明書」の写し及び要件通知の別紙3「施術管理者研修修了証」の写しを提出しなかった場合には，地方厚生（支）局長及び都道府県知事は，特例により承諾した受領委任の取扱いを中止（特例対象者が既に受領委任を取り扱っていない場合は中止相当）とすることができる。

7　中止又は中止相当の取扱い

　　地方厚生（支）局長及び都道府県知事は，上記6による中止又は中止相当の措置後，受領委任の取扱いを承諾しないことができる。

　　ただし，当該中止又は中止相当は，虚偽又は不正に基づく申出や療養費の請求によるものでないことから，当該承諾しないことができる期間は，受領委任の取扱規程の11(1)及び(2)の規定にかかわらず，措置後2年とし，受領委任の取扱規程の15のなお書きの規定は適用しない。

　　また，特例対象者と開設者が別人であり中止相当の措置を行った場合，開設者は既に施術所に勤務していない当該特例対象者を適切に監督できないことから，受領委任の取扱規程の11(2)の規定は適用しない。

8　適用年月日

　　適用年月日は，次の事項のとおりとする。

(1)　令和3年度特例対象者の場合は，令和3年4月1日からとする。

(2)　令和4年度特例対象者の場合は，令和4年4月1日からとする。

(3)　令和5年度特例対象者の場合は，令和5年4月1日からとする。

(4)　令和6年度特例対象者の場合は，令和6年4月1日からとする。

⑸　令和7年度特例対象者の場合は，令和7年4月1日からとする。

9　その他

⑴　申出者は，自らの責任のもと，別紙1「実務研修期間証明書」及び要件通知の別紙3「施術管理者研修修了証」の原本を保管する。

⑵　受領委任の承諾を受けた施術管理者は，自らの責任のもと，承諾通知の原本を保管・管理する。

⑶　申出者が受領委任の取扱いの承諾を受けた後において，虚偽又は不正に基づく別紙1「実務研修期間証明書」の発行が判明した場合又は要件通知の別紙3「施術管理者研修修了証」の交付が取り消された場合，当該証明書又は修了証に基づく承諾は無効である。

　　さらに，地方厚生（支）局長及び都道府県知事は，必要に応じて，受領委任の取扱いの中止相当の措置（承諾が無効となった申出者について，受領委任の取扱いを中止すべき案件である旨の決定）を行い，措置後5年間，受領委任の取扱いを承諾しないことができる。なお，当該中止相当については，受領委任の取扱規程の11⑵の規定及び15のなお書きの規定は適用しない。

あはき受領委任

受領委任の取扱い（あん摩・マッサージ・指圧師，はり師，きゅう師）

実 務 研 修 期 間 証 明 書

次の者は当施術所において、次の施術の実務を研修したことを証明します。

氏　名		○○　○○		
生年月日		（　　）○年　○月　○日		
は り	実務研修期間	（　　）○年　○月　○日～（　　）○年　○月　○日	○日　○時間	
	特例対象者に対して実務研修を実施した施術者	氏　名 はり師 ○○　○○		
		当施術所で実務に従事した期間※継続して１年以上とする。		
		（　　）○年　○月　○日～（　　）○年　○月　○日	○年　○か月	
きゅう	実務研修期間	（　　）○年　○月　○日～（　　）○年　○月　○日	○日　○時間	
	特例対象者に対して実務研修を実施した施術者	氏　名 きゅう師 ○○　○○		
		当施術所で実務に従事した期間※継続して１年以上とする。		
		（　　）○年　○月　○日～（　　）○年　○月　○日	○年　○か月	
あん摩マッサージ指圧	実務研修期間	（　　）○年　○月　○日～（　　）○年　○月　○日	○日　○時間	
	特例対象者に対して実務研修を実施した施術者	氏　名 あん摩マッサージ指圧師 ○○　○○		
		当施術所で実務に従事した期間※継続して１年以上とする。		
		（　　）○年　○月　○日～（　　）○年　○月　○日	○年　○か月	

令和○年○月○日

施術所名　　　○○○○

【受領委任の取扱い　無：□　有：□（登録記号番号：　　　　　　　　　　　　　　）】

所在地　　　○○県○○市○○○○○○

電話番号　　　　　　－　　　　　　－

職名　　　○○

氏名　　　○○　○○

（注）
1．はり師、きゅう師及びあん摩マッサージ指圧師としての実務研修期間をそれぞれ記載する。
2．「特例対象者に対して実務研修を実施した施術者」欄は、証明を受ける施術者に対して施術に関する研修を主に行った施術者を記載する。なお、実務を研修した施術者が、退職等で途中交代した場合など複数いる場合は、該当する施術者を　すべて記載する。
3．「特例対象者に対して実務研修を実施した施術者」は、業務に従事する施術者として保健所に届出されている必要がある。
4．研修を実施した施術所において受領委任を取り扱っていない場合は「無：□」にチェックする。また、受領委任を取り扱っている場合は「有：□」にチェックをしたうえで、施術所の施術管理者（複数名の場合はすべて）の登録記号番号を記載する。
5．「職名」は、施術管理者の場合は「施術管理者」、個人開設者の場合は「開設者」と記載し、法人開設者の場合は代表者の役職を記載する。
6．研修を実施した施術所において受領委任を取り扱っていない場合、保健所に届け出た施術所開設（変更）届の副本の写し（証明を受ける施術者及び他の施術者の氏名並びに取り扱う施術の種類の分かるもの）を添付する。
7．虚偽又は不正の証明を行ったときは、受領委任の取扱いを中止又は中止相当とする。

確　約　書（令和３年度特例対象者）

　はり師、きゅう師及びあん摩マッサージ指圧師の施術に係る療養費に関する受領委任の申出を行った日から令和４年３月末日までに、「はり師、きゅう師及びあん摩マッサージ指圧師の施術に係る療養費の受領委任を取り扱う施術管理者の要件の特例について」（令和３年２月10日付け保発0210第１号）の別紙１の「実務研修期間証明書」の写し及び「はり師、きゅう師及びあん摩マッサージ指圧師の施術に係る療養費の受領委任を取り扱う施術管理者の要件について」（令和２年３月４日付け保発0304第１号）の別紙３の「施術管理者研修修了証」の写しを提出することを確約します。

　なお、「実務研修期間証明書」の写し及び「施術管理者研修修了証」の写しを提出しなかった場合には、上記の申出により承諾された受領委任の取扱いが中止となることに異議ありません。

　令和　　　年　　　月　　　日

　○　○　厚　生　（　支　）　局　長
　　　　　　　　　○　○　○　○
　　　　　　　　　　　　　　　　　　　　　　　殿
　○　○　都　道　府　県　知　事
　　　　　　　　　○　○　○　○

　　氏　　　　　名

　　住　　　　　所　〒　　－

（受領委任の取扱いを行う施術所）
名　称 _____
〒　　－　　　　　　TEL.　　－　　　－   住　所

あはき受領委任

（別紙２－２）

確　約　書（令和４年度特例対象者）

　はり師、きゅう師及びあん摩マッサージ指圧師の施術に係る療養費に関する受領委任の申出を行った日から令和５年３月末日までに、「はり師、きゅう師及びあん摩マッサージ指圧師の施術に係る療養費の受領委任を取り扱う施術管理者の要件の特例について」（令和３年２月10日付け保発0210第１号）の別紙１の「実務研修期間証明書」の写し及び「はり師、きゅう師及びあん摩マッサージ指圧師の施術に係る療養費の受領委任を取り扱う施術管理者の要件について」（令和２年３月４日付け保発0304第１号）の別紙３の「施術管理者研修修了証」の写しを提出することを確約します。

　なお、「実務研修期間証明書」の写し及び「施術管理者研修修了証」の写しを提出しなかった場合には、上記の申出により承諾された受領委任の取扱いが中止となることに異議ありません。

　　　　令和　　　年　　　月　　　日

　　　○　○　厚　生　（　支　）　局　長
　　　　　　　　　　　○　○　○　○
　　　　　　　　　　　　　　　　　　　　　　殿

　　　○　○　都　道　府　県　知　事
　　　　　　　　　　　○　○　○　○

　　　　　氏　　　　　名

　　　　　住　　　　　所　〒　　　－

┌─────────────────────────────┐
│ （受領委任の取扱いを行う施術所）   │
│   │
│ 名　称＿＿＿＿＿＿＿＿＿＿＿＿＿＿＿＿＿＿   │
│   │
│   〒　　－　　　　　　TEL.　　－　　－   │
│ 住　所＿＿＿＿＿＿＿＿＿＿＿＿＿＿＿＿＿＿   │
└─────────────────────────────┘

（別紙２－３）

確　約　書（令和５年度特例対象者）

　はり師、きゅう師及びあん摩マッサージ指圧師の施術に係る療養費に関する受領委任の申出を行った日から令和６年３月末日までに、「はり師、きゅう師及びあん摩マッサージ指圧師の施術に係る療養費の受領委任を取り扱う施術管理者の要件の特例について」（令和３年２月10日付け保発0210第１号）の別紙１の「実務研修期間証明書」の写し及び「はり師、きゅう師及びあん摩マッサージ指圧師の施術に係る療養費の受領委任を取り扱う施術管理者の要件について」（令和２年３月４日付け保発0304第１号）の別紙３の「施術管理者研修修了証」の写しを提出することを確約します。

　なお、「実務研修期間証明書」の写し及び「施術管理者研修修了証」の写しを提出しなかった場合には、上記の申出により承諾された受領委任の取扱いが中止となることに異議ありません。

令和　　　年　　　月　　　日

○　○　厚　生　（　支　）　局　長
　　　　　　　　○　○　○　○
　　　　　　　　　　　　　　　　　　　　殿

○　○　都　道　府　県　知　事
　　　　　　　　○　○　○　○

　　　氏　　　　名

　　　住　　　　所　〒　　－

（受領委任の取扱いを行う施術所）
名　称　_____
〒　　－　　　　　　　TEL.　　－　　－   住　所

あはき受領委任

（別紙２－４）

確　約　書（令和６年度特例対象者）

　はり師、きゅう師及びあん摩マッサージ指圧師の施術に係る療養費に関する受領委任の申出を行った日から令和７年３月末日までに、「はり師、きゅう師及びあん摩マッサージ指圧師の施術に係る療養費の受領委任を取り扱う施術管理者の要件の特例について」（令和３年２月10日付け保発0210第１号）の別紙１の「実務研修期間証明書」の写し及び「はり師、きゅう師及びあん摩マッサージ指圧師の施術に係る療養費の受領委任を取り扱う施術管理者の要件について」（令和２年３月４日付け保発0304第１号）の別紙３の「施術管理者研修修了証」の写しを提出することを確約します。

　なお、「実務研修期間証明書」の写し及び「施術管理者研修修了証」の写しを提出しなかった場合には、上記の申出により承諾された受領委任の取扱いが中止となることに異議ありません。

　　令和　　　年　　　月　　　日

　　○　○　厚　生　（　支　）　局　長
　　　　　　　　　　○　○　○　○
　　　　　　　　　　　　　　　　　　　　殿

　　○　○　都　道　府　県　知　事
　　　　　　　　　　○　○　○　○

　　　　氏　　　　名

　　　　住　　　　所　〒　　－


```
（受領委任の取扱いを行う施術所）

名　称＿＿＿＿＿＿＿＿＿＿＿＿＿＿＿＿＿＿＿＿＿＿

　　　　〒　　－　　　　　　　TEL.　　－　　－
住　所＿＿＿＿＿＿＿＿＿＿＿＿＿＿＿＿＿＿＿＿＿＿
```

確　約　書（令和７年度特例対象者）

　はり師、きゅう師及びあん摩マッサージ指圧師の施術に係る療養費に関する受領委任の申出を行った日から令和８年３月末日までに、「はり師、きゅう師及びあん摩マッサージ指圧師の施術に係る療養費の受領委任を取り扱う施術管理者の要件の特例について」（令和３年２月10日付け保発0210第１号）の別紙１の「実務研修期間証明書」の写し及び「はり師、きゅう師及びあん摩マッサージ指圧師の施術に係る療養費の受領委任を取り扱う施術管理者の要件について」（令和２年３月４日付け保発0304第１号）の別紙３の「施術管理者研修修了証」の写しを提出することを確約します。

　なお、「実務研修期間証明書」の写し及び「施術管理者研修修了証」の写しを提出しなかった場合には、上記の申出により承諾された受領委任の取扱いが中止となることに異議ありません。

　　　令和　　　年　　　月　　　日

　　　○　○　厚　生　（　支　）　局　長
　　　　　　　　　　　　○　○　○　○
　　　　　　　　　　　　　　　　　　　　　　殿

　　　○　○　都　道　府　県　知　事
　　　　　　　　　　　　○　○　○　○

　　　氏　　　　名

　　　住　　　　所　〒　　　－

(受領委任の取扱いを行う施術所)
名　称＿＿＿＿＿＿＿＿＿＿＿＿＿＿＿＿＿＿＿＿
〒　　　－　　　　　　TEL.　　　－　　　－ 住　所＿＿＿＿＿＿＿＿＿＿＿＿＿＿＿＿＿＿＿＿

受領委任の取扱い（あん摩・マッサージ・指圧師，はり師，きゅう師）

【疑義解釈】

○はり，きゅう及びあん摩・マッサージの施術に係る療養費の取扱いに関する疑義解釈資料の送付について

（平30.12.27　医療課事務連絡）

（令 2. 3. 4　医療課事務連絡）

（令 4. 5.31　医療課事務連絡）

（令 4. 6.29　医療課事務連絡）

　　はり師，きゅう師及びあん摩マッサージ指圧師の施術に係る療養費に関する受領委任の取扱いについては，「はり師，きゅう師及びあん摩マッサージ指圧師の施術に係る療養費に関する受領委任の取扱いについて」（平成30年 6 月12日保発0612第 2 号）により平成31年 1 月から開始されますが，今般，その取扱い等に係る疑義解釈資料を別添のとおり取りまとめたので，関係者に周知を図るとともに窓口での相談対応等にご活用いただき，個々の事案の状況により判断する際の参考とされますようお願いいたします。

　〈別添〉

受領委任の取扱規程関係

【総則関係】

第 1 章

1 （目的），2 ～ 3 （委任），4 ～ 6 （受領委任の施術所及び施術管理者）

（問 1 ）　　受領委任の目的は，どのようなものか。

（答）　　保険者等からの委任を受けた地方厚生（支）局長及び都道府県知事が施術者と受領委任の契約を締結することにより，患者の施術料支払や療養費請求手続に係る負担を軽減し，施術者の保険者等への療養費請求手続を明確にし，必要に応じて地方厚生（支）局及び都道府県が施術者や開設者に対して指導監督を行うことにより，療養費の不正又は不当な請求への対応を行うものである。（「はり師，きゅう師及びあん摩マッサージ指圧師の施術に係る療養費に関する受領委任の取扱いについて」（平成30年 6 月12日保発0612第 2 号）別添 1 （以下「取扱規程」という。）第 1 章の 1 ）

（問 2 ）　　受領委任の取扱いとは，どのようなものか。

（答）　　施術者が，取扱規程に則り，患者に施術を行い，患者等（被保険者等）から一部負担金及び療養費の受領の委任を受け，患者等（被保険者等）に代わって療養費支給申請書を作成のうえ保険者等へ提出し，療養費を受け取る取扱いである。（取扱規程第 1 章の 1 ）

（問３） 受領委任の取扱いの対象となる保険者等とは，どのようなものか。

（答） 具体的には，全国健康保険協会，健康保険組合，市町村（特別区を含む。），国民健康保険組合又は後期高齢者医療広域連合のうち，受領委任の契約に係る委任をした保険者等である。なお，これらの保険者等以外（例えば共済組合）については，取扱規程による取扱いの対象とされていない。（取扱規程第１章の１，第１章の２）

（問４） 受領委任の取扱いは，どのような場合に対象となるか。

（答） 受領委任を取り扱う（受領委任の契約を締結した）施術者が施術を行い，受領委任を取り扱う（受領委任の契約に係る委任をした）保険者等に対して療養費支給申請を行う場合である。したがって，受領委任を取り扱う施術者が施術を行う場合であっても，受領委任を取り扱わない保険者等に対して療養費支給申請を行う場合，受領委任の取扱いの対象とならない。（取扱規程第１章の１，第１章の２）

（問５） 保険者等が受領委任の取扱いを開始する場合，いつ（どの施術分）から適用されるか。

（答） 保険者等が受領委任の契約に係る委任をした年月日（毎月１日）以降の施術分から適用される。例えば，平成31年１月１日から受領委任の取扱いを開始する保険者等の場合，平成31年１月１日以降の施術分に係る療養費支給申請書が受領委任の取扱いの対象となり，平成31年１月１日以降に提出された平成30年12月以前の施術分に係る療養費支給申請書については，従前の取扱いとなる。（取扱規程第１章の２）

（問６） 施術所（施術者）が受領委任の取扱いを開始する場合，いつ（どの施術分）から適用されるか。

（答） 地方厚生（支）局に申出の書類を提出し，承諾を受けた年月日以降の施術分から適用される。（取扱規程第２章の10，第２章の11）

（問７） 施術所（施術者）の受領委任の取扱いは，承諾を受けた年月日以降の施術分から適用されるが，申出から承諾までの期間は，受領委任の取扱いは認められないのか。

（答） 受領委任の取扱いが適用される承諾年月日は，申出の書類の受付年月日としており，申出が承諾された場合，申出以降の期間について遡って受領委任の取扱いが認められる。例えば，平成31年１月15日に申出を行い，平成31年１月15日付の承諾を平成31年２月下旬に受けた場合，平成31年１月15日以降の施術分は受領委任の取扱いの対象となる（施術所（施術者）が平成31年１月分について一の療養費支給申請書で作成する場合，保険者等（又は国保連合会）に問い合わせる。）。（取扱規程第２章の10，第２章の11）

（問８） 各保険者等について，受領委任の取扱いを開始する時期が異なっても差し支えないか。

（答） 差し支えない。なお，保険者等が受領委任の取扱いを開始するまでの間については，従前

受領委任の取扱い（あん摩・マッサージ・指圧師，はり師，きゅう師）

の取扱いとなるが，受領委任と従前の取扱いが混在する期間を短くし，早期に取扱いの平準
化を図るため，受領委任の取扱いを予定している保険者等は，可能な限り早期に取扱いを開
始することが望ましい。（取扱規程第1章の2）

（問9）　償還払いの取扱いとは，どのようなものか。

（答）　療養費の原則となる取扱いであり，患者等が施術を行った施術所（施術者）へ施術料金の
全額を支払い，療養費の支給申請者（被保険者等）が保険者等に支給申請書及び領収書を提
出し，保険者等が支給申請者（被保険者等）に療養費を支払う取扱いである。

**（問10）　保険者等が受領委任を取り扱う場合，保険者等は，受領委任を取り扱わない（契約を
締結しない）施術者の施術に係る療養費支給申請について，償還払いの取扱いとするこ
とが適当か。**

（答）　そのとおり。そのため，施術所（施術者）は，患者の希望に応じて受領委任の取扱いを行
う場合，あらかじめ地方厚生（支）局に受領委任の申出に係る書類を提出し，承諾を受ける
必要がある。なお，受領委任を取り扱う保険者等は，施術所（施術者）に対し，受領委任の
趣旨を説明し，受領委任の申出を行うよう勧奨することが望ましい。

（問11）　施術所（施術者）や患者は，受領委任を取り扱う保険者等をどのように確認するのか。

（答）　各保険者等の受領委任の取扱い（委任）の状況は，状況が変更される日付の1ヶ月前まで
に，厚生労働省のウェブページに掲示されるので，それを確認する（または，患者が加入す
る保険者等に確認する。）。（取扱規程第1章の2）

（問12）　患者は，受領委任を取り扱う施術所（施術者）をどのように確認するのか。

（答）　施術所（施術者）の住所を管轄する地方厚生（支）局のウェブページに掲示されるので，
それを確認する（または，施術を希望する施術所（施術者）に確認する。）。（取扱規程第9
章の44）

**（問13）　施術管理者について，「施術管理者は，自ら又は当該施術所に勤務する他の施術者が
行う施術を含め，当該施術所における受領委任に係る取扱い全般を管理する者である」
ことから，受領委任の取扱いに関する責任は全て施術管理者が負うのか。**

（答）　全ての責任を施術管理者のみが負うものではない。施術所の開設者は，施術管理者である
か否かに関わらず，施術所の施術者の監督義務を負うとともに，保険施術及び療養費支給申
請について施術者と同等の責任を負うものである。（取扱規程第1章の4，第1章の6）

（問14）　施術管理者について，施術所の開設者が施術管理者となることが原則か。

（答）　そのとおり。開設者がはり師，きゅう師又はあん摩マッサージ指圧師の免許を有し，施術
所で施術を行う場合，開設者が免許を有する施術については，原則，施術所の開設者が施術

管理者となる必要がある。開設者が免許を有さない，当該施術所の管理ができない，他の主たる施術所の開設者兼施術管理者である場合等やむを得ない場合に限り，開設者以外の施術者を施術管理者とする取扱いである。なお，開設者が法人等の場合，当該法人等の代表者等，施術所の開設に責任を有する者が施術管理者となることが望ましい。（取扱規程第1章の4）

（問15） 施術管理者の配置について，「はり，きゅう又はあん摩マッサージ指圧の施術について，それぞれの施術毎に施術管理者を配置することは可能であるが，それぞれの施術に係る施術管理者を複数配置することはできない」とは，どのようなことか。

（答） 例えば，施術所にはりの施術管理者，きゅうの施術管理者，あん摩マッサージ指圧の施術管理者をそれぞれ1名ずつ（最大3名）配置することはできるが，施術所にあん摩マッサージ指圧の施術管理者を2名配置することはできない。なお，はり，きゅうは同一の療養費支給申請書を使用するため，はりの施術管理者ときゅうの施術管理者は同一人とすることが適当である。（取扱規程第1章の4）

【契約関係】

第2章

7（確約），8（不正請求の返還等），9（療養費支給決定取消又は変更時の返還に係る取扱い），10（受領委任の申出），11（受領委任の承諾），12（施術者の施術），13（施術所の制限），14（申出事項の変更等），15（受領委任の取扱いの中止）

（問16） 取扱規程第2章の8（不正請求の返還等）は，どのような内容か。

（答） 療養費が支給された後，不正又は不当な請求が判明した場合，受領の委任を受け療養費支給申請書の提出を行った施術管理者（施術所及び開設者を含む。）が返還の義務を負うというものである。（取扱規程第2章の8）

（問17） 取扱規程第2章の9（療養費支給決定取消又は変更時の返還に係る取扱い）は，どのような内容か。

（答） 療養費の支給決定が取消又は変更された場合，療養費の請求権者（被保険者等）のほか，受領の委任を受け療養費支給申請書の提出を行った施術管理者（施術所及び開設者を含む。）も返還の義務を負うというものである。（取扱規程第2章の9）

（問18） 取扱規程第2章の8（不正請求の返還等）及び第2章の9（療養費支給決定取消又は変更時の返還に係る取扱い）について，保険者等が施術管理者，施術所又は開設者に対して返還を求める場合の「保険者等が別途定める方法」とは，どのようなものか。

（答） 返還に関する具体的な事務手続方法は，保険者等により異なることから，「別途定める方法」によることとしており，保険者等は，新たな規定等を定める必要はない。各保険者等で定めている返還事務手続の規定等に則り，施術管理者，施術所又は開設者に対して返還を求める

こととなる。（取扱規程第2章の8，第2章の9）

(問19) 取扱規程第2章の8（不正請求の返還等）について，保険者等は，施術管理者，施術所又は開設者に対して返還金を請求する代わりに，不正又は不当な請求に係る患者（被保険者等）の翌月以降分の療養費支給申請に係る支給と相殺してよいか。

(答) 療養費の請求権者は被保険者等であり，当該被保険者等に対する支給と返還金の請求とでなければ相殺はできない。そのため，施術管理者が不正又は不当な請求（申請書の提出）を行ったことによる施術管理者，施術所又は開設者に対する返還金の請求との相殺はできない。（取扱規程第2章の8）

(問20) 取扱規程第2章の9（療養費支給決定取消又は変更時の返還に係る取扱い）について，保険者等は，療養費の請求権者（被保険者等），施術管理者，施術所又は開設者に対して返還金を請求する代わりに，支給決定取消又は変更に係る患者（被保険者等）の翌月以降分の療養費支給申請に係る支給と相殺してよいか。

(答) 療養費の請求権者は被保険者等であり，当該被保険者等に対する支給と返還金の請求とでなければ相殺はできない。また，当該規定は，支給決定取消又は変更に係る返還のみの規定であり，さらに，保険者等が行う療養費の支給決定は，各月分の施術についてそれぞれ行うものであることから，当該被保険者等に対して返還金を請求する場合であっても，当該規定に基づき当該被保険者等に対する支給と相殺することはできない。（取扱規程第2章の9）

(問21) 取扱規程第2章の9（療養費支給決定取消又は変更時の返還に係る取扱い）について，「本規定は，8（不正請求の返還等）の適用を妨げるものではない。」とは，どのような場合の取扱いか。

(答) 取扱規程第2章の8（不正請求の返還等）の取扱いは，当該請求に係る支給決定の取消又は変更を問わないが，施術管理者が不正又は不当な請求（申請書の提出）を行い，かつ，保険者等が当該請求に係る支給決定の取消又は変更を行った場合，保険者等は，施術管理者，施術所又は開設者に対して，取扱規程第2章の8（不正請求の返還等）に基づき返還（不正な請求に対する賠償又は不当な請求に対する補償）を求めることも，第2章の9（療養費支給決定取消又は変更時の返還に係る取扱い）に基づき返還（返還債務の履行）を求めることも可能である。（取扱規程第2章の8，第2章の9）

(問22) 施術所（施術者）は，受領委任の申出に関する手続をどのように行えばよいか。

(答) 手続方法については，施術所の所在地（出張専門施術者の場合は自宅の住所）を管轄する地方厚生（支）局のウェブページを確認する。また，申出の書類は，同ウェブページより取得する。なお，申出の書類の提出先及び手続に関する問合せ先は，当該地方厚生（支）局のうち，各都道府県を担当する部局（都府県事務所等）となる。（取扱規程第2章の10）

（問23）　地方厚生（支）局への申出の書類の提出に際しては，保健所への届出が必要か。

（答）　そのとおり。「あん摩マッサージ指圧師，はり師，きゅう師等に関する法律」において，「施術所を開設した者は，開設後十日以内に，開設の場所，業務に従事する施術者の氏名その他厚生労働省令で定める事項を施術所の所在地の都道府県知事に届け出なければならない。その届出事項に変更を生じたときも，同様とする。」又は「専ら出張のみによつてその業務に従事する施術者は，その業務を開始したときは，その旨を住所地の都道府県知事に届け出なければならない。」とされている。従来，療養費の対象となる施術は同法に反してはならず，受領委任の取扱いにおいて，都道府県知事（保健所）への施術所開設又は出張専門の届出の前に，地方厚生（支）局への申出はできない。また，地方厚生（支）局へ提出する申出の書類には，保健所に届け出た内容と同じ内容を記入する必要があり，施術所に係る保健所への届出事項の変更が必要な場合，変更の手続を行ったうえで，地方厚生（支）局へ申出の書類を提出する必要がある。（取扱規程第2章の10）

（問24）　施術所の施術管理者が，他の施術所（出張専門施術者の場合を含む。）の施術管理者を兼ねることは可能か。

（答）　施術管理者は，受領委任の取扱い全般を管理する者であることから，同一人が複数の施術所（出張専門施術者の場合を含む。）の施術管理者となることは原則として認められない。例外的に複数の施術所の施術管理者となる場合，それぞれの申出において，様式第2号の3による勤務形態確認票により各施術所における管理を行う日（曜日等）及び時間を明確にする必要があり，施術管理者が管理を行わない日及び時間における施術に係る受領委任の取扱いは認められない（該当する施術は，償還払いの取扱いとなり，患者（被保険者等）が別途支給申請する必要がある。）。（取扱規程第1章の6，第2章の10）

（問25）　出張専門施術者について，保健所に複数の住所地を届け出ている場合，地方厚生（支）局に複数の住所地の出張専門施術者として申し出ることは可能か。

（答）　出張専門施術者の申出は，住民票の自宅の住所を拠点とした一つの申出しかできない。従来，施術所の往療料の出張の起点及び片道16kmを超える場合の起点は施術所の所在地であるが，出張専門施術者が保健所に届け出た複数の起点を有する場合，それぞれの出張における起点が不明確となるため，受領委任の取扱いにおいては，施術所と同様に，拠点は一つとすることとし，住民票により当該拠点（施術者の自宅の住所）を確認することとしている。（取扱規程第2章の10）

（問26）　出張専門施術者について，保健所への届出の写しと住民票の住所が異なる場合，どのように取り扱うか。

（答）　「あん摩マッサージ指圧師，はり師，きゅう師等に関する法律」において，「専ら出張の

受領委任の取扱い（あん摩・マッサージ・指圧師，はり師，きゅう師）

みによつてその業務に従事する施術者は，その業務を開始したときは，その旨を住所地の都道府県知事に届け出なければならない。」とされており，住所変更の届出は規定されていない。そのため，保健所への届出の写しと住民票の住所の都道府県が同一であれば，住民票により出張専門施術者の住所（出張の起点）を確認することとなる。（取扱規程第2章の10）

（問27）　出張専門施術者は，自らを施術管理者として申し出るとともに，自らが待機等する一つの拠点（自宅の住所）を施術所とみなして取扱規程を適用するが，出張専門施術者として自ら提出する申出の書類で，他の施術者を勤務する施術者として様式第2号の2により申し出ることは可能か。

（答）　出張専門施術者は，個人で申し出る取扱いであり，他の施術者を勤務する施術者として申し出ることはできない。各出張専門施術者が，それぞれ施術管理者として申出の書類を提出する必要がある。（取扱規程第1章の10）

（問28）　施術所の施術管理者が，他の施術所の勤務する施術者として勤務する場合，様式第2号の3による勤務形態確認票の提出は必要ないが，出張専門施術者が，他の施術所の勤務する施術者として勤務する場合，勤務形態確認票の提出が必要とされているのはなぜか。

（答）　受領委任の取扱いにおいて，出張専門施術者の拠点は一つとしているが，出張専門施術者が他の施術所の勤務する施術者として勤務する場合，往療料の出張の起点及び片道16kmを超える場合の起点を複数有することとなる。そのため，それぞれの出張における起点を明確にするため，出張専門施術者として自ら提出する申出の書類に勤務形態確認票を添付することとしている。（取扱規程第2章の10）

（問29）　出張専門施術者は，法人等に雇用されている場合であっても，必ず自ら施術管理者として地方厚生（支）局に申し出る必要があるか。

（答）　当該法人等が施術所を開設している場合，当該法人等（開設者）において，当該出張専門施術者を施術所の施術者として保健所に届出のうえ，受領委任については，施術所の勤務する施術者（又は施術管理者）として地方厚生（支）局に申出を行うことが適当である。また，当該法人等が施術所を開設していない場合，当該出張専門施術者が出張専門として自ら保健所に届出のうえ，受領委任については，自ら施術管理者として地方厚生（支）局に申し出る必要がある。なお，その場合，複数の出張専門施術者が法人等に雇用（又は業務委託）されている場合であっても，各出張専門施術者がそれぞれ施術管理者として申し出ることとなり，当該法人等の所在地にかかわらず，各出張専門施術者の住民票の自宅の住所をそれぞれ施術所の所在地とみなして取り扱うこととなる。（取扱規程第2章の10）

（問30）　施術管理者が交代し，交代後，数日が経過してから受領委任の申出の書類を提出した

場合，実際に交代した日に遡って受領委任を取り扱う（承諾を受ける）ことは可能か。

（答） 受領委任の取扱いの開始日は，申出の書類の受付年月日（承諾された場合）であり，施術管理者が交代した日に遡って受領委任を取り扱う（承諾を受ける）ことはできない。施術管理者が交代する場合，すみやかに申出の書類を提出するよう留意されたい。（取扱規程第2章の10，第2章の11）

（問31） 施術所が移転し，移転後，数日が経過してから受領委任の申出の書類を提出した場合，移転した日（保健所へ届け出た開設日）に遡って受領委任を取り扱う（承諾を受ける）ことは可能か。

（答） 受領委任の取扱いの開始日は，申出の書類の受付年月日（承諾された場合）である。ただし，施術所の移転（住所変更）については，移転前の施術所から引き続き移転後の施術所で同じ患者の施術を行う場合等であって，保健所へ届け出た廃止の日と開設の日が大きく（2週間程度）離れていない場合，移転後の施術所の開設日に遡り，当該開設日を受領委任の取扱いの開始日（承諾年月日）とすることが可能である。なお，申出の書類の提出が大きく遅れる場合（保健所への開設の届出をしてから，2週間程度を超える場合など），継続とせず，申出の書類の受付年月日を受領委任の取扱いの開始日（承諾年月日）とするなど，個々の状況に応じて対応するものである。（取扱規程第2章の10，第2章の11）

（問32） 施術所の開設日が土曜日，日曜日又は休日（地方厚生（支）局の閉庁日）であり，当該開設日から受領委任の取扱いを希望する場合，当該開設日に遡って受領委任を取り扱う（承諾を受ける）ことは可能か。

（答） 受領委任の取扱いの開始日は，申出の書類の受付年月日（承諾された場合）である。ただし，施術所の開設前に地方厚生（支）局に当該開設日から受領委任の取扱いを開始したい旨の申出を行い（申出の書類（施術所の申出）（様式第2号）の備考欄に「〇月〇日開設予定のため同日より受領委任の取扱いの開始希望」等と付記して提出），施術所の開設後，地方厚生（支）局の翌開庁日に保健所への届出の写しを提出した場合には，当該開設日を受領委任の取扱いの開始日（承諾年月日）とすることが可能である。例えば，1月19日（土）に施術所を開設する場合，1月18日（金）に地方厚生（支）局に申出の書類を提出し，1月21日（月）に保健所へ届出のうえ，1月21日（月）（保健所への届出（控え）の受取日が後日となる場合は当該後日）に地方厚生（支）局に当該届出（控え）の写しを提出した場合，1月21日（月）（又は保健所への届出（控え）の受取日）が申出の書類の受付年月日であるが，1月19日（土）を承諾年月日（受領委任の開始日）とすることが可能である。（取扱規程第2章の10，第2章の11）

（問33） 受領委任の取扱いの承諾について，様式第3号により承諾した旨及び登録記号番号が

通知されるが，同一の施術所で同一の者がはり，きゅう及びあん摩マッサージ指圧の施術管理者となる場合，当該施術管理者は，施術の種類ごとに3つの登録記号番号を取得するのではなく，1つの登録記号番号を取得することとなるのか。

（答） そのとおり。（取扱規程第2章の11，様式第3号）

（問34） 受領委任の取扱いの承諾について，様式第3号により承諾した旨及び登録記号番号が通知されるが，同一の施術者が複数の施術所（出張専門施術者の場合を含む。）の施術管理者となるために複数の申出を行う場合，当該施術管理者は，施術所ごとに複数の登録記号番号を取得することとなるのか。

（答） そのとおり。当該施術管理者は，施術を行う施術所により異なる登録記号番号（10桁の登録記号番号のうち9桁目の枝番号が異なるもの）で療養費支給申請書を作成することとなる。（取扱規程第2章の11，様式第3号）

（問35） 施術管理者は，受領委任の取扱い全般を管理する者であるが，施術管理者が施術所で施術中における勤務する施術者の往療による施術，施術管理者が往療で不在中における勤務する施術者の施術所内での施術，施術管理者が勤務時間外における勤務する施術者による施術等，施術管理者が直接施術の管理を行えない場合について，受領委任の取扱いは可能であるか。

（答） 原則，施術管理者が直接施術の管理を行う必要があるが，事例のように，施術管理者が直接施術の管理を行えない場合であっても，不測の事態に勤務する施術者から施術管理者に連絡することが可能であるなど，施術管理者による管理が可能な場合，受領委任の取扱いは可能である（当該施術管理者が他の施術所（出張専門施術者の場合を含む。）を施術管理者として管理している時間帯を除く。）。（取扱規程第1章の6，第2章の12）

（問36） 取扱規程第2章の13（施術所の制限）について，「受領委任の取扱いは，承諾された施術所において行われる施術（往療を含む。）のみ認められる」の「（往療を含む。）」とは，どのような意味か。

（答） 承諾された施術所内で実施される施術のほか患家（患者が生活する施設等が患家と認められる場合を含む。）への往療（往療料の支給要件に該当する場合に限る。）についても受領委任の取扱いの対象となることを明確にしたものである。（取扱規程第2章の13）

（問37） 施術者が施術所や患家以外の場所で滞在して施術を行う場合，受領委任の取扱いは可能か。

（答） 受領委任の取扱いは，承諾された施術所内での施術又は患家（患者が生活する施設等が患家と認められる場合を含む。）への往療（往療料の支給要件に該当する場合に限る。）による

施術のみ認められるので，滞在先での施術について，受領委任の取扱いは認められない。（取扱規程第2章の13）

> **（問38）** 施術管理者は，申し出ている施術所，施術管理者及び勤務する施術者に関する事項の内容に変更が生じたときは，速やかに変更の申出の書類（様式第4号及び添付書類）を地方厚生（支）局に提出する必要があるが，具体的にはどのような場合か。

（答） 次のような場合である。

- ・施術所の名称，連絡先，標榜時間等の変更があった場合
- ・施術所の移転を伴わない住所（地番等）の変更があった場合
- ・開設者の名前，連絡先等の変更があった場合
- ・施術管理者の氏名の変更があった場合
- ・施術所の廃止，受領委任の取扱いの辞退があった場合
- ・施術所に勤務する施術者の採用，退職又は氏名の変更があった場合
- ・施術所の開設者に変更（交代）があった場合（施術管理者の変更（交代）がない場合に限る。）
- ・受領委任を取り扱う療養費の種類の変更があった場合（施術管理者の変更（交代）や追加がない場合に限る。）
- ・出張専門施術者である施術管理者の住所変更があった場合（都道府県の変更がない場合に限る。）
- ・複数の施術所（出張専門施術者の場合を含む）の施術管理者について，申し出ている勤務形態確認票の内容の変更があった場合
- ・出張専門施術者である施術管理者が，別の申出で勤務する施術者として申出（変更を含む）され，それに伴い，自らの勤務形態確認票による申出が必要となる場合又は既に申し出ている勤務形態確認票の内容が変更となる場合

（取扱規程第2章の14，様式第4号）

> **（問39）** 施術管理者が，申し出ている事項の内容に変更が生じたときであって，改めて地方厚生（支）局に受領委任の取扱いの申出の書類を提出し，承諾を受ける必要があるのは，具体的にはどのような場合か。

（答） 次のような場合である。

- ・施術所の施術管理者の変更（交代）がある場合（変更前の施術管理者が受領委任の取扱いの辞退の書類を提出するとともに，変更後の施術管理者が受領委任の新規の申出の書類を提出）
- ・施術所の施術管理者の追加がある場合（追加される施術管理者が受領委任の新規の申出の書類を提出）

受領委任の取扱い（あん摩・マッサージ・指圧師，はり師，きゅう師）

　　　・施術所が移転（住所変更）する場合（施術所の施術管理者が，移転前の施術所の廃止の書
　　　　類を提出するとともに，移転後の施術所の受領委任の新規の申出の書類を提出）

　　　・出張専門施術者である施術管理者の住所変更で都道府県が変更となった場合（施術管理者
　　　　（出張専門施術者）が変更前の都道府県を担当する部局（地方厚生（支）局の都府県事務所等）
　　　　に受領委任の取扱いの辞退の書類を提出するとともに，変更後の都道府県を担当する部局
　　　　に受領委任の新規の申出の書類を提出）

　　　（取扱規程第2章の10，第2章の14）

> **（問40）**　取扱規程第2章の15（受領委任の取扱いの中止）について，複数の施術管理者を配置
> 　　　　する施術所で，例えば，はり，きゅうの施術管理者の受領委任の取扱いが中止される場
> 　　　　合，当該施術所では，受領委任の中止事項に該当しないあん摩マッサージ指圧について
> 　　　　も受領委任の取扱いが中止されるのか。

（答）　そのとおり。当該施術所では，はり，きゅう及びあん摩マッサージ指圧のすべての受領委
　　　　任の取扱いが中止される。施術所の開設者は，施術所の受領委任を取り扱うすべての施術者
　　　　を適切に監督する必要がある。（取扱規程第2章の15）

> **（問41）**　はり，きゅうの施術管理者の受領委任の取扱いが中止され，当該施術所で受領委任の
> 　　　　中止事項に該当しないあん摩マッサージ指圧の受領委任の取扱いも中止された場合，当
> 　　　　該あん摩マッサージ指圧の施術管理者は，他の施術所で受領委任を取り扱うことは可能
> 　　　　か。

（答）　当該あん摩マッサージ指圧の施術管理者について，受領委任の取扱いの中止の措置が行わ
　　　　れない場合，他の施術所の施術管理者又は勤務する施術者として受領委任を取り扱うことは
　　　　可能である。（取扱規程第2章の15）

【保険施術の取扱い関係】

第3章

16（施術の担当方針），17（施術者の氏名の掲示），18（受給資格の確認等），19（療養費の算定，一
部負担金の受領等），20（領収証及び明細書の交付），21（施術録の記載等），22（保険者等への通知），
23（施術の方針）

> **（問42）**　健康保険事業の健全な運営を損なうおそれのある経済上の利益の提供により，患者が
> 　　　　自己の施術所で施術を受けるように誘引し，その結果なされた施術については，療養費
> 　　　　支給の対象外となるのか。

（答）　そのとおり。従来，「はり師，きゅう師及びあん摩・マッサージ・指圧師の施術に係る療
　　　　養費の支給の留意事項等について」（平成16年10月1日保医発第1001002号。以下「留意事項
　　　　通知」という。）の別添1及び別添2の第1章の2により支給の対象外の取扱いであり，受

領委任の取扱いにおいても同様である。（取扱規程第3章の16）

(問43) 　「施術所が，集合住宅・施設・請求代行の事業者若しくはその従事者，医療機関，医師又はその関係者等に対して金品（いわゆる紹介料その他の経済上の利益）を提供し，患者の紹介を受け，その結果なされた施術については，療養費支給の対象外」とされているが，施術所（施術者）が業務（療養費支給申請書の内容確認や作成代行等）を委託し，当該業務に係る費用を支払う場合，当該金品等の提供に該当するか。

(答) 　当該業務に係る適正な費用を支払う場合，当該金品等の提供には該当しない。療養費支給の対象外となるのは，金品等を提供し，患者の紹介を受けた場合である。（取扱規程第3章の16）

(問44) 　施術管理者は，取扱規程により，施術所に施術者の氏名等を掲示する，患者の被保険者証を確認する，一部負担金に相当する金額の支払を受ける，患者に領収証及び一部負担金明細書を交付する，保険者等へ通知することとされているが，施術管理者以外の施術所の従業員などが行ってもよいか。

(答) 　実際の取扱いは，他の従業員などが行っても差し支えないが，これらの取扱いの責任は，施術管理者が負うものである。（取扱規程第3章の17，第3章の18，第3章の19，第3章の20，第3章の22）

(問45) 　取扱規程第3章の18（受給資格の確認等）について，「施術者が患者から施術を求められた場合は，その者の提出する被保険者証によって療養費を受領する資格があることを確認すること」とあるが，全ての施術について確認が必要か。

(答) 　保険医の同意を受けた疾病に対し，はり，きゅう又はあん摩マッサージ指圧の施術を行う場合（療養費を支給申請する場合）にのみ被保険者証の確認が必要となる。（取扱規程第3章の18）

(問46) 　取扱規程第3章の18（受給資格の確認等）について，「緊急やむを得ない事由によって被保険者証を提出することができない患者であって，療養費を受領する資格が明らかなもの」とはどのような場合か。

(答) 　例えば，施術継続中の患者が施術を受け，当月中の後日，外出中の急な疼痛により，予定外の施術を受けることになった場合などが考えられる。（取扱規程第3章の18）

(問47) 　施術管理者が患者等から支払を受ける一部負担金の金額は，どのように計算するか。

(答) 　施術に要した費用（取扱規程第3章の16の算定基準により算定した額）に患者の一部負担金の割合（1割・2割・3割）を乗じる（1円単位で計算）。なお，1円未満の金額は，四捨五入の取扱いとすること。

また，施術所の窓口において，一部負担金の徴収方法に関する掲示（1円未満の金額は四捨五入を行い，1円単位で計算する旨）を行うことにより，患者等との間で混乱が生じないようにする。（取扱規程第3章の19）

（問48） 取扱規程第3章の19（療養費の算定，一部負担金の受領等）について，「請求に当たって他の療法に係る費用を請求しないこと」とは，どのような意味か。

（答） 保険医の同意を受けた疾病に対し，はり，きゅう又はあん摩マッサージ指圧の施術以外の特殊な療法を行い，その費用を請求してはならないものである。（取扱規程第3章の19）

（問49） 施術管理者が交付する領収証について，療養費に係る一部負担金以外の料金を別途徴収する場合，一部負担金とその他の金額を合算した金額を記載した領収証を交付してよいか。

（答） 差し支えない。ただし，一部負担金は，減免又は超過して徴収できず，また，領収証と取扱規程様式第5号又は第5号の2による一部負担金明細書の一部負担金の金額が一致する必要があるため（明細書には一部負担金の金額のみを記入），合算した金額を記載した領収証を交付する場合，内訳として，一部負担金の金額とその他の金額を区分して記載する必要がある。（取扱規程第3章の19，第3章の20）

（問50） 公費負担医療制度などにより，施術管理者が患者等から一部負担金の支払を受けない場合，領収証や一部負担金明細書の交付は必要ないか。

（答） 一部負担金の支払がない場合，領収証の交付はできない。なお，取扱規程様式第5号又は第5号の2による一部負担金明細書については，交付の趣旨を踏まえ，患者から求められたときは交付する（全額が公費であり「保険請求額」欄が0円となる場合を除く。）。交付する場合，「一部負担金」欄は0円と記入する。なお，一部負担金明細書を交付しない場合，毎月行う患者又は家族への申請書の提示に際し，申請書の写しを交付する必要がある。（取扱規程第3章の20，第4章の24(5)）

（問51） 施術者は，受領委任に係る施術に関する施術録（その他の施術録と区別して整理）への記載が必要であるが，施術が継続している患者に係る施術の記載及び同意書等の写しの保存は，受領委任の取扱い後の施術分からでよいか。

（答） 受領委任の取扱い後，新たに施術録を作成する場合は，受領委任の取扱い（承諾年月日）後の施術分からで差し支えない。なお，受領委任の取扱い前から既に施術録に記載している場合は，引き続き記載することとなる。（取扱規程第3章の21）

（問52） 開設者及び施術管理者は，施術録及び当該患者に係るすべての同意書等の写しを施術が完結した日から5年間保存する必要があるが，「施術が完結した日」とはどのような

日か。

(答) 当該患者に対して受領委任に係る最終の施術が行われた日である。（取扱規程第3章の21）

(問53) 施術管理者及び勤務する施術者は，施術に関する必要な事項を施術録に遅滞なく記載する必要があるが，施術管理者や勤務する施術者が視覚障害者である場合，代理人による記入でもよいか。

(答) 差し支えない。施術録の記入方法については，代理人による記入，パソコンやレセプトコンピュータへ代理人が入力して印字，大きな文字での記入，点字での記入等，施術に関する必要な事項の確認が可能な適宜の方法によって差し支えない。（取扱規程第3章の21）

【療養費の請求関係】

第4章

24（申請書の作成），25（申請書の送付），26（申請書の返戻）

(問54) 受領委任の取扱いにおいて，患者（被保険者等）から施術管理者へ療養費の受領が委任されることにより，療養費の請求権者は施術管理者となるのか。

(答) 療養費の請求権者は，受領が委任された場合であっても，各医療保険に関する法律の規定どおり被保険者等（国民健康保険においては世帯主）であり，被保険者等の保険給付を受ける権利は，譲り渡し，担保に供し，又は差し押さえることはできない。受領の委任を受けた施術管理者は，療養費の請求権者としてではなく，取扱規程（契約）に基づき，療養費の請求に関する事務手続を行うものである。なお，当該事務手続は，施術管理者の責任において行うものであり，実際の取扱いは，他の従業員などが行って差し支えない。（取扱規程第4章の24）

(問55) 施術管理者は，受領委任の承諾年月日以降の施術分の請求については，様式第6号又は様式第6号の2による療養費支給申請書を使用するのか。

(答) 支給申請先の保険者等が受領委任を取り扱う場合は，そのとおり。施術管理者は，患者が加入する保険者等により，受領委任の取扱いとその他の取扱いを区分する必要がある。（取扱規程第4章の24(1)，様式第6号，様式第6号の2）

(問56) 保険者等が受領委任を取り扱い，施術者が受領委任を取り扱わない場合，償還払いの取扱いとなるが，申請者（被保険者等）は，どのような療養費支給申請書を使用するか。

(答) 留意事項通知の別添1及び別添2の別紙4による様式（ただし，代理人への委任欄は使用しない。）や当該様式を参考とした各保険者等が定める様式を使用する。なお，申請者（被保険者等）は，施術料金の全額を支払った領収証の原本を添えて，加入する保険者等あてに直接申請することとなる。

（問57） 療養費支給申請書は，同一月内の施術については，一の申請書において作成するが，施術管理者が月の途中で変更（交代）した場合，どのように取り扱うか。

（答） 変更前の施術管理者が月末以降に作成することは困難であり，また，施術管理者は取扱規程に基づき患者（被保険者等）に係る請求に関する事務手続を行うものであることから，施術管理者の変更（交代）により振込先などの変更がなく，特段の支障がない場合は，変更後の施術管理者が当該施術月の申請書を作成して差し支えない。その場合，「摘要」欄等に変更前の施術管理者の氏名と辞退年月日及び変更後の施術管理者の氏名と承諾年月日を記入する（施術管理者が承諾されていない期間の施術については，受領委任の取扱いは認められない。）。（取扱規程第4章の24(2)(3)）

（問58） 療養費支給申請書について，療養費の請求権者（被保険者等）の記名押印は署名でも差し支えないとされているので，署名の場合，押印は必要ないのか。

（答） そのとおり。（取扱規程第4章の24(4)）

（問59） 療養費支給申請書について，療養費の請求権者（被保険者等）以外の者が患者であった場合，被保険者等の記名押印又は署名は，当該被保険者等から許可を受けた患者が代理で当該被保険者等の記名押印又は署名を行って差し支えないか。

（答） 差し支えない。例えば，市町村国保において，患者が世帯主の家族の場合，世帯主から許可を受けた患者（家族）が，世帯主に代わって世帯主の署名（署名の場合，押印不要）を行って差し支えない。（取扱規程第4章の24(4)）

（問60） 療養費支給申請書について，施術者が療養費の請求権者（被保険者等）の住所，氏名，申請又は委任年月日を代理記入するのは，どのような場合か。

（答） 患者の症状より患者自らが記入することに支障がある場合や施術継続中の患者からあらかじめ記入の依頼を受けている場合などが考えられる。なお，氏名については，施術者が代理記入した場合，押印は患者（被保険者等）から受ける必要がある。（取扱規程第4章の24(4)）

（問61） 施術管理者は，毎月，申請書を患者又はその家族に提示し，施術を行った具体的な日付や施術内容の確認を受ける必要があるが，患者が認知症などにより確認ができず家族もいない場合など真にやむを得ない場合，患者の介護者など，患者又は家族以外の者の確認を受けてもよいか。

（答） 事例のような場合，患者の介護者など，患者又は家族以外の者の確認を受けてやむを得ないものと考えられる。この場合，代理で確認した者の氏名，患者又は家族との関係及び代理で確認した理由を申請書に記入すること。（取扱規程第4章の24(5)）

（問62-1） 「はり師，きゅう師及びあん摩マッサージ指圧師の施術に係る療養費に関する受領

委任の取扱いについて」（平成30年6月12日保発0612第2号厚生労働省保険局長通知）の別添1「受領委任の取扱規程」の第4章の24⑸により，「施術管理者は，毎月，申請書を患者又はその家族に提示し，施術を行った具体的な日付や施術内容の確認を受けたうえで申請書の代理人欄の申請者欄に署名を求めること。併せて，被保険者等に係る住所，委任年月日について患者より記入を受けること。ただし，当該各事項について，当該患者より依頼を受けた場合や当該患者が記入することができないやむを得ない理由がある場合には，施術者等が代理記入し当該患者から押印を受けること。」とされているが，この場合の施術者等による代理記入の方法は，手書きでなければならないのか。

(答) 施術者等による代理記入の方法は，手書きに限らず，パソコン等による記入でも差し支えない。（取扱規程第4章の24⑷⑸）

ただし，代理記入を行う場合であっても，施術管理者は，毎月，療養費支給申請書を患者又はその家族に提示し，施術を行った具体的な日付や施術内容の確認を受ける必要があり，また，患者の症状（体を全く動かすことができない，重度の認知症など）により署名又は押印ができないなど真にやむを得ない場合に，療養費の請求権者（被保険者等）の署名又は押印を被保険者等又は患者以外の者が代理で行ったときは，代理で署名又は押印した者の氏名，請求権者（被保険者等）との関係及び代理で署名又は押印した理由を申請書に記入すること。

(問62-2) 施術管理者は，毎月，療養費支給申請書の確認を受けたうえで，患者（被保険者等）に署名又は押印を求める必要があるが，患者の症状（体を全く動かすことができない，重度の認知症など）により署名又は押印ができないなど真にやむを得ない場合，どのように取り扱えばよいか。

(答) 療養費の請求権者（被保険者等）の署名又は押印は，被保険者等が自ら又は被保険者等から許可を受けた患者が代理で行うものである。ただし，次のその他の者が代理で行う場合，代理で署名又は押印した者の氏名，請求権者（被保険者等）との関係及び代理で署名又は押印した理由を申請書に記入する。

① 被保険者等と患者が別人の場合，被保険者等から許可を受けた者（申請書の確認を行った患者の家族など）

② 被保険者等と患者が同一人の場合であって，患者の症状より署名又は押印ができないなど真にやむを得ない場合，患者（被保険者等）から許可を受けることが可能であれば，許可を受けた者（申請書の確認を行った患者の家族など）

③ ②によることが困難であり，患者の症状より患者（被保険者等）から許可を受けることができない場合，家族や後見人などの法定代理人（又は任意代理人）

④ ③によることが困難な場合，法定代理人（又は任意代理人）から許可を受けた者（申請書の確認を行った患者の家族など）

受領委任の取扱い（あん摩・マッサージ・指圧師，はり師，きゅう師）

（取扱規程第4章の24(4)(5)）

（問63）　施術管理者は，毎月，療養費支給申請書を患者又は家族に提示し，施術を行った具体的な日付や施術内容の確認を受けたうえで，申請書の写し又は一部負担金明細書を交付する必要があるが，患者又は家族から当該申請書の提示や申請書の写し等の交付が不要である旨の申出があった場合，当該申請書の提示や写し等の交付をしなくてもよいか。

（答）　当該申請書の提示や写し等の交付は，施術者の患者への施術内容と施術管理者から保険者等への請求内容が一致するか確認することを目的とした不正対策の取組の一つであり，いずれも必ず行う必要がある。施術管理者は，患者や家族に療養費の請求に関する趣旨の説明を行い，理解を得る必要がある。（取扱規程第3章の23(1)，第4章の24(5)）

（問64）　施術管理者は，毎月，患者又は家族に療養費支給申請書（施術管理者が施術証明欄に施術及び費用の領収を証明したもの）の確認を受けたうえで，患者（被保険者等）に署名又は押印を求める必要があるが，月の最終施術日に患者から当月分の施術に係る一部負担金のすべてを徴収し申請書の施術証明欄に証明をしている場合，当該最終施術日が当月の最終日より前であっても，申請書の確認を受け，患者に署名又は押印を求めてよいか。

（答）　通常，当月のすべての施術が確定する最終日以降に患者（被保険者等）に署名又は押印を求めるものである。ただし，当月の最終日から翌月初旬に施術の予定がない場合，月の最終施術日に申請書の確認を受け，患者に署名又は押印を求めて差し支えない。なお，患者の症状の悪化などにより急遽当該最終施術日以降の同月中に施術を行うこととなった場合，再度，申請書の確認を受け，患者に署名又は押印を求め，申請書の写し等を交付する必要がある。（取扱規程第4章の24(4)(5)）

（問65）　施術管理者は，患者又は家族に申請書の写しを交付する場合，署名又は押印を受けた後の写しを交付する必要があるが，往療先に複写機を持ち込むことが困難な場合，患者宅から施術所に戻った後に患者宅に写しを郵送する，又は当該月の翌月の初回施術時に患者や家族に写しを交付してもよいか。

（答）　差し支えない。その場合，患者や家族は，当該申請書の写しを再度確認するものである。（取扱規程第4章の24(5)）

（問66）　往療内訳表について，往療を行ったものの同一日・同一建物への往療などにより往療料を全く請求しない療養費支給申請書に往療内訳表の添付は必要ないか。

（答）　必要ない。なお，例えば，同一月に複数回の往療を行い，そのうち1回でも往療料を請求する場合，申請書に往療内訳表の添付が必要であり，添付がない場合，保険者等又は国保連合会は，返戻のうえ添付を求めることとなる。（取扱規程第4章の24(7)，第4章の26）

(問67) 従来，はり，きゅうの施術について，往療料を支給する療養費支給申請書には，施術者が「摘要」欄等に往療日及び往療を必要とした理由を記入する取扱いであるが，受領委任の取扱いでは，往療内訳表を添付するので，当該「摘要」欄等へのさらなる記入は不要であるか。

(答) そのとおり。（取扱規程第4章の24(7)，様式第7号）

(問68) 往療内訳表の「往療の起点」から「施術した場所」までの直線距離（4km超の請求がある場合）や施術所の所在地又は出張専門施術者の自宅の住所と患家の直線距離（片道16kmを超える往療）について，施術者が往療内訳表や療養費支給申請書に当該距離を記載しない取扱いであるが，保険者等は，当該距離をどのように確認するか。

(答) それらの直線距離については，療養費支給申請者や往療内訳表に記入された住所に基づき，地図上で縮尺率を基に計測する方法やインターネットのウェブサイトを活用して計測する方法が考えられる。（取扱規程第4章の24(7)，様式7号）

(問69) 施術管理者は，同意書等により支給可能な期間のうち初回の施術を含む療養費支給申請書に当該同意書等の原本を添付することとされているが，どのように取り扱うか。

(答) （初回の同意書等の取扱い）

同意書（又は診断書）により支給可能な期間のうち，初回（1回目）の申請については，同意書（又は診断書）の原本を添付する。2回目以降の申請については，申請書の「同意記録」の各欄に当該同意書に係る内容を記入する。

（再同意の場合の同意書等の取扱い）

支給可能な期間の最終月（暦月）に交付された同意書（又は診断書）の原本は，翌月分の申請書に添付する（例えば，支給可能な期間が1月末までであり，1月に交付された同意書の原本は2月分の申請書に添付する。その場合，1月分の申請書の「同意記録」の各欄には12月以前の同意書に係る内容を記入し，原本を添付した2月分の申請書は「同意記録」の各欄への記入は不要である。）。

また，支給可能な期間の最終月（暦月）より前に交付された同意書（又は診断書）の原本は，交付された月分の申請書に添付する（例えば，支給可能な期間が1月末までであり，12月に交付された同意書の原本は12月分の申請書に添付する。その場合，12月分の申請書の「同意記録」の各欄には11月以前の同意書に係る内容を記入する。）。（取扱規程第4章の24(8)）

(問70) 施術管理者は，施術報告書交付料を請求する療養費支給申請書について，施術報告書の写しを添付することとされているが，どのように取り扱うか。

(答) 施術報告書が交付された月分の申請書に当該報告書の写しを添付する。例えば，支給可能な期間が1月末までであり，1月中旬に施術報告書が交付され，1月下旬に同意書が交付さ

受領委任の取扱い（あん摩・マッサージ・指圧師，はり師，きゅう師）

れた場合，施術報告書の写しは1月分の申請書に添付し，同意書の原本は2月分の申請書に添付する。（取扱規程第4章の24(8)(9)）

（問71） 施術管理者が，受領委任を取り扱う保険者等に，当該保険者等が受領委任を取り扱う前の施術分の療養費支給申請書を送付する場合，送付先は従前どおりか。

（答） そのとおり。なお，その場合，受領委任の取扱いには該当しない。（取扱規程第4章の25）

（問72） 保険者等又は国保連合会は，療養費支給申請書に不備がある場合，施術管理者に返戻するが，返戻の基準はどのようなものか。

（答） 返戻は，主に申請書の記載内容や添付書類の不備などの補完を行わせるために行う。返戻に際しては，施術管理者による補正が可能となるよう当該不備の理由（支給決定に支障が生じる理由）を示したうえで返戻する。（取扱規程第4章の26）

（問73） 保険者等又は国保連合会は，療養費支給申請書に不備がある場合，施術管理者に返戻するが，施術所においては，施術管理者が交代し別の施術管理者となっている場合，新しい施術管理者が取り扱ってよいか。

（答） 施術管理者は，請求権者（被保険者等）に係る事務手続を行うものであり，新しい施術管理者が取り扱って差し支えない。なお，新しい施術管理者が取り扱う場合，「摘要」欄等に返戻に係る事務手続を取り扱った施術管理者の氏名及び登録記号番号を記入する。
（取扱規程第4章の26）

【審査会関係】

第5章

27（審査会の設置），28（審査に必要な報告等），29（守秘義務）

（問74） 審査委任保険者等は，所在する都道府県の療養費審査委員会の審査を経ることとなるが，療養費審査委員会は，当該保険者等に係る申請書については，所在する都道府県以外の施術所（施術管理者）からの申請分についても審査を行うのか。

（答） そのとおり。（取扱規程第5章の27，第6章の30）

【療養費の支払関係】

第6章

30～36（療養費の支払）

（問75） 保険者等は，適宜，患者等に施術の内容及び回数等を照会して，施術の事実確認に努めることとされているが，患者等への照会の基準はどのようなものか。

（答） 例えば不正の疑いのある施術等について患者等へ確認する必要がある場合や療養費の支給の可否を判断するために行う。保険者等は，すべての申請書について明確な理由なく一律に

照会するなど受療の抑制を目的とするような照会を行うことのないよう適切に対応する必要がある。（取扱規程第6章の33）

（問76） 保険者等は，患者等への照会について，どのような点に留意すればよいか。

（答） 施術後，患者等への照会まで相当期間が経過すると，患者の記憶が曖昧になり照会の意義が薄れることから，保険者等は，できる限り早期の適切な時期に照会する。また，照会に当たっては，患者にとって分かりやすい照会内容とし，記述しやすい回答欄とするよう留意する。（取扱規程第6章の33）

（問77） 保険者等の民間業者への外部委託の基準はどのようなものか。

（答） 民間業者への外部委託については，例えば患者等への照会の事務や作業について委託するものであり，保険者等が有する権能については外部委託できない。具体的には，返戻の決定，照会の要否の決定，審査の決定，支給又は不支給の決定などについて外部委託することは適当でない（療養費審査委員会や審査支払機関が審査等を行うことは差し支えない。）。（取扱規程第6章の33）

（問78） 保険者等は，民間業者への外部委託について，どのような点に留意すればよいか。

（答） 例えば次のような事項について留意する。

① 委託費について，不適切な照会につながる恐れがあることから過度なインセンティブ（保険者等が定め民間業者が行う照会の基準について，支給決定に支障が生じないにもかかわらず一律に照会し，患者等への照会件数に応じて支払う，当初の支給申請額と保険者等が決定する支給決定額との差額に応じて支払うなど）が生じる内容とはしない。

② 適切に事務や作業を実施できる委託先であるかを確認する。また，委託先が特定の施術所の関係会社等である場合，当該関係する施術所のみ異なる取扱いをする等の疑義が生じる恐れがあるので，公正性の担保についても確認する。

③ 委託先が個人情報を適切に取り扱うよう必要な対応を行う。

④ 委託先が被保険者等への照会を行う場合において，委託元保険者等名，委託業者名，電話番号等を明示させるなど，照会する被保険者等に誤解を生じさせない。

⑤ 委託先が個人情報の保護や契約の履行を適切に行うよう，保険者等は責任をもって，必要な監督・指導を行う。委託先に不適切な対応があった場合は，改善を求める等の適切な措置を講じる。

（取扱規程第6章の33）

（問79） 保険者等は，請求額に対する支給額の減額又は不支給等がある場合，様式第10号又はそれに準ずる様式の書類を記入のうえ，療養費支給申請書の写しを添えて，施術管理者へ送付することとされているが，施術管理者へ送付する目的は何か。

受領委任の取扱い（あん摩・マッサージ・指圧師，はり師，きゅう師）

(答)　支給額の減額又は不支給等がある場合，施術所と患者との間で施術料金の調整が必要であることから，当該決定に際し，施術管理者に対して増減金額やその理由等を連絡するものである。（取扱規程第6章の33，第6章の35，様式第10号）

(問80)　保険者等は，請求額に対する支給額の減額又は不支給等がある場合，様式第10号又はそれに準ずる様式の書類を記入のうえ，療養費支給申請書の写しを添えて，施術管理者へ送付することとされているが，保険者等において，請求権者（被保険者等）に送付する支給，減額又は不支給の決定通知と同様の通知を申請書ごとに施術管理者あてにも送付する場合，当該通知の送付を様式第10号に準ずる書類及び申請書の写しの送付として取り扱ってよいか。

(答)　差し支えない。申請書ごとに被保険者等への通知と同様の通知を施術管理者にも送付する場合，施術管理者は，患者等と施術料金を調整するために必要な減額又は不支給等に関する具体的な内容を把握できるものと考えられる。（取扱規程第6章の35，様式第10号）

【指導・監査関係】

第8章

39～42（指導・監査），43（廃止後の取扱い）

(問81)　受領委任を取り扱わない保険者等に係る療養費支給申請書は，指導又は監査の対象となるか。

(答)　受領委任を取り扱う開設者，施術管理者及び勤務する施術者は，地方厚生（支）局長及び都道府県知事が行う集団指導，個別指導又は監査に応じる必要がある。ただし，保険者等が受領委任を取り扱わない期間の申請書は，個別指導又は監査における検査の対象とならない。（取扱規程第8章の39）

(問82)　施術管理者が受領委任を取り扱う（承諾を受ける）以前の療養費支給申請書について，個別指導又は監査の対象となるか。

(答)　対象とならない。なお，開設者，施術管理者及び勤務する施術者は，施術所の廃止又は受領委任の取扱いの辞退後，5年間は，地方厚生（支）局長及び都道府県知事が行う監査（検査，説明の求め及び報告）に応じる必要がある。（取扱規程第8章の39，第8章の43）

【その他関係】

第9章

44（情報提供等），45（契約期間），46（受領委任導入前の取扱いに基づく一部償還払いによる請求），47（検討）

(問83)　地方厚生（支）局のウェブページに施術管理者に関する事項を掲示することとされているが，目的は何か。

(答) 患者等に受領委任を取り扱う施術所（施術者）の情報を提供する目的で地方厚生（支）局のウェブページに掲示することとしている。また，施術所（施術管理者）に対しては，取扱規程でその旨を規定している（施術所（施術管理者）は，受領委任の申出書に記入する連絡先（電話番号）は，患者等からの問合せに応じるため，施術業務に使用するものを記入する。）。（取扱規程第9章の44）

【受領委任の申出の書類の記入関係】

様式第1号，第1号の2，第1号の3，第2号，第2号の2，第2号の3，第3号，第4号

(問84) 申出（変更等を含む）の書類について，施術管理者が視覚障害者であり用紙への記入が困難な場合，日本工業規格A列3版に拡大した様式を使用してよいか。

(答) 差し支えない。（取扱規程第2章の10，第2章の14）

(問85) 申出（変更等を含む）の書類の記入について，視覚障害などの理由により施術管理者による記入が困難な場合，代理人による記入でもよいか。

(答) 差し支えない。ただし，申出等の書類（（施術所の申出）（様式第2号）の「備考」欄等）に代理記入の理由及び代理記入者の氏名等を記入する。また，施術管理者が当該申出等の内容を確認したうえで提出する必要がある（療養費支給申請書など施術管理者による作成が必要なものも同様に取り扱って差し支えない。）。（取扱規程第2章の10）

(問86) 申出の書類（施術所の申出）（様式第2号）の施術管理者の「免許」欄について，はり，きゅう及びあん摩マッサージ指圧の免許を有する施術管理者がはり，きゅうの受領委任の取扱いを申し出る場合，あん摩マッサージ指圧の免許についても記入する必要があるか。

(答) そのとおり。施術管理者は，保有するすべての免許についてそれぞれ記入する。（取扱規程第2章の10，様式第2号）

(問87) 申出の書類（（施術所の申出）（様式第2号）及び（同意書）（様式第2号の2））の施術管理者及び勤務する施術者の免許の「交付者名」欄について，交付者の氏名のみの記入でよいか。

(答) 国又は都道府県による交付を区分するため，「厚生労働大臣」，「○○県知事」等と記入する。（取扱規程第2章の10，様式第2号，様式第2号の2）

(問88) 申出の書類（施術所の申出）（様式第2号）の施術管理者の「所属団体」欄について，所属する団体が複数ある場合，すべての団体を記載するのか。

(答) 代表する1つの団体の記入で差し支えない。（取扱規程第2章の10，様式第2号）

(問89) 出張専門施術者は，申出の書類（施術所の申出）（様式第2号）の施術所の「名称」

> 欄に「同上」（施術管理者の氏名）と記入することとされているが，店舗の名称（屋号）等を記入することは可能か。

（答） 出張専門施術者は，施術者個人として申し出る取扱いとしており，施術所の「名称」欄に店舗の名称等を記入することはできない。（取扱規程第2章の10，様式第2号）

> **（問90）** 申出の書類（施術所の申出）（様式第2号）の開設者について，開設者が法人等であり，施術管理者が当該法人等の代表者である場合，施術管理者選任等証明（様式第1号の3）の添付は必要か。

（答） 必要である。（取扱規程第2章の10，様式第1号の3，様式第2号）

> **（問91）** 施術所にはり，きゅう又はあん摩マッサージ指圧の複数の施術管理者を配置する場合であって，はり，きゅうの施術管理者が，当該施術所であん摩マッサージ指圧について勤務する施術者として受領委任を取り扱う場合，勤務する施術者の申出の書類（同意書）（様式第2号の2）により申し出る必要があるか。

（答） 施術管理者と勤務する施術者は，取扱規程における取扱いが異なるため，勤務する施術者としても申し出る必要がある。（取扱規程第2章の10，様式第2号，様式第2号の2）

> **（問92）** 申出の書類（（施術所の申出）（様式第2号）及び（同意書）（様式第2号の2））について，施術管理者又は勤務する施術者の免許証の写しの添付が必要であるが，他の書類等に代えることは可能か。

（答） 免許証の発行申請中である場合，登録済証明書でも差し支えない。また，免許証の記載内容の読み取りが困難な場合，公益財団法人東洋療法研修試験財団が発行する厚生労働大臣免許保有証の写しでも差し支えない。（取扱規程第2章の10，様式第2号，様式第2号の2号）

> **（問93）** 申出の書類（同意書）（様式第2号の2）の勤務する施術者の氏名は署名押印とされているが，確約書（様式第1号）及び申出の書類（施術所の申出）（様式第2号）の施術管理者の氏名，施術管理者選任等証明（様式第1号の2）の開設者の氏名についても署名押印が必要か。

（答） そのとおり。なお，開設者が法人等の場合，施術管理者選任等証明（様式第1号の3）の開設者の氏名については，記名押印で差し支えない。（取扱規程第2章の10，様式第1号，様式第1号の2，様式第1号の3，様式第2号，様式第2号の2）

【編注；令和3年3月24日保医発0324第2号により，現在の様式では押印欄は削除されている】

【一部負担金明細書の記入関係】

様式第5号，第5号の2

> **（問94）** 一部負担金明細書の様式について，様式に独自の欄を設ける等，適宜変更してよいか。

（答）　一部負担金明細書の様式について，記入方法（手書き，パソコン等）や様式の作成方法（複写機，ワード，エクセル等）の定めはないが，定められた様式を使用することが望ましい。ただし，定められた様式に記載されている項目をすべて満たしていれば，独自の項目を設けることも可能である。なお，一部負担金明細書の用紙について，大きさの指定はない。（取扱規程第3章の20，様式第5号，様式第5号の2）

（問95）　一部負担金明細書の下段の氏名欄は，施術管理者の氏名を記入するのか。

（答）　そのとおり。（取扱規程第3章の20，様式第5号，様式第5号の2）

（問96）　一部負担金明細書の下段の氏名欄について，はり，きゅう又はあん摩マッサージ指圧で施術管理者が異なる場合，開設者の名前などに統一してよいか。

（答）　該当する施術管理者の氏名を記入する。一部負担金明細書は，施術管理者が交付する（施術管理者の責任において行うものであり，実際の交付は，勤務する施術者などが行っても差し支えない）ものであり，また，施術者の患者への施術内容と施術管理者から保険者等への請求内容が一致するか確認するものである。（取扱規程第3章の20，様式第5号，様式第5号の2）

（問97）　あん摩マッサージ指圧の一部負担金明細書（1月分）の「マッサージ施術」，「変形徒手矯正術施術」の欄の回の項目は，施術を行った日数を記入するのか，施術を行った局所数を記入するのか。

（答）　施術を行った日数を記入する。（取扱規程第3章の20，様式第5号の2）

【療養費支給申請書の記入関係】

様式第6号，第6号の2

（問98）　療養費支給申請書の様式について，独自の記入欄を設ける等，適宜変更してよいか。

（答）　変更できない。申請書の様式について，記入方法（手書き，パソコン等）や様式の作成方法（複写機，ワード，エクセル等）の定めはないが，様式に独自の記入欄を設ける等，保険者又は施術者ごとに様式が異なり取扱いに差異が生じることは適当でないので，（厚生労働省のウェブページに掲載されている様式を使用するなど）取扱規程に定められた様式を使用する。ただし，欄外については，様式のレイアウト変更を生じない範囲で，事務取扱に必要な独自の項目を記入して差し支えない（裏面については，独自の記入欄を設ける等，適宜活用して差し支えない。）。（取扱規程第4章の24(1)，様式第6号，様式第6号の2）

（問99）　療養費支給申請書について，用紙の大きさの指定はあるか。

（答）　原則として，日本工業規格A列4版とする。（取扱規程第4章の24(1)，様式第6号，様式第6号の2）

(問100) 療養費支給申請書について，施術管理者が視覚障害者であり，日本工業規格Ａ列４版の用紙への記入が困難な場合，例外的に取扱規程に定められた様式を拡大した申請書を使用してよいか。

(答) そのような場合，例外的に日本工業規格Ａ列３版などに拡大した申請書を使用して差し支えない。なお，申請書に添付する書類についても，日本工業規格Ａ列３版などに拡大したものを使用して差し支えない。（取扱規程第４章の24(1)，様式第６号，様式第６号の２）

(問101) 保険者等は，取扱規程に定められた添付書類について，定められたもの以外の独自の添付書類を求め，又は定められた添付書類の様式に独自の記入欄を設ける等，適宜変更してよいか。

(答) 受領委任の目的の一つに，保険者等への療養費請求手続の明確化があり，保険者等又は施術者ごとに取扱いに差異が生じることは適当でないため，原則として，定められた添付書類を使用する。（取扱規程第４章の24）

(問102) 療養費支給申請書の「機関コード」欄は，何を記入するか。

(答) 機関コードとは，従来，各保険者等（国保連合会を含む。）が独自に各施術所又は施術者の記録の管理のために使用していたコードを想定している。受領委任の取扱いでは施術管理者の登録記号番号を使用するが，保険者等（国保連合会を含む。）が，受領委任の取扱い後，従来使用していたコードを引き続き使用する又は新たに独自のコードを付番し使用するため，施術所（施術管理者）に当該コードの記入を依頼する場合，当該コードを「機関コード」欄に記入する。（取扱規程第４章の24(1)，様式第６号，様式第６号の２）

(問103) 療養費支給申請書の「公費負担者番号」「公費受給者番号」「区市町村番号」「受給者番号」欄は，何を記入するか。

(答) これらの欄は，受領委任の取扱いにおいて記入の必要はないが，申請書を活用して公費負担医療制度などに係る請求を行う場合，当該各欄を活用して差し支えない。なお，その場合，当該各欄の記載や桁数等を適宜修正して差し支えない。（取扱規程第４章の24(1)，様式第６号，様式第６号の２）

(問104) 療養費支給申請書の「１社国，２公費，３後高，４退職」欄は，どのように記入するか。

(答) 健康保険，船員保険，国民健康保険の場合は「１社国」，公費負担医療制度の場合は「２公費」，後期高齢者医療制度の場合は「３後高」，国民健康保険法による退職者医療【編注；令和６年３月31日で完全廃止】の場合は「４退職」を〇で囲む（又は当該欄の左上の枠に該当する数字を記入する。）。

（取扱規程第4章の24(1)，様式第6号，様式第6号の2）

（問105） 療養費支給申請書の「2本外，4六外，6家外，8高外一，0高外7」欄は，どのように記入するか。

（答） 患者が，本人の場合は「2本外」，未就学者の場合は「4六外」，家族の場合は「6家外」，高齢受給者・後期高齢者医療一般，低所得者の場合は「8高外一」，高齢受給者・後期高齢者医療7割給付の場合は「0高外7」を○で囲む（又は「1社国，2公費，3後高，4退職」欄の左下の枠に該当する数字を記入する。）。（取扱規程第4章の24(1)，様式第6号，様式第6号の2）

（問106） 療養費支給申請書の「給付割合」欄は，どのように記入するか。

（答） 国民健康保険，退職者医療【編注：令和6年3月31日で完全廃止】及び後期高齢者医療の場合，該当する給付割合を○で囲む。ただし，7割の場合は記入しない。（取扱規程第4章の24(1)，様式第6号，様式第6号の2）

（問107） 療養費支給申請書の「被保険者欄」の「被保険者証等の記号番号」欄の記号と番号は，区分して記入するのか。

（答） そのとおり。記号と番号の間にスペースを入れるか「・」又は「-」を記入する。なお，後期高齢者医療の場合，被保険者番号を記入し，記号の記入は必要ない。（取扱規程第4章の24(1)，様式第6号，様式第6号の2）

（問108） 療養費支給申請書の「被保険者欄」の「発病又は負傷年月日」欄は，同意書の発病年月日を記入してよいか。

（答） 差し支えない。なお，同意書に「○年○月頃」「不詳」等と記載されている場合，様式の「発病又は負傷年月日」欄の「年月日」の文字は記入がなくとも差し支えない。（取扱規程第4章の24(1)，様式第6号，様式第6号の2）

（問109） 療養費支給申請書の「被保険者欄」の「傷病名」欄は，何を記入するか。

（答） 療養を受けた者（患者）の傷病を記入する欄であり，施術の同意を受けた傷病を記入する。なお，特に患者から申出があり他の傷病が確認できた場合，当該傷病名（多数の場合は主なもの）を併せて記入する。（取扱規程第4章の24(1)，様式第6号，様式第6号の2）

（問110） 療養費支給申請書の「被保険者欄」の「療養を受けた者の氏名」欄には，患者の氏名等を記入するが，被保険者の氏名は，どこに記入すればよいか。

（答） 被保険者の氏名は，「申請欄」及び代理人への委任欄に記入する。（取扱規程第4章の24(1)，様式第6号，様式第6号の2）

(問111) 療養費支給申請書の「施術内容欄」の「転帰」欄は，どのように記入するか。

(答) 施術所において，施術が継続中の場合は「継続」，治癒の場合は「治癒」，患者に対する施術を中止した場合は「中止」，保険医療機関に引き継いだ場合は「転医」を○で囲む。（取扱規程第4章の24(1)，様式第6号，様式第6号の2）

(問112) 療養費支給申請書の「施術内容欄」の「施術期間」欄は，どのように記入するか。

(答) 開始日については，同意書が交付されて初めて行われる施術日がある場合，その日を記入し，施術が継続している場合は，当月の初めの日（1日）を記入する。また，最終日については，申請書の「施術内容欄」の「転帰」欄が「継続」の場合は当月の末日を記入し，「治癒」，「中止」又は「転医」の場合は当月の最終の施術日を記入する。（取扱規程第4章の24(1)，様式第6号，様式第6号の2）

(問113) 療養費支給申請書の「施術内容欄」の「請求区分」欄は，どのように記入するか。

(答) 申請書の患者について施術所において初めて保険者等に申請書を提出する場合，又は過去に申請書を提出した患者であっても，当該施術所において，患者の疾病が治癒した後，新たな疾病または再発した疾病について施術を行う場合は「新規」を○で囲み，その他の場合は「継続」を○で囲む。（なお，再発により「新規」とした場合の初検料については，医師の診察及び患者の病状等を踏まえ保険者等が認めた場合に支給するものである。）（取扱規程第4章の24(1)，様式第6号，様式第6号の2）

(問114) 療養費支給申請書の「施術内容欄」の「傷病名（又は症状）」欄は，何を記入するか。

(答) 療養を受けた者（患者）が保険医から施術の同意を受けた傷病名（又は症状）を記入する。（取扱規程第4章の24(1)，様式第6号，様式第6号の2）

(問115) 療養費支給申請書について，従来，同一月内に複数の施術者が施術を行った場合，施術者ごとの氏名と施術日を「摘要」欄等に記入する取扱いであるが，受領委任の場合，どのように取り扱うか。

(答) 受領委任の取扱いは，地方厚生（支）局に申出の書類を提出した施術者のみ可能であることから，施術管理者以外の施術者（勤務する施術者）が施術を行う場合，「施術内容欄」の「摘要」欄等に当該勤務する施術者の氏名とその施術日を記入する。（取扱規程第2章の12，第4章の24(1)(3)，様式第6号，様式第6号の2）

(問116) マッサージの療養費支給申請書の「施術内容欄」の「マッサージ」及び「変形徒手矯正術」欄の記入について，どのようなことに留意するか。

(答) 同意書により同意された施術部位が「マッサージ」と「変形徒手矯正術」に区分されているので，施術管理者が保存している同意書の写しを確認し，マッサージについては，同意書

のマッサージの施術部位と申請書のマッサージの請求（算定）部位が一致しているかを確認する。また，変形徒手矯正術については，同意書の変形徒手矯正術の施術部位と申請書の変形徒手矯正術の肢数が一致しているかを確認する。（取扱規程第4章の24(1)，様式第6号の2）

(問117) 療養費支給申請書の「施術内容欄」の「往療料」欄の記入について，どのようなことに留意するか。

(答) 地方厚生（支）局に申し出た施術所の所在地（又は出張専門施術者の自宅の住所）と患家の直線距離が片道16kmを超える往療は，絶対的な理由がなければ，往療料も施術料も算定できないことから，当該患家との直線距離が片道16km以下であることを確認する（片道16kmを超える場合，「摘要」欄等に絶対的な理由を記入する。）。また，往療料の支給は，当該患家との直線距離が上限であるため，当該距離が4km以下の場合であって，往療料を請求（算定）する場合，往療内訳表の「往療の起点」から「施術した場所」までの距離（原則直線距離で計測）にかかわらず，「往療料4kmまで」（2,300円）の欄に記入する。（取扱規程第4章の24(1)(7)，様式第6号，様式第6号の2，様式第7号）

(問118) 療養費支給申請書の「施術内容欄」の「一部負担金」欄は，どのように記入するか。

(答) 患者の一部負担金の割合（1割・2割・3割）を○で囲む。また，金額は，「「施術内容欄」の「合計」欄の額から「請求額」欄の額を差し引いた金額」を記入する。（取扱規程第3章の19，第4章の24(1)，様式第6号，様式第6号の2）

なお，患者等が支払う一部負担金の計算方法については，施術に要した費用（取扱規程第3章の16の算定基準により算定した額）に患者の一部負担金の割合（1割・2割・3割）を乗じる（1円単位で計算，1円未満の金額は四捨五入の取扱い）こととなるため，「一部負担金」欄の額が患者等から徴収した金額と同額にならないことがある。

(問119) 療養費支給申請書の「施術内容欄」の「請求額」欄は，どのような金額を記入するか。

(答) 取扱規程第3章の16の算定基準により算定した額（「施術内容欄」の「合計」欄の額）に患者の一部負担金の割合に応じた割合（9割・8割・7割）を乗じた金額を記入する。その際，1円未満の端数があるときは，その端数金額は切り捨てて計算すること。（取扱規程第3章の19，第4章の24(1)，様式第6号，様式第6号の2）

(問120) 療養費支給申請書の「施術証明欄」の証明について，複数の施術者が同一の患者に施術した場合や勤務する施術者のみが施術した場合，施術証明欄に署名又は押印するのは施術管理者が行うのか，それとも従前のとおり中心的に施術を行った施術者が行うのか。

(答) 施術証明欄には，施術管理者が内容を確認のうえ署名又は押印し，当該施術管理者の登録記号番号を記入する。（取扱規程第4章の24(1)，様式第6号，様式第6号の2）

(問121) 療養費支給申請書の「施術証明欄」の証明は，施術内容及び施術費用（一部負担金）の領収を証明するものであるが，患者等が公費負担医療制度などを利用し患者等から一部負担金を徴収しない場合，徴収した場合と同様に証明するものか。

(答) そのとおり。一部負担金は減免又は超過して徴収することはできないが，患者等が公費負担医療制度などを利用するため，患者等から一部負担金を徴収しない場合であっても，当月分のすべての施術を行った後に，徴収した場合と同様に証明する（「一部負担金」欄は０円と記入する。）。（取扱規程第４章の24(1)，様式第６号，様式第６号の２）

(問122) 療養費支給申請書の「施術証明欄」の登録記号番号について，「登録記号番号（申し出た施術者登録番号）」とされているので，申し出た施術者登録番号のみの記入でもよいか。

(答) 登録記号番号は，施術管理者共通の番号であることから，施術所（施術管理者）は，原則，登録記号番号を記入する。その場合，施術者登録番号を併せて記入しても差し支えない。（取扱規程第４章の24(1)，様式第６号，様式第６号の２）

(問123) 療養費支給申請書の「施術証明欄」の「施術所」の「所在地」と「名称」について，出張専門施術者の場合，どのように記入するか。

(答) 地方厚生（支）局に申し出た出張専門施術者の自宅の住所を記入する。なお，その場合，様式の「施術所」「所在地」「名称」の文字を「住所」に変更して差し支えない。（取扱規程第４章の24(1)，様式第６号，様式第６号の２）

(問124) 療養費支給申請書の「施術証明欄」の「保健所登録区分」欄は，どのように記入するか。

(答) 保健所に施術所開設の届出を行い，地方厚生（支）局に施術所の施術管理者として申出を行った場合は「１施術所所在地」，保健所に出張専門の届出を行い，地方厚生（支）局に出張専門の施術管理者として申出を行った場合は「２出張専門施術者住所地」を○で囲む。（取扱規程第４章の24(1)，様式第６号，様式第６号の２）

(問125) 療養費支給申請書の「申請欄」について，当月分のすべての施術を行った後に記入（申請）するものか。

(答) そのとおり。（取扱規程第４章の24(1)，様式第６号，様式第６号の２）

(問126) 療養費支給申請書の「支払機関欄」の「支払区分」，「預金の種類」，「金融機関名」の各欄について，○で囲む様式となっているが，各欄に個別の支払区分，預金の種類，金融機関名等を直接記入してよいか。

(答) 差し支えない。（取扱規程第４章の24(1)，様式第６号，様式第６号の２）

（問127）　療養費支給申請書の「同意記録」の各欄について，どのように記入するか。

（答）　申請書に同意書の原本を添付する場合，当該同意書に係る「同意記録」の各欄の記入は必要ない。また，前月分以前の申請書に同意書の原本を添付し，当該同意書に基づき当月分の療養費の支給が可能な場合，当該同意書に係る内容を申請書の「同意記録」の各欄に記入する。そのため，例えば，変形徒手矯正術で月の途中に同意書の交付があり，申請書に，当該同意書に基づく施術と先月交付の同意書に基づく施術がある場合，当該申請書には，当月交付の同意書の原本を添付するとともに，申請書の「同意記録」の各欄に前月交付の同意書に係る内容を記入する。（取扱規程第4章の24(1)(8)，様式第6号，様式第6号の2）

（問128）　療養費支給申請書の代理人への委任欄について，欄外に「給付金に関する受領を代理人に委任する場合に記入」とあるが，申請者（被保険者等）が，自らの口座を指定することは可能か。

（答）　欄外に「この給付金の受領の代理人への委任は，取扱規程に従い行われる」とあるとおり，申請者（被保険者等）において，自らの口座を指定することはできない。受領委任の取扱いは，施術管理者が療養費の受領の委任を受ける（取扱規程第1章の1）ことにより，患者等が施術管理者に一部負担金を支払い（取扱規程第3章の19），施術管理者が患者等に代わって申請書を作成し（取扱規程第4章の24），療養費を受け取る（第6章の36）取扱いである。施術管理者は，療養費の請求に関する説明を行い，理解を得る必要がある（取扱規程第3章の23(1)）。（取扱規程第1章の1，第3章の19，第3章の23(1)，第4章の24，第6章の36，様式第6号，様式第6号の2）

（問129）　療養費支給申請書の代理人への委任欄は，どのように記入するか。

（答）　「申請者（被保険者）」の住所及び氏名は，「申請欄」と同様に記入する。また，「代理人」の住所及び氏名は，「施術証明欄」の施術管理者の住所（又は施術所の所在地及び名称）及び氏名を記入する。その場合，「支払機関欄」には，当該施術管理者の口座を記入する（施術管理者は，当月分のすべての施術を行った後に，患者又はその家族に申請書を提示し，施術を行った具体的な日付や施術内容の確認を受けたうえで，患者（被保険者等）に署名又は押印を求める。）。（取扱規程第4章の24(1)(5)，様式第6号，様式第6号の2）

（問130）　療養費支給申請書の代理人への受領委任欄について，施術管理者以外の者を受領委任欄に記入し，その者に委任することは可能か。

（答）　受領委任の取扱いは，施術者（施術管理者）が受領の委任を受ける取扱いである。ただし，受領の委任を受ける施術管理者が認める場合，施術管理者以外の代理人（施術所の開設者，施術管理者が申出を行った所属する施術関係団体等）が受領の委任を受けて差し支えない。その場合，施術管理者は，当該受領の委任を受ける代理人に確認のうえ，あらかじめ申請書

に当該代理人の住所（法人等の場合は所在地及び名称）及び氏名（法人等の場合は代表者名）を記入し，「支払機関欄」には，当該代理人の口座を記入する。また，施術管理者は，「施術証明欄」の「上記のとおり施術を行い，その費用を領収しました。」の次（又は欄外等）に「療養費の受領を下記の代理人に委任します。」等と記入し当該代理人に委任する。なお，施術管理者は，当該代理人が受領の委任を受けその口座に療養費が支払われることについて，被保険者等又は被保険者等から許可を受けた患者の確認を受けたうえで，代理人への受領委任欄の記名押印又は署名を受ける。（取扱規程第4章の24(1)(4)，様式第6号，様式第6号の2）

> **(問131)** 療養費支給申請書の「施術証明欄」，「申請欄」及び代理人への受領委任欄の日付について，施術を行った月の最終施術日の日付でよいか。

(答) 差し支えない。（取扱規程第4章の24(1)，様式第6号，様式第6号の2）

【往療内訳表の記入関係】

様式第7号

> **(問132)** 往療内訳表の様式について，様式に独自の記入欄を設ける等，適宜変更してよいか。

(答) 変更できない。往療内訳表の様式について，記入方法（手書き，パソコン等）や様式の作成方法（複写機，ワード，エクセル等）の定めはないが，様式に独自の記入欄を設ける等，保険者等又は施術者ごとに様式が異なり取扱いに差異が生じることは適当でないので，（厚生労働省のウェブページに掲載されている様式を使用するなど）原則として，定められた様式を使用する。ただし，往療の日数が月に15日以上であり，記入欄が不足する場合は，記入欄を追加して1枚にまとめて記入又は別紙に記入して差し支えない。（取扱規程第4章の24(7)，様式7号）

> **(問133)** 往療内訳表について，往療料を請求しない場合は申請書に添付する必要はないが，往療料を請求し添付する場合，往療を行い，往療料を算定しない日の記入は必要か。

(答) 記入する必要がある。施術した場所が同一日・同一建物に該当する場合は，「同一日・同一建物記入欄」に「○」を記入する。（取扱規程第4章の24(7)，様式7号）

> **(問134)** 往療内訳表の「同一日・同一建物記入欄」について，往療が同一日の同一建物への往療に該当しない場合，「◎」又は「○」等の記入は必要ないか。

(答) 必要ない。（取扱規程第4章の24(7)，様式7号）

> **(問135)** 往療内訳表の「同一日・同一建物記入欄」について，同一日・同一建物の複数の患者に対し往療料はそれぞれ請求（算定）できず（1名のみ支給），往療料を請求（算定）しない患者は「○」を記入することとなるが，当該複数の患者について，患者が加入する保険者等が異なる場合も複数の患者に該当するか。

（答）　該当する。（取扱規程第4章の24(7)，様式7号）

（問136）　往療内訳表の「往療の起点」欄について，起点が施術所の場合や出張専門施術者の自宅の住所の場合，どのように記入するか。

（答）　起点が施術所の場合，療養費支給申請書に記入した施術所の所在地と同じであれば「施術所」等と記入する。また，起点が出張専門施術者の自宅の住所の場合，療養費支給申請書に記入した施術管理者の住所と同じであれば「施術者宅」等と記入する。（取扱規程第4章の24(7)，様式7号）

（問137）　往療内訳表の「往療の起点」欄について，「個人宅は丁目までの記載で可」とされているが，個人宅でない場合（施設や集合住宅など），どのように記入するか。

（答）　施設や集合住宅など，不特定多数が居住する建物については，「○丁目○番○号」等（個人宅と同様に個人情報に配慮し，建物名の記入は不要）と記入する。（取扱規程第4章の24(7)，様式7号）

（問138）　往療内訳表の「往療の起点」欄について，例えば，出張専門施術者が法人等に雇用（又は業務委託）されており，当該法人等が施術所を開設していない場合であって，出張専門施術者が自宅から当該法人等の所在地に移動し，当該法人等を拠点として各患家に赴いた場合，往療内訳表の「往療の起点」欄に記入する住所は，出張専門施術者の自宅の住所でなく，実際に患家あてに出発した当該法人等の所在地となるか。

（答）　そのとおり。往療内訳表の「往療の起点」欄に記入する住所は，往療料の金額（4km以下・4km超）の算定の基準となる実際に患家あてに出発した住所を記入する。ただし，出張専門施術者は，それぞれが施術管理者であり，当該法人等の所在地にかかわらず，各出張専門施術者の自宅の住所をそれぞれ施術所の所在地とみなして取り扱うため，出張専門施術者の自宅の住所から患家の直線距離が片道16kmを超える場合，原則，施術料及び往療料の支給は認められない。また，往療料の支給は，往療内訳表に記入した「往療の起点」から「施術した場所」までの距離（原則直線距離で計測）にかかわらず，出張専門施術者の自宅の住所と患家との直線距離が上限であることに留意する。（取扱規程第4章の24(7)，様式7号）

（問139）　往療内訳表の「往療の起点」欄について，例えば，A施術所とB施術所のそれぞれから勤務する施術者として申出されている（施術管理者として勤務形態確認票を提出していない）施術者が，A施術所の患者の自宅で施術を行ったあと，B施術所の患者の自宅に直接赴き施術を行った場合，B施術所の申請書に添付する往療内訳表の「往療の起点」は，B施術所の所在地でなく，A施術所の患者の自宅となるか。

（答）　そのとおり。往療内訳表の「往療の起点」欄に記入する住所は，往療料の金額（4km以下・4km超）の算定の基準となる実際に患家あてに出発した住所を記入する。なお，往療料の

受領委任の取扱い（あん摩・マッサージ・指圧師，はり師，きゅう師）

支給は，往療内訳表に記入した「往療の起点」から「施術した場所」までの距離（原則直線距離で計測）にかかわらず，B施術所の住所と患家との直線距離が上限であることに留意する。（取扱規程第4章の24(7)，様式7号）

(問140) 往療内訳表の「施術した場所」欄について，療養費支給申請書に記入した申請者（被保険者）の住所と同じ場合，どのように記入するか。

(答) 当該申請書に記入した申請者（被保険者）の住所が患者の自宅である場合，「自宅」等と記入し，患者の自宅でない場合，患者の住所（「○丁目○番○号」等）を記入する。（取扱規程第4章の24(7)，様式7号）

(問141) 往療内訳表の「施術した場所」欄について，患者が施設に入所している場合，どのように記入するか。

(答) 当該施設の所在地及び施設名（欄内に記入できない場合，枠を広げる，欄外に記入するなどして差し支えない。）を記入する。（取扱規程第4章の24(7)，様式7号）

(問142) 同一日・同一建物の患者について，往療内訳表は，どのように記入するか。

(答) 同一建物の患者の施術の順番にかかわらず，「往療の起点」欄には当該同一建物への往療の起点を記入する。例えば，施術者が，施術所から同一建物の患者A，患者B，患者Cの順に訪問し施術を行った場合，患者A，患者B，患者Cのいずれの往療内訳表にも「往療の起点」欄には「施術所」等と記入し，「施術した場所」欄には，当該同一建物（施設の場合は当該施設の所在地及び施設名，集合住宅の場合は申請書の住所が患者の自宅の場合は「自宅」等，自宅でない場合は患者の住所）を記入する。なお，「同一日・同一建物記入欄」については，往療料を請求（算定）する1名の患者については「◎」を記入し，往療料を請求（算定）しない2名の患者については「○」を記入する。（取扱規程第4章の24(7)，様式7号）

【療養費支給申請総括票の記入関係】

様式第8号，第9号

(問143) 療養費支給申請総括票（Ⅰ）及び療養費支給申請総括票（Ⅱ）の様式は，「又はそれに準ずる様式の総括票」とされているので，保険者等は，必要に応じて，適宜様式を変更し，施術管理者に対して様式の変更を依頼してよいか。

(答) 差し支えない。（取扱規程第4章の25，様式第8号，様式第9号）

(問144) 療養費支給申請総括票（Ⅱ）は保険者等ごとに作成し，療養費支給申請総括票（Ⅰ）は，その内訳を記入する内容となっているが，保険者等が療養費審査委員会に委託していない場合でも，2種類の総括票を記入し添付するのか。

(答) そのとおり。提出する保険者等は1つであっても，療養費支給申請総括票（Ⅱ）を複数（は

り，きゅう用とマッサージ用，同じ施術所の施術管理者別等）作成する場合があるため，療養費支給申請総括票（Ⅰ）も作成する。ただし，保険者等において，施術管理者に対して様式の変更等を依頼する場合はこの限りでない。（取扱規程第4章の25，様式第8号，様式第9号）

(問145) 療養費支給申請総括票（Ⅱ）は，どのように作成するか。

(答) 療養費審査委員会に提出するため申請先の保険者等が複数となる場合，保険者等ごとに作成する。さらに，はり，きゅう用とマッサージ用を区分して作成する（様式の「療養費について，別添の支給申請書のとおり請求します。」の前の箇所に，はり，きゅうの場合は「はり，きゅう」，マッサージの場合は「マッサージ」等と記入）。（取扱規程第4章の25，様式第9号）

(問146) 療養費支給申請総括票（Ⅰ）は，どのように作成するか。

(答) 療養費支給申請総括票（Ⅱ）の内訳を記入する。なお，同一の保険者等であっても，はり，きゅう用とマッサージ用を区分して記入する（保険者等名の次に，はり，きゅうの場合は「（はり，きゅう）」，マッサージの場合は「（マッサージ）」等と記入）。また，保険者等が療養費審査委員会に委託している場合，療養費審査委員会に委託している各保険者等をそれぞれ記入する（「保険者名等」欄が不足する場合，欄を追加する又は別紙に記載するなど適宜取り繕って差し支えない。）。（取扱規程第4章の25，様式第8号）

(問147) 療養費支給申請総括票（Ⅰ）について，施術所に複数の施術管理者が配置されている場合，施術所単位で取りまとめて記入してよいか。

(答) 差し支えない。その場合，「登録記号番号」及び「施術管理者」をそれぞれ記入し，「保険者名等」欄には，保険者等名，施術管理者名，はり，きゅう用とマッサージ用の区分をそれぞれ記入する。（取扱規程第4章の25，様式第8号）

(問148) 施術管理者は，保険者等より返戻された療養費支給申請書を再提出する際，その申請書分についても療養費支給申請総括票（Ⅰ）及び療養費支給申請総括票（Ⅱ）に記入するか。

(答) そのとおり。（取扱規程第4章の25）

【「療養費の支給申請に係る増減金額等のお知らせ」の記入関係】

様式第10号

(問149) 「療養費の支給申請に係る増減金額等のお知らせ」の様式は，「又はそれに準ずる様式の書類」とされているので，保険者等は，必要に応じて，適宜様式を変更してよいか。

(答) 差し支えない。（取扱規程第6章の35，様式第10号）

(問150) 保険者等は，「療養費の支給申請に係る増減金額等のお知らせ」をどのように作成す

> るか。

(答)　請求額に対する支給額の減額，不支給又は再審査等がある場合に，施術管理者ごとにはり，きゅう用とマッサージ用を区分して作成する（例：様式の「療養費の支給申請について，」の前の箇所に，はり，きゅうの場合は「はり，きゅう」，マッサージの場合は「マッサージ」等と記入）。（取扱規程第6章の35，様式第10号）

(問151)　保険者等は，施術所に複数の施術管理者が配置されている場合，どのように作成するか。

(答)　施術管理者ごとにそれぞれ作成する。その場合，施術所でまとめて送付することが望ましい。（取扱規程第6章の35，様式第10号）

(問152)　保険者等は，施術者が複数の施術所（出張専門施術者の場合を含む。）の施術管理者である場合，どのように作成するか。

(答)　同一の施術者であっても，施術所（登録記号番号）ごとにそれぞれ区分して作成する。（取扱規程第6章の35，様式第10号）

以　上

受領委任の取扱規程関係（問の一覧）

項目	問No.	問
第1章 【総則関係】 1（目的）， 2～3（委任）， 4～6（受領委任の施術所及び施術管理者）	1	受領委任の目的は，どのようなものか。
	2	受領委任の取扱いとは，どのようなものか。
	3	受領委任の取扱いの対象となる保険者等とは，どのようなものか。
	4	受領委任の取扱いは，どのような場合に対象となるか。
	5	保険者等が受領委任の取扱いを開始する場合，いつ（どの施術分）から適用されるか。
	6	施術所（施術者）が受領委任の取扱いを開始する場合，いつ（どの施術分）から適用されるか。
	7	施術所（施術者）の受領委任の取扱いは，承諾を受けた年月日以降の施術分から適用されるが，申出から承諾までの期間は，受領委任の取扱いは認められないのか。
	8	各保険者等について，受領委任の取扱いを開始する時期が異なっても差し支えないか。
	9	償還払いの取扱いとは，どのようなものか。
	10	保険者等が受領委任を取り扱う場合，保険者等は，受領委任を取り扱わない（契約を締結しない）施術者の施術に係る療養費支給申請について，償還払いの取扱いとすることが適当か。
	11	施術所（施術者）や患者は，受領委任を取り扱う保険者等をどのように確認するのか。
	12	患者は，受領委任を取り扱う施術所（施術者）をどのように確認するのか。
	13	施術管理者について，「施術管理者は，自ら又は当該施術所に勤務する他の施術者が行う施術を含め，当該施術所における受領委任に係る取扱い全般を管理する者である」ことから，受領委任の取扱いに関する責任は全て施術管理者が負うのか。
	14	施術管理者について，施術所の開設者が施術管理者となることが原則か。
	15	施術管理者の配置について，「はり，きゅう又はあん摩マッサージ指圧の施術について，それぞれの施術毎に施術管理者を配置することは可能であるが，それぞれの施術に係る施術管理者を複数配置することはできない」とは，どのようなことか。
第2章 【契約関係】 7（確約）， 8（不正請求の返還等）， 9（療養費支給決定取消又は変更時の返還に係る取扱い），	16	取扱規程第2章の8（不正請求の返還等）は，どのような内容か。
	17	取扱規程第2章の9（療養費支給決定取消又は変更時の返還に係る取扱い）は，どのような内容か。
	18	取扱規程第2章の8（不正請求の返還等）及び第2章の9（療養費支給決定取消又は変更時の返還に係る取扱い）について，保険者等が施術管理者，施術所又は開設者に対して返還を求める場合の「保険者等が別途定める方法」とは，どのようなものか。
	19	取扱規程第2章の8（不正請求の返還等）について，保険者等は，施術管理

受領委任の取扱い（あん摩・マッサージ・指圧師，はり師，きゅう師）

項目	問No.	問
10（受領委任の申出），11（受領委任の承諾），12（施術者の施術），13（施術所の制限），14（申出事項の変更等），15（受領委任の取扱いの中止）		者，施術所又は開設者に対して返還金を請求する代わりに，不正又は不当な請求に係る患者（被保険者等）の翌月以降分の療養費支給申請に係る支給と相殺してよいか。
	20	取扱規程第2章の9（療養費支給決定取消又は変更時の返還に係る取扱い）について，保険者等は，療養費の請求権者（被保険者等），施術管理者，施術所又は開設者に対して返還金を請求する代わりに，支給決定取消又は変更に係る患者（被保険者等）の翌月以降分の療養費支給申請に係る支給と相殺してよいか。
	21	取扱規程第2章の9（療養費支給決定取消又は変更時の返還に係る取扱い）について，「本規定は，8（不正請求の返還等）の適用を妨げるものではない。」とは，どのような場合の取扱いか。
	22	施術所（施術者）は，受領委任の申出に関する手続をどのように行えばよいか。
	23	地方厚生（支）局への申出の書類の提出に際しては，保健所への届出が必要か。
	24	施術所の施術管理者が，他の施術所（出張専門施術者の場合を含む。）の施術管理者を兼ねることは可能か。
	25	出張専門施術者について，保健所に複数の住所地を届け出ている場合，地方厚生（支）局に複数の住所地の出張専門施術者として申し出ることは可能か。
	26	出張専門施術者について，保健所への届出の写しと住民票の住所が異なる場合，どのように取り扱うか。
	27	出張専門施術者は，自らを施術管理者として申し出るとともに，自らが待機等する一つの拠点（自宅の住所）を施術所とみなして取扱規程を適用するが，出張専門施術者として自ら提出する申出の書類で，他の施術者を勤務する施術者として様式第2号の2により申し出ることは可能か。
	28	施術所の施術管理者が，他の施術所の勤務する施術者として勤務する場合，様式第2号の3による勤務形態確認票の提出は必要ないが，出張専門施術者が，他の施術所の勤務する施術者として勤務する場合，勤務形態確認票の提出が必要とされているのはなぜか。
	29	出張専門施術者は，法人等に雇用されている場合であっても，必ず自ら施術管理者として地方厚生（支）局に申し出る必要があるか。
	30	施術管理者が交代し，交代後，数日が経過してから受領委任の申出の書類を提出した場合，実際に交代した日に遡って受領委任を取り扱う（承諾を受ける）ことは可能か。
	31	施術所が移転し，移転後，数日が経過してから受領委任の申出の書類を提出した場合，移転した日（保健所へ届け出た開設日）に遡って受領委任を取り扱う（承諾を受ける）ことは可能か。
	32	施術所の開設日が土曜日，日曜日又は休日（地方厚生（支）局の閉庁日）であり，当該開設日から受領委任の取扱いを希望する場合，当該開設日に遡って受領委任を取り扱う（承諾を受ける）ことは可能か。
	33	受領委任の取扱いの承諾について，様式第3号により承諾した旨及び登録記号番号が通知されるが，同一の施術所で同一の者がはり，きゅう及びあん摩

項目	問No.	問
		マッサージ指圧の施術管理者となる場合，当該施術管理者は，施術の種類ごとに3つの登録記号番号を取得するのではなく，1つの登録記号番号を取得することとなるのか。
	34	受領委任の取扱いの承諾について，様式第3号により承諾した旨及び登録記号番号が通知されるが，同一の施術者が複数の施術所（出張専門施術者の場合を含む。）の施術管理者となるために複数の申出を行う場合，当該施術管理者は，施術所ごとに複数の登録記号番号を取得することとなるのか。
	35	施術管理者は，受領委任の取扱い全般を管理する者であるが，施術管理者が施術所で施術中における勤務する施術者の往療による施術，施術管理者が往療で不在中における勤務する施術者の施術所内での施術，施術管理者が勤務時間外における勤務する施術者による施術等，施術管理者が直接施術の管理を行えない場合について，受領委任の取扱いは可能であるか。
	36	取扱規程第2章の13（施術所の制限）について，「受領委任の取扱いは，承諾された施術所において行われる施術（往療を含む。）のみ認められる」の「（往療を含む。）」とは，どのような意味か。
	37	施術者が施術所や患家以外の場所で滞在して施術を行う場合，受領委任の取扱いは可能か。
	38	施術管理者は，申し出ている施術所，施術管理者及び勤務する施術者に関する事項の内容に変更が生じたときは，速やかに変更の申出の書類（様式第4号及び添付書類）を地方厚生（支）局に提出する必要があるが，具体的にはどのような場合か。
	39	施術管理者が，申し出ている事項の内容に変更が生じたときであって，改めて地方厚生（支）局に受領委任の取扱いの申出の書類を提出し，承諾を受ける必要があるのは，具体的にはどのような場合か。
	40	取扱規程第2章の15（受領委任の取扱いの中止）について，複数の施術管理者を配置する施術所で，例えば，はり，きゅうの施術管理者の受領委任の取扱いが中止される場合，当該施術所では，受領委任の中止事項に該当しないあん摩マッサージ指圧についても受領委任の取扱いが中止されるのか。
	41	はり，きゅうの施術管理者の受領委任の取扱いが中止され，当該施術所で受領委任の中止事項に該当しないあん摩マッサージ指圧の受領委任の取扱いも中止された場合，当該あん摩マッサージ指圧の施術管理者は，他の施術所で受領委任を取り扱うことは可能か。
第3章【保険施術の取扱い関係】16（施術の担当方針），17（施術者の氏名の掲示），18（受給資格の確認等），19（療養費の算定，一部負担金の受領等），	42	健康保険事業の健全な運営を損なうおそれのある経済上の利益の提供により，患者が自己の施術所で施術を受けるように誘引し，その結果なされた施術については，療養費支給の対象外となるのか。
	43	「施術所が，集合住宅・施設・請求代行の事業者若しくはその従事者，医療機関，医師又はその関係者等に対して金品（いわゆる紹介料その他の経済上の利益）を提供し，患者の紹介を受け，その結果なされた施術については，療養費支給の対象外」とされているが，施術所（施術者）が業務（療養費支給申請書の内容確認や作成代行等）を委託し，当該業務に係る費用を支払う場合，当該金品等の提供に該当するか。
	44	施術管理者は，取扱規程により，施術所に施術者の氏名等を掲示する，患者の被保険者証を確認する，一部負担金に相当する金額の支払を受ける，患者に領収証及び一部負担金明細書を交付する，保険者等へ通知することとされ

あはき受領委任

項目	問No.	問
20（領収証及び明細書の交付），21（施術録の記載等），22（保険者等への通知），23（施術の方針）		ているが，施術管理者以外の施術所の従業員などが行ってもよいか。
	45	取扱規程第3章の18（受給資格の確認等）について，「施術者が患者から施術を求められた場合は，その者の提出する被保険者証によって療養費を受領する資格があることを確認すること」とあるが，全ての施術について確認が必要か。
	46	取扱規程第3章の18（受給資格の確認等）について，「緊急やむを得ない事由によって被保険者証を提出することができない患者であって，療養費を受領する資格が明らかなもの」とはどのような場合か。
	47	施術管理者が患者等から支払を受ける一部負担金の金額は，どのように計算するか。
	48	取扱規程第3章の19（療養費の算定，一部負担金の受領等）について，「請求に当たって他の療法に係る費用を請求しないこと」とは，どのような意味か。
	49	施術管理者が交付する領収証について，療養費に係る一部負担金以外の料金を別途徴収する場合，一部負担金とその他の金額を合算した金額を記載した領収証を交付してよいか。
	50	公費負担医療制度などにより，施術管理者が患者等から一部負担金の支払を受けない場合，領収証や一部負担金明細書の交付は必要ないか。
	51	施術者は，受領委任に係る施術に関する施術録（その他の施術録と区別して整理）への記載が必要であるが，施術が継続している患者に係る施術の記載及び同意書等の写しの保存は，受領委任の取扱い後の施術分からでよいか。
	52	開設者及び施術管理者は，施術録及び当該患者に係るすべての同意書等の写しを施術が完結した日から5年間保存する必要があるが，「施術が完結した日」とはどのような日か。
	53	施術管理者及び勤務する施術者は，施術に関する必要な事項を施術録に遅滞なく記載する必要があるが，施術管理者や勤務する施術者が視覚障害者である場合，代理人による記入でもよいか。
第4章【療養費の請求関係】24（申請書の作成），25（申請書の送付），26（申請書の返戻）	54	受領委任の取扱いにおいて，患者（被保険者等）から施術管理者へ療養費の受領が委任されることにより，療養費の請求権者は施術管理者となるのか。
	55	施術管理者は，受領委任の承諾年月日以降の施術分の請求については，様式第6号又は様式第6号の2による療養費支給申請書を使用するのか。
	56	保険者等が受領委任を取り扱い，施術者が受領委任を取り扱わない場合，償還払いの取扱いとなるが，申請者（被保険者等）は，どのような療養費支給申請書を使用するか。
	57	療養費支給申請書は，同一月内の施術については，一の申請書において作成するが，施術管理者が月の途中で変更（交代）した場合，どのように取り扱うか。
	58	療養費支給申請書について，療養費の請求権者（被保険者等）の記名押印は署名でも差し支えないとされているので，署名の場合，押印は必要ないのか。
	59	療養費支給申請書について，療養費の請求権者（被保険者等）以外の者が患者であった場合，被保険者等の記名押印又は署名は，当該被保険者等から許

項目	問No.	問
		可を受けた患者が代理で当該被保険者等の記名押印又は署名を行って差し支えないか。
	60	療養費支給申請書について，施術者が療養費の請求権者（被保険者等）の住所，氏名，申請又は委任年月日を代理記入するのは，どのような場合か。
	61	施術管理者は，毎月，申請書を患者又はその家族に提示し，施術を行った具体的な日付や施術内容の確認を受ける必要があるが，患者が認知症などにより確認ができず家族もいない場合など真にやむを得ない場合，患者の介護者など，患者又は家族以外の者の確認を受けてもよいか。
	62-1	「はり師，きゅう師及びあん摩マッサージ指圧師の施術に係る療養費に関する受領委任の取扱いについて」（平成30年6月12日保発0612第2号厚生労働省保険局長通知）の別添1「受領委任の取扱規程」の第4章の24の(5)により，「施術管理者は，毎月，申請書を患者又はその家族に提示し，施術を行った具体的な日付や施術内容の確認を受けたうえで申請書の代理人欄の申請者欄に署名を求めること。併せて，被保険者等に係る住所，委任年月日について患者より記入を受けること。ただし，当該各事項について，当該患者より依頼を受けた場合や当該患者が記入することができないやむを得ない理由がある場合には，施術者等が代理記入し当該患者から押印を受けること。」とされているが，この場合の施術者等による代理記入の方法は，手書きでなければならないのか。
	62-2	施術管理者は，毎月，療養費支給申請書の確認を受けたうえで，患者（被保険者等）に署名又は押印を求める必要があるが，患者の症状（体を全く動かすことができない，重度の認知症など）により署名又は押印ができないなど真にやむを得ない場合，どのように取り扱えばよいか。
	63	施術管理者は，毎月，療養費支給申請書を患者又は家族に提示し，施術を行った具体的な日付や施術内容の確認を受けたうえで，申請書の写し又は一部負担金明細書を交付する必要があるが，患者又は家族から当該申請書の提示や申請書の写し等の交付が不要である旨の申出があった場合，当該申請書の提示や写し等の交付をしなくてもよいか。
	64	施術管理者は，毎月，患者又は家族に療養費支給申請書（施術管理者が施術証明欄に施術及び費用の領収を証明したもの）の確認を受けたうえで，患者（被保険者等）に署名又は押印を求める必要があるが，月の最終施術日に患者から当月分の施術に係る一部負担金のすべてを徴収し申請書の施術証明欄に証明をしている場合，当該最終施術日が当月の最終日より前であっても，申請書の確認を受け，患者に署名又は押印を求めてよいか。
	65	施術管理者は，患者又は家族に申請書の写しを交付する場合，署名又は押印を受けた後の写しを交付する必要があるが，往療先に複写機を持ち込むことが困難な場合，患者宅から施術所に戻った後に患者宅に写しを郵送する，又は当該月の翌月の初回施術時に患者や家族に写しを交付してもよいか。
	66	往療内訳表について，往療を行ったものの同一日・同一建物への往療などにより往療料を全く請求しない療養費支給申請書に往療内訳表の添付は必要ないか。
	67	従来，はり，きゅうの施術について，往療料を支給する療養費支給申請書には，施術者が「摘要」欄等に往療日及び往療を必要とした理由を記入する取扱いであるが，受領委任の取扱いでは，往療内訳表を添付するので，当該「摘

項目	問No.	問
		要」欄等へのさらなる記入は不要であるか。
	68	往療内訳表の「往療の起点」から「施術した場所」までの直線距離（4km超の請求がある場合）や施術所の所在地又は出張専門施術者の自宅の住所と患家の直線距離（片道16kmを超える往療）について，施術者が往療内訳表や療養費支給申請書に当該距離を記載しない取扱いであるが，保険者等は，当該距離をどのように確認するか。
	69	施術管理者は，同意書等により支給可能な期間のうち初回の施術を含む療養費支給申請書に当該同意書等の原本を添付することとされているが，どのように取り扱うか。
	70	施術管理者は，施術報告書交付料を請求する療養費支給申請書について，施術報告書の写しを添付することとされているが，どのように取り扱うか。
	71	施術管理者が，受領委任を取り扱う保険者等に，当該保険者等が受領委任を取り扱う前の施術分の療養費支給申請書を送付する場合，送付先は従前どおりか。
	72	保険者等又は国保連合会は，療養費支給申請書に不備がある場合，施術管理者に返戻するが，返戻の基準はどのようなものか。
	73	保険者等又は国保連合会は，療養費支給申請書に不備がある場合，施術管理者に返戻するが，施術所においては，施術管理者が交代し別の施術管理者となっている場合，新しい施術管理者が取り扱ってよいか。
第5章【審査会関係】27（審査会の設置），28（審査に必要な報告等），29（守秘義務）	74	審査委任保険者等は，所在する都道府県の療養費審査委員会の審査を経ることとなるが，療養費審査委員会は，当該保険者等に係る申請書については，所在する都道府県以外の施術所（施術管理者）からの申請分についても審査を行うのか。
第6章【療養費の支払関係】30〜36（療養費の支払）	75	保険者等は，適宜，患者等に施術の内容及び回数等を照会して，施術の事実確認に努めることとされているが，患者等への照会の基準はどのようなものか。
	76	保険者等は，患者等への照会について，どのような点に留意すればよいか。
	77	保険者等の民間業者への外部委託の基準はどのようなものか。
	78	保険者等は，民間業者への外部委託について，どのような点に留意すればよいか。
	79	保険者等は，請求額に対する支給額の減額又は不支給等がある場合，様式第10号又はそれに準ずる様式の書類を記入のうえ，療養費支給申請書の写しを添えて，施術管理者へ送付することとされているが，施術管理者へ送付する目的は何か。
	80	保険者等は，請求額に対する支給額の減額又は不支給等がある場合，様式第10号又はそれに準ずる様式の書類を記入のうえ，療養費支給申請書の写しを添えて，施術管理者へ送付することとされているが，保険者等において，請求権者（被保険者等）に送付する支給，減額又は不支給の決定通知と同様の通知を申請書ごとに施術管理者あてにも送付する場合，当該通知の送付を様式第10号に準ずる書類及び申請書の写しの送付として取り扱ってよいか。

項目	問No.	問
第8章 【指導・監査関係】 39〜42（指導・監査）， 43（廃止後の取扱い）	81	受領委任を取り扱わない保険者等に係る療養費支給申請書は，指導又は監査の対象となるか。
	82	施術管理者が受領委任を取り扱う（承諾を受ける）以前の療養費支給申請書について，個別指導又は監査の対象となるか。
第9章 【その他関係】 44（情報提供等）， 45（契約期間）， 46（受領委任導入前の取扱いに基づく一部償還払いによる請求）， 47（検討）	83	地方厚生（支）局のウェブページに施術管理者に関する事項を掲示することとされているが，目的は何か。
【受領委任の申出の書類の記入関係】 様式第1号， 第1号の2， 第1号の3， 第2号， 第2号の2， 第2号の3， 第3号， 第4号	84	申出（変更等を含む）の書類について，施術管理者が視覚障害者であり用紙への記入が困難な場合，日本工業規格A列3版に拡大した様式を使用してよいか。
	85	申出（変更等を含む）の書類の記入について，視覚障害などの理由により施術管理者による記入が困難な場合，代理人による記入でもよいか。
	86	申出の書類（施術所の申出）（様式第2号）の施術管理者の「免許」欄について，はり，きゅう及びあん摩マッサージ指圧の免許を有する施術管理者がはり，きゅうの受領委任の取扱いを申し出る場合，あん摩マッサージ指圧の免許についても記入する必要があるか。
	87	申出の書類（（施術所の申出）（様式第2号）及び（同意書）（様式第2号の2））の施術管理者及び勤務する施術者の免許の「交付者名」欄について，交付者の氏名のみの記入でよいか。
	88	申出の書類（施術所の申出）（様式第2号）の施術管理者の「所属団体」欄について，所属する団体が複数ある場合，すべての団体を記載するのか。
	89	出張専門施術者は，申出の書類（施術所の申出）（様式第2号）の施術所の「名称」欄に「同上」（施術管理者の氏名）と記入することとされているが，店舗の名称（屋号）等を記入することは可能か。
	90	申出の書類（施術所の申出）（様式第2号）の開設者について，開設者が法人等であり，施術管理者が当該法人等の代表者である場合，施術管理者選任等証明（様式第1号の3）の添付は必要か。
	91	施術所にはり，きゅう又はあん摩マッサージ指圧の複数の施術管理者を配置する場合であって，はり，きゅうの施術管理者が，当該施術所であん摩マッサージ指圧について勤務する施術者として受領委任を取り扱う場合，勤務する施術者の申出の書類（同意書）（様式第2号の2）により申し出る必要があるか。
	92	申出の書類（（施術所の申出）（様式第2号）及び（同意書）（様式第2号の2））について，施術管理者又は勤務する施術者の免許証の写しの添付が必要であるが，他の書類等に代えることは可能か。

あはき受領委任

項目	問No.	問
	93	申出の書類（同意書）（様式第2号の2）の勤務する施術者の氏名は署名押印とされているが，確約書（様式第1号）及び申出の書類（施術所の申出）（様式第2号）の施術管理者の氏名，施術管理者選任等証明（様式第1号の2）の開設者の氏名についても署名押印が必要か。
【一部負担金明細書の記入関係】様式第5号，第5号の2	94	一部負担金明細書の様式について，様式に独自の欄を設ける等，適宜変更してよいか。
	95	一部負担金明細書の下段の氏名欄は，施術管理者の氏名を記入するのか。
	96	一部負担金明細書の下段の氏名欄について，はり，きゅう又はあん摩マッサージ指圧で施術管理者が異なる場合，開設者の名前などに統一してよいか。
	97	あん摩マッサージ指圧の一部負担金明細書（1月分）の「マッサージ施術」，「変形徒手矯正術施術」の欄の回の項目は，施術を行った日数を記入するのか，施術を行った局所数を記入するのか。
【療養費支給申請書の記入関係】様式第6号，第6号の2	98	療養費支給申請書の様式について，独自の記入欄を設ける等，適宜変更してよいか。
	99	療養費支給申請書について，用紙の大きさの指定はあるか。
	100	療養費支給申請書について，施術管理者が視覚障害者であり，日本工業規格A列4版の用紙への記入が困難な場合，例外的に取扱規程に定められた様式を拡大した申請書を使用してよいか。
	101	保険者等は，取扱規程に定められた添付書類について，定められたもの以外の独自の添付書類を求め，又は定められた添付書類の様式に独自の記入欄を設ける等，適宜変更してよいか。
	102	療養費支給申請書の「機関コード」欄は，何を記入するか。
	103	療養費支給申請書の「公費負担者番号」「公費受給者番号」「区市町村番号」「受給者番号」欄は，何を記入するか。
	104	療養費支給申請書の「1社国，2公費，3後高，4退職」欄は，どのように記入するか。
	105	療養費支給申請書の「2本外，4六外，6家外，8高外一，0高外7」欄は，どのように記入するか。
	106	療養費支給申請書の「給付割合」欄は，どのように記入するか。
	107	療養費支給申請書の「被保険者欄」の「被保険者証等の記号番号」欄の記号と番号は，区分して記入するのか。
	108	療養費支給申請書の「被保険者欄」の「発病又は負傷年月日」欄は，同意書の発病年月日を記入してよいか。
	109	療養費支給申請書の「被保険者欄」の「傷病名」欄は，何を記入するか。
	110	療養費支給申請書の「被保険者欄」の「療養を受けた者の氏名」欄には，患者の氏名等を記入するが，被保険者の氏名は，どこに記入すればよいか。
	111	療養費支給申請書の「施術内容欄」の「転帰」欄は，どのように記入するか。
	112	療養費支給申請書の「施術内容欄」の「施術期間」欄は，どのように記入するか。

項目	問No.	問
	113	療養費支給申請書の「施術内容欄」の「請求区分」欄は，どのように記入するか。
	114	療養費支給申請書の「施術内容欄」の「傷病名（又は症状）」欄は，何を記入するか。
	115	療養費支給申請書について，従来，同一月内に複数の施術者が施術を行った場合，施術者ごとの氏名と施術日を「摘要」欄等に記入する取扱いであるが，受領委任の場合，どのように取り扱うか。
	116	マッサージの療養費支給申請書の「施術内容欄」の「マッサージ」及び「変形徒手矯正術」欄の記入について，どのようなことに留意するか。
	117	療養費支給申請書の「施術内容欄」の「往療料」欄の記入について，どのようなことに留意するか。
	118	療養費支給申請書の「施術内容欄」の「一部負担金」欄は，どのように記入するか。
	119	療養費支給申請書の「施術内容欄」の「請求額」欄は，どのような金額を記入するか。
	120	療養費支給申請書の「施術証明欄」の証明について，複数の施術者が同一の患者に施術した場合や勤務する施術者のみが施術した場合，施術証明欄に署名又は押印するのは施術管理者が行うのか，それとも従前のとおり中心的に施術を行った施術者が行うのか。
	121	療養費支給申請書の「施術証明欄」の証明は，施術内容及び施術費用（一部負担金）の領収を証明するものであるが，患者等が公費負担医療制度などを利用し患者等から一部負担金を徴収しない場合，徴収した場合と同様に証明するものか。
	122	療養費支給申請書の「施術証明欄」の登録記号番号について，「登録記号番号（申し出た施術者登録番号）」とされているので，申し出た施術者登録番号のみの記入でもよいか。
	123	療養費支給申請書の「施術証明欄」の「施術所」の「所在地」と「名称」について，出張専門施術者の場合，どのように記入するか。
	124	療養費支給申請書の「施術証明欄」の「保健所登録区分」欄は，どのように記入するか。
	125	療養費支給申請書の「申請欄」について，当月分のすべての施術を行った後に記入（申請）するものか。
	126	療養費支給申請書の「支払機関欄」の「支払区分」，「預金の種類」，「金融機関名」の各欄について，○で囲む様式となっているが，各欄に個別の支払区分，預金の種類，金融機関名等を直接記入してよいか。
	127	療養費支給申請書の「同意記録」の各欄について，どのように記入するか。
	128	療養費支給申請書の代理人への委任欄について，欄外に「給付金に関する受領を代理人に委任する場合に記入」とあるが，申請者（被保険者等）が，自らの口座を指定することは可能か。
	129	療養費支給申請書の代理人への委任欄は，どのように記入するか。
	130	療養費支給申請書の代理人への受領委任欄について，施術管理者以外の者を

項目	問No.	問
		受領委任欄に記入し，その者に委任することは可能か。
	131	療養費支給申請書の「施術証明欄」，「申請欄」及び代理人への受領委任欄の日付について，施術を行った月の最終施術日の日付でよいか。
【往療内訳表の記入関係】様式第7号	132	往療内訳表の様式について，様式に独自の記入欄を設ける等，適宜変更してよいか。
	133	往療内訳表について，往療料を請求しない場合は申請書に添付する必要はないが，往療料を請求し添付する場合，往療を行い，往療料を算定しない日の記入は必要か。
	134	往療内訳表の「同一日・同一建物記入欄」について，往療が同一日の同一建物への往療に該当しない場合，「◎」又は「○」等の記入は必要ないか。
	135	往療内訳表の「同一日・同一建物記入欄」について，同一日・同一建物の複数の患者に対し往療料はそれぞれ請求（算定）できず（1名のみ支給），往療料を請求（算定）しない患者は「○」を記入することとなるが，当該複数の患者について，患者が加入する保険者等が異なる場合も複数の患者に該当するか。
	136	往療内訳表の「往療の起点」欄について，起点が施術所の場合や出張専門施術者の自宅の住所の場合，どのように記入するか。
	137	往療内訳表の「往療の起点」欄について，「個人宅は丁目までの記載で可」とされているが，個人宅でない場合（施設や集合住宅など），どのように記入するか。
	138	往療内訳表の「往療の起点」欄について，例えば，出張専門施術者が法人等に雇用（又は業務委託）されており，当該法人等が施術所を開設していない場合であって，出張専門施術者が自宅から当該法人等の所在地に移動し，当該法人等を拠点として各患家に赴いた場合，往療内訳表の「往療の起点」欄に記入する住所は，出張専門施術者の自宅の住所でなく，実際に患家あてに出発した当該法人等の所在地となるか。
	139	往療内訳表の「往療の起点」欄について，例えば，A施術所とB施術所のそれぞれから勤務する施術者として申出されている（施術管理者として勤務形態確認票を提出していない）施術者が，A施術所の患者の自宅で施術を行ったあと，B施術所の患者の自宅に直接赴き施術を行った場合，B施術所の申請書に添付する往療内訳表の「往療の起点」は，B施術所の所在地でなく，A施術所の患者の自宅となるか。
	140	往療内訳表の「施術した場所」欄について，療養費支給申請書に記入した申請者（被保険者）の住所と同じ場合，どのように記入するか。
	141	往療内訳表の「施術した場所」欄について，患者が施設に入所している場合，どのように記入するか。
	142	同一日・同一建物の患者について，往療内訳表は，どのように記入するか。
【療養費支給申請総括票の記入関係】様式第8号，第9号	143	療養費支給申請総括票（Ⅰ）及び療養費支給申請総括票（Ⅱ）の様式は，「又はそれに準ずる様式の総括票」とされているので，保険者等は，必要に応じて，適宜様式を変更し，施術管理者に対して様式の変更を依頼してよいか。
	144	療養費支給申請総括票（Ⅱ）は保険者等ごとに作成し，療養費支給申請総括票（Ⅰ）は，その内訳を記入する内容となっているが，保険者等が療養費審

項目	問No.	問
		査委員会に委託していない場合でも，2種類の総括票を記入し添付するのか。
	145	療養費支給申請総括票（Ⅱ）は，どのように作成するか。
	146	療養費支給申請総括票（Ⅰ）は，どのように作成するか。
	147	療養費支給申請総括票（Ⅰ）について，施術所に複数の施術管理者が配置されている場合，施術所単位で取りまとめて記入してよいか。
	148	施術管理者は，保険者等より返戻された療養費支給申請書を再提出する際，その申請書分についても療養費支給申請総括票（Ⅰ）及び療養費支給申請総括票（Ⅱ）に記入するか。
【「療養費の支給申請に係る増減金額等のお知らせ」の記入関係】様式第10号	149	「療養費の支給申請に係る増減金額等のお知らせ」の様式は，「又はそれに準ずる様式の書類」とされているので，保険者等は，必要に応じて，適宜様式を変更してよいか。
	150	保険者等は，「療養費の支給申請に係る増減金額等のお知らせ」をどのように作成するか。
	151	保険者等は，施術所に複数の施術管理者が配置されている場合，どのように作成するか。
	152	保険者等は，施術者が複数の施術所（出張専門施術者の場合を含む。）の施術管理者である場合，どのように作成するか。

以　上

あはき受領委任

第6　生　血　代

　輸血のために生血を求めた場合の生血代は，療養費の支給対象となる。

　生血代の価格については，地方の事情によって相違するので各都道府県ごとに一般に妥当と認められる価格を定めている（県によっては，生血については特別の定めを置かず，保存血の価格の範囲内としているところもある。）が，親子，夫婦，兄弟等の親族から血液を提供された場合は療養費は支給されない扱いとなっている。

　また，近辺から血液が得られないため，やむを得ず遠方から血液を取り寄せた場合に要した移送費（旅費），運送費は，それらの費用を血液代に含めた額を療養費として支給して差し支えないことになっている。ただし，血液を保存するために氷等を使用した場合の氷代等は，療養費の支給対象にはならない。

【関係通知】

○療養費の支給について

（昭24．5．24　保文発　924）

　親子，夫婦，兄弟等親族の者が自ら血液を提供したようなときは，療養費を支給することは妥当とは認められない。

○生血液代の基準について

（昭25．3．15　保険発　39）

　血液の価格は，地方の事情により相違がある。従って各府県の最も妥当と認められる額による。

（昭25.11．7　保険発　225）

　血液代は一般に妥当と認められる実費について療養費払とする。

○血液の移送に要した費用について

（昭30．2．10　保険発　28）

　一般に血液提供業者に移送費を要した場合，その事由が絶対的なものであれば移送費を加えて，療養費払いとするのもやむを得ない。

（昭31．5．22　保険発　81）

　人血及び保存血の別を問わず特に血液が得られなくて，移送費（旅費）もしくは運賃を要した場合は，その事由が絶対的なものであれば血液代に含めることもやむを得ないが，保存のために要した氷代等を血液代に含めることは認められない。

生
血
代

第7　移　送　費

○移送費の明文化

　移送は，健康保険法上「療養の給付」として位置付けられながら，実体としては療養費として現金給付の取扱いがなされていた。

　平成6年の健康保険法改正により，実体に即して，移送を療養の給付から外して「移送費」として法令上現金給付の取扱いとしている。

　この改正により，移送費の支給要件・支給金額の基準がより明確となった。

1　制度の概要

　平成6年9月9日保険発第119号・庁保険発第9号通知により次のように示されている。

(1)　移送に係る給付については，負傷，疾病等により移動が困難な患者が，医師の指示により一時的，緊急的な必要性があって移送された場合に，その経済的な出費について補填を行い，必要な医療が受けられることを可能にするとの考え方から，平成6年10月1日より移送費として現金により支給することとされた。

(2)　これは，今般の制度改革の一環として療養の給付に関する規定の整備が行われたことに伴い，従来，療養費の支給として行われてきた移送費について，新たに現金給付として位置付けることとしたものであり，これまでの移送費に係る制度の運用の実績を踏まえ支給要件の明確化等の措置を講じたものである。

(3)　移送費は，当該移送の目的である療養が保険診療として適切であって，患者が移動困難であり，かつ緊急その他やむを得ないと保険者が認めた場合について，最も経済的な通常の経路及び方法により移送された場合の費用により算定された額を，現に要した費用を限度として支給することとされた。

(4)　従って，通院など一時的，緊急的とは認められない場合については，移送費の支給の対象とはならない。

2　移送費の支給要件

　移送費の支給は，保険者が，①移送の目的である療養が保険診療として適切であること，②患者が療養の原因である病気・けがにより移動が困難であること，③緊急その他やむを得ないことという条件の，いずれにも該当すると認めた場合に行われる。したがって，通院など一時的，緊急的と認めら

れない場合は，支給の対象とならない。

【関係通知】

○移送費の支給要件

（平6．9．9 保険発119・庁保険発9）

　従来の移送に係る療養費の支給の要否の判断基準を明確化した健康保険法施行規則（大正15年内務省令第36号。以下「規則」という。）第55条（編注；現81条）に規定する要件のいずれにも該当すると保険者が認めた場合に移送費を支給すること。

　なお，次のような事例の場合には，移送費が支給されるものであるが，これらの事例は標準的なものであり，個々の事例に応じて社会通念上妥当な範囲内で保険者が適切に判断すること。

①　負傷した患者が災害現場等から医療機関に緊急に移送された場合。

②　離島等で疾病にかかり，又は負傷し，その症状が重篤であり，かつ，傷病が発生した場所の付近の医療施設では必要な医療が不可能であるか又は著しく困難であるため，必要な医療の提供を受けられる最寄りの医療機関に移送された場合。

③　移動困難な患者であって，患者の症状からみて，当該医療機関の設備等では十分な診療ができず，医師の指示により緊急に転院した場合。

3　移送費の支給額

　移送費の額は，最も経済的な通常の経路・方法により移送された場合の旅費にもとづき算定した額の範囲内での実費となる。（実際にかかった額が移送費として算定した額を超えた場合，差額分は患者負担となる）。

　具体的には，患者の状態に応じて，①必要な医療を行いうる最寄の医療機関まで最も経済的な経路で，②最も経済的な交通機関の運賃を算定する。医師などの付添人については，医師が医学的管理の必要があると判断した場合に限り，原則として1人分の交通費が算定されることとなる。

〈付添人の医学的管理の費用〉

　移送時に医師などの付添人が医学的管理等を行い，患者がその費用を支払った場合は，移送費とは別に療養費として一定部分が支給される。

【関係通知】

○移送費の支給額

（平6．9．9 保険発119・庁保険発9）

　移送費の支給額は，規則第54条（編注；現80条）に規定する算定基準により算定された額とするこ

と。具体的には，次のような取扱いとなるものである。

① 経路については，必要な医療を行える最寄りの医療機関まで，その傷病の状態に応じ最も経済的な経路で算定する。

② 運賃については，その傷病の状態に応じ最も経済的な交通機関の運賃で算定する。

③ 医師，看護婦等付添人については，医学的管理が必要であったと医師が判断する場合に限り，原則として一人までの交通費を算定する。

④ 天災その他やむを得ない事情により，上記のような取扱いが困難である場合には，現に要した費用を限度として例外的な取扱いも認められる。

〈付添人の医学的管理等に係る療養費の支給〉

移送費の支給が認められる医師，看護婦等の付添人による医学的管理等について，患者がその医学的管理等に要する費用を支払った場合にあっては，現に要した費用の額の範囲内で，移送費とは別に，診療報酬に係る基準を勘案してこれを評価し，療養費の支給を行うことができる。

【関係法令】

○健康保険法

第3款　移送費の支給

第97条　被保険者が療養の給付（保険外併用療養費に係る療養を含む。）を受けるため，病院又は診療所に移送されたときは，移送費として，厚生労働省令で定めるところにより算定した金額を支給する。

2　前項の移送費は，厚生労働省令で定めるところにより，保険者が必要であると認める場合に限り，支給するものとする。

○健康保険法施行規則

　（移送費の額）

第80条　法第97条第1項の厚生労働省令で定めるところにより算定した金額は，最も経済的な通常の経路及び方法により移送された場合の費用により算定した金額とする。ただし，現に移送に要した費用の金額を超えることができない。

　（移送費の支給が必要と認める場合）

第81条　保険者は，被保険者が次の各号のいずれにも該当すると認める場合に移送費を支給する。

　一　移送により法に基づく適切な療養を受けたこと。

　二　移送の原因である疾病又は負傷により移動をすることが著しく困難であったこと。

　三　緊急その他やむを得なかったこと。

　（移送費の支給の申請）

移
送
費

第7 移送費

第82条 法第97条第１項の移送費の支給を受けようとする者は，次に掲げる事項を記載した申請書を保険者に提出しなければならない。

　一 被保険者等記号・番号又は個人番号

　二 移送を受けた者の氏名及び生年月日

　三 傷病名及びその原因並びに発病又は負傷の年月日

　四 移送経路，移送方法及び移送年月日

　五 付添いがあったときは，その付添人の氏名及び住所

　六 移送に要した費用の額

　七 疾病又は負傷の原因が第三者の行為によるものであるときは，その事実並びに第三者の氏名及び住所又は居所（氏名又は住所若しくは居所が明らかでないときは，その旨）

　八 次のイ及びロに掲げる者の区分に応じ，当該イ及びロに定める事項

　　イ 払渡しを受けようとする預貯金口座として，公金受取口座を利用しようとする者 払渡しを受けようとする預貯金口座として，公金受取口座を利用する旨

　　ロ イに掲げる者以外の者 払渡しを受けようとする金融機関等の名称

2 前項の申請書には，次に掲げる事項を記載した医師又は歯科医師の意見書及び同項第六号の事実を証する書類を添付しなければならない。

　一 移送を必要と認めた理由（付添いがあったときは，併せてその付添いを必要と認めた理由）

　二 移送経路，移送方法及び移送年月日

3 前項の意見書には，これを証する医師又は歯科医師において診断年月日及び氏名を記載しなければならない。

4 第66条第３項の規定は，第２項の意見書について準用する。

【これまでの移送に係る通知】

○移送費について

（昭28．7.20 保文発 4,845）

【問】 歩行することができないと言うのは症状によって歩行できる，できないの意味であると存じますが，歩いて行けない程度以上の距離のため入院するために自動車を用いた場合には支給してよいかどうか御教示を願います。

　支給してよいとすれば，結核病棟に入所する場合に自宅より遠距離に在るため布団その他入院するために必要な物品を運搬する必要もあって重症軽症にかかわらず，例外なく病院まで自動車を利用いたしますが，この場合の支給，不支給の認定を患者の症状によって決するとすれば均衡を失するように思考いたします。

　判定の基準を詳細に御教示下さるようお願い申し上げます。

【答】 傷病のため，病院まで歩行することができない場合又は歩行することが極めて困難な場合とい

うのは，症状によって判断すべきものでありまして，病院までの距離の長短によるものではありません。

　従って単に遠距離のため交通機関を利用した場合には移送費は支給されません。歩行可能か否かについては，医師の診断に基き，必要な場合には実情を調査の上妥当に判断することになります。御例示の場合患者の入院に必要な寝具その他の身廻品等の運送や附添人の同乗に要した費用は，移送費として認められません。

○同種死体腎移植術について

（令6．3．5　保医発0305　4）

　「注1」の加算は，死体（脳死体を除く。）から移植のための腎採取を行う際の採取前の採取対象腎の灌流，腎採取，採取腎の灌流及び保存並びにリンパ節の保存に要する人件費，薬品・容器等の材料費等の費用が全て含まれる。ただし，腎採取を行う医師を派遣した場合における医師の派遣に要した費用及び採取腎を搬送した場合における搬送に要した費用については療養費として支給し，それらの額は移送費の算定方法により算定する。

○造血幹細胞移植について

（令6．3．5　保医発0305　4）

◇　造血幹細胞採取（臍帯血移植を除く。）を行う医師を派遣した場合における医師の派遣に要した費用及び採取した造血幹細胞を搬送した場合における搬送に要した費用については療養費として支給し，それらの額は移送費の算定方法により算定する。

◇　移植に使用した臍帯血の保存施設から移植実施保険医療機関までの搬送に要した費用については療養費として支給し，その額は移送費の算定方法に準じて算定する。

移
送
費

第7　移送費

○**臓器移植に係る海外療養費の取扱いについて**

（平29.12.22　保保発1222 2・保国発1222 1・保高発1222 1）

　平素より，医療保険制度の円滑な実施について，ご尽力を賜り厚く御礼申し上げます。健康保険法（大正11年法律第70号）第87条，船員保険法（昭和14年法律第73号）第64条，国民健康保険法（昭和33年法律第192号）第54条及び高齢者の医療の確保に関する法律（昭和57年法律第80号）第77条に基づき海外において療養等を受けた場合に支給される療養費（以下「海外療養費」という。）については，各保険者において適切な審査・支払の実施に努めていただいているところです。

　被保険者及び被扶養者（以下「被保険者等」という。）の臓器移植に係る海外療養費の取扱いに関して疑義があることから，この度，このような場合に保険者がやむを得ないものと判断するにあたり，その基準や必要となる証明書等について以下のとおり整理しましたので，貴管下の被保険者等への周知等を含め，その円滑な実施について特段の御協力，御配慮をお願いいたします。

　また，本通知の取扱いについては，健康局難病対策課移植医療対策推進室と調整済みであること及び当分の間，取扱いの状況等については保険者に報告を求め，厚生労働省が内容等を確認し，必要があると認めるときは，その結果に基づいて所要の措置を講じる可能性があることを申し伝えます。本通知に係る取扱い状況等の報告方法については別途連絡します。

記

1　被保険者等が下記の状態のいずれも満たす場合には，海外療養費の支給が認められる「やむを得ない」に該当する場合と判断できること。

(1)　臓器移植を必要とする被保険者等がレシピエント適応基準に該当し，海外渡航時に日本臓器移植ネットワークに登録している状態であること

(2)　当該被保険者等が移植を必要とする臓器に係る，国内における待機状況を考慮すると，海外で移植を受けない限りは生命の維持が不可能となる恐れが高いこと

2　保険者においては，上記の状態にあるかについて判断を行うために，被保険者等に対する療養費の申請に際し，以下の書類の提出を求めること。

(1)　日本臓器移植ネットワークの登録証明書の写し

(2)　臓器移植を必要とする被保険者等が

　　・レシピエント適応基準に該当し，日本臓器移植ネットワークに登録している状態であること

　　・国内での待機状況を踏まえると，当該患者が，海外で移植を受けない限りは生命の維持が不可能となる恐れが高いこと

　　について，臓器移植を受ける被保険者等の主治医（学会認定の移植認定医）が作成した海外の施設への紹介状の写しに，部門長又は施設長がサインしたもの

(3)　海外の施設に入院していた間の経過記録の写し

以　上

【疑義解釈】

○臓器移植に係る療養費及び移送費の取扱いに係るＱ＆Ａの送付について

（平29.12.22　保険課・国民健康保険課・高齢者医療課事務連絡）

医療保険制度の円滑な運営につきましては，平素より格段の御協力，御尽力を賜り厚く御礼申し上げます。

健康保険法（大正11年法律第70号）第87条，船員保険法（昭和14年法律第73号）第64条，国民健康保険法（昭和33年法律第192号）第54条及び高齢者の医療の確保に関する法律（昭和57年法律第80号）第77条に基づく療養費の支給並びに健康保険法第97条，船員保険法第68条，国民健康保険法第54条の４及び高齢者の医療の確保に関する法律第83条に基づく移送費の支給について，各保険者においては適切な審査・支払の実施に努めていただいているところです。

この度，本日付けで「臓器移植に係る海外療養費の取扱いについて」（保保発1222第２号，保国発1222第１号，保高発1222第１号）（以下「平成29年12月22日付け通知」という。）が発出されたところですが，国内における療養費や移送費の取扱いについても疑義が生じていたことから，今般，別紙のとおり「臓器移植に係る療養費及び移送費の取扱いに係るＱ＆Ａ」を作成しましたので，その内容を御了知の上，今後の業務のご参考としていただきますようお願いいたします（既に決定した支給額を，このＱ＆Ａに沿って遡って訂正することを求めるものではありません。）。なお，本事務連絡の取扱いについては，健康局難病対策課移植医療対策推進室と調整済みであることを申し伝えます。

別紙

（国内における臓器等移植について）

> **Ｑ１**　一般の移送費の支給と同様に，国内での臓器移植を受ける患者が，療養の給付を受けるため，病院又は診療所に移送されたときは，移送費の支給を行うこととなるのか。

（**Ａ**）　平成６年９月９日付け通知の「健康保険の移送費の支給の取扱いについて」（保険発第119号，庁保険発第９号）（以下「平成６年通知」という。）において，移送費が支給される場合について例示されている。これによると，国内で臓器移植を受ける患者においても，例えば，「移動困難な患者であって，患者の症状から見て，当該医療機関の設備等では十分な診療ができず，医師の指示により緊急に転院した場合」には，移送費を支給することが必要となる。

> **Ｑ２**　一般的に，移送費として算定する金額について，移送される患者においては往路だけでなく復路も支給対象となり得るのか。医師，看護師等付添人についても同様か。また，臓器等の採取を行う医師の派遣に要した費用や臓器等を搬送した場合における搬送に要した費用についても同様か。

（**Ａ**）　平成６年通知に記載される移送費の支給額において，「経路については，必要な医療を行

― 623 ―

える最寄りの医療機関まで，その傷病の状態に応じ最も経済的な経路で算定すること。」とされているため，移送される患者については往路のみが支給対象である。

　一方，①移送される際，医学的管理が必要であると医師が判断した患者に対する医師，看護師等の付添，②臓器等採取のための医師の派遣及び③臓器等の搬送については，医師，看護師等が関係施設間で行き来を行うことが必要となることから，往復の交通費が対象となる。ただし，上記3点における復路については，最も経済的な経路で算定すること。

Q3　移送費における医師，看護師等付添人については，医学的管理が必要であったと医師が判断する場合に限り，原則として一人までの交通費を算定することになっているが，療養費として支給する臓器採取を行う医師の派遣に要した費用についても同様の理解で良いか。

（A）　一般的に，臓器の採取のための医師派遣は複数名のチームで行われるため，臓器の採取を行う医師の派遣に要した費用は2名までの交通費の算定を標準とすること。（ただし，臓器の摘出の際，医師の他，看護師や技師等がチームとして臓器の摘出のために医師と共に派遣される場合は，3名以上の移送費を支給することも可能である。この際，被保険者に対して，派遣される医師等が必要である理由が記載された医師の意見書等を求めて差し支えない。）

Q4　療養費として支給する臓器の搬送に要した費用についても，臓器採取を行う医師の派遣に要した費用（Q3）と同様の理解で良いか。

（A）　臓器採取を行う医師の派遣に要した費用同様，臓器の搬送に要した費用についても，2名までの交通費の算定を標準とすること。（ただし，3名以上で，臓器の搬送が行われることもあるので，その場合には，3名以上の交通費の算定を行うことも可能である。この際，被保険者に対し，臓器の搬送について理由が記載された医師の意見書等を求めて差し支えない。）。

Q5　療養費として支給する臓器等採取を行う医師の派遣や臓器等の搬送にかかる費用について，宿泊費や食費，運送会社を利用した場合の配送料は療養費の支給対象か。

（A）　医師，看護師等については，交通費を支給するものであるから，宿泊費や食費等は療養費の支給対象とならない。また，運送会社を利用した場合の配送料については，最も経済的な通常の経路及び方法によるものである限り，支給対象となる。

Q6　臓器等採取を行う医師の派遣に要した費用や臓器等を搬送した場合における搬送に要した費用については，「療養費として支給し，それらの額は移送費の算定方法により算定する」こととされているため，あくまで療養費として支給するものと解して差し支えないか。

（A）　差し支えない。医師の派遣や臓器の搬送に要した費用については，あくまで療養費として，その費用を移送費の算定方法により算定し，その額に健康保険法（大正11年法律第70号）第74条第1項各号，船員保険法第55条第1項各号，国民健康保険法第42条第1項各号及び高齢

者の医療の確保に関する法律第67条第1項各号に掲げる場合の区分に応じ，自己負担割合を乗じて得た額を控除した額を基準として，保険者が定めること。

（海外での臓器移植について）

Q7　海外において，臓器採取を行う医師の派遣や臓器の搬送は療養費として支給すべきか。支給される場合，どのように考えればよいか。

（A）　海外においても，臓器等採取を行う医師の派遣や臓器等の搬送に要した費用の額の算定については，国内における臓器移植の場合と同様とする（Q4参照）。

Q8　海外における臓器移植において，国内の保険医療機関で行われた臓器移植においては保険給付の対象とならない費用について，海外において臓器移植を受けた被保険者から請求があった場合，支給の対象とならないと考えて良いか。

（A）　海外における療養に関する費用の算定については，診療報酬の算定方法（平成20年3月5日厚生労働省告示第59号）の算定の例によるものであるが，これによることが困難である場合には，国内における同様の傷病に係る療養に要する費用の実績額によって算定することもやむを得ないとされている。

従って，請求された費用について診療報酬の算定方法によることができず，国内における実績額によっても算定できないときは，支給対象外となる。

Q9　患者が，海外へ渡航するために利用した航空機等の費用については，移送費の対象となるのか。

（A）　移送費は，被保険者が療養の給付（保険外併用療養費に係る療養を含む。）を受けるため，病院又は診療所に移送されたときに支給されるものである。海外での治療は，「療養の給付を受ける」ことに該当しないため，移送費は支給されない。

Q10　患者が，海外において，ある病院から別の病院へ移送された費用については，海外療養費の対象となるのか。

（A）　海外療養費は，療養の給付，入院時食事療養費，入院時生活療養費又は保険外併用療養費に代えて支給されるものであるが，移送費はこれらに該当しないため，海外で病院間等を移送された場合の費用については，海外療養費の支給対象にならない。

Q11　平成29年12月22日付け通知について，海外における臓器移植の海外療養費の申請に係る提出書類については，他の海外療養費と同様に，その書類が外国語で作成されたものであるときは，その書類に日本語の翻訳文の添付を求めることができるか。

（A）　可能である。

Q12　平成29年12月22日付け通知にもとづき提出を求める書類について，「海外の施設に入院し

移送費

ていた間の経過記録の写し」は「旅券，航空券その他の海外に渡航した事実が確認できる書類の写し」としても扱うことはできるか。また，昭和56年2月25日付け通知の「健康保険法等の一部を改正する法律等の施行に係る事務取扱について」(保険発第10号，庁保険発第2号)における診療内容明細書として扱うことはできるか。

（**A**）　可能である。

Q13　平成29年12月22日付け通知について，「主治医（学会認定の移植認定医）が作成した海外の施設への紹介状の写しに，部門長又は施設長がサインしたもの」の提出を求めることとあるが，移植認定医からの紹介状であることをどのように判断すれば良いか。

（**A**）　一般社団法人日本移植学会や日本臓器移植ネットワークのホームページにおいて，日本移植学会認定の移植専門医や各都道府県における移植実施施設について掲載されており，確認の際は以下URLをご参照されたい。

　　　移植認定医：http://www.asas.or.jp/jst/about/about0.html

　　　移植実施施設：https://www.jotnw.or.jp/jotnw/facilities/04.html

Q14　平成29年12月22日付け通知について，「海外の施設に入院していた間の経過記録の写し」の提出を求めることとあるが，具体的にはどのようなものが考えられるか。

（**A**）　患者が渡航先で臓器移植を受けた後，日本の医療機関へ転院する場合，通常，渡航先の移植主治医から日本の主治医に対して，治療の経過記録を記載した紹介状が送付される。

　　　平成29年12月22日付け通知における「海外の施設に入院していた間の経過記録の写し」については，当該紹介状を求めることを想定している。

Q15　平成29年12月22日付け通知について，本通知が発出される前に被保険者等が海外で臓器移植を受けた場合，その療養費の請求があった場合は支給してよいか。

（**A**）　療養費の請求権の消滅時効は，療養に要した費用を支払った翌日から起算して2年であり，この範囲で平成29年12月22日付け通知に基づき支給されたい。

療養費の支給基準

昭和39年 7 月15日	初 版 発 行	（定価は表紙に表示）
昭和62年 2 月25日	21 版 発 行	
平成元年 1 月20日	22 版 発 行	
平成10年 7 月21日	34 版 発 行	
平成11年11月15日	35 版 発 行	
平成12年 9 月 5 日	36 版 発 行	
平成13年 8 月 3 日	37 版 発 行	
平成14年 7 月10日	38 版 発 行	
平成15年 5 月15日	39 版 発 行	
平成16年12月 6 日	40 版 発 行	
平成18年 7 月 7 日	41 版 発 行	
平成19年 7 月30日	42 版 発 行	
平成20年 7 月22日	43 版 発 行	
平成21年 6 月26日	44 版 発 行	
平成22年 7 月20日	45 版 発 行	
平成25年 6 月 1 日	46 版 発 行	
平成26年 4 月25日	47 版 発 行	
平成28年10月28日	48 版 発 行	
平成29年11月15日	49 版 発 行	
平成30年 7 月30日	50 版 発 行	
令和元年10月31日	51 版 発 行	
令和 2 年 7 月27日	52 版 発 行	
令和 3 年 8 月20日	53 版 発 行	
令和 4 年 7 月27日	54 版 発 行	
令和 5 年 7 月 7 日	55 版 発 行	
令和 6 年 7 月26日	56 版 発 行	

発 行 者　谷 野 浩 太 郎

発 行 所　社 会 保 険 研 究 所

〒101-8522 東京都千代田区内神田2-15-9
The Kanda 282
電話 03(3252) 7 9 0 1 (代)

本書についての追補等の情報は，当社ホームページに掲載します。
（社会保険研究所ホームページ https://www.shaho.co.jp)

印刷・製本／宮嶋印刷　　　落丁・乱丁本はおとりかえします
ISBN978-4-7894-0431-0　　　　　140431

保険者、公費負担者 番号・記号表

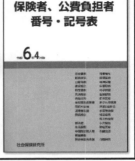

保険者、公費負担者
番号・記号表

'24
6.4

社会保険研究所

令和6年4月版	好評発売中

定価　本体 8,200 円＋税（税込 9,020 円）　　B5判 572頁

ISBN978-4-7894-1777-8 C3047 ￥8200E

商品 No.170125

綿密な調査による最新の情報を提供

● 社会保険・国民健康保険・公費負担医療・介護保険の番号・電話番号・所在地等を収録しています。

● 社会保険・国民健康保険については，被保険者証（組合員証）記号も併せて収録しています。

● 保険者等の名称・番号の直近の異動情報を収集し，検索の便を図り，巻末には健保組合・共済組合・市町村国保の名称索引を掲載しています。

※本書の内容は，テキストファイル形式のデータベースでも販売しています。

本書の構成

◆ 名称, 番号, 記号, 電話番号, 所在地を収録

協会健保・船員保険・日雇特例・健保組合・特定健保・共済組合・自衛官等・後期高齢者医療・市町村国保・退職者医療・国保組合

◆ 名称, 番号を収録

感染症・生活保護・中国残留邦人等・戦傷病者・障害者自立支援・児童福祉・原爆医療・精神保健・麻薬取締・母子保健・医療観察・肝炎医療・肝がん等医療・特定B型肝炎・水俣等治療・特定疾患・先天性障害・小児慢性・難病医療・石綿救済・介護保険

◆ 巻末に通知, 索引（健保組合・共済組合・市町村国保）掲載

各公費負担者の
情報が充実

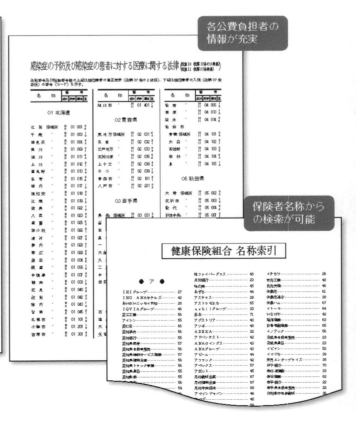

随時保険者等を調査し，
4月時点の最新情報を収録

保険者名称からの検索が可能

医科点数表の解釈

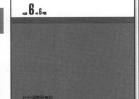

令和6年6月版	好評発売中

定価　本体 6,200 円＋税（税込 6,820 円）　　A4判 2色 約1,960頁

ISBN978-4-7894-1767-9 C3047 ￥6200E

商品 No.110028

絶大なる信頼を得た点数表書籍のスタンダード！
必要な情報を体系的に網羅し，抜群の正確さを誇る決定版
令和6年度改定は6月実施のため，改定後すぐに使用できる書籍になります

●本書は，類書中群を抜く正確さにより，各審査機関にも長年使用されている医療関係者必携の書となっています。
●令和6年度からは6月改定のため，発刊時期（6月）とのタイムラグが最小限となり，改定後すぐに使用できる書籍になります。

本書を使用する方の視点に立ち，より理解しやすい配色を目指しています。
●色をつけた部分には相応の意味をもたせ，視覚的に理解できるようになっています。
●同一区分内の左欄と右欄の青色の網かけは対になっており，どこを見ればいいのか一目でわかります。
●診療報酬明細書の「摘要」欄への記載事項も，各診療行為ごとに表示。他の規定と区別しやすいように，青字で表示しています。

小さな工夫を積み重ねながら，「使いやすさ」を追求。
●区分番号レベルまで表示した目次や，豊富な50音索引で検索が容易です。
●施設基準（告示・通知）や別紙様式には対応する区分番号を表示し，項目の検索が便利になっています。
●法令編では告示部分と通知部分が容易に区別できるように，別々のフォントを使用しています。

発刊後の内容変更等に対応する「Web追補」やその他の役立つコンテンツが充実！
●「Web追補」は，常に最新の情報で実務を行っていただくために，発刊後の本書の内容に変更・訂正等が生じた場合に，原則として月1回，特別サイト「診療報酬関連情報ナビ」（すべて無料）にPDF形式で掲載します。
●「診療報酬関連情報ナビ」には，本書発刊以後に発出された，診療報酬関連の最新情報（告示・通知等）を公布日（発簡日）順にリストアップしていく「診療報酬関連情報データベース」コーナーも設置し，情報をリアルタイムで提供していきます。

本書の構成		
医科点数表編	医科診療報酬点数表	第1章　基本診療料 　　第1部　初・再診料／第2部　入院料等 第2章　特掲診療料 　　第1部　医学管理等／第2部　在宅医療／第3部　検査／第4部　画像診断／第5部　投薬／第6部　注射／第7部　リハビリテーション／第8部　精神科専門療法／第9部　処置／第10部　手術／第11部　麻酔／第12部　放射線治療／第13部　病理診断／第14部　その他 第3章　介護老人保健施設入所者に係る診療料 　　第1部　併設保険医療機関の療養に関する事項／第2部　併設保険医療機関以外の保険医療機関の療養に関する事項 第4章　経過措置	「医科診療報酬点数表」は，左欄に告示を，対応する右欄には通知や関連するQ&Aなどを掲載し，視覚的に捉えやすい構成が好評。発簡番号も併記し，請求・審査の際に疑問点が生じても，明解な根拠がわかります。準用項目は点数表自体と区別し左欄に見出しをつけ，各項目ごとに経過措置を再掲するなど見落としのないように工夫。各種計画書や情報提供に係る様式などもすべて収載。診療報酬明細書の「摘要」欄への記載事項等に規定のあるものは，区分番号ごとにわかるように表示。
	別紙様式／特定保険医療材料に関する告示・通知／入院時食事療養及び入院時生活療養に関する告示・通知		
診療方針に関する法令編	Ⅰ　療養担当規則関係	療養担当規則はもちろん，請求・審査に必要な告示・通知等を体系的に収載。診療報酬の算定にあたって満たさなければならない施設基準や，実費徴収できる範囲など，点数表とは別に定められている重要な決まりごとや関連するQ&Aについて，確認が可能。告示と通知の違いがはっきりするようにレイアウトを工夫し，施設基準については項目の検索に便利なよう，点数表の区分番号を併記。
	Ⅱ　基本診療料関係	
	Ⅲ　特掲診療料関係	
	Ⅳ　医療保険と介護保険の給付調整	
索引	これらすべてを網羅した豊富な50音索引。頁上部での50音表示に加え，その頁の先頭と最後の項目のヨミ5文字を表示。	

医療保険制度の概要と関係法令　　　　　　　　　　　　　〈医科〉

保険診療 基本法令テキストブック

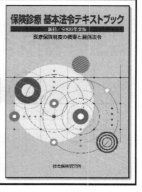

令和6年度版	好評発売中

定価　本体 2,600 円＋税（税込 2,860 円）　　B5判 288頁

ISBN978-4-7894-0906-3 C3047 ¥2600E

商品 No.180326

保険診療・請求事務に必要な基礎知識をこの一冊に凝縮
医療機関におけるさまざまなスタッフ向けのテキストとして好評です

● 保険診療・請求事務に必要な基礎知識や診療報酬の請求・支払いのしくみ等をコンパクトにわかりやすく解説しています。
● （公財）日本医療保険事務協会が実施する，全国一斉統一試験「診療報酬請求事務能力認定試験（医科）」受験のための参考図書として活用していただきたい一冊です。

本書の構成

第1章　医療保険制度の概要
　1 医療保険制度　2 被用者保険　3 国民健康保険
　4 後期高齢者医療　5 医療保険関係法規
第2章　公費負担医療制度の概要
　1 公費負担医療制度　2 その他の医療保障制度
第3章　保険医療機関と保険医
　1 保険医療を行う医療機関と医師
　2 保険医療機関の指定と保険医の登録
　3 保険診療に係る施設基準等

第4章　療養担当規則
　1 保険診療の方針と診療録の作成
　2 保険医療機関の責務
第5章　診療報酬請求と審査制度
　1 保険診療のしくみ　2 診療報酬の請求　3 総括
　4 診療報酬の審査制度
第6章　医療関係法規
　医療法・医師法等，関係法令の関連部分を抜粋
〈参考〉介護保険制度
　1 介護保険制度の概要　2 医療機関と介護保険

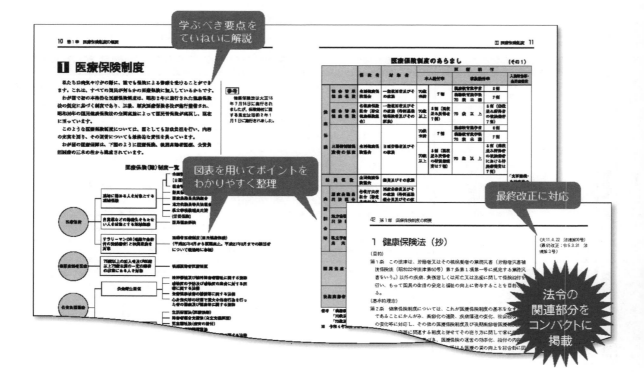

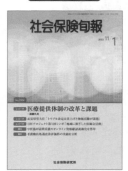

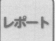